普通高等教育医学检验技术类系列教材

丛书主编　许文荣

丛书副主编　钱　晖　邵启祥　邵世和

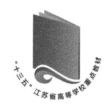

"十三五"江苏省高等学校重点教材

（编号：2016－2－127）

临床微生物检验学

CLINICAL LABORATORY MICROBIOLOGY

邵世和　卢　春　主编

科学出版社

北　京

内 容 简 介

本教材主要讲述了临床细菌学检验、临床病毒学检验、临床真菌学检验及临床标本微生物检验的相关理论知识和实验技术,共四篇三十八章(不含绪论)。本教材的主要特点是强调病原微生物的检验方法及临床意义。本教材各论中将病原微生物学的特征内容融入微生物检验技术部分以便于读者更好地理解和掌握各章节的主要内容及要点。

本教材可供高等医药院校或综合性大学医学检验技术及相关专业本科生、临床检验诊断学及相关专业研究生使用,也可供临床医师、临床检验工作者、生物医学相关专业人员等参考使用。

图书在版编目(CIP)数据

临床微生物检验学 / 邵世和,卢春主编. —北京:
科学出版社,2020.11
普通高等教育医学检验技术类系列教材
ISBN 978-7-03-066410-5

Ⅰ.①临… Ⅱ.①邵…②卢… Ⅲ.①病原微生物-
医学检验-高等学校-教材 Ⅳ.①R446.5

中国版本图书馆 CIP 数据核字(2020)第 200649 号

责任编辑:闵 捷 / 责任校对:谭宏宇
责任印制:黄晓鸣 / 封面设计:殷 靓

科学出版社 出版
北京东黄城根北街 16 号
邮政编码:100717
http://www.sciencep.com

南京展望文化发展有限公司排版
广东虎彩云印刷有限公司印刷
科学出版社发行 各地新华书店经销

*

2020 年 11 月第 一 版 开本:889×1194 1/16
2023 年 9 月第十次印刷 印张:20
字数:659 000
定价:75.00 元
(如有印装质量问题,我社负责调换)

"普通高等教育医学检验技术类系列教材" 目录

丛书主编　许文荣

丛书副主编　钱　晖　邵启祥　邵世和

书 名	主 编	
临床基础检验学	胡嘉波	朱雪明
临床生化检验学	姜旭淦	鞠少卿
临床微生物检验学	邵世和	卢　春
临床免疫检验学	夏　圣	
临床血液检验学	毛　飞	许文荣
临床寄生虫检验学	陈盛霞	季旻珺
临床分子生物检验学	严永敏	张　徐

丛书序

医学检验技术专业的培养目标是培养德、智、体、美、劳全面发展,具有正确的人生观和价值观、终身学习能力、批判性思维能力、创新能力、创业意识和一定的科研发展潜能的医学检验应用型复合人才。毕业后能够胜任医学检验相关工作岗位,并能成长为技术骨干或学术带头人。为实现培养目标和达到三全育人目的,各高校全面进行理论与实验教学改革,建设精品教材和打造金课。

江苏大学是国内最早开设医学检验本科专业的五所高校之一,经过四十余年的建设与发展形成了融优质师资队伍、精品课程和特色教材为一体的多维教学体系;构建了以新生研讨—本、硕、博联动—教学法改革—国际化培养为基础,推动全局、想象、求异和批判的多元思维模式;以国家级实验教学示范中心、省级重点实验室和省优势学科一体化建设促进教学资源的共享,提升学生实践创新能力,先后荣获多项江苏省教学成果奖。

江苏大学前期在实验教学改革中,构建了通用技术、课程内验证性实验、课程内综合性实验,以及专业设计性与创新性实验四位一体的模块化体系,获批江苏省教育研究与教学改革项目,并由江苏大学出版社出版了"医学检验技术实验系列教程"(共13册)。在此基础上,2018年江苏大学联合南京医科大学、南通大学、苏州大学、扬州大学、蚌埠医学院等25所高校、疾病预防控制中心和医院的教授、专家编写了"普通高等教育医学检验技术类系列教材"。系列教材共分7册,覆盖了医学检验技术所有专业课程的理论教学内容。系列教材坚持内容简单新颖、编排合理、文字精练、图文并茂、经典实用的编写指导思想,对课程经典内容和学科最新进展进行合理的取舍,对文字叙述反复斟酌和提炼,根据实际需要安排适当数量的图表,力争达到既能包含经典理论与知识,又能全面、准确、合理反映本学科最新进展的目的,使学生能在早期较为系统地掌握医学检验专业的理论知识。

组织出版"普通高等教育医学检验技术类系列教材"是教学改革的一次初步尝试,在体例、内容安排上不一定能完全适应现代医学检验教学改革和人才培养的需求,还需要不断完善。希望各位专家、教师、检验界同行和同学在使用本系列教材的过程中多提宝贵意见,以便我们进一步提高教材的质量,为广大师生提供优质的理论教学用书,共享我们教学改革的成果。

许文荣

2019 年 8 月于江苏大学医学院

前　言

　　临床微生物学是医学微生物学的一个分支,侧重研究感染性疾病的快速、准确病原学诊断的策略与方法,为临床疾病诊断提供依据,是与临床医学、预防医学及抗生素学密切相关的一门应用学科。随着生命科学、传染病学、流行病学等学科的新发现与新进展,临床微生物学的内容也在不断更新和不断丰富。

　　为实现"培养医学理论基础扎实、实践能力强、富有创新精神和高尚品格的高素质医学人才"的目标和达到三全育人目的,各高校全面进行教育研究与教学改革,建设精品教材和打造金课。江苏大学医学院检验医学系在出版13册"医学检验技术实验系列教程"的基础上,出版了7册"普通高等教育医学检验技术类系列教材"。《临床微生物检验学》为该系列教材之一,由南京医科大学、同济大学、南通大学、苏州大学、扬州大学及蚌埠医学院等多所高校、疾病预防控制中心、医院的专家教授参加编写。

　　本教材共分4篇38章,第一篇为临床细菌检验、第二篇为临床病毒检验、第三篇为临床真菌检验、第四篇为临床标本微生物检验,主要从微生物检测技术的基本原理、操作方法和应用等方面进行了全面、系统的阐述,可供教师授课、学生实验及临床检验人员检验时参考之用。

　　本教材在编写过程中分别借鉴了倪语星教授主编的《临床微生物学检验》、刘云德教授主编的《临床微生物学检验技术》等教材的编写思路和经验。同时,本教材得到了各位编者的大力支持,特别是秘书、各位副主编在教材内容和图表的审稿工作中付出了辛苦劳动。此外,本教材还得到了江苏高校品牌专业建设工程一期项目和"十三五"江苏省高等学校重点教材(编号2016-2-127)的资助,在此一并表示感谢。虽然每位编者尽心尽力地完成了编写任务,但由于编者编写时间有限,可能会存在不妥之处,恳请广大读者多提宝贵意见,以便修订和完善。

邵世和

2020年6月

目 录

第三章 细菌耐药性检测技术
— 36 —

第四章 病原性球菌检验
— 48 —

第五章 肠杆菌科检验
— 56 —

第六章　弧菌属及气单胞菌属细菌检验

—— 72 ——

第七章　弯曲菌属及螺杆菌属细菌检验

—— 81 ——

第八章　非发酵菌检验

—— 85 ——

第九章　其他革兰阴性杆菌检验

—— 101 ——

第十章　需氧革兰阳性杆菌检验

—— 111 ——

第十一章　分枝杆菌属检验

—— 121 ——

第十二章　放线菌与诺卡菌属检验

—— 130 ——

第十三章 厌氧菌检验
— 133 —

第十四章 螺旋体检验
— 148 —

第十五章 支原体
— 155 —

第十六章 衣原体
— 161 —

第十七章　立克次体检验

166

第二篇　临床病毒检验

第十八章　病 毒 概 述

177

第十九章　病毒检验技术

184

第二十章 呼吸道病毒
—— 192 ——

第二十一章 肠 道 病 毒
—— 201 ——

第二十二章 肝炎病毒及检验
—— 206 ——

第二十三章 逆 转 录 病 毒
—— 215 ——

第二十四章 疱疹病毒检验
—— 221 ——

第二十五章　其他病毒检验
——— 232 ———

第三篇　临床真菌检验

第二十六章　真　菌　概　述
——— 243 ———

第二十七章　真菌检验技术
——— 248 ———

第四篇　临床标本微生物检验

第二十九章　血液标本的细菌学检验
—— 267 ——

第三十章　尿液标本的细菌学检验
—— 270 ——

第三十一章　粪便标本的细菌学检验
—— 273 ——

第三十七章 临床微生物实验室检测质量控制
—— 294 ——

第三十八章 实验室生物安全防护与菌种保存技术及管理
—— 297 ——

主要参考文献

绪 论

一、微生物、微生物学、医学微生物学及临床微生物学基本概念

1. 微生物（microorganism） 是自然界中一群形体微小、结构简单、肉眼直接观察不到,须借助显微镜放大后才能观察到的微小生物的总称。其特点是种类繁多,分布广泛,个体微小,结构简单,繁殖迅速,容易变异,与人类、动物和植物密切相关。按其细胞结构特点,可分为三种类型:

（1）原核细胞型微生物（prokaryotic microbe）:细胞的分化程度较低,仅有原始核质,呈环状裸 DNA 团块结构,无核膜和核仁;胞质内细胞器不完善,只有核糖体,如细菌、支原体、衣原体、立克次体、螺旋体和放线菌等。

（2）真核细胞型微生物（eukaryotic microbe）:细胞核的分化程度高,有核膜和核仁;胞质内细胞器完整,如真菌等。

（3）非细胞型微生物（non-microbial cellulas）:最小的一类微生物,无典型的细胞结构,由核心和蛋白质衣壳组成,核心中只有一种核酸,RNA 或 DNA。因无产生能量的酶系统,故只能在活细胞内生长繁殖,如病毒（virus）、亚病毒（subvirus）和朊粒（prion）等。

2. 微生物学（microbiology） 是生物学的一个分支,是研究微生物形态结构、生长繁殖、生理代谢、遗传变异、生态分布和分类进化等生命活动的基本规律,并将其应用于工业发酵、医药卫生和生物工程等领域的科学。随着微生物学研究范围的日益扩大和深入,微生物学形成了许多分支,如普通微生物学或基础微生物学、微生物分类学、微生物生理学、微生物生态学、微生物遗传学、分子微生物学、工业微生物学、食品微生物学、海洋微生物学、兽医微生物学、细胞微生物学（cellular microbiology）和医学微生物学等。

3. 医学微生物学（medical microbiology） 是微生物学的一个分支,主要是研究与疾病有关的病原微生物的生物学特性、致病性、免疫性、特异性诊断及防治措施的一门科学,其目的是了解病原微生物的生物学特性与致病性、认识人体对病原微生物的免疫作用及其规律、了解感染性疾病的实验室诊断方法及预防原则,达到控制和消灭微生物引起的感染性疾病,从而保障和提高人类的健康水平的目的。

4. 临床微生物学（clinical microbiology） 又称诊断微生物学（diagnostic microbiology）,属于医学微生物学范畴,侧重研究感染性疾病病原体快速、准确的诊断方法与治疗策略,为临床疾病的诊断治疗提供依据,从而预防耐药性的产生和医院感染的发生。

二、临床微生物检验的任务

1. 提供快速、准确的感染性疾病标本的病原学诊断 感染性疾病是威胁人类健康的重要因素之一。引起感染性疾病的病原微生物种类的日益增多、致病机制的复杂化、耐药微生物的不断产生,特别是一些感染性强、传播速度快的新病原体的出现,如 2019 年的新型冠状病毒的全球性流行,给临床感染性疾病的诊断和治疗带来极大困难。因此,对临床标本中病原体进行快速准确的检测是感染性疾病防治工作的首要任务。

2. 指导临床医生合理使用抗生素 临床微生物工作者还应掌握抗菌治疗的相关知识,对检出的病原体进行抗菌药物敏感性分析,提出合理使用抗菌药物的建议。因为抗菌药物的治疗效果不仅受人体内药物吸收、渗透、体内失活等因素的影响,还与用药途径和患者状况（肾、肝功能及免疫状态）密切相关。因此,临床微生物学工作者必须加强与临床医生的沟通,了解患者的病情与机体状况,并充分考虑药代动力学/药效动力学（PK/PD）的参数,提出合理用药的建议,防止不恰当用药所造成的不良后果。

3. 研究感染性疾病的病原微生物的特征 病原微生物的特征改变会影响检验结果的准确性。广谱抗菌药物的不合理使用可导致正常菌群失调和耐药菌株出现;许多损伤免疫功能的疾病[如糖尿病、人类免疫缺陷病毒（HIV）等病毒感染、肿瘤等]和免疫抑制剂的应用可造成机体免疫功能低下;大量的内镜和导管介入治疗的应用等可导致平常对正常宿主不致病的常居菌引起的内源性感染和外源性感染日益增多,故临床微生物学应加强对条件致病菌和耐药性细菌的研究,检测临床感染优势菌的构成和变迁的规律和趋势,以不断提高诊断水平。要密切关注新出现的病原体,同时也不能放松对传统传染病的病原学监测和研究。

4. 监控和预防医院感染　　医院感染(nosocomial infection)是指患者在住院期间发生的感染,包括医患之间、患者之间或患者与探视人之间的交叉感染。感染包括因插入性器械操作等引起的外源性感染和自身正常菌群所致的内源性感染。医务工作者在医院内获得的感染也属医院感染。临床微生物工作者应对医院感染的特点、发生因素、实验室监测和控制措施等进行调查、分析与监督,建设与执行医院卫生管理制度和措施。

5. 研发病原体的快速、准确的检测方法　　随着病原微生物研究的广泛开展,病原微生物的检验方法也从组织形态学水平深入分子水平、基因水平,近年来随着病原微生物高通量检测技术和其他基因检测技术等的不断进步,样本需要量少、快速、无污染、诊断结果精确、自动化程度高的方法逐渐应用于临床微生物的检测,相信这些技术和方法必将在病原微生物的诊断方面发挥越来越重要的作用。

三、临床微生物检验的现状与发展

临床微生物检验学是临床医学、基础医学和预防医学相结合的交叉学科,在临床医学和检验医学中均占有重要地位,随着相关学科的进步,临床微生物检验学得到了极为迅速的发展。但我们必须清醒地认清本学科发展的现状和所面临的挑战。

1. 规范化实验室的建立　　规范化的临床微生物实验室使实验室在生物安全、管理、标准化、自动化、网络化、安全化、质量控制和人才梯队建设等方面得到全面提升,保证了检验方法的标准性和实验结果的准确性。相关主管部门针对规范化实验室的建设制订了一系列的标准、原则、规范和规程,并且随着临床微生物检验学及其相关学科的发展而不断地更改和修订。可见,临床微生物实验室的标准化和规范化是临床微生物检验始终关注的问题。

2. 临床微生物检验技术的进步　　经过多年的研究和不断改进,快速、微量和自动化的微生物诊断方法已得到广泛应用。常规诊断已由系列商品试剂盒代替自行配制的试剂;烦琐的手工操作已由全自动微生物鉴定/药敏系统、微生物数码分类鉴定系统、全自动血培养检测和分析系统及微量、快速微生物鉴定系统所替代,从而大大加快了临床微生物检验的时效性和准确性。例如,噬菌体细菌分型、免疫三大标记技术(免疫荧光技术、酶免疫技术和放射核素标记技术)及聚合酶链反应(PCR)等技术已广泛用于临床微生物检验中;核酸杂交技术(斑点杂交、原位杂交、DNA 印迹法和 RNA 印迹法)已能快速对感染性疾病的病原体进行定性、定量检测;PCR技术将病毒或细菌等微生物中特异性 DNA 片段进行非细胞依赖性地体外迅速大量扩增;基因芯片技术可达到一次试验同时检测多种疾病或分析多种生物样品的目的。由此可见,如今对病原微生物的鉴定已不再局限于外部形态结构及生理特性等一般检验上,而是立足于分子,特别是核酸水平的检测上,从而大大提高了检测水平。

3. 临床微生物检验信息的共享　　随着计算机技术和互联网技术的飞速发展,资源的信息化及信息的网络化使微生物学检验科研工作者足不出户就能获取大量的有用信息。特别是近几年生物医学信息学的高速进步与发展,由此产生了一系列的服务于高度计算机化和网络化的数据库,并且许多数据库也已经实现了一体化从而使数据库的功能更为强大。同时,数据库中还建立了服务器客户模式,用户可以直接下载信息,也可以直接上传数据到主服务器以便他人共享信息资源,因此,资源的信息化程度及对信息资源的利用程度已经成为衡量生物医学发展水平的一个重要标准。

4. 细菌基因库的建立　　伴随分子生物学的快速发展及其在临床微生物检验中的广泛应用,研究者对细菌基因的分析也越来越透彻,以后必将能够建立各种细菌的完整的基因库。临床实验室人员能够利用细菌基因库中的基因进行细菌的特性及耐药情况分析,探索其致病机制及与宿主的相互关系,发现更灵敏和更特异的病原分子标记物并将其作为诊断和分类依据,也可利用其检测耐药基因和致病基因,从而为临床筛选有效药物和开发诊断试剂与方法提供必要条件。

5. 感染性疾病易感人群的不断增加　　人类寿命的延长和社会的老龄化趋势,使得社会中出现了免疫功能低下和易感的高危人群。人口的剧增造成的环境污染和恶化,肿瘤和代谢性疾病的增加,接受器官移植、抗肿瘤药物和免疫抑制剂等破坏了机体的免疫功能的治疗均可造成对病原体易感人群增加。

6. 病原微生物的不断新现或再现　　自然环境的改变、生物界的变异、生物界和自然环境之间的相互作用等导致能够引起人类疾病的新的病原微生物可能随时产生。例如,2003 年的严重急性呼吸综合征(即非典型肺炎)、后来的甲型 H1N1 流感、H7N9 禽流感和埃博拉出血热、2019 年出现的新型冠状病毒肺炎等的病原体。而再现的传染病,如结核病、霍乱、登革热和鼠疫等,也面临病原体变异或是多重耐药的问题。这些新现和再现病原微生物引起的传染病常会引起突发公共卫生事件,从而引发严重的公共卫生问题甚至社会问题,我们必须高度重视和防范。对这些病原微生物的及时发现与诊断是临床微生物学检验工作者的职责,是人类有效防治新出现和再现感染性疾病的先决条件。

7. 耐药致病菌的不断产生　近年来,抗菌药物的大量使用也包括一定程度的滥用致使致病菌在抗菌药物的遗传压力下发生各种耐药突变,在社区感染方面,肺炎链球菌对抗菌药物的耐药性已成为世界性问题。而在医院感染致病菌中,耐甲氧西林金黄色葡萄球菌(methicillin-resistant *Staphylococcus aureus*,MRSA)已成为细菌多重耐药的典型。此外,耐万古霉素肠球菌(vancomycin resistant *Enterococcus*,VRE)、产超广谱 β -内酰胺酶和多重耐药的革兰阴性杆菌感染已成为临床常见的问题,甚至出现了对常用抗菌药物全部耐药的"泛耐药"革兰阴性杆菌。这些耐药菌的大量出现,给有效控制感染带来了极大的困难。

随着生命科学、分子生物学和计算机科学等的不断发展,微生物基因组计划正在广泛、有效地进行。人类在临床微生物学的领域已取得巨大成就,但距离控制和消灭传染病的目标还有很长的路要走。因此,要求临床与检验密切结合,应用现代化、自动化、智能化的检验仪器和标准化检验方法获得快速准确的结果报告,使感染性疾病的诊治效率得到提高。相信临床微生物学检验在未来会取得更大的进步!

(邵世和)

第一篇
临床细菌检验

第一章 细菌概述

　　细菌(bacterium)有广义和狭义之分,广义的细菌指各类原核细胞型微生物,包括细菌、放线菌、支原体、衣原体、立克次体、螺旋体;狭义的细菌则专指数量最大、种类最多、具有典型代表性的细菌。细菌形体微小,结构简单,具有细胞壁和原始核质,无核仁和核膜,除核糖体外无其他细胞器。在一定环境条件下,细菌有相对稳定的形态和结构,了解细菌形态和结构对研究细菌的生理活动、致病性和免疫性,以及鉴别细菌、诊断疾病和防治细菌性感染等均有重要的意义。

第一节　细菌的大小与形态

一、细菌的大小

　　观察细菌形态最常用的仪器是光学显微镜,其大小可用测微尺在显微镜下进行测量,一般以微米(μm)为测量单位。各种细菌大小不一,同种细菌也可因环境因素和菌龄的不同而有差异。

二、细菌的形态与排列

　　细菌在营养丰富的液体培养基中呈单体浮游状态,一般细菌在适宜生长条件下培养8~18 h时形态比较典型,按其外形主要可分为球菌、杆菌和螺形菌三大类(图1-1)。

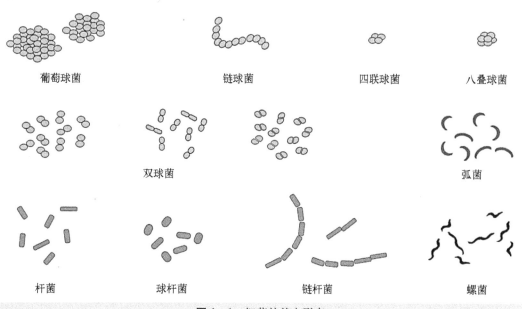

葡萄球菌　　　　链球菌　　　　四联球菌　　　　八叠球菌

双球菌　　　　　　　　　　　　　　　弧菌

杆菌　　　　　球杆菌　　　　链杆菌　　　　螺菌

图1-1　细菌的基本形态

(一) 球菌

　　球菌(coccus)的菌体呈圆球形或近似球形,直径在1 μm左右。细菌由于繁殖时分裂平面不同和分裂后菌体之间相互黏附程度不一,可形成不同排列方式的球菌,这对鉴别细菌具有一定意义。

　　1. 双球菌　　细菌在一个平面上分裂,分裂后两个菌体成对排列,如脑膜炎奈瑟菌。

　　2. 链球菌　　细菌在一个平面上分裂,分裂后多个菌体连接成链状,如乙型溶血性链球菌。

　　3. 葡萄球菌　　细菌在多个不规则的平面上分裂,分裂后菌体无规则地粘连在一起呈葡萄串状,如金黄色葡萄球菌。

　　4. 四联球菌　　细菌在两个互相垂直的平面上分裂,分裂后4个菌体粘连在一起呈正方形,如四联加夫基菌。

5. 八叠球菌 细菌在 3 个互相垂直的平面上分裂,分裂后 8 个菌体粘连在一起呈包裹状立方体,如藤黄八叠球菌。

各类球菌在标本或培养物中除上述的典型排列方式外,还可有分散的单个菌体存在。

(二) 杆菌

杆菌(bacillus)的菌体大小差异较大。大的杆菌如炭疽芽孢杆菌长 3~10 μm,中等大小的杆菌如大肠埃希菌长 2~3 μm,小的杆菌如布鲁菌仅长 0.6~1.5 μm。

杆菌形态多数呈直杆状,有的菌体稍弯;多数分散存在,也有呈链状排列的,称为链杆菌;菌体两端大多呈钝圆形,少数两端平齐(如炭疽芽孢杆菌)或两端尖细(如梭杆菌);有的杆菌末端膨大呈棒状,称为棒状杆菌;有的菌体短小,近似椭圆形,称为球杆菌;有的常呈分枝生长趋势,称为分枝杆菌;有的末端呈分叉状,称为双歧杆菌。

(三) 螺形菌

螺形菌(spiral bacterium)的菌体弯曲。有的菌体长 2~3 μm,只有一个弯曲,呈弧形或逗点状,称为弧菌,如霍乱弧菌;有的菌体长 3~6 μm,有数个弯曲,称为螺菌,如鼠咬热螺菌;有的菌体细长弯曲呈弧形或螺旋形,称为螺杆菌,如幽门螺杆菌。

第二节 细菌的基本结构

细菌具有典型原核细胞的结构和功能。各种细菌都具有的结构称为细菌的基本结构,细菌的基本结构由外向内依次为细胞壁、细胞膜、细胞质和拟核(图 1-2)。

一、细胞壁

细胞壁(cell wall)位于细菌细胞的最外层,包绕在细胞膜的周围,是一种膜状结构,坚韧而有弹性,组成较复杂,并随细菌的不同而有所差异。

1. 肽聚糖(peptidoglycan) 是一类复杂的多聚体,是细菌细胞壁中的主要组分,为原核细胞所特有。革兰阳性菌和革兰阴性菌均有肽聚糖,但其组成有一定差异。革兰阳性菌细胞壁肽聚糖是由聚糖骨架、四肽侧链和五肽交

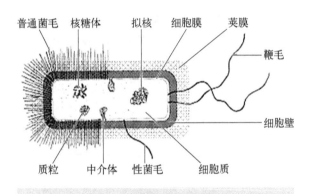

图 1-2 细菌细胞结构模式图
图中未显示芽孢结构

联桥 3 部分组成(图 1-3),革兰阴性菌细胞壁肽聚糖是由聚糖骨架和四肽侧链两部分组成(图 1-4)。

肽聚糖是保证细菌细胞壁十分坚韧的化学成分,凡能破坏肽聚糖结构或抑制其合成的物质,均能损伤细胞壁从而使细菌变形或裂解。例如,溶菌酶通过切断 N-乙酰葡糖胺和 N-乙酰胞壁酸之间的 β-1,4 糖苷键的分子连接而破坏聚糖骨架,从而引起细菌裂解。青霉素能干扰五肽交联桥与四肽侧链上的 D-丙氨酸之间的连接,使细菌不能合成完整的细胞壁,导致细菌死亡。

2. 革兰阳性菌细胞壁特殊组分 磷壁酸(teichoic acid)是革兰阳性菌特有的成分,约占细胞壁干重的 50%。其按结合部位不同分为壁磷壁酸和膜磷壁酸。壁磷壁酸一端通过磷脂与肽聚糖上的胞壁酸共价结合,另一端伸出细胞壁游离于细胞外。膜磷壁酸或称脂磷壁酸一端与细胞膜外层上的糖脂共价结合,另一端穿越肽聚糖层伸出细胞壁表面呈游离状态。

壁磷壁酸和膜磷壁酸均伸到肽聚糖的表面,构成革兰阳性菌重要的表面抗原,这与血清学分型有关。磷壁酸与细胞壁的其他成分能通过协同作用黏附在人体细胞表面,这与细菌的致病性有关。

此外,某些革兰阳性菌细胞壁表面还有一些特殊的表面蛋白,如金黄色葡萄球菌的 A 蛋白、A 群链球菌的 M 蛋白等,其与致病性和抗原性有关。

3. 革兰阴性菌细胞壁特殊组分 外膜(outer membrane)是革兰阴性菌的特殊组分,约占细胞壁干重的 80%。外膜自内向外由脂蛋白、脂质双层和脂多糖 3 部分组成。脂蛋白位于肽聚糖层和脂质双层之间,其中蛋

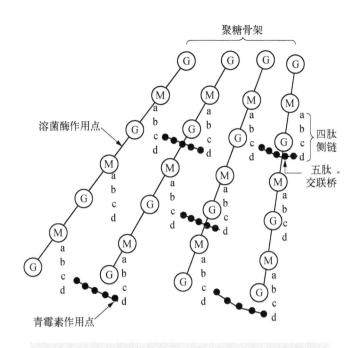

图 1-3 金黄色葡萄球菌细胞壁肽聚糖结构模式图

Ⓜ代表 N-乙酰胞壁酸;Ⓝ代表 N-乙酰葡糖胺;Ⓜ和 Ⓝ之间以 β-1,4 糖苷键连接;●代表甘氨酸;a,b,c,d 依次分别代表 L-丙氨酸,D-谷氨酸,L-赖氨酸,D-丙氨酸

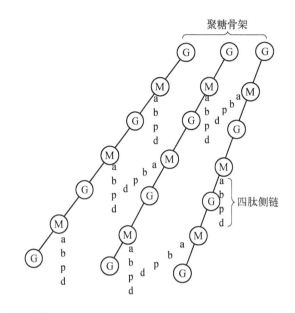

图 1-4 大肠埃希菌细胞壁肽聚糖结构模式图

Ⓜ代表 N-乙酰胞壁酸;Ⓝ代表 N-乙酰葡糖胺;Ⓜ和 Ⓝ之间以 β-1,4 糖苷键连接;a,b,d,p 依次分别代表 L-丙氨酸,D-谷氨酸,D-丙氨酸和 DAP

白质部分与肽聚糖侧链的二氨基庚二酸由共价键相连;脂质部分与其外侧的脂质双层以非共价键形式结合,使外膜和肽聚糖层构成一个整体。脂质双层结构类似细胞膜,为液态的脂质双层,中间镶嵌有一些特殊的蛋白质,称为外膜蛋白,其功能为物质交换、通透性屏障及与受体结合。脂多糖(lipopolysaccharide,LPS)是革兰阴性菌的内毒素,借疏水键与脂质双层相连,由脂质 A、核心多糖、特异性多糖 3 部分组成。

在革兰阴性菌的细胞膜与外膜的脂质双层之间有一空隙,占细胞体积的 20%~40%,称为周浆间隙。该间隙含有多种蛋白酶、核酸酶、解毒酶及特殊结合蛋白,其在细菌获得营养、解除有害物质毒性等方面具有重要作用。

4. 细胞壁的主要功能　① 维持细菌外形;② 保护细菌抵抗低渗环境;③ 参与菌体内外的物质交换;④ 具有免疫原性;⑤ 参与致病过程。

二、细胞膜

细胞膜(cell membrane)位于细胞壁内侧,紧包着细胞质,是一层半透性薄膜,柔软致密,富有弹性,占细胞干重的 10%~30%。主要化学成分为脂类、蛋白质及少量多糖。细菌细胞膜的结构与真核细胞的细胞膜结构基本相同,但其不含胆固醇。细菌细胞膜是细菌赖以生存的重要结构之一,其功能与真核细胞的细胞膜类似。主要功能为:① 参与物质转运;② 参与呼吸和分泌;③ 参与生物合成;④ 参与细菌分裂。

三、细胞质

细胞质(cytoplasm)是细胞膜包裹的胶状物质,由水、蛋白质、脂类、核酸及少量糖和无机盐组成,胞质中 RNA 含量很高,占菌体固体成分的 15%~20%,RNA 具有较强的嗜碱性,因而细菌易被碱性染料着色。细胞质是细菌新陈代谢的重要场所,其中含有许多重要结构参与菌体的合成与分解代谢。

1. 核糖体(ribosome)　是游离于细胞质中的微小颗粒,可达数万个。细菌核糖体的沉降系数为 70S,由 50S 和 30S 两个亚基组成,与真核细胞(人类)核糖体不同,后者沉降系数为 80S,由 60S 和 40S 两个亚基组成,且多存在于内质网上。有些抗菌药物如链霉素和红霉素能分别与细菌核糖体上的 30S 和 50S 亚基结合,干扰细菌蛋白质合成,从而杀死细菌,但这些药物对人类的核糖体则无作用。

2. 质粒(plasmid) 是细菌染色体外的遗传物质,存在于细胞质中,为环状闭合的双股 DNA,可携带遗传信息,控制细菌某些特定的遗传性状。质粒能独立自行复制,随细菌分裂转移到子代细胞中,质粒并非细菌生命活动所必需的遗传物质,失去质粒的细菌仍能正常存活,质粒除决定细菌自身的某种性状外,还可通过接合或转导的方式在细菌间传递。质粒编码的细菌性状有性菌毛、细菌素、毒素和耐药性等。医学上重要的质粒有致育性质粒(F 质粒)、耐药性质粒(R 质粒)和毒力质粒(Vi 质粒)等。

3. 胞质颗粒 细菌细胞质中含有多种颗粒,大多为储藏的营养物质,包括多糖、脂类、磷酸盐等。其不是细菌的恒定结构,不同细菌有不同的胞质颗粒,同一菌种在不同环境或生长期所含的胞质颗粒亦可不同,营养充足时,胞质颗粒较多;养料和能源短缺时,动用储备,胞质颗粒则减少甚至消失。胞质颗粒中有一种主要成分是 RNA 和多偏磷酸盐的颗粒,其嗜碱性强,用亚甲蓝染色时着色较菌体其他部位深,用特殊染色法可将其染成与菌体其他部分不同的颜色,故名异染颗粒。其可作为鉴别细菌的依据,如异染颗粒有助于白喉棒状杆菌的鉴定。

四、拟核

拟核(nucleoid)是细菌的遗传物质,细菌的细胞为原核细胞,无定形核,无核膜、核仁、核基质(组蛋白)和有丝分裂器,因此称为拟核或核质。细菌的拟核是由单一密闭环状 DNA 分子反复回旋卷曲盘绕,组成的松散网状结构。因其功能与真核细胞的染色体相似,可控制细菌的各种遗传性状,故习惯上亦称为细菌的染色体,是细菌遗传变异的物质基础。

第三节 细菌的特殊结构

细菌的特殊结构包括荚膜、菌毛、鞭毛和芽孢。

一、荚膜

荚膜(capsule)是某些细菌在其细胞壁外包绕的一层牢固结合、厚度 ≥ 200 nm、边界明显的黏液性物质,厚度 < 200 nm 者称为微荚膜,如伤寒沙门菌的 Vi 抗原、大肠埃希菌的 K 抗原等。黏液性物质疏松地附着于细菌细胞表面,边界不明显且易被洗脱者称为黏液层。

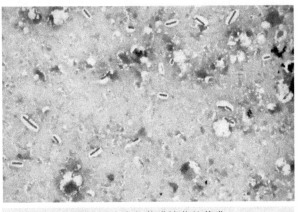

图 1-5
彩图

图 1-5 产气荚膜梭菌的荚膜

1. 荚膜的化学组成 大多数由多糖组成,少数由多肽组成。细菌的荚膜结构极为复杂,可作为血清学分型的基础,临床常根据荚膜肿胀试验进行细菌分型。荚膜对一般碱性染料亲和力低,不易着色,普通染色只能见到菌体周围有未着色的透明圈,如用墨汁做负染色,则荚膜显色更加清楚,用特殊染色法可将荚膜染成与菌体不同的颜色(图 1-5)。

2. 荚膜的功能 ① 抗吞噬作用;② 黏附作用;③ 抗有害物质的损伤作用。

二、菌毛

菌毛(pilus)是某些细菌菌体表面存在的一种比鞭毛更细、更短且直硬的丝状物。菌毛在普通光学显微镜下看不到,需用电镜观察。其化学成分是蛋白质,菌毛蛋白具有抗原性。菌毛与细菌的运动无关。菌毛根据功能可分为普通菌毛和性菌毛。

1. 普通菌毛(common pilus) 长 0.2~2 μm,直径 3~8 nm,遍布细菌细胞表面,短而直,可有数百根。菌毛是细菌的黏附结构,能与宿主细胞表面的特异性受体结合并在该处定植,继而侵入黏膜。菌毛的黏附是某些细菌引起感染致病的第一步,菌毛与细菌的致病性密切相关。

2. 性菌毛(sex pilus) 仅见于少数革兰阴性菌,数量少,一个菌体只有 1~4 根,比普通菌毛长且粗,中空呈管状。细菌间可通过性菌毛发生遗传物质的传递。此外,性菌毛也是某些噬菌体吸附于细菌的受体。

三、鞭毛

鞭毛(flagellum)是某些细菌在菌体上附着的细长且呈波状弯曲的丝状物。鞭毛是细菌的运动器官,长 5~20 μm,常超过菌体长度的数倍;鞭毛直径很细,12~30 nm,需用电镜观察,或经特殊染色法使鞭毛增粗着色后才能在普通光学显微镜下观察到(图 1-6)。

1. 鞭毛的数量和分布方式 根据鞭毛的数量和分布方式可将鞭毛菌分成 4 类(图 1-7):① 单毛菌,只有一根鞭毛,位于菌体一端,如霍乱弧菌。② 双毛菌,菌体两端各有一根鞭毛,如空肠弯曲菌。③ 丛毛菌,菌体一端或两端有一丛鞭毛,如铜绿假单胞菌。④ 周毛菌,菌体周身遍布许多鞭毛,如变形杆菌。

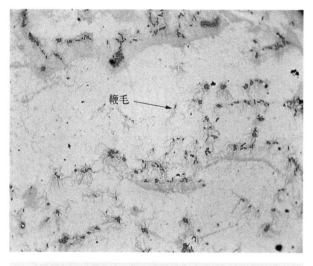

图 1-6 变形杆菌的鞭毛(鞭毛染色,×1 000)

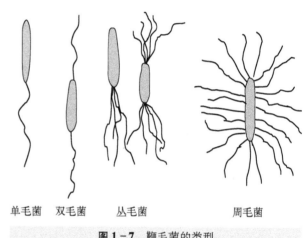

单毛菌　双毛菌　　丛毛菌　　　　周毛菌

图 1-7 鞭毛菌的类型

2. 鞭毛的结构 细菌鞭毛自细胞膜长出,游离于细菌细胞外,由基础小体、钩状体、丝状体 3 部分组成。其化学成分为蛋白质,具有抗原性。

3. 鞭毛的功能 ① 作为细菌的运动器官;② 参与细菌的鉴定与分类;③ 与致病性有关。

四、芽孢

芽孢(spore)是某些细菌在一定的环境条件下,胞质脱水浓缩后在菌体内部形成的一个圆形或卵圆形的小体。产生芽孢的细菌都是革兰阳性菌,主要有芽孢杆菌属(炭疽芽孢杆菌等)和梭菌属(破伤风梭菌等)的细菌。芽孢折光性很强,壁厚,不易着色,革兰染色镜检芽孢呈空泡状,芽孢经特殊染色法染色后可着色(图 1-8)。芽孢的形态、大小、位置等随菌种而异,是细菌鉴定的指标。

一般认为芽孢是细菌在不利环境下延续生命的一种方式,是细菌的休眠形式。芽孢能保存细菌全部生命活动的物质,不直接引起疾病。当环境条件适宜时,芽孢能重新发育成细菌的繁殖体,从而迅速大量繁殖而致病。一个细菌只能形成一个芽孢,一个芽孢发芽也只能形成一个繁殖体,细菌数量并未增加,所以芽孢不是细菌的繁殖方式。

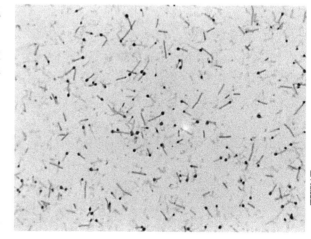

图 1-8 破伤风梭菌的芽孢(芽孢染色,×1 000)

芽孢的功能:① 抵抗力强;② 作为判断灭菌效果的指标;③ 某些外源性感染的重要来源。

第四节 细菌的化学组成与物理性状

一、化学组成

细菌含有多种化学成分,包括水分、无机盐、蛋白质、糖类、脂质和核酸等。水分是细菌细胞重要的组成部分,占细胞总质量的75%~90%。细菌细胞去除水分后,主要为有机物,包含碳、氢、氮、氧、磷和硫等。此外,还有少数的无机离子,如钾、钠、铁、镁、钙、氯等;化学成分可参与构成菌体细胞的各种成分、维持酶活性和跨膜化学梯度。细菌尚含有一些原核细胞型微生物所特有的化学组成,如肽聚糖、胞壁酸、磷壁酸、D 型氨基酸、二氨基庚二酸、吡啶二羧酸等,这些物质在真核细胞中还未发现。

二、物理性状

1. 光学性质　细菌为半透明体。当光线照射至细菌悬液时,部分被吸收,部分被折射,故细菌悬液呈混浊状态,可使用比浊法或分光光度计粗略地估计细菌的数量。细菌由于具有这种光学性质,可用相差显微镜观察其形态和结构。

2. 表面积　细菌体积微小,相对表面积较大,有利于其同外界进行物质交换。因此细菌的代谢旺盛,繁殖迅速。

3. 带电现象　细菌固体成分的50%~80%是蛋白质,蛋白质由兼性离子氨基酸组成。当溶液的 pH 高于细菌的等电点时羧基电离使细菌带负电荷,反之,氨基电离使细菌带正电荷。革兰阳性菌的 pI(等电点)为2~3,革兰阴性菌的 pI 为4~5,故在近中性或弱碱性环境中,细菌均带负电荷,前者所带电荷更多。细菌的带电现象与细菌的染色反应、凝集反应、抑菌和杀菌作用等均有密切关系。

4. 半透性　细菌的细胞壁和细胞膜都有半透性,允许水及部分小分子物质通过,有利于吸收营养和排出代谢产物。

5. 渗透压　细菌体内含有高浓度的营养物质和无机盐,一般革兰阳性菌的渗透压高达20~25个大气压,革兰阴性菌的渗透压则为5~6个大气压。细菌所处一般环境相对低渗,但其有坚韧细胞壁的保护从而不致崩裂。若其处于比菌体内渗透压更高的环境中,菌体内水分则会逸出,胞质浓缩,细菌就不能生长繁殖。日常生活中常用的盐腌、糖渍来保存食物即基于此原理。

第五节 细菌的营养与繁殖

一、细菌的营养

细菌生长繁殖所必需的营养物质一般包括水、碳源、氮源、无机盐和生长因子等。不同的细菌具有不同的酶系统,代谢活性各异,因而对营养物质的需要也不同。根据细菌所利用能源和碳源的不同,细菌可分为两大营养类型:① 自养菌(autotroph),以简单的无机物为原料合成菌体成分。所需能量来自无机物氧化的称为化能自养菌;所需能量来自光合作用的称为光能自养菌。② 异养菌(heterotroph),以多种有机物为原料合成菌体成分。以动植物尸体、腐败食物等作为营养物的称为腐生菌;以活体内的有机物作为营养物的称为寄生菌。所有的病原菌都是异养菌,大部分属寄生菌。

营养物质和适宜的环境是细菌生长繁殖的必备条件,因此也是影响细菌生长的因素。

1. 营养物质　充足的营养物质可以为细菌的新陈代谢及生长繁殖提供必要的原料和充足的能量。

2. pH　多数病原菌最适 pH 为7.2~7.6,其在宿主体内极易生存;少数致病菌最适生长 pH 偏酸或偏碱,如结核分枝杆菌生长的最适 pH 为6.5~6.8,霍乱弧菌生长的最适 pH 为8.4~9.2。

3. 温度　各类细菌对温度的要求不一。多数病原菌最适生长温度为35~37℃。

4. 气体　细菌根据代谢时是否需要分子氧而分为4类:① 专性需氧菌;② 微需氧菌;③ 兼性厌氧菌;

④ 专性厌氧菌。二氧化碳对细菌的生长也很重要。大部分细菌在新陈代谢过程中产生的二氧化碳可满足自身需要,且空气中还有微量二氧化碳,一般不需要额外补充二氧化碳。但有些细菌如脑膜炎奈瑟菌和布鲁菌等,临床标本初次分离时提供 5%~10% 的二氧化碳可促进该类细菌生长繁殖。

5. 渗透压 一般培养基的盐浓度(0.5%)和渗透压对大多数细菌是安全的,少数细菌如嗜盐菌,需要在高浓度(3%)的 NaCl 环境中才能生长良好。

二、细菌的生长繁殖

(一)细菌个体的生长繁殖

细菌一般以简单的二分裂方式进行无性繁殖。在适宜条件下,多数细菌繁殖速度很快。细菌分裂数量倍增所需要的时间称为代时,多数细菌代时为 20~30 min。个别细菌繁殖速度较慢,如结核分枝杆菌的代时为 18~20 h。

(二)细菌群体的生长繁殖

细菌生长速度很快,一般细菌 20~30 min 分裂 1 次。若按此速度计算,一个细菌经 10 h 分裂后,细菌数目可达 10 亿以上,细菌群体将庞大到难以想象的程度。但事实上由于细菌繁殖中营养物质的逐渐消耗,有害代谢产物的逐渐增多,细菌不可能始终保持高速度的无限繁殖。经过一段时间后,细菌繁殖速度减慢,细菌死亡数增多,活菌增长率随之下降并趋于停滞。

若将一定量的细菌接种于适宜的液体培养基中,间隔不同时间取样检查活菌数,可发现其生长过程具有规律性,以培养时间为横坐标,培养物中细菌数的对数为纵坐标,可得出一条生长曲线(图 1−9),人为地可将其分为 4 期。

1. 迟缓期 细菌进入新环境后的短暂适应阶段。该期菌体增大,代谢活跃,为细菌的分裂繁殖积累充足的酶、辅酶和中间代谢产物,但分裂迟缓,繁殖极少。迟缓期长短不一,随接种菌的菌种、菌龄和菌量及营养物等不同而不同,一般为 1~4 h。

2. 对数期 细菌生长迅速,活菌数以恒定的几何级数增长,细菌数的对数呈直线上升,达到顶峰状态。此期细菌的形态、染色性、生理活性等较典型,对外界环境因素的作用敏感。因此,研究细菌的生物学性状(形态染色、生化反应、药敏试验等)应选用该期的细菌。一般细菌对数期在培养后的 8~18 h。

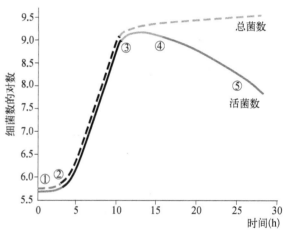

图 1−9 大肠埃希菌的生长曲线

实线代表活菌数,虚线代表总菌数;①~②为迟缓期;②~③为对数期;③~④为稳定期;④~⑤为衰亡期

3. 稳定期 由于培养基中营养物质消耗,有害代谢产物积聚,该期细菌繁殖速度逐渐减慢,死亡菌数逐渐增加,细菌形态、染色性和生理性状常有改变。一些细菌的芽孢、外毒素和抗生素等代谢产物大多在稳定期产生。

4. 衰亡期 稳定期后细菌繁殖越来越慢,死亡菌数越来越多,并超过活菌数。该期细菌形态显著改变,出现衰退型或菌体自溶现象,生理代谢活动也趋于停滞。因此,陈旧培养的细菌难以鉴定。

细菌生长曲线只有在体外人工培养的条件下才能观察到。细菌在自然界或人体、动物体内繁殖时,受多种环境因素或机体免疫因素的影响,不可能出现在培养基中的那种典型的生长曲线。掌握细菌生长规律,可以人为地改变培养条件,调整细菌的生长繁殖阶段,从而为人类有效地利用有益的细菌提供依据。

三、细菌遗传与变异

(一)细菌的变异现象

细菌受外界环境条件的影响可发生较多变异(形态结构变异、菌落变异、抗原变异、毒力变异、耐药性变异等),如变形杆菌的菌落变异。

（二）细菌遗传变异的物质基础

细菌遗传变异的物质基础是DNA,包括细菌染色体、质粒、转座因子和噬菌体等。

1. 细菌染色体(bacteria chromosome)　　细菌基因主要位于染色体。细菌染色体为单倍体,可呈环状或线性,附着在横隔中介体上或细胞膜上。细菌染色体缺乏组蛋白,无核膜包围。细菌基因组的大小与其含有的基因数呈正相关。不同种细菌染色体的G+C含量不同,G+C含量可作为分析细菌种属关系或基因来源的依据之一。细菌染色体基因组突变或重组可使细菌发生变异。

2. 质粒(plasmid)　　是细菌染色体外具有独立复制能力的遗传物质,存在于细胞质中,为环状闭合或线性双链DNA(double-stranded DNA,dsDNA),游离或整合在细菌染色体上。质粒在细菌间的转移是细菌获得某些遗传基因的重要方式,可导致细菌变异。

3. 转座因子(transposable element)　　是存在于细菌染色体或质粒DNA分子上的一段特异性核苷酸序列,能在DNA分子中移动而不断改变它们在基因组的位置,使细菌获得某些遗传性状,导致细菌变异。

4. 噬菌体(bacteriophage)　　是能感染细菌、真菌、放线菌、螺旋体等微生物的病毒,因能裂解细菌而得名。噬菌体通过溶原性转换方式使细菌获得某些遗传性物质,从而使细菌变异。

（三）细菌遗传变异的实际应用

1. 在细菌鉴定方面的应用　　细菌在形态、结构、染色性、生化特性、抗原性及毒力等方面可发生变异,故在临床细菌学检查中不仅要熟悉细菌的典型特性,还要了解细菌的变异规律,只有这样才能去伪存真,做出正确的诊断。

2. 在细菌耐药性方面的应用　　细菌可发生抗菌药物耐药性变异,这些变异的耐药株给疾病的治疗带来很大的困难。为此,临床分离的致病菌必须在细菌药敏试验结果指导下正确选择用药,不可滥用抗菌药物。

3. 在疾病控制方面的应用　　利用遗传变异的原理使强毒株或有毒株诱变成减毒株或无毒株,从而制备成预防疾病的各种疫苗,减少传染性疾病的发生。

4. 在检测致癌物质方面的应用　　肿瘤的发生一般认为是细胞内遗传物质发生了改变,使正常细胞变为转化细胞,因此凡能诱导细菌发生突变的物质都有可能是致癌物质,可通过是否诱导细菌发生突变来证明被检物是否具有致癌的可能。

第六节　细菌的代谢

细菌新陈代谢是指细菌细胞内分解代谢与合成代谢的总和,其显著特点是代谢旺盛和代谢类型的多样化。细菌伴随代谢过程可产生许多在医学上有重要意义的代谢产物。

一、细菌的分解代谢

各种细菌所具有的酶不完全相同,对营养物质的分解能力也各异,因而其代谢产物有别,可据此特点用生物化学方法来鉴别不同细菌,即为细菌的生化反应试验。

1. 糖发酵试验　　不同细菌分解糖类的能力和代谢产物不同。例如,大肠埃希菌能发酵葡萄糖和乳糖;而伤寒沙门菌只能发酵葡萄糖不能发酵乳糖。即使两种细菌均可发酵葡萄糖,其结果也不相同,大肠埃希菌有甲酸脱氢酶,能将葡萄糖发酵生成的甲酸进一步分解为二氧化碳和氢气,故产酸并产气;而伤寒沙门菌缺乏该酶,发酵葡萄糖仅产酸不产气。

2. 硫化氢(H_2S)试验　　有些细菌如沙门菌、变形杆菌等能分解培养基中的含硫氨基酸(如胱氨酸、甲硫氨酸)生成H_2S,H_2S遇到铅离子或亚铁离子可生成黑色的硫化物。

3. 吲哚试验　　有些细菌如大肠埃希菌、变形杆菌、霍乱弧菌等能分解培养基中的色氨酸,生成吲哚,产生的吲哚与试剂中的对二甲基氨基苯甲醛作用,生成玫瑰吲哚而呈红色,即为吲哚试验阳性。

细菌的生化反应用于鉴别细菌,尤其对形态、革兰染色反应和培养特性相同或相似的细菌更为重要。此外,应用气相、液相色谱法或质谱分析分解代谢产物中挥发性或非挥发性有机酸和醇类,能够快速鉴定细菌。

二、细菌的合成代谢

细菌利用分解代谢中的产物和能量不断合成菌体自身成分,如细胞壁、多糖、蛋白质、脂肪酸、核酸等,同时还合成一些在医学上具有重要意义的代谢产物。

1. 热原　　是细菌合成的一种注入人体或动物体内能引起发热反应的物质。产生热原的细菌大多是革兰阴性菌,热原即其细胞壁的脂多糖。

2. 毒素与侵袭性酶　　细菌产生的外毒素和内毒素这两类毒素是细菌重要的致病物质。外毒素是多数革兰阳性菌和少数革兰阴性菌在生长繁殖过程中释放到菌体外的蛋白质;内毒素是革兰阴性菌细胞壁的脂多糖,菌体死亡崩解后游离出来。外毒素毒性通常强于内毒素。

3. 色素　　某些细菌能产生不同颜色的色素,有助于鉴别细菌。细菌的色素有两类,一类为水溶性,能弥散到培养基或周围组织中,如铜绿假单胞菌产生的色素可使培养基或感染的脓汁呈绿色;另一类为脂溶性,不溶于水,只存在于菌体,使菌落显色而培养基颜色不变,如金黄色葡萄球菌的色素。细菌色素的产生需要一定的条件,如营养丰富、氧气充足、温度适宜。

4. 抗生素　　是指某些微生物代谢过程中产生的一类能抑制或杀死某些其他微生物的小分子物质。抗生素大多由放线菌和真菌产生,由细菌产生的较少,如多黏菌素、杆菌肽等。

5. 细菌素　　是指某些细菌产生的一类具有抗菌作用的蛋白质。细菌素与抗生素不同的是,其作用范围狭窄,仅对与产生菌有亲缘关系的细菌有杀伤作用。例如,大肠埃希菌 Col 质粒编码产生的细菌素称大肠菌素。细菌素具有抗原性,故可用于细菌分型和流行病学调查。

6. 维生素　　细菌能合成某些维生素,除供自身需要外,还能分泌至周围环境中。例如,人体肠道内的大肠埃希菌合成的 B 族维生素和维生素 K 可被人体吸收利用。

第七节　细菌的感染与致病机制

一、细菌的感染及影响因素

(一)感染源与传播方式

1. 感染源　　来源于宿主体外的细菌感染称外源性感染(exogenous infection)。外源性感染源主要有患者、带菌者、患病或带菌动物等。来自患者体内或体表的细菌感染称为内源性感染(endogenous infection),引起该类感染的病原菌多为体内正常菌群转变而来的条件致病菌。

2. 传播方式　　不同感染源可经过不同的传播途径在人与人之间、人与环境之间或动物与人体之间传播。常见的传播途径有呼吸道、消化道、皮肤黏膜、节肢动物媒介、性传播等。

(二)感染的类型

感染的发生、发展和结局是宿主与病原菌在一定条件下相互作用的结果,可出现隐性感染、显性感染和带菌状态等不同的感染类型和临床表现,并可随着双方力量的增减而出现动态变化。

1. 隐性感染　　当机体的免疫力较强或侵入的病原菌数量少、毒力弱时,感染后对机体的损害较轻,不出现明显的临床症状时的感染,又称亚临床感染。

2. 显性感染　　当机体的免疫力较弱或侵入的病原菌数量较多、毒力较强时,感染后对机体组织细胞产生不同程度的病理损害或生理功能的改变,从而出现明显临床症状和体征的感染。

临床上按病情缓急不同可将显性感染分为急性感染(acute infection)和慢性感染(chronic infection)。急性感染发作突然,病程较短,一般是数日至数周,病愈后,致病菌从宿主体内消失。慢性感染病程缓慢,常持续数月至数年。

临床上按感染的部位不同可将显性感染分为局部感染(local infection)和全身感染(generalized infection, systemic infection)。致病菌侵入机体后,局限在一定部位生长繁殖并引起病变,称为局部感染。全身感染是多由胞外菌感染引起,致病菌或其毒性代谢产物向全身扩散引起全身性症状的一种感染类型。临床上常见的有下列几种情况。

（1）毒血症（toxemia）：指病原菌在入侵的局部组织生长繁殖，细菌不侵入血流，但其产生的外毒素进入血流，引起特殊的临床症状。

（2）菌血症（bacteremia）：病原菌由局部侵入血流，但不在血中生长繁殖，只是短暂地一过性通过血液循环到达体内适宜部位后再进行繁殖而导致的疾病。

（3）败血症（septicemia）：指病原菌侵入血流，并在其中生长繁殖，产生毒素，引起严重的全身中毒症状，如高热、白细胞增多、皮肤和黏膜瘀斑、肝大、脾大等。

（4）脓毒血症（pyemia）：指化脓性细菌侵入血流后，细菌在其中大量繁殖，并随血流播散至全身多个器官，引起新的化脓病灶。

（5）内毒素血症（endotoxemia）：革兰阴性菌侵入血流，并在其中大量繁殖，崩解后释放出大量内毒素；也可由病灶内大量革兰阴性菌死亡、释放出的内毒素入血所致。

3. 带菌状态　　指机体在显性感染或隐性感染后，病原菌未立即消失，仍在体内继续存留一定时间，与机体免疫力处于相对平衡的状态。处于带菌状态的人称为带菌者（carrier）。

（三）影响因素

感染是否发生及发生后的转归受机体免疫状态、细菌因素及环境社会因素影响。细菌致病性取决于以下3方面。

1. 细菌的毒力　　毒力越强，引起疾病的可能性越大，引起的疾病也越严重。

2. 细菌的侵入数量　　通常细菌毒力越强，引起感染所需的细菌数量越少；反之，细菌毒力越弱，引起疾病所需的细菌数量就越多。

3. 细菌的侵入门户　　病原菌除具有一定的毒力和足够数量外，还需经过适当的门户侵入机体才能引起疾病。各种致病菌都有其特定的侵入门户与部位，这与致病菌需要特定的生长繁殖微环境有关。

二、细菌的致病机制

细菌对宿主感染致病的能力称为致病性（pathogenicity）。细菌的致病性是对于特定宿主而言的，一种细菌在某种宿主体内是强致病性的，但在另外一种宿主体内可能是弱致病性或无致病性的。致病性的强弱程度用毒力（virulence）来表示。构成细菌毒力的物质基础主要包括侵袭力、毒素。

（一）侵袭力

侵袭力（invasion）是指致病菌突破宿主皮肤、黏膜等生理屏障，进入机体并在体内定植和繁殖扩散的能力。细菌的侵袭力包括与黏附、定植和产生侵袭性相关物质的能力。与侵袭力有关的物质主要有黏附素、荚膜、侵袭性酶、侵袭素和细菌生物被膜等。

1. 黏附素　　是一类存在于细菌表面的与黏附有关的分子，可分为菌毛黏附素和非菌毛黏附素两大类。黏附素能与宿主细胞表面的黏附素受体发生特异性结合，使细菌进入宿主组织细胞间生长繁殖，形成细菌群体，这个过程称为定植。

2. 荚膜　　是存在细菌细胞壁外的特殊结构，具有黏附、抗吞噬和抵抗体液杀菌物质损伤等作用。细菌的荚膜本身没有毒性，但它具有抵抗吞噬细胞的吞噬和阻抑体液中杀菌物质的作用，使致病菌能在宿主体内大量繁殖并产生病变。

3. 侵袭性酶　　是某些病原菌在代谢过程中产生的一种或多种胞外酶，能在感染过程中协助病原菌抗吞噬或扩散。

4. 侵袭素　　是由细菌侵袭基因编码产生的蛋白质，可介导病原菌侵入邻近上皮细胞，尤其是可在黏膜上皮细胞内繁殖并扩散到其他组织细胞甚至全身，引起侵袭性感染。

5. 细菌生物被膜　　又称细菌生物膜（bacterial biofilm，BF），是由细菌及其分泌的胞外多聚物附着在有生命或无生命材料表面后形成的膜状结构，是细菌的群体结构。细菌生物被膜是细菌在生长过程中为了适应周围环境而形成的一种保护性生存状态，有利于细菌附着在某些支持物表面，阻挡抗生素的渗入和机体免疫物质的杀伤作用。此外，生物被膜内的细菌彼此之间还容易发生信号传递、耐药基因和毒力基因的捕获及转移。

（二）毒素

细菌毒素（bacterial toxin）按其来源、性质和作用特点的不同，可分为外毒素和内毒素两大类。

1. **外毒素(exotoxin)** 是细菌合成并分泌(或释放)的毒性蛋白质。大多数外毒素是在细菌细胞内合成后分泌到细胞外的,但也有的外毒素存在于菌体内,待菌体细胞破坏后才释放出来。

(1)主要特性:① 主要由革兰阳性菌产生,少数由革兰阴性菌产生;② 大多数外毒素的化学本质是蛋白质,多数不耐热;③ 具有很强的抗原性,可用 0.3% ~ 0.4% 甲醛溶液脱去毒性,保留免疫原性;④ 化学结构多为 A－B 模式,即毒素分子由 A 亚单位和 B 亚单位构成,A 亚单位是外毒素生物学活性部分,决定其毒性效应;B 亚单位是结合亚单位,与宿主细胞表面特异性受体结合后,介导 A 亚单位进入靶细胞;⑤ 毒性强,对组织器官的作用有选择性。

(2)分类及作用:按外毒素对宿主细胞的亲和性及作用靶点等,可分成神经毒素(neurotoxin)、细胞毒素(cytotoxin)和肠毒素(enterotoxin)。

2. **内毒素(endotoxin)** 是革兰阴性菌细胞壁中的脂多糖组分,只有在细菌死亡裂解后才能释放出来。其分子结构由特异性多糖、核心多糖和脂质 A 三部分组成。

(1)内毒素的主要特性:① 产生于革兰阴性菌细胞壁;② 化学性质是脂多糖;③ 对理化因素稳定;④ 毒性作用相对较弱且对组织无选择性;⑤ 不能用甲醛液脱毒为类毒素。

(2)内毒素引起的主要病理生理反应:① 发热反应,极微量(1 ~ 5 ng/kg 体重)的内毒素就能引起体温上升。② 白细胞数量变化,内毒素进入血液后,血液中白细胞数量变化趋势为先降后升;革兰阴性菌中的伤寒沙门菌是例外,其内毒素可使白细胞总数始终是减少状态;③ 内毒素血症和内毒素休克。

三、医院感染

医院感染(hospital infection,nosocomial infection)又称院内感染,指住院患者在医院内获得的感染,包括在住院期间发生的感染和在医院内获得出院后发生的感染,但不包括入院前已开始或者入院时已处于潜伏期的感染。医院工作人员在医院内获得的感染也属医院感染。

根据引起感染的微生物来源不同,可将院内感染分为内源性医院感染和外源性医院感染两大类。内源性医院感染(endogenous nosocomial infection)亦称自身感染(self-infection),指患者在医院内由于某种原因,身体内寄生的微生物(包括正常菌群和潜伏的致病性微生物)大量繁殖而导致的感染。内源性医院感染的病原体主要是正常菌群,致病性不强,一般不引起健康人感染。但当其发生定位转移、菌群失调或在机体免疫功能下降的特定情况下,正常菌群即可成为机会致病菌而引起各种内源性感染。外源性医院感染(exogenous nosocomial infection)是指患者在医院环境中遭受医院内非自身存在的微生物入侵而发生的感染。

医院感染的微生物特征:① 引起医院感染的病原体主要是条件致病菌,包括医院环境中的病原体和患者体内的内源性条件致病菌。② 常具有耐药性,从医院感染患者体内分离的细菌,大多数具有耐药性,部分还具有多重耐药性。③ 常发生种类的变迁,医院感染的微生物种类常随着抗生素使用品种的不同而发生变迁。

第八节 细菌的分类与命名

一、分类等级

原则上,细菌有传统分类和种系分类两种分类方法。19 世纪以来,以细菌的形态和生理特征为依据的分类奠定了传统分类的基础,即选择一些较为稳定的生物学性状,如以菌体形态与结构、染色性、培养特性、生化反应、抗原性等作为分类的标记。20 世纪 60 年代,有学者将数值分类引入细菌分类,借助计算机将拟分类的细菌按其性状相似程度进行归类,划分种和属。由于对分类性状的选择和重视程度有一定的主观性,传统分类又称为人为分类。

20 世纪 70 年代以来,又有学者将化学分析和核酸分析方法引入细菌分类,化学分析是应用电泳、色谱、质谱等方法对菌体组分、代谢产物组成与图谱等特征进行分析,为揭示细菌表型差异提供了有力的手段。核酸分析包括 DNA 碱基组成(G+C mol%)、核酸分子杂交(DNA－DNA 同源性、DNA－rRNA 同源性)和 16S rRNA 同源性分析,通过比较细菌大分子(核酸、蛋白质)结构的同源程度进行分类,揭示了细菌进化的信息。这种以细菌发育关系为基础的细菌分类称为系统分类或种系分类,又称为自然分类,其中 16S rRNA 同源性分析更为重要,其在进化过程中保守、稳定,所以很少发生变异。

国际上最具权威性的细菌分类系统专著《伯杰氏系统细菌学手册》和《伯杰氏鉴定细菌学手册》都已反映了细菌种系分类的研究进展,但其在具体编排上也保留了许多传统分类的安排。伯杰(Bergey)分类将细菌分为四大类别、35 个群,绝大多数医学相关细菌都包括在内。

细菌的分类层次与其他生物相同,也是界、门、纲、目、科、属、种。在细菌中常用属和种。

种(species)是细菌分类的基本单位。生物学性状基本相同的细菌群体构成一个菌种;性状相近关系密切的若干菌种组成一个菌属(genus)。同一菌种的各个细菌,虽性状基本相同,但在某些方面仍有一定差异,差异较明显的为亚种(subspecies,subsp.),差异小的则为型(type)。例如,细菌按抗原结构不同而分血清型(serotype);按对噬菌体和细菌素的敏感性不同而分噬菌体型(phage-type)和细菌素型(bacteriocin-type);按生化反应和其他某些生物学性状不同而分生物型(biotype)。不同来源的同一菌种的细菌称为该菌的不同菌株(strain)。具有某种细菌典型特征的菌株称为该菌的标准菌株(standard strain)或模式菌株(type strain)。

二、命名法

细菌的命名采用拉丁双名法,每个菌名由两个拉丁字组成。前一字为属名,用名词,大写;后一字为种名,用形容词,小写。一般属名表示细菌的形态或与发现或有贡献者有关,种名表明细菌的性状特征、寄居部位或所致疾病等。中文的命名次序与拉丁文相反,是种名在前,属名在后。例如,*Staphylococcus aureus*,金黄色葡萄球菌;*Escherichia coli*,大肠埃希菌;*Neisseria meningitidis*,脑膜炎奈瑟菌等。属名亦可不将全文写出,只用第一个字母代表,如 *M. tuberculosis*、*S. typhi* 等。有时泛指某一属细菌,不特指其中某个菌种,则可在属名后加 sp.(单数)或 spp.(复数),如 *Salmonella* sp.表示为沙门菌属中的细菌。

本章小结

细菌形体微小,以 μm 作为测量单位,按其外形可分为球菌、杆菌、螺形菌三大类,根据革兰染色结果可以将细菌分为革兰阳性菌和革兰阴性菌。细菌结构简单,为单细胞的原核细胞型微生物,细胞壁、细胞膜、细胞质和拟核为所有细菌共有的基本结构,荚膜、菌毛、鞭毛和芽孢为某些细菌的特殊结构。

细菌包括自养菌和异养菌两大营养类型,需要的营养物质包括水、碳源、氮源、无机盐和生长因子等。细菌一般以简单的二分裂方式进行无性繁殖,细菌群体以生长曲线方式生长,包括迟缓期、对数期、稳定期和衰亡期。细菌的体外人工培养易受到营养物质、pH、温度、气体、渗透压等环境因素的影响。细菌常可发生变异,其遗传变异的物质基础是 DNA,包括细菌染色体、质粒、转座因子和噬菌体等,细菌遗传变异在细菌鉴定、细菌耐药性、疾病控制和检测致癌物质等方面有着重要意义。细菌的新陈代谢为全部生命活动提供了一切必需的能量和物质基础,包括分解代谢与合成代谢。细菌的分解代谢是生化反应及色谱分析的物质基础,是细菌鉴定的重要依据;细菌的合成代谢除合成自身菌体成分以外,还合成一些医学上具有重要意义的代谢产物。

细菌进入体内感染后是否发生及发生后的转归受机体的免疫状态、细菌因素及环境社会因素影响。细菌的致病性主要取决于细菌的毒力、侵入数量和侵入门户。构成细菌毒力的物质基础主要包括侵袭力、毒素。与侵袭力有关的物质主要有黏附素、荚膜、侵袭性酶、侵袭素和细菌生物被膜等。毒素是细菌新陈代谢过程中产生的致病物质,按来源、性质和作用特点可分为外毒素和内毒素。细菌侵入机体后,与宿主相互作用可出现隐性感染、显性感染和带菌状态等不同的感染类型和临床表现,并可随着双方力量的增减而出现动态变化。

(张 涛 管俊昌)

第二章 细菌检验基本技术

临床微生物检验学是采取一系列检验技术,来研究临床感染性疾病的病原体特征,为临床提供快速、准确的病原学诊断;指导临床合理使用抗生素;对医院感染进行有效监控。

第一节 标本的采集和处理原则

准确病原学检测的前提条件是采集合格标本并且规范送检,以免产生错误的病原学检测结果而影响临床治疗。

一、标本采集的基本原则

1. 早期采集 在使用抗菌药物前采集标本。临床疑似感染的患者,必须先采集适当标本送检,再使用抗菌药物进行治疗。采集时间最好是病程早期、急性期。

2. 无菌采集 采集部位应进行清洁或消毒工作,防止定植细菌的污染。人体有些部位如下呼吸道(痰液标本)、鼻窦、皮肤伤口等处的定植菌极易污染标本,因此,采集这些部位标本时,应注意对局部或周围皮肤的消毒。

3. 适量采集 标本量过少可能会导致假阴性结果。尽量不要用普通棉拭子采集标本以免影响培养结果。不同种类标本采集量要求不同。

4. 正确采集 不同细菌感染的标本采集方法和采集时间不同。例如,厌氧菌感染的临床标本应尽量用注射器采集抽吸物,一般不用拭子采集标本(除非是在床边采样并立刻接种时);伤寒沙门菌感染引起的伤寒患者标本,应在发病第 1 周采集血液,第 2 周采集粪便和尿液,否则会影响细菌的检出率。

二、标本采集的注意事项

1. 标本的标签和申请单信息要完整 对于每一份标本,实验室都需要了解该患者和标本的详细信息及医生的送检目的。申请单的内容应包括:① 患者信息,如姓名、性别、年龄、患者唯一编码(如住院号)等;② 申请科室或病区、申请医生;③ 标本信息,如标本类型、采集日期及时间、采集部位、采集方法;④ 临床诊断;⑤ 检测目的,尤其是一些特殊检测项目;⑥ 是否已使用抗菌药物。

每份标本上必须贴有标签,无论是手工书写,还是条形码、二维码标签,都应含有以下信息:① 患者姓名;② 患者唯一编码(如住院号);③ 申请医生;④ 标本采集部位;⑤ 检测目的;⑥ 标本采集的日期和时间。

2. 严格无菌盛放标本 盛放标本的容器须经灭菌处理。灭菌宜采用压力蒸汽等物理灭菌方法,不得使用化学消毒剂灭菌。无菌、防渗漏容器要带有螺旋盖。活检、创面标本应保持一定湿度,可于盛装容器内加入少量无菌生理盐水。

3. 注意生物安全 采集标本时,不仅要防止标本被污染,同时也要做好生物安全防护,防止病原体的环境传播及感染自身。

三、标本运送处理的基本原则

1. 标本采集后应尽快送往实验室 多数标本应在 2 h 内送达。有些样本量小的标本应在采样后 15~30 min 送达。实验室应与临床共同设计标本采样和送检的流程,在人力、物力上保证标本可按要求送达实验室。

2. 保证必要的运送条件 不同种类的标本因检测目标不同,对标本保存和运送的环境条件也有不同的要求(表 2-1)。对温度敏感的细菌如脑膜炎奈瑟菌、淋病奈瑟菌和流感嗜血杆菌等应保温并立即送检。血液、脑脊液和生殖道、眼睛及内耳的分泌物等标本不可冷藏。

3.注意生物安全 运送临床标本及感染性物质,不管距离多远,应严格注意标本的包装,且应注明注意事项。运送容器应带盖防渗漏,并贴上生物安全标识。

表 2-1 标本运输通用原则

标本检测项目	标本采集方法	收集装置、温度和理想运输时间
需氧菌培养	组织、体液、提取物和组织活检等一般拭子或 flocked 拭子(一种新型拭子,由多个不同型号的拭子组成)	无菌容器,室温,立即送检;拭子运输容器,室温,2 h 内送检
厌氧菌培养	组织、体液、提取物和组织活检等一般拭子或 flocked 拭子	无菌厌氧容器,室温,立即送检;厌氧拭子运输容器,室温,2 h 内送检
真菌和抗酸杆菌培养	组织、体液、提取物和组织活检等拭子(酵母及表面分枝杆菌感染)	无菌容器,室温,2 h 内送检;拭子运输容器,室温,2 h 内送检
病毒培养	组织、体液、提取物和组织活检等无菌容器或拭子	内置冰块的病毒运输容器内,立即送检;病毒拭子运输容器,室温,2 h 内送检
血清学试验	5 mL 血清	干燥管,室温,2 h 内送检
抗原检测	5 mL 血清	密闭容器,室温,2 h 内送检
核酸扩增试验	5 mL 血浆	EDTA 管,室温,2 h 内送检
	其他类型标本	密闭容器,室温,2 h 内送检

注:尽量不采用拭子送检标本,必须要用拭子的应采用运送拭子。

第二节 细菌形态学检验技术

细菌形态学检验是鉴定细菌的重要手段之一,临床常用染色和不染色标本进行细菌形态学检验。

一、不染色标本的检验

不染色标本的检验用于观察原始标本中各种有形成分(包括细胞、细菌、真菌和寄生虫等),尤其是观察细菌在生活状态下的形态和运动状况,可用普通光学显微镜、暗视野显微镜或相差显微镜进行观察。常用的观察方法有压滴法、悬滴法和毛细管法,后者主要用于观察厌氧菌的动力。由于细菌鞭毛类型的不同,其运动形式也有所不同。例如,霍乱弧菌在高倍镜或暗视野下可见鱼群样或流星样穿梭运动。螺旋体由于不易着色并有形态特征,故多用不染色标本做暗视野显微镜检查。

二、染色标本的检验

染色标本除能清楚地观察细菌的形态、大小、排列方式外,还可按照染色方式将细菌分类,对细菌的初步鉴定起着重要作用。临床上常用的染色方法有革兰染色法、抗酸染色法、墨汁负染法、荧光染色法。

(一)革兰染色法

1.原理

(1)通透性学说:革兰阳性细菌细胞壁结构较致密,肽聚糖层厚,脂质含量少,乙醇不易渗入;革兰阴性菌细胞壁结构较疏松,肽聚糖层少,脂质含量多,乙醇易渗入。

(2)等电点学说:革兰阳性菌的等电点低,革兰阴性菌的等电点较高,在相同 pH 条件下,革兰阳性菌所带负电荷比革兰阴性菌多,革兰阳性菌与带正电荷的结晶紫染料结合较牢固不易脱色。

(3)化学学说:革兰阳性菌细胞内含有大量核糖核酸镁盐,可与结晶紫和碘牢固地结合成大分子复合物,不易被乙醇脱色;而革兰阴性菌细胞内含极少量的核糖核酸镁盐,吸附染料量少,形成的复合物分子也较小,故易被乙醇脱色。

2. 制片　经过涂片、干燥和固定等操作步骤制备标本片。

（1）涂片：用标本制成均匀薄膜涂片。痰、尿液、脓汁等液体标本可直接涂片，不必加生理盐水。脑脊液、骨髓等无菌体液标本建议用细胞离心机制片。

（2）干燥：最好在室温下自然干燥，也可在烤片机上加热干燥。必要时可将标本面向上，小心间断地在弱火高处烘干，但切勿紧靠火焰将涂膜烤枯。

（3）固定：将干燥后标本片在乙醇灯上快速地来回通过3次，共2~3 s，注意温度不可太高，以涂片涂膜的反面触及皮肤有轻微烫觉即可。固定目的：① 杀死细菌；② 使菌体与玻片黏附较牢，在染色时不致被染液和水冲掉；③ 菌体蛋白变性易着色。

3. 染色　包括手工染色和仪器染色两种方法。

（1）手工染色：在已固定细菌涂片上滴加结晶紫染液数滴，室温作用下用细流水轻轻冲洗；滴加碘液数滴，室温作用1 min，冲洗；滴加脱色液（或95%乙醇）数滴，轻摇玻片使之均匀脱色，直到流下的液体无色为止（约需30 s），冲洗；滴加稀释石炭酸复红液复染1 min，用细流水冲洗。晾干或用吸水纸吸干，油镜观察。

（2）仪器染色：应用全自动革兰染色仪进行染色。染色过程快速、洁净、安全和标准化。

4. 结果　紫色为革兰阳性菌，红色为革兰阴性菌。

5. 质量控制　质控标准菌株为大肠埃希菌ATCC25922、金黄色葡萄球菌ATCC25923。每周1次，并做室内质控记录。

（二）抗酸染色法

1. 原理　分枝杆菌细胞壁含脂质较多，其中主要成分为分枝菌酸，此物具有抗酸性，染色时与石炭酸复红液结合牢固，能抵抗酸性乙醇的脱色作用，因此抗酸菌能保持复红的颜色，达到染色目的。

2. 方法

（1）齐-内（Ziehl-Neelsen）染色法：标本涂片干燥固定后滴加石炭酸复红液染色，火焰微热至出现蒸汽至少5 min（必要时补加染液，以防止染液蒸发干），流水冲洗；3%盐酸乙醇脱色1~3 min，直至涂片无色为止，水洗；亚甲蓝复染1 min，水洗，干燥后镜检。结果：抗酸阳性菌呈红色，背景及其他细菌呈蓝色（图2-1）。

（2）冷染色法：又称金永（Kinyoun）染色法，标本涂片自然干燥后加石炭酸复红液染色5~10 min，不必加热，水洗；加3%盐酸乙醇脱色至无红色为止，水洗；加亚甲蓝复染液复染30 s，水洗，干燥后镜检。结果：抗酸阳性菌呈红色，背景及其他细菌呈蓝色。

（3）改良冷染色法：标本涂片自然干燥后加石炭酸复红液染色5 min，不必加热，水洗；加1%硫酸脱色3 min，水洗；加0.3%亚甲蓝复染3~5 min，水洗，干燥后镜检。结果：抗酸（或弱抗酸）阳性菌呈红色，背景及其他非抗酸菌呈浅蓝色（图2-2）。

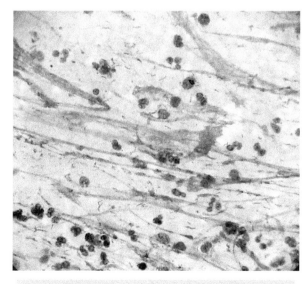

图2-1　齐-内染色阳性（×1 000）

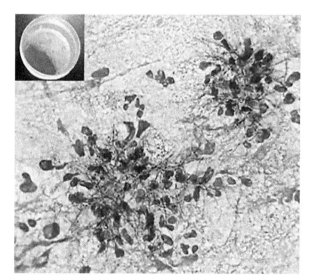

图2-1
彩图

图2-2
彩图

图2-2　改良冷染色（痰标本诺卡菌抗酸染色弱阳性）（×1 000）

（三）荚膜染色法

1. 原理 荚膜为细菌细胞壁外围的黏液层,对染料的亲和力很低,一般染色不易着色,必须通过荚膜染色方法或衬托染色,方能清晰辨认出荚膜。

2. 方法

（1）结晶紫染色法:用有荚膜的细菌培养物涂片,火焰固定后加1%结晶紫染液,室温染色1 min,用20%硫酸铜水溶液冲洗染液,勿水洗。待干后镜检。结果:菌体为深紫色,荚膜为无色或淡紫色。

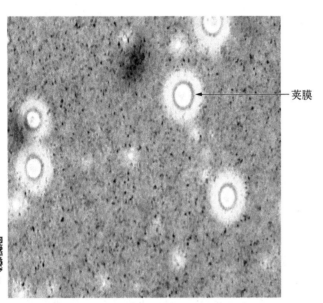

（2）墨汁负染法:通常用于检查脑脊液或分泌物涂片中的隐球菌,具有方便、快速、节约成本等优点,是涂片检测隐球菌的首选方法。结果:菌体及背景呈黑色,荚膜呈透明淡染圈(图2-3)。

—— 荚膜

图2-3 新型隐球菌墨汁负染色(×1 000)

（四）鞭毛染色法

1. 原理 细菌的鞭毛能被碱性复红乙醇饱和溶液着色,是因为在染色过程中染料随着乙醇的蒸发而沉积在鞭毛上,使鞭毛着色。碱性复红作为主要染料,而丹宁酸为媒染剂。

2. 方法 采用点种法接种的变形杆菌(或其他鞭毛菌),临近接种点的菌,鞭毛细,菌体较短;远离接种点的菌,鞭毛粗,菌体长,用无菌接种环取远离接种点的菌混悬于盛有无菌蒸馏水的平皿内,不要研磨以免鞭毛脱落,室温下放置10～15 min,使鞭毛膨大;用毛细滴管将菌液滴于洁净的玻片上,缓慢倾斜玻片任菌液流开,使之成为均匀薄膜,将玻片置于37℃温箱内,任其自然干燥,切勿用火焰固定;在干燥标本片上滴加鞭毛染色液1~2滴,使其覆盖于薄膜上,作用1~2 min后轻轻用水冲洗,干燥后镜检。

3. 结果 菌体染成红色(或深紫色),鞭毛染成淡红色(或淡紫色),染色时间越长,鞭毛越粗(图2-4)。

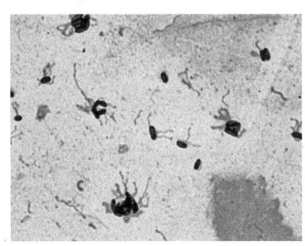 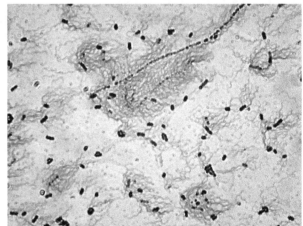

A. 单鞭毛(铜绿假单胞菌)　　　　　　　　　　B. 周鞭毛(变形杆菌)

图2-4 鞭毛染色(×1 000)

（五）荧光染色法

荧光染色法敏感性强、效率高,而且容易观察结果,是临床细菌鉴定的重要检测手段,主要用于结核分枝杆菌、麻风分枝杆菌、白喉棒状杆菌及痢疾志贺菌等的检测。

1. 荧光抗体染色法 菌液或标本直接涂片,待干固定,加荧光染液染2~3 min(室温低时可适当延长染色时间),水洗,加复染液染 30 s,水洗,干燥,高倍镜镜检。经过荧光素染色的细菌,或荧光素标记的荧光抗体与相应抗原结合的细菌、病毒结合形成的复合物,在荧光显微镜下发出荧光。

2. 荧光染料(吖啶橙)染色法　　原理为吖啶橙与细菌或真菌的 DNA 结合后菌体发绿色荧光,与细菌或真菌的 RNA 结合后菌体发橙色荧光。标本涂片经甲醇固定后风干,浸入吖啶橙染液中,2 min 后水洗风干,用荧光显微镜检查(选用 515 nm 激发光镜检)。菌体为橙色或橙黄色提示该细菌为活性状态,当细菌细胞凋亡时,染色呈致密浓染的绿色荧光或见橙黄色碎片。

此外,还有金胺 O 染色法和改良金胺 O 染色法用于细菌染色。

(六) 瑞氏染色法

制备标本涂片,干燥固定后滴加瑞氏染液染色 1 min;加等量 pH 6.4 的磷酸盐缓冲液或等量超纯水,轻轻晃动玻片,室温静置 5~10 min,水洗,干燥后镜检。结果:细菌染成蓝色,组织细胞的胞质呈红色,细胞核呈蓝色,嗜酸颗粒呈橘红色。

第三节　细菌分离培养和鉴定技术

细菌分离培养和鉴定技术主要用于临床标本的细菌学检验。当临床标本中有一种或几种细菌存在时,应先通过分离培养获得单一菌落,再进行下一步的细菌生化反应,从而对一种或多种细菌予以鉴定。

一、培养基的种类和选择

培养基是由人工配制的适合细菌生长繁殖或积累代谢产物的营养基质,各类细菌对营养基质的要求各不相同,因此,细菌培养基类型很多,不同培养基可根据实际需要,添加一些细菌无法合成的化合物,以利于不同细菌的生长。

(一) 培养基分类

1. 按培养基组成成分分类　　分为天然培养基、合成培养基和半合成培养基。

(1) 天然培养基:是指利用各种动、植物或微生物的原料制成的培养基,其成分难以确切知道。主要原料有牛肉膏、麦芽汁、蛋白胨、酵母膏、玉米粉、麸皮、各种饼粉、马铃薯、牛奶、血清等。其营养较丰富、来源广泛、配制方便,所以较为常用。这种培养基的稳定性常受生产厂家或批号等各种因素的影响,一定要做好质量控制才可使用。

(2) 合成培养基:是一类化学成分和数量完全明确的培养基。这类培养基化学成分明确、重复性强,但价格昂贵,而微生物又生长缓慢,所以它只适用于做一些科学研究,如营养、代谢的研究。

(3) 半合成培养基:在合成培养基中,加入某种或几种天然成分;或者在天然培养基中,加入一种或几种已知成分的化学药品即制成半合成培养基,如马铃薯蔗糖培养基等。这种培养基在生产实践和实验室中使用最多。

2. 按培养基的物理状态区分　　分为固体培养基、半固体培养基和液体培养基。

(1) 固体培养基:是指在培养基中加入凝固剂,有琼脂、明胶、硅胶等,常用于细菌分离、鉴定、计数和菌种保存等方面。

(2) 半固体培养基:是指在液体培养基中加入少量凝固剂而使其呈半固体状态,可用于观察细菌的运动、鉴定菌种和测定噬菌体的效价等方面。

(3) 液体培养基:液体培养基中不加任何凝固剂。这种培养基的成分均匀,微生物能充分接触和利用培养基中的养料,适用于生理特性等的研究,由于其发酵率高,操作方便,也常用于发酵工业。

3. 按照培养基用途区分　　分为基础培养基、营养培养基、选择性培养基、鉴别培养基和特殊培养基。

(1) 基础培养基:是含有一般微生物生长繁殖所需基本营养物质的培养基。牛肉膏蛋白胨培养基(俗称肉汤)是最常用的基础培养基,广泛用于细菌的增菌、检验,也是制备其他培养基的基础成分。

(2) 营养培养基:是指在基础培养基中加入全血、血清、动植物组织提取液等制成的培养基,用于培养要求比较苛刻的某些苛养细菌,最常用的是血琼脂平板、巧克力琼脂平板等。

(3) 选择培养基:是在普通培养基中加入特殊营养物质或化学物质,以抑制不需要的细菌生长,有利于所需细菌的生长。最常用的强选择性培养基是沙门-志贺氏琼脂(Salmonella Shigella agar,SS 琼脂)平板,其中加的胆盐能抑制革兰阳性菌生长,枸橼酸钠和煌绿能抑制大肠埃希菌生长,因而使致病的沙门菌、志贺菌容易被分离得到。中国蓝或伊红-亚甲蓝琼脂(EMB 琼脂)平板是常用的弱选择性培养基,可抑制革兰阳性菌生长,以利于革兰阴性菌生长,发酵型的革兰阴性菌因分解乳糖能力不同,在此平板上菌落颜色不同,从而便于鉴别菌种。麦康凯琼脂平板(麦氏平板)具有中等强度选择性,抑菌性略强,少数革兰阴性菌在此平板上不生长。

(4)鉴别培养基:利用细菌分解糖类和蛋白质的能力及代谢产物的不同,在培养基中加入某种底物,观察细菌生长过程中分解底物所产生的产物差异,从而区别不同种类的细菌,如鉴别大肠埃希菌的伊红-亚甲蓝培养基,鉴别纤维素分解菌的刚果红培养基、克氏双糖铁(KIA)琼脂等。

(5)特殊培养基:包括厌氧培养基和细菌 L 型培养基。前者用于培养专性厌氧菌。

(二)培养基的选择

不同病原菌对培养基的要求不同,根据涂片镜检结果选择合适的培养基。临床常见感染性标本常规涂片镜检结果推荐选择的培养基方案及培养条件见表2-2。

表2-2 依据镜检结果选择培养基

标本来源	镜检结果	培养基选择	孵育条件
呼吸道	细菌、诺卡菌 真菌孢子及菌丝 抗酸杆菌	血琼脂平板、巧克力琼脂平板、麦康凯琼脂平板或中国蓝琼脂平板 沙氏琼脂平板或真菌显色板 罗氏鸡蛋培养基	二氧化碳培养箱 真菌培养箱 二氧化碳培养箱
肠道	压滴法动力阳性 脓血便 抗酸杆菌 真菌孢子及菌丝 革兰阳性球菌 革兰阳性芽孢杆菌	碱性蛋白胨水、高庆大琼脂、硫代硫酸盐-枸橼酸盐-胆盐-蔗糖琼脂 SS 琼脂平板、麦康凯琼脂平板或中国蓝琼脂平板、肠道致病菌显色板 罗氏鸡蛋培养基 沙氏琼脂平板或真菌显色板 血琼脂平板或高盐琼脂平板 卵黄琼脂板	恒温培养箱 恒温培养箱 二氧化碳培养箱 真菌培养箱 恒温培养箱 厌氧培养
尿液	细菌 真菌孢子及菌丝 抗酸杆菌	血琼脂平板及麦康凯琼脂平板或中国蓝琼脂平板 沙氏琼脂平板或真菌显色板 罗氏鸡蛋培养基	二氧化碳培养箱 真菌培养箱 二氧化碳培养箱
胸腔积液、腹水	细菌 疑似厌氧菌感染 真菌孢子及菌丝 抗酸杆菌	血琼脂平板、巧克力琼脂平板 厌氧血琼脂平板 沙氏琼脂平板或真菌显色板 罗氏鸡蛋培养基	二氧化碳培养箱 厌氧培养 真菌培养箱 二氧化碳培养箱
脑脊液	细菌 真菌孢子 抗酸杆菌	血琼脂平板、巧克力琼脂平板 沙氏琼脂平板或真菌显色板 罗氏鸡蛋培养基	二氧化碳培养箱 真菌培养箱 二氧化碳培养箱
泌尿生殖道分泌物	细菌 革兰阴性双球菌 真菌孢子及菌丝 抗酸杆菌	血琼脂平板、巧克力琼脂平板 麦康凯琼脂平板或中国蓝琼脂平板 淋病奈瑟菌专用板 沙氏琼脂平板或真菌显色板 罗氏鸡蛋培养基	二氧化碳培养箱 恒温培养箱 二氧化碳培养箱 真菌培养箱 二氧化碳培养箱
脓肿或创面	细菌 疑似厌氧菌感染 真菌孢子及菌丝	血琼脂平板、巧克力琼脂平板 厌氧血琼脂平板 沙氏琼脂平板或真菌显色板	恒温培养箱 厌氧培养 真菌培养箱
伤口分泌物	细菌 真菌孢子及菌丝 革兰阳性芽孢杆菌 抗酸杆菌	血琼脂平板、麦康凯琼脂平板或中国蓝琼脂平板 沙氏琼脂平板或真菌显色板 厌氧血琼脂平板 罗氏鸡蛋培养基	恒温培养箱 真菌培养箱 厌氧培养 二氧化碳培养箱
毛发、指甲、皮屑	真菌孢子及菌丝	沙氏琼脂平板或真菌显色板	真菌培养箱

二、细菌分离培养技术

将临床标本通过细菌培养技术分离并鉴定出病原菌,是感染性疾病诊断的金标准。依据标本的来源、培养目的及所使用的培养基的性状,采用不同的分离培养方法。

（一）细菌分离

1. 平板划线分离法　　分区划线法、曲线法、方格法、放射法、四格法(图2-5)。

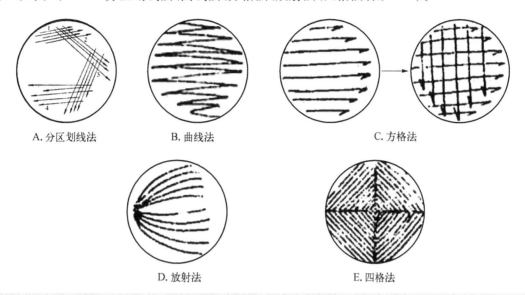

A. 分区划线法　　　　　B. 曲线法　　　　　　　C. 方格法

D. 放射法　　　　　　　　E. 四格法

图2-5　平板划线分离方法

2. 斜面接种法　　主要用于单个菌落的纯培养、保存菌种或观察细菌的某些特性。

3. 液体接种法　　多用于增菌、微量生化反应鉴定等细菌的接种。

4. 穿刺接种法　　主要用于半固体培养基、明胶及双糖生化鉴定管的接种。

5. 倾注平板法　　常用于牛奶、饮料、液体食品等标本中的菌落计数。

6. 涂布接种法　　用于纸片扩散法药物敏感性试验(简称药敏试验),也用于标本中细菌计数。

（二）细菌培养方法

1. 需氧培养法　　为需氧或兼性厌氧菌在普通大气环境下的一种培养方法,又称普通培养法,是临床最为常用的细菌培养方法。将已经接种好的各类培养基置于大气环境中培养,以备进一步细菌分离鉴定。

2. 二氧化碳培养法　　某些细菌初次分离时,须置于5%~10%的二氧化碳环境中才能良好地生长,如肺炎链球菌、嗜血杆菌属、奈瑟菌属、布鲁菌、军团菌等。广泛采用的是二氧化碳培养箱培养,也可用烛缸法。

3. 微需氧培养法　　微需氧菌在大气中及绝对无氧环境中均不能生长,在含有5%氧气、10%二氧化碳和85%氮气的气体环境中才可生长,如弯曲菌等。常采用的有气罐法和气袋法。

4. 厌氧培养法　　培养厌氧菌时,需要将培养环境中的氧气去除,或者将氧化物还原,降低其氧化还原电势,厌氧菌才能生长。采用厌氧培养箱培养或厌氧气体发生袋培养。

（1）庖肉培养基法:培养基中的肉渣含有不饱和脂肪酸及巯基等还原性物质,能吸收培养基中的氧和使氧化还原电势下降,同时在液面覆盖一层无菌凡士林或液体石蜡,以隔离空气中的游离氧继续进入培养基,从而形成良好的厌氧条件,并可根据凡士林上移与否,判断该菌是否产气。

（2）厌氧气体发生袋培养法:将接种好标本的培养基放入特制不透气的透明塑料袋(也可用透明特制可密闭封口的培养盒)中,内放入厌氧专用气袋,再放入一条厌氧环境指示条(亚甲蓝指示条,环境中有氧气时显示蓝色,无氧气时显示白色),用夹子夹紧封口,以隔绝空气,然后放入35℃培养箱内培养。

（3）全自动智能厌氧微培养系统:Anoxomat MARK Ⅱ全自动智能厌氧微培养系统可一机多能,各培养罐可以实现不同的气体环境,包括用户自设计的各种非标准气体比例。也可根据需求随时增购更多的培养罐。

三、细菌生物化学鉴定技术

不同的细菌具有不同的酶系,因而对底物的分解能力不同,其代谢产物也不同。用生物化学方法测定这些代谢产物,称为细菌的生化试验或生化反应。细菌的生化试验可用来区别和鉴定细菌,主要包括碳水化合物的代谢试验、细菌对于蛋白质和氨基酸的代谢试验、碳源和氮源利用试验和抑菌试验等。

（一）基本要求

1. 选择合格的生化反应管　传统细菌鉴定主要采用试管法,目前大多数医院细菌室使用微量管、API 系列鉴定条。选择质量合格的微量管才能正确鉴定细菌。

2. 接种适量的细菌　接种菌量不可太多或太少,否则影响生化反应鉴定结果,致假阳或假阴性。例如,枸橼酸盐试验中过量地接种细菌可引起假阳性结果。

3. 选择正确的孵育条件　大多数人体寄生细菌的最适生长温度为37℃。在实际工作中,为了兼顾在37℃不生长的细菌而降低2℃,一般生化反应温度采用35℃,同时要保持一定的湿度。根据待鉴定细菌的特性可将生化反应管放置在需氧、厌氧、微需氧或二氧化碳环境中(一般初次分离时需要二氧化碳,而生化鉴定时并不需要二氧化碳)进行培养鉴定。

4. 选择适宜的反应时间　不同细菌产生不同的生化反应现象的时间不同。有的细菌在很短时间内就能观察到反应结果,如氧化酶试验、触酶试验等。大数细菌需要在培养箱中孵育18~24 h 才可见阳性或阴性生化反应现象。还有些细菌需要孵育48 h 甚至更长时间才能观察到明显的反应结果。

5. 认真观察结果　有些生化反应结果能直接观察到,如糖(醇、苷)类发酵试验,通过 pH 改变和指示剂变化来提示为阳性或阴性反应;尿素分解试验,生化管变红即是阳性;H₂S 试验,培养基不同,结果观察方法则各异,生化管中有黑色沉淀或双糖铁/三糖铁(triple sugar iron, TSIA)管中有黑色产生即表示阳性。有的生化反应需要在35℃培养箱中孵育后另外加其他试剂才能判断结果,如吲哚试验、甲基红试验、V-P 试验、苯丙氨酸试验等。

（二）碳水化合物的代谢试验

1. 糖(醇、苷)类发酵试验

(1)原理:不同种类细菌含有发酵不同糖(醇、苷)类的酶,因而对各种糖(醇、苷)类的代谢能力也不同,即使能分解同种糖(醇、苷)类,其代谢产物也可因菌种而异。糖(醇、苷)类发酵试验根据细菌分解培养基中的糖(醇、苷)后产酸或产酸产气的能力鉴定细菌种类。该试验所使用的糖(醇、苷)类有很多种,根据不同需要可选择单糖类(葡萄糖、麦芽糖等)、双糖类(乳糖、蔗糖等)、三糖类和多糖类(淀粉)或低聚糖、醇类(甘露醇、侧金盏花醇等)、糖苷类(水杨苷、菊糖等)。培养基中糖类含量为0.5%~1%。一般常用的指示剂为酚红、溴甲酚紫、溴百里蓝和安德烈(Andrade)指示剂。

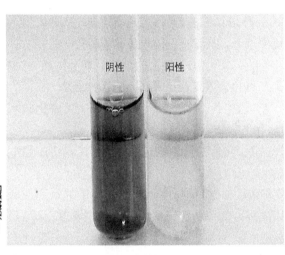

图 2-6
彩图

图 2-6　糖(醇、苷)类发酵试验的生化反应管
（加溴甲酚紫指示剂）
左侧试管为阴性,右侧试管产酸变黄为阳性

(2)方法:将待鉴定的细菌纯培养物接种于培养基中(试管或微量发酵管),置35℃培养箱内孵育数小时到 2 周(视方法及菌种而定)后,观察结果。若用微量发酵管或要求长时间培养时,应注意保持湿度,以防培养基干燥。

(3)结果分析:能分解糖(醇、苷)类产酸的细菌,培养基中的指示剂呈酸性反应(如酚红变为黄色、溴甲酚紫变为黄色),产气的细菌可在小试管(Durham 小管)中产生气泡、固体培养基则产生裂隙;不分解糖则无变化(图 2-6)。

(4)应用:不同细菌可发酵不同的糖(醇、苷)类,如沙门菌可发酵葡萄糖,但不能发酵乳糖;大肠埃希菌则可发酵葡萄糖和乳糖。即便是两种细菌均可发酵同一种糖类,其发酵结果也不尽相同,如志贺菌和大肠埃希菌均可发酵葡萄糖,但前者仅产酸,而后者则产酸、产气,故可利用此试验鉴定和鉴别细菌。

2. 革兰阴性杆菌葡萄糖代谢类型鉴别试验(O-F 试验)

(1)原理:细菌在分解葡萄糖的过程中,必须有分子氧参加的为氧化型细菌;能进行无氧降解的为发酵型细菌;不分解葡萄糖的为产碱型细菌。发酵型细菌无论在有氧或无氧环境中都能分解葡萄糖,而氧化型细菌在无氧环境中则不能分解葡萄糖。该试验又称氧化发酵(O-F 或 Hugh-Leifson,H-L)试验,可用于区别细菌的代谢类型。

（2）方法：挑取少许纯培养物（不要从选择性平板中挑取）接种于 O-F 肉汤培养管中,其中一支试管在接种后加入高度至少为 1 cm 的无菌液体石蜡以隔绝空气,另一支不加,置 35℃孵育箱孵育 48 h 以上。若接种的是 O-F 半固体培养基,则将纯培养物从培养基表面穿刺到其底部,置 35℃孵育箱孵育 48 h 以上。

（3）结果：培养基均不产酸（颜色不变）为阴性；培养基表面和底部都产酸（变黄）的细菌为发酵型细菌；培养基表面变为深蓝色的为产碱型细菌；培养基表面变黄、底部不变色的细菌为氧化型细菌。

（4）应用：主要用于肠杆菌科与其他非发酵菌的鉴别。肠杆菌科、弧菌科细菌为发酵型细菌,非发酵菌为氧化型细菌或产碱型细菌。该试验也可用于鉴别葡萄球菌（发酵型）与微球菌（氧化型）。

3. 甲基红（MR）试验

（1）原理：某些细菌分解葡萄糖产生丙酮酸,丙酮酸进一步被分解为甲酸、乙酸和琥珀酸等,使培养基 pH 下降至 4.5 以下时,加入甲基红指示剂呈红色。有些细菌分解葡萄糖产酸量少或产生的酸进一步转化为其他物质（如醇、醛、酮、气体和水）,培养基 pH 在 5.4 以上,加入甲基红指示剂则呈橘黄色。

（2）方法：将待试菌接种于葡萄糖磷酸盐蛋白胨水中,35℃孵育 48~96 h 后,于 5 mL 培养基的试管中滴加 5~6 滴甲基红指示剂,立即观察结果。

（3）结果判定：呈现红色者为阳性,橘黄色者为阴性,橘红色者为弱阳性（图 2-7）。

（4）应用：常用于肠杆菌科内某些种属的鉴别,如大肠埃希菌和产气肠杆菌,前者为阳性,后者为阴性。肠杆菌属和哈夫尼亚菌属为阴性,而沙门菌属、志贺菌属、枸橼酸杆菌属和变形杆菌属等为阳性。

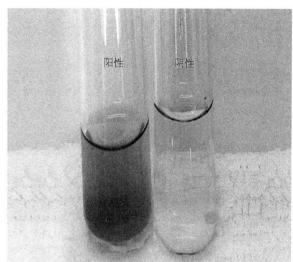
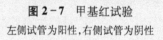

图 2-7　甲基红试验
左侧试管为阳性,右侧试管为阴性

4. β-半乳糖苷酶试验（ONPG 试验）

（1）原理：乳糖发酵过程有乳糖通透酶和 β-半乳糖苷酶才能快速反应。有些细菌具有 β-半乳糖苷酶,因而能发酵或迟缓发酵乳糖,所有乳糖快速发酵和迟缓发酵的细菌均可快速水解邻硝基酚-β-D-半乳糖苷（O-nitrophenyl-β-D-galactopyranoside,ONPG）而生成黄色的邻硝基酚。

（2）方法：将待检菌接种于 ONPG 肉汤的试管中,35℃水浴或孵箱孵育 20 min~24 h,观察结果。

（3）结果：呈现亮黄色为阳性,无色为阴性。

（4）应用：可用于迟缓发酵乳糖细菌的快速鉴定,迅速及迟缓分解乳糖的细菌均可短时间内呈现阳性。埃希菌属、枸橼酸杆菌属、克雷伯菌属、哈夫尼亚菌属、沙雷菌属和肠杆菌属等均为阳性试验,而沙门菌属、变形杆菌属和普鲁威登菌属等为阴性试验。该试验用于枸橼酸菌属、亚利桑那菌属与沙门菌属的鉴别。

5. 伏-普（V-P）试验

（1）原理：测定细菌产生乙酰甲基甲醇的能力。某些细菌如产气肠杆菌,分解葡萄糖产生丙酮酸,丙酮酸进一步脱羧形成乙酰甲基甲醇。在碱性条件下,乙酰甲基甲醇被氧化成二乙酰,进而与培养基中的精氨酸等含胍基的物质结合形成红色化合物,即 V-P 试验阳性。

（2）方法：将待检菌接种于葡萄糖磷酸盐蛋白胨水中,35℃孵育 24~48 h,加入 50 g/L α-萘酚（95%乙醇溶液）0.6 mL,轻轻振摇试管,然后加 0.2 mL 400 g/L 氢氧化钾,轻轻振摇试管 30 s~1 min,然后静置观察结果。

（3）结果：红色为阳性,黄色或类似铜色为阴性。

（4）应用：主要用于大肠埃希菌和产气肠杆菌的鉴别。该试验常与甲基红试验一起使用,一般情况下,前者为阳性的细菌,该菌在后者则常显示为阴性,反之亦然。

6. 胆汁七叶苷水解试验

（1）原理：在 10%~40%胆汁存在下,测定细菌水解七叶苷的能力。七叶苷被细菌分解生成的七叶素与培养基中的枸橼酸铁的二价铁离子发生反应形成黑色化合物。

图 2-7
彩图

（2）方法：将待检菌接种于胆汁七叶苷培养基中,35℃孵育 18~24 h 后,观察结果。

（3）结果：培养基完全变黑为阳性,不变黑为阴性。

（4）应用：主要用于鉴别肠球菌与其他链球菌,以及肠杆菌科的某些种和某些厌氧菌（如脆弱拟杆菌等）的初步鉴别。肠球菌在该试验中呈现阳性。

7. 淀粉水解试验

（1）原理：产生淀粉酶的细菌能将淀粉水解为糖类,在培养基上滴加碘液时,可在菌落周围出现透明区。

（2）培养基：淀粉血琼脂平板或淀粉试管培养基。

（3）方法：将待检菌划线接种（或点种）于淀粉血琼脂平板或试管中,35℃孵育 18~24 h,加入革兰碘液数滴,立即观察结果。

（4）结果：菌落周围有无色透明区,其他地方呈蓝色的为阳性反应;培养基全部为蓝色为阴性反应。

（5）应用：用于白喉棒杆菌生物型的分型、芽孢杆菌属菌种和厌氧菌某些种的鉴定。

8. 葡萄糖酸盐氧化试验

（1）原理：某些细菌可氧化葡萄糖酸钾,生成 α-酮基葡萄糖酸。α-酮基葡萄糖酸是一种还原性物质,可与班氏试剂反应,出现棕色或砖红色的氧化亚铜沉淀。

（2）方法：将待检菌（1 mL）接种于葡萄糖酸盐培养基中,35℃孵育 48 h,加入班氏试剂 1 mL,于水中煮沸 10 min 并迅速冷却,观察结果。

（3）结果：培养基出现黄到砖红色沉淀为阳性;不变或仍为蓝色为阴性。

（4）应用：主要用于肠杆菌科细菌初步分群及假单胞菌的鉴定;某些厌氧菌（如脆弱拟杆菌等）的初步鉴别。

（三）细菌对于蛋白质和氨基酸的代谢试验

1. 明胶液化试验

（1）原理：某些细菌可产生明胶酶,能使明胶分解为氨基酸,从而失去凝固力,致半固体的明胶培养基成为流动的液体。

（2）方法：将被检菌穿刺接种于明胶培养基的试管中,于 22℃培养 7 d,逐日观察结果。若用 35℃孵育,因明胶在此温度下自行液化,故在观察结果前,先置 4℃冰箱内 30 min,再看结果。

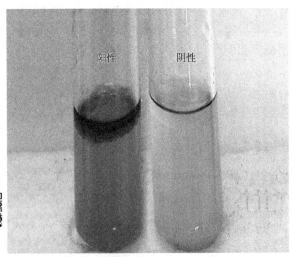

图 2-8
彩图

图 2-8 吲哚试验
左侧试管为阳性,右侧试管为阴性

（3）结果：培养基呈液化状态为阳性。

（4）应用：肠杆菌科细菌的鉴别,如沙雷菌、普通变形杆菌、奇异变形杆菌、阴沟杆菌等可液化明胶;有些厌氧菌如产气荚膜梭菌、脆弱类杆菌等也能液化明胶。另外,多数假单胞菌也能液化明胶。

2. 吲哚（靛基质）试验

（1）原理：某些细菌具有色氨酸酶,能分解蛋白胨水中的色氨酸,使之生成吲哚（靛基质）,当加入吲哚试剂（对二甲氨基苯甲醛）后则形成红色的玫瑰吲哚。

（2）方法：将待检菌接种于蛋白胨水培养基的试管中,于 35℃培养 24~48 h,沿试管壁慢慢加入吲哚试剂。

（3）结果：于两者液面接触处出现红色为阳性,无色为阴性（图 2-8）。

（4）应用：主要用于肠杆菌科细菌、非发酵菌、苛养菌和厌氧菌的鉴定。

3. H$_2$S 试验

（1）原理：某些细菌能分解培养基中的含硫氨基酸（如胱氨酸、半胱氨酸）产生 H$_2$S,H$_2$S 遇铅或亚铁离子则形成黑褐色的硫化铅或硫化铁沉淀。此试验可间接检测细菌能否产生 H$_2$S。

（2）方法：将待检菌穿刺接种于醋酸铅培养基的试管中,于 35℃培养 24~48 h 观察结果。

（3）结果：培养基变黑色为阳性，不变色为阴性（图2-9）。

（4）应用：主要用于肠杆菌科中属与种的鉴别。例如，沙门菌属、爱德华菌属、亚利桑那菌属、枸橼酸杆菌属、变形杆菌属细菌为阳性，其他菌属为阴性。沙门菌属中也有 H_2S 试验阴性菌种。

4. 尿素分解试验

（1）原理：某些细菌具有尿素分解酶，能分解尿素产生大量的氨，使培养基呈碱性。

（2）方法：将待检菌接种于尿素培养基的试管中，于35℃培养18~24 h观察结果。

（3）结果：培养基呈碱性，使酚红指示剂变红为阳性，不变为阴性（图2-10）。

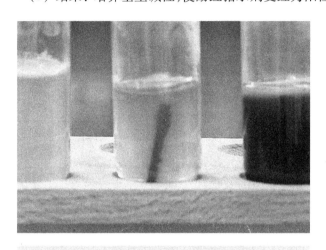

图2-9 H_2S 试验
右侧试管、中间试管为阳性，左侧试管为阴性

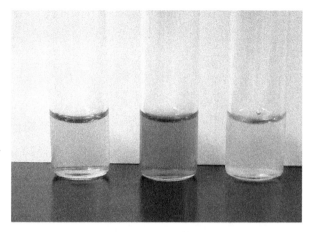

图2-9
彩图

图2-10
彩图

图2-10 尿素分解试验
中间试管为阳性，左、右试管为阴性

（4）应用：主要用于肠杆菌科中变形杆菌属细菌的鉴定。奇异变形杆菌、普通变形杆菌、雷氏普鲁威登菌和摩根菌为阳性，斯氏普鲁威登菌和产碱普鲁威登菌阴性。

5. 苯丙氨酸脱氨酶试验

（1）原理：某些细菌可产生苯丙氨酸脱氨酶，使苯丙氨酸脱去氨基，形成苯丙酮酸，加入氯化铁试剂后产生绿色反应。

（2）方法：将待检菌浓厚地接种于苯丙氨酸培养基斜面上，于35℃培养18~24 h，滴加10%三氯化铁试剂3~4滴，使其自试管斜面上方流下。

（3）结果：出现绿色为阳性。该试验应立即观察结果，延长反应时间会引起褪色。

（4）应用：主要用于肠杆菌科细菌的鉴定。肠杆菌科中变形杆菌属、普鲁威登菌属和摩根菌属细菌均为阳性，其他细菌均为阴性。

6. 氨基酸脱羧酶试验

（1）原理：具有氨基酸脱羧酶的细菌，能分解氨基酸使其脱羧生成胺（赖氨酸→尸胺，鸟氨酸→腐胺，精氨酸→精胺）和二氧化碳，使培养基变碱，从而使指示剂变色。

（2）方法：将待检菌分别接种于赖氨酸（或鸟氨酸或精氨酸）培养基和氨基酸对照培养基的试管中，并加入无菌液体石蜡或矿物油，于35℃培养1~4 d，每日观察结果。

（3）结果：对照管应呈黄色，测定管呈紫色（指示剂为溴甲酚紫）为阳性，测定管呈黄色为阴性。若对照管呈紫色则无意义，需重新做试验。

（4）应用：主要用于肠杆菌科细菌的鉴定。例如，沙门菌属中除伤寒沙门菌和鸡沙门菌外，其余沙门菌的赖氨酸和鸟氨酸脱羧酶均为阳性。志贺菌属除宋氏志贺菌和鲍氏志贺菌外，其他志贺菌均为阴性。

（四）碳源和氮源利用试验

1. 枸橼酸盐利用试验

（1）原理：某些细菌能以铵盐为唯一氮源，并且以枸橼酸盐作为唯一碳源，可在枸橼酸盐培养基上生长，分解枸橼酸盐,使培养基变为碱性。

（2）方法：将待检菌接种于枸橼酸盐培养基的试管中,35℃培养1~4 d,每日观察结果。

（3）结果：培养基中溴麝香草酚蓝指示剂由淡绿色变为深蓝色为阳性;培养基不变色为阴性(图2-11)。

（4）应用：用于肠杆菌科中菌属间的鉴定。在肠杆菌科中埃希菌属、志贺菌属、爱德华菌属和耶尔森菌属为阴性,沙门菌属、克雷伯菌属为阳性。

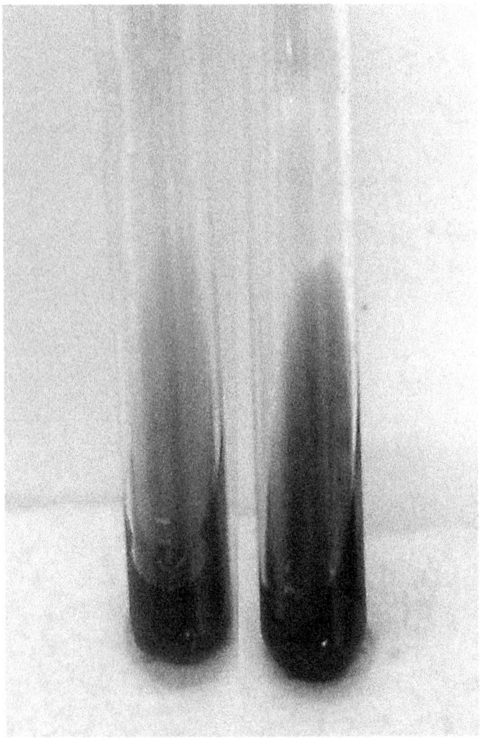

2. 丙二酸盐试验

（1）原理：丙二酸盐是三羧酸循环中琥珀酸脱氢酶的抑制剂。能否利用丙二酸盐也是细菌鉴定中的一个鉴别性特征。许多微生物代谢通过三羧酸循环,而琥珀酸脱氢是三羧酸循环的一个环节,丙二酸与琥珀酸竞争琥珀酸脱氢酶,使丙二酸不被分解,所以琥珀酸脱氢酶被占据,不能释放出来催化琥珀酸脱氢反应,从而抑制了三羧酸循环。

（2）方法：幼龄菌种接种于丙二酸盐培养基试管和空白培养基试管中,于室温培养1~2 d,观察培养基变色情况。

（3）观察结果：培养基变蓝色,表示可利用丙二酸盐,为阳性;培养基未变色,表示不利用丙二酸盐,为阴性。

图 2-11 枸橼酸盐利用试验
右侧试管为阳性,左侧试管为阴性

（4）应用：用于肠杆菌科中属间及种间的鉴别。克雷伯菌属为阳性;枸橼酸杆菌属、肠杆菌属和哈夫尼亚菌属中有些菌种也呈阳性,其他菌属均为阴性。

3. 氧化酶试验

（1）原理：氧化酶(细胞色素氧化酶)是细胞色素呼吸酶系统的最终呼吸酶。具有氧化酶的细菌首先可使细胞色素 C 氧化,然后氧化型细胞色素 C 再使对苯二胺氧化,最终生成有色的醌类化合物。

（2）试剂：1%盐酸四甲基对苯二胺或1%盐酸二甲基对苯二胺。

（3）方法：① 菌落法,直接滴加试剂于待检菌菌落上。② 滤纸法,取洁净滤纸一小块,蘸取少许菌,然后加试剂。③ 试剂纸片法,将滤纸片浸泡于试剂中制成试剂纸片,取菌涂于试剂纸上。

（4）结果：细菌在与试剂接触10 s内,盐酸二甲基对苯二胺呈紫红色,盐酸四甲基对苯二胺呈蓝色为阳性。该试验分别以铜绿假单胞菌和大肠埃希菌作为阳性和阴性对照。

（5）应用：主要用于肠杆菌科细菌与假单胞菌的鉴别,前者为阴性,后者为阳性。奈瑟菌属、莫拉菌属细菌也呈阳性反应。

4. 触酶试验

（1）原理：具有过氧化氢酶的细菌能催化过氧化氢生成水和新生态氧,继而形成分子氧而出现气泡。

（2）方法：取菌落置于洁净的试管内或玻片上,加3%过氧化氢溶液数滴或直接滴加3%过氧化氢溶液于不含血液的细菌培养物中,立即观察结果。

（3）结果：有大量气泡产生者为阳性。不产生气泡者为阴性。

（4）应用：常用于革兰阳性球菌的初步分群。

5. 硝酸盐还原试验

（1）原理：硝酸盐还原反应包括两个过程。一是在合成过程中,硝酸盐还原为亚硝酸盐和氨,氨再转化为氨基酸和细胞内其他含氮化合物;二是在分解代谢过程中,硝酸盐或亚硝酸盐代替氧作为呼吸酶系统中的终末受氢体。能使硝酸盐还原的细菌从硝酸盐中获得氧而形成亚硝酸盐和其他还原性产物。但硝酸盐还原的过程因细菌不同而异,有的细菌仅使硝酸盐还原为亚硝酸盐,如大肠埃希菌;有的细菌则可使其还原为亚硝酸盐和离子态的铵;有的细菌能使硝酸盐或亚硝酸盐还原为氮,如假单胞菌等。硝酸盐还原试验测定的是还原过程中所产生的亚硝酸,亚硝酸与试剂中的对氨基苯磺酸作用生成重氮基苯磺酸,后者与α-奈胺结合生成N-α-萘胺偶氮苯磺酸而呈红色。

（2）方法：将待检菌接种于硝酸盐培养基的试管中,于35℃培养1~4 d,将甲液(对氨基苯磺酸0.8 g+5 mol/L乙酸100 mL)、乙液(α-奈胺0.5 g+5 mol/L乙酸100 mL)等量混合后(约0.1 mL)加入培养基内,立即观察结果。

（3）结果：出现红色为阳性。若加入试剂后无颜色反应,可能是:① 硝酸盐没有被还原,试验阴性;② 硝酸盐被还原为氨和氮等其他产物而导致假阴性结果,此时应在试管内加入少许锌粉,如出现红色则表明试验确实为阴性;若仍不产生红色,表示试验为假阴性。

若要检测该试验是否有氮气产生,可在培养基试管内加一倒置小导管,如有气泡产生,表示有氮气生成(图2-12)。

（4）应用：肠杆菌科细菌均能将硝酸盐还原为亚硝酸盐;铜绿假单胞菌、嗜麦芽窄食单胞菌等假单胞菌可产生氮气;有些厌氧菌如韦荣球菌等也为阳性。

6. DNA 酶试验

（1）原理：某些细菌可产生DNA酶,从而使长链DNA水解成寡核苷酸链。因为长链DNA可被酸沉淀,寡核苷酸链则溶于酸,所以当菌落平板上加入酸后,会在菌落周围出现透明环。

（2）方法：将待检菌点种于0.2%DNA琼脂平板上,35℃培养18~24 h,用1 mol/L盐酸覆盖平板,观察结果。

（3）结果：在菌落周围出现透明环为阳性,无透明环为阴性(图2-13)。

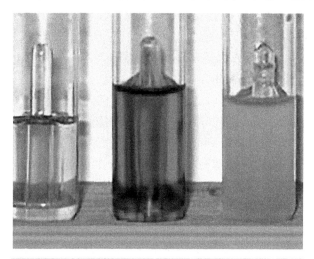

图 2-12　硝酸盐还原试验

左侧试管为阴性,中间试管为阳性,右侧试管为假阴性并产气

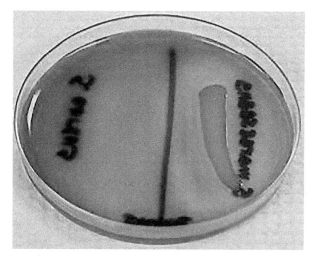

平板法（菌落周围出现透明环的为阳性）

图 2-13　DNA 酶试验

图 2-12
彩图

图 2-13
彩图

（4）应用：用于细菌的鉴别。革兰阳性球菌中只有金黄色葡萄球菌可产生DNA酶;肠杆菌科中沙雷菌和变形杆菌可产生此酶。

7. 凝固酶试验

（1）原理：葡萄球菌可产生两种凝固酶。一种是结合凝固酶,结合在细胞壁上,使血浆中的纤维蛋白原变成纤维蛋白而附着于细菌表面,发生凝集,常用玻片法检测。另一种是分泌至菌体外的游离凝固酶,作用类似于凝血酶原物质,可被血浆中的协同因子激活变为凝血酶样物质,使纤维蛋白原变成纤维蛋白,从而使血浆凝固,常用试管法检测。

（2）方法

1）玻片法：取兔血浆和盐水各一滴,分别置于洁净的玻片上,挑取待检菌分别与血浆和盐水混合。

2）试管法：取试管2支,各加0.5 mL人或兔血浆,挑取待检菌和阳性对照菌分别加入血浆中并混匀,于37℃水浴3~4 h。

（3）结果：① 玻片法,血浆中有明显的颗粒出现而盐水中无自凝现象为阳性;② 试管法,血浆凝固为阳性。

（4）应用：为鉴定葡萄球菌致病性的重要指标。

8. CAMP 试验(Christie Atkins & Munch-Peter-son test,CAMP)

（1）原理：B群链球菌能产生CAMP因子,从而促进葡萄球菌的β-溶血素溶解红细胞的活性,因此在两菌

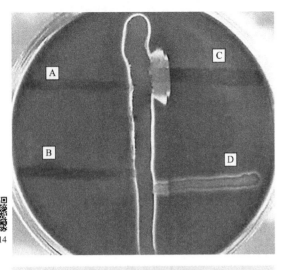

图 2-14　CAMP 试验

C 处为阳性，A、B、D 处为阴性

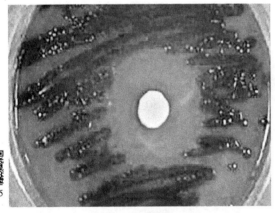

图 2-15　肺炎链球菌 Optochin 试验

（B 群链球菌和葡萄球菌）的交接处溶血力增加，出现矢状（半月形）的溶血区。

（2）方法：将 B 群链球菌和葡萄球菌接种于血琼脂平板上，35℃培养 18～24 h，观测结果。

（3）结果：出现矢状（半月形）的溶血区为 CAMP 试验阳性（图 2-14）。

（4）应用：在链球菌中，只有 B 群链球菌 CAMP 试验阳性，故可作为 B 群链球菌的特异性鉴定。

（五）抑菌试验

1. 杆菌肽试验

（1）原理：A 群链球菌对杆菌肽几乎全部敏感，而其他链球菌绝大多数耐药。

（2）方法：将待检菌分区划线接种于血琼脂平板上，将杆菌肽测试纸片（含量 0.04 U/片）贴于涂布菌液的平板表面，于 35℃孵育 18～24 h 后观察结果，抑菌圈直径>10 mm 即为敏感，≤10 mm 为耐药。

（3）应用：用于 A 群链球菌与非 A 群链球菌的鉴别。

2. 奥普托欣（Optochin）试验

（1）原理：Optochin 即乙基氢化叩卟啉，结构似奎宁，故又称乙基氢化羟基奎宁，其通过抑制肺炎链球菌叶酸的合成而达到抑菌的效果。肺炎链球菌对 Optochin 敏感，其他链球菌则无作用。

（2）方法：将待检菌分区划线接种于血琼脂平板上，将 Optochin 测试纸片贴于涂布细菌的平板上，于 35℃、5%二氧化碳孵育 18～24 h 后观察结果。6 mm 纸片抑菌圈直径≥14 mm（或者 10 mm 纸片≥16 mm）即为敏感（图 2-15）。

（3）应用：主要用于肺炎链球菌与其他链球菌的鉴别。

3. O/129 抑菌试验

（1）原理：O/129（二氨基蝶啶）对弧菌属细菌有抑制作用，而对气单胞菌属细菌无抑制作用。

（2）应用：用于弧菌科的属间鉴别。弧菌属、邻单胞菌属对 O/129 敏感，气单胞菌属耐药。

四、自动化微生物培养及鉴定技术

目前用于临床微生物培养、鉴定及药敏试验的商品系统包括自动化血培养系统、自动化微生物鉴定和药敏分析系统及全自动快速微生物质谱检测系统。

（一）自动化血培养系统

该系统主要由培养系统和检测系统组成。培养系统包括培养基、恒温装置和振荡培养装置；检测系统由计算机控制，对血培养实施连续、无损伤瓶外监测，通过自动监测培养基（液）的浑浊度、pH、代谢终产物二氧化碳的浓度、荧光标记底物或其他代谢产物等的变化，定性地检测微生物的存在。自动化血培养系统详细的介绍参见第二十九章　血液标本的细菌学检验。

（二）自动化微生物鉴定和药敏分析系统

自动微生物鉴定及药敏分析系统通过计算机对待检菌液的自动扫描、读数、分析、最后报告鉴定及药敏结果。临床使用较为广泛的有生物梅里埃公司生产的 VITEK 系统；美国 BD 公司生产的全自动 PHOENIX™ 100 全自动细菌鉴定/药敏检测系统；珠海迪尔生物工程有限公司生产 DL-96 全自动细菌鉴定及药敏分析系统。

（三）全自动快速微生物质谱检测系统

常用的全自动快速微生物质谱检测系统包括下列两种：① MALDI Biotyper 全自动快速微生物质谱检测系

统(MALDI Biotyper full automatic rapid microbial mass spectrometry detection system),德国布鲁克公司生产的用于快速鉴定细菌、真菌及分枝杆菌等微生物的全自动高通量微生物鉴定系统。② VITEK MS 全自动快速微生物质谱检测系统,法国梅里埃公司生产的全自动微生物鉴定质谱检测系统。

第四节 细菌非培养检验技术

难以培养的细菌可以通过免疫学检测技术、分子生物学鉴定技术、细菌毒素检测技术和动物实验等非培养检测方法进行直接检测,并结合临床对细菌感染性疾病做出病原学诊断。

一、免疫学检测技术

利用免疫学试验的方法和原理,用已知的抗体检测抗原,或用已知的抗原检测抗体,是临床细菌感染性疾病诊断的重要手段之一。检测标本一般为血清,故体外的抗原抗体反应也称为血清学试验或血清学反应。血清学试验包括血清学鉴定和血清学诊断。血清学鉴定即用含已知特异性抗体的免疫血清(诊断血清)来检测患者标本中或培养物中的未知细菌或细菌抗原,以确定病原菌的种或型。血清学诊断是指用已知抗原检测患者血清中的相应抗体,以诊断感染性疾病的方法。血清学试验基本类型包括凝集试验、免疫荧光法、酶免疫技术、沉淀试验和补体结合试验等。

(一)凝集试验

颗粒性抗原(细菌、红细胞和乳胶)与相应抗体可发生特异性结合,在一定条件下(电解质、pH、温度和抗原抗体比例适合等)出现肉眼可见的凝集块,这个试验称为凝集试验。凝集试验用于直接检测传染病早期血液、脑脊液和其他分泌液中可能存在的微量抗原。例如,取流行性脑脊髓膜炎患者的脑脊液,直接检测脑膜炎奈瑟菌,有助于一些传染病的快速诊断。血清学诊断试验以抗体效价明显高于正常人水平或患者恢复期抗体效价比急性期升高≥4 倍时才有意义。凝集试验可分为直接凝集试验和间接凝集试验两大类。

(二)免疫荧光法

利用免疫学特异性反应与荧光示踪技术相结合的显微镜检查手段。以荧光物质标记免疫球蛋白抗体(Ig 抗体),先使待检标本与已知的抗血清反应,如果标本中有相应细菌,则形成抗原-抗体复合物,与随后加入的荧光标记 Ig 抗体进一步结合而固定在玻片上,在荧光显微镜下有荧光出现,借以检测细菌。间接法敏感性高于直接法,常用于链球菌、脑膜炎奈瑟菌、致病性大肠埃希菌、志贺菌、沙门菌等的检测。

(三)酶免疫技术

酶免疫技术即酶联免疫吸附试验(enzyme-linked immunosorbent assay,ELISA),用于检测微生物抗原、抗体,还可用于细菌代谢产物的检测,最小可测值达纳克(ng)甚至皮克(pg)水平,具有高度的特异性和敏感性,是临床标本细菌检验中应用最为广泛的免疫学检测技术。

(四)沉淀试验

可溶性抗原(如细菌的培养滤液、含细菌的患者血清、脑脊液及组织浸出液等)与相应抗体结合,在比例合适和适量电解质存在等条件下,形成肉眼可见的沉淀物,这种反应称沉淀反应。利用沉淀反应进行血清学试验的方法称为沉淀试验。其包括环状沉淀、絮状沉淀和琼脂扩散 3 种基本类型。

(五)补体结合试验

补体结合试验是指在补体参与下,以绵羊红细胞和溶血素为指示系统的抗原抗体反应。在试验时,先将定量补体(新鲜的豚鼠血清)加入待检系统中,使抗原抗体优先结合补体。假如待检系统中抗原与抗体相对应,加入的补体可被抗原-抗体复合物结合而固定,不再与以后加入的溶血系统起反应,不出现溶血现象,此为补体结合试验阳性。假如待检系统中的抗原抗体不相对应,则游离的补体与后面加入的溶血系统反应,出现溶血,此为补体结合试验阴性。假如待检系统中抗原抗体比例不适当,仍有部分补体游离,则剩余的游离补体可作用于溶血系统产生不同程度的溶血现象,据此可判断阳性反应的强弱,从而推知抗原或抗体的效价。该试验可用已知抗原测定未知抗体,也可用已知抗体测未知抗原,多用于检测感染某些立克次体和螺旋体或病毒患者血清中的抗体,也用于某些病毒分型。

(六)制动试验

1. 原理 特异性抗鞭毛血清与相应运动活泼的细菌悬液混合,抗鞭毛抗体与鞭毛抗原结合,使鞭毛强直、相互黏着而失去动力,细菌运动停止。

2. 方法 取待检标本或增菌培养液1滴置于洁净玻片上,用显微镜观察细菌运动情况。再于待检标本上加1滴适当稀释的特异的抗鞭毛血清,混匀,做悬滴法镜检。

3. 结果判断 若滴加抗血清后3~5 min,细菌停止运动,菌体凝集成块则为制动试验阳性;反之,滴加抗血清后,细菌运动无改变为制动试验阴性。

4. 应用 主要用于霍乱弧菌的快速鉴定。

(七)荚膜肿胀试验

1. 原理 特异性抗血清与相应细菌荚膜抗原特异性结合形成复合物时,可使细菌荚膜显著增大,出现肿胀现象。

2. 方法 取1张洁净载玻片,两侧各加待检菌悬液1~2接种环,于一端加抗血清,另一端加正常兔血清各1~2接种环,混匀;再分别各加1%亚甲蓝溶液1接种环,混匀,分别加盖玻片,置湿盒中室温下3~5 min后镜检。

3. 结果判断 试验端在蓝色细菌周围可见厚薄不等、边界清晰的无色环状物,而对照端无此现象,为荚膜肿胀试验阳性。试验端与对照端均不产生无色环状物则为荚膜肿胀试验阴性。

4. 应用 常用于肺炎链球菌、流感嗜血杆菌和炭疽芽孢杆菌等的检测。

二、分子生物学鉴定技术

传统的细菌鉴定主要依靠细菌的表型特征,因耗时及灵敏度低,影响感染性疾病的诊断和治疗。随着分子生物学技术在临床微生物学检验中的应用,对细菌的鉴定,尤其是对难分离培养细菌的快速鉴定变得容易和成为可能。用于细菌快速检测和鉴定的分子生物学技术主要有核酸杂交技术和PCR。

(一)核酸杂交技术

核酸杂交技术用于检测细菌核酸,是一种特异性强、敏感、简便、快速的检测方法,可直接检出临床标本中的病原菌,而不受非致病菌的影响,尤其对那些尚不能分离培养或很难培养细菌的检测具有特殊意义。目前,其已广泛用于致病性大肠埃希菌、沙门菌、志贺菌、空肠弯曲菌、结核分枝杆菌、衣原体等多种致病菌的检测。根据毒素基因中的特异碱基序列而制成的探针可直接检测分离株或标本中某一毒素基因。例如,对肠产毒性大肠埃希菌的耐热肠毒素(heat-stable enterotoxin,ST)和不耐热肠毒素(heat-labile enterotoxin,LT)、霍乱弧菌的霍乱毒素、艰难梭菌的毒素A等的检测。

常用固相杂交技术有斑点杂交、Southern印迹、原位杂交、Northern印迹等。

(二)聚合酶链反应

聚合酶链反应(polymerase chain reaction,PCR)是一种模拟天然DNA复制过程,简便而快速的特异性DNA体外扩增技术,又称为无细胞分子克隆技术。其可在数小时内将待检基因或片段扩增百万倍,从微量的样品中获得足够的DNA分子,对于目前传统培养方法不能及时、准确检出或敏感性太低、培养时间长的病原体是一个较好的检测手段。另外,PCR方法在细菌的毒素检测方面也有广泛应用,不同的细菌产生不同的毒素,根据各毒素基因序列设计合成特异性引物,扩增特异的毒素基因片段。例如,霍乱毒素、肠产毒性大肠埃希菌产生的耐热肠毒素和不耐热肠毒素、肠出血性大肠埃希菌产生的Vero毒素、艰难梭菌毒素、金黄色葡萄球菌产生的肠毒素、剥脱毒素和毒素休克综合征毒素等都可通过PCR进行基因检测,其不但特异性强,而且敏感性高。

荧光定量PCR技术不但克服了PCR技术易产生假阳性之不足,而且能准确定量。

(三)生物芯片技术

生物芯片技术是通过微加工技术和微电子技术在固体芯片表面构建微型生物化学分析系统,以实现对细胞、蛋白质、DNA及其他生物组分的准确、快速、大信息量的检测。常用的生物芯片分为两大类:即基因芯片和蛋白质芯片。

1. 基因芯片 指按特定的排列方式固定有大量基因探针/基因片段的硅片、玻片、塑料片。其可以通过原位合成或直接点样的方法制备。一张芯片上集成有成千上万密集排列的分子微阵列,能够在短时间内分析大量的生物分子,使人们快速、准确地获取样品中的生物信息,效率是传统检测手段的成百上千倍。病原性细菌诊断芯片可以在一张芯片上同时对多个标本进行多种病原菌的检测,仅用极少量的样品便可在极短时间内提供大量的诊断信息,为临床细菌感染疾病的诊断提供了一个快速、敏感、高通量平台。

2. 蛋白质芯片　　指按特定排列方式,在经过特殊处理的固体材料表面固定了许多蛋白质分子的硅片、玻片、塑料片等材料。这些蛋白质分子可以是抗原、抗体及配体等,可检测相应的抗体、抗原及蛋白质。

三、细菌毒素检测技术

(一)内毒素

检测内毒素主要是为明确患者是否发生革兰阴性细菌感染。内毒素检测通常应用鲎试验,该试验对革兰阴性菌产生的内毒素具有高度特异性,革兰阴性菌内毒素以外的物质、革兰阳性菌、病毒等均为阴性;灵敏度高,可检查出 $0.005 \sim 0.000\,5\ \mu g/mL$ 内毒素;操作简便,速度快、2 h 内即可出结果,有利于合理用药和早期治疗。

(二)外毒素

1. 体内毒力试验　　细菌外毒素对机体的毒性作用可被相应抗毒素中和,若先给动物注射抗毒素,然后再注射外毒素,则动物不产生中毒症状。以此可鉴定细菌是否产生与抗毒素相对应的外毒素。

2. 体外毒力试验　　在体外用细菌外毒素的特异性免疫血清与待检外毒素进行反应以检测外毒素,鉴定细菌是否产生该种毒素。例如,白喉棒状杆菌的琼脂平板毒力试验(即 Elek 平板毒力试验)。

除上述方法外,多数细菌的外毒素还可用 ELISA 测定,如葡萄球菌肠毒素、肠产毒性大肠埃希菌耐热肠毒素及不耐热肠毒素等的测定。

四、动物实验

动物实验也是临床细菌学检验的重要组成部分,并且有时是其他实验所不能取代的。主要用途有分离和鉴定病原微生物、测定细菌的毒力、制备免疫血清、建立致病动物模型、用于生物制品或一些药物的安全、毒性、疗效检验。动物的血液是配制细菌培养基必需的实验材料。另外,细菌通过在易感和不易感动物体内的传代,其毒力、免疫原性等会发生变化。动物实验不仅要了解实验动物的分类,还要根据试验目的和要求选择合适的实验动物及接种方法。选择实验动物主要考虑实验动物对测试菌感染的敏感性、遗传种系特征、体内和体表微生物群特点,以及体重、年龄、性别和数量等,常用的实验动物有小鼠、豚鼠、家兔及绵羊等。常用的接种方法有皮下注射、皮内注射、肌内注射、腹腔注射、静脉注射及脑内注射等。因此,动物实验和其他临床微生物检验的手段一样,要按规程严格操作,既要了解动物实验的有关知识,又要掌握动物实验的基本技能,才能取得动物实验的良好效果。

本章小结

细菌的形态学检验、分离培养及鉴定是临床细菌学检验重要的方法。临床常用染色和不染色标本进行细菌形态学检验,镜检不仅可以迅速了解标本有无细菌及大致的菌量和种类,而且根据细菌形态、结构和染色性有助于对病原菌进行初步识别和分类,为进一步做生化反应、血清学鉴定提供依据;同时,也可向临床提供初步信息作为参考。

细菌分离培养和鉴定技术能够对细菌感染做出明确的病原学诊断。掌握培养基的种类和正确选择培养基是细菌分离培养最基本的要求,学会选择并运用生化反应和血清学方法鉴定细菌,是学好临床细菌学各论的前提和基础。

非培养检验技术,如免疫学检测技术、分子生物学鉴定技术、细菌毒素检测技术和动物实验等,常用于培养时间长、不易培养或不能培养的细菌的检查以及检测细菌的致病性和毒力等,也是临床细菌学检查的重要手段,尤其是分子生物学检测技术。

(王文凯　魏双琴)

第一节 抗菌药物的种类及其作用机制

一、β-内酰胺类抗菌药物

β-内酰胺类抗菌药物包括青霉素类抗菌药物、头孢菌素类抗菌药物、碳青霉烯类抗菌药物、单环β-内酰胺类抗菌药物及其他β-内酰胺类抗菌药物。

（一）青霉素类抗菌药物

青霉素类抗菌药物通过抑制细菌细胞壁合成而发挥抗菌作用，主要包括天然青霉素、耐青霉素酶青霉素、广谱青霉素（表3-1）。

表3-1 青霉素类抗菌药物种类

分 类		抗菌药物种类	抗 菌 谱
天然青霉素		青霉素、青霉素 V	作用于不产青霉素酶的球菌、厌氧菌
耐青霉素酶青霉素		甲氧西林、萘夫西林、苯唑西林、氯唑西林、双氧西林、氟氯西林	作用于产青霉素酶的葡萄球菌
广谱青霉素	氨基组青霉素	氨苄西林、阿莫西林	作用于青霉素敏感的细菌，包括大部分大肠埃希菌、奇异变形杆菌、流感嗜血杆菌等革兰阴性杆菌
	羧基组青霉素	羧苄西林、替卡西林	作用于产β-内酰胺酶肠杆菌科细菌和假单胞菌，对克雷伯菌和肠球菌无效，可协同氨基糖苷类抗生素作用于肠球菌
	脲基组青霉素	美洛西林、阿洛西林、哌拉西林	作用于产β-内酰胺酶肠杆菌科细菌和假单胞菌

（二）头孢菌素类抗菌药物

头孢菌素类抗菌药物是一类抗菌作用强的广谱半合成抗菌药物，作用机制与青霉素类抗菌药物相似，根据发现先后和抗菌作用，命名为第一至第五代头孢菌素（表3-2）。对于革兰阳性球菌的抗菌效果：第一代头孢菌素>第二代头孢菌素>第三代头孢菌素；对于革兰阴性杆菌的抗菌效果：第一代头孢菌素<第二代头孢菌素<第三代头孢菌素。第四代头孢菌素与第三代头孢菌素相比，抗菌谱更广，对革兰阳性球菌、革兰阴性杆菌均高效，并具有抗假单胞菌作用。

表3-2 头孢菌素类抗菌药物种类

命 名	抗 菌 药 物 种 类
第一代头孢菌素	头孢噻啶、头孢噻吩、头孢氨苄、头孢唑林、头孢拉定、头孢匹林、头孢羟氨苄
第二代头孢菌素	头孢孟多、头孢呋辛、头孢尼西、头孢雷特、头孢克洛、头孢丙烯、氯碳头孢
第三代头孢菌素	头孢噻肟、头孢曲松、头孢他啶、头孢唑肟、头孢哌酮、头孢克肟、头孢布烯、头孢地尼、头孢泊肟
第四代头孢菌素	头孢匹罗、头孢噻利、头孢吡肟
第五代头孢菌素	头孢吡普与头孢洛林是具有抗甲氧西林耐药金黄色葡萄球菌作用的第五代头孢菌素，国内未上市

（三）碳青霉烯类抗菌药物

碳青霉烯类抗菌药物有亚胺培南、美罗培南、比阿培南、帕尼培南、厄他培南等，是目前抗菌谱最广的抗菌药物。其对革兰阴性菌、革兰阳性菌、需氧菌、厌氧菌均有很强的抗菌活性，对β-内酰胺酶高度稳定，且本身具有抑酶作用。

（四）单环β-内酰胺类抗菌药物

单环β-内酰胺类抗菌药物主要有氨曲南（aztreonam）和卡芦莫南（carumonam），属于抗需氧革兰阴性杆菌的窄谱抗菌药物,对革兰阴性菌外膜有良好的穿透作用,与革兰阴性需氧菌的青霉素结合蛋白3(PBP3)结合,抑制细胞分裂,促使细菌死亡,对革兰阳性菌和厌氧菌几乎无作用。

(五)其他β-内酰胺类抗菌药物

1. **头霉素类**　有头孢西丁、头孢替坦、头孢美唑。对革兰阴性菌作用较强,对多种β-内酰胺酶稳定。其抗菌谱和抗菌活性与第二代头孢菌素相同,对革兰阴性菌产生的β-内酰胺酶稳定,对革兰阳性菌有较好的抗菌活性,对厌氧菌包括脆弱拟杆菌亦有良好抗菌活性。

2. **氧头孢烯类**　具有第三代头孢菌素的特点,抗菌谱广,杀菌作用强,对革兰阳性菌和革兰阴性菌及厌氧菌,尤其脆弱拟杆菌的作用强,对β-内酰胺酶极稳定,血药浓度维持较久,对产β-内酰胺酶金黄色葡萄球菌也具有一定的抗菌活性。

3. **β-内酰胺酶抑制剂**　与β-内酰胺类抗菌药物联用能增强后者的抗菌活性(表3-3)。

表3-3　β-内酰胺酶抑制剂种类、作用机制及抗菌谱

β-内酰胺酶抑制剂种类	作用机制及抗菌谱
克拉维酸	一种广谱、低毒的β-内酰胺酶抑制剂,对产β-内酰胺酶(2a、2b、2c、2d、2e型)的细菌有抑菌活性
舒巴坦	可抑制由质粒或染色体介导β-内酰胺酶的细菌,对金黄色葡萄球菌与革兰阴性杆菌产生的β-内酰胺酶有很强且不可逆的抑制作用,抗菌作用略强于克拉维酸,但穿透革兰阴性菌外膜的能力差
他唑巴坦	是舒巴坦的衍生物,为不可逆竞争性抑制β-内酰胺酶,抑酶作用范围广,几乎包括所有β-内酰胺酶,抑酶作用优于克拉维酸和舒巴坦
阿维巴坦	是一种与酶可逆性共价结合的新型β-内酰胺酶抑制剂,较克拉维酸、舒巴坦、他唑巴坦作用范围更广,对A类(包括ESBL和KPC)、B类和部分C类β-内酰胺酶抑制作用显著。不会诱导β-内酰胺酶产生,具有长效抑酶作用
复合制剂	作用于产β-内酰胺酶的革兰阴性和革兰阳性细菌,国际上主要有5种复合制剂,包括:① 氨苄西林-舒巴坦;② 替卡西林-克拉维酸;③ 阿莫西林-克拉维酸;④ 哌拉西林-他唑巴坦;⑤ 头孢哌酮-舒巴坦

注:ESBL,超广谱β-内酰胺酶;KPC,肺炎克雷伯菌碳青霉烯酶。

二、氨基糖苷类抗菌药物

氨基糖苷类抗菌药物按来源分为以下几类:① 由链霉菌属发酵滤液提取获得,有链霉素、卡那霉素、妥布霉素、核糖霉素、巴龙霉素、新霉素;② 由小单胞菌属发酵滤液提取,有庆大霉素、阿司米星;③ 半合成氨基糖苷类,有阿米卡星、奈替米星、地贝卡星等。氨基糖苷类抗菌药物对需氧革兰阴性杆菌有较强的抗菌活性,对革兰阳性球菌也有一定的活性。

氨基糖苷类抗菌药物作用机制:① 依靠离子的吸附作用吸附在菌体表面,造成细胞膜损伤;② 与细菌核糖体30S小亚基发生不可逆结合,抑制mRNA的转录和蛋白质合成,造成遗传密码的错读,产生无意义蛋白质。

三、喹诺酮类抗菌药物

第一代喹诺酮类抗菌药物为窄谱抗菌药物,主要为萘啶酸,对革兰阳性球菌无作用,主要作用于大肠埃希菌,且迅速出现耐药,已较少应用于临床。第二代喹诺酮类抗菌药物,包括环丙沙星、氧氟沙星、罗美沙星、氟罗沙星、培氟沙星、诺氟沙星,对革兰阴性菌和革兰阳性菌均有作用。第三代喹诺酮类抗菌药物,有司帕沙星、妥舒沙星、左氧氟沙星、加替沙星、格帕沙星、莫西沙星等,对革兰阳性菌的抗菌作用高于第二代喹诺酮类,为其4~8倍,对厌氧菌亦有作用。

喹诺酮类抗菌药物作用机制:① 通过外膜孔蛋白和磷脂渗透进入细菌细胞;② 作用于DNA旋转酶,干扰细菌DNA复制、修复和重组。

四、大环内酯类抗菌药物

目前国内常用的大环内酯类抗菌药物有红霉素、吉他霉素、麦迪霉素、乙酰螺旋霉素。新一代大环内酯类抗菌药物有克拉霉素、罗红霉素、地红霉素、氟红霉素、阿奇霉素、罗他霉素和乙酰麦迪霉素。大环内酯类抗菌药物

作用机制：① 可逆地结合细菌核糖体 50S 大亚基的 23S 单位,抑制细菌蛋白质合成和肽链延伸;② 肺部浓度较血清浓度高;③ 新一代大环内酯类抗菌药物具有免疫调节功能,能增强单核-巨噬细胞的吞噬功能。

五、四环素、氯霉素、林可霉素类抗菌药物

四环素、氯霉素、林可霉素类抗菌药物种类及作用机制具体见表 3 - 4。

表 3 - 4　四环素、氯霉素、林可霉素类抗菌药物种类、抗菌谱及作用机制

抗菌药物种类	抗　菌　谱	作　用　机　制
四环素类　短效四环素（土霉素、四环素）　中效四环素（地美环素、美他环素）　长效四环素（多西环素、米诺环素）	四环素类为广谱抗菌药物,对革兰阳性菌和革兰阴性菌如部分葡萄球菌、链球菌、肺炎链球菌、大肠埃希菌等有一定的抗菌作用,对立克次体、支原体、螺旋体、阿米巴等敏感;对临床常见需氧菌及厌氧菌有抗菌活性。临床上四环素常作为衣原体、立克次体感染的首选药物	与细菌核糖体 30S 亚基结合,阻止肽链延长,使蛋白质合成受阻,从而发挥抑制细菌生长的作用
氯霉素类（氯霉素、甲砜霉素）	氯霉素对许多革兰阳性菌和革兰阴性菌、支原体、衣原体和立克次体有抗菌活性	作用细菌 70S 核糖体的 50S 亚基,使肽链延长受阻而抑制蛋白合成
林可霉素（林可霉素、克林霉素）	主要作用于革兰阳性菌。各种厌氧菌,特别是对红霉素耐药的脆弱类杆菌及沙眼衣原体对该药敏感。克林霉素是治疗肺部厌氧菌感染、衣原体性传播性疾病的首选药物	与细菌 50S 核蛋白体亚基结合,抑制细菌蛋白质合成,可干扰肽酰基的转移,阻止肽链延长而发挥其抗菌作用

六、磺胺类抗菌药物

磺胺类抗菌药物分为 3 类：① 口服吸收好,可用于全身感染的药物,按清除速度又分为短效、中效、长效 3 类,有磺胺甲噁唑、磺胺嘧啶、磺胺林。② 口服吸收差,主要在肠道起作用的药物,有柳氮磺吡啶、磺胺二甲氧吡啶。③ 主要局部应用的药物,有磺胺米隆、磺胺醋酰钠。磺胺类抗菌药物与磺胺增效剂甲氧苄啶合用,可使疗效显著增强,抗菌范围增大,对革兰阳性菌和少数革兰阴性菌均具有抗菌作用。其作用机制是与对氨基苯甲酸竞争结合二氢叶酸合成酶,阻碍二氢叶酸合成从而抑制 DNA 合成,发挥慢效抑菌作用。

七、糖肽类抗菌药物

目前,糖肽类抗菌药物有万古霉素、替考拉宁。万古霉素和替考拉宁对革兰阳性球菌具有强大的活性,耐甲氧西林葡萄球菌(methicillin-resistant staphylococci,MRS)对其非常敏感。其作用机制是能与细菌细胞壁肽聚糖合成的前体 D -丙氨酰- D -丙氨酸末端结合,阻断肽聚糖合成从而阻止细胞壁合成。

八、其他抗菌药物

(一) 硝基咪唑类抗菌药物

临床上使用的硝基咪唑类抗菌药物有甲硝唑和替硝唑。其对革兰阳性菌、革兰阴性厌氧菌,包括脆弱拟杆菌有好的抗菌作用,对需氧菌无效。其作用机制是硝基环被厌氧菌还原产生细胞毒物质,抑制细菌 DNA 合成,阻止 DNA 的转录、复制,从而导致细菌死亡。

(二) 硝基呋喃类抗菌药物

临床上使用的硝基呋喃类抗菌药物有呋喃妥因和呋喃唑酮。其对许多革兰阳性、阴性需氧菌均具有一定抗菌作用,但对铜绿假单胞菌无活性;不宜用于较重感染,仅适用于肠道与尿路感染。其作用机制主要通过干扰细菌的氧化还原酶系统影响 DNA 合成,使细菌代谢紊乱而死亡。

(三) 新型抗菌药物

1. 替加环素　　为米诺环素的衍生物,是第一个应用于临床的新型甘氨酰环素类抗菌药物。替加环素抗菌谱广泛,覆盖革兰阳性菌、革兰阴性菌、厌氧菌和快速生长的分枝杆菌。

2. 奎奴普丁-达福普汀　为美国开发的、用于临床的第一个注射用的链阳菌素抗菌药物复合制剂。链阳菌素主要对革兰阳性菌具有抗菌活性,对部分革兰阴性菌和厌氧菌也有抗菌活性。

3. 达托霉素　为首个环脂肽类抗菌药物,其结构新颖,杀菌机制独特。体外试验证实其对多重耐药革兰阳性菌有快速、有效的浓度依赖性杀菌作用,且其安全性和耐受性好,是一种有应用前途的抗菌药物。

4. 利奈唑胺　是第一个应用于临床的新型噁唑烷酮类抗菌药物,通过抑制蛋白起始复合物的形成来抑制细菌蛋白质合成,在体内外对葡萄球菌、链球菌、肠球菌等耐药革兰阳性菌有广谱抗菌作用。

5. 多黏菌素 B 和多黏菌素 E　是一种毒性大的多肽类窄谱抗菌药物,从多黏杆菌培养液中分离获得,具有表面活性,含有带正电荷的游离氨基,能与革兰阴性菌细胞膜磷脂中带负电荷的磷酸根结合,使细菌细胞膜面积扩大,通透性增加,细胞内磷酸盐、核苷酸等成分外漏,导致细菌死亡,可选择性作用于革兰阴性杆菌,特别是铜绿假单胞菌。

第二节　细菌耐药性的产生机制

细菌耐药性的产生机制主要有 4 种:① 产生引起药物灭活的酶;② 药物作用的靶位改变;③ 抗菌药物渗透障碍;④ 药物的主动外排系统过度表达。上述耐药机制中,前两种耐药机制具有专一性,后两种耐药机制不具有专一性。

一、产生引起药物灭活的酶

细菌可产生一种或多种引起药物灭活的酶,包括水解酶、氨基糖苷类钝化酶和氨基糖苷类药物修饰酶。

(一) 水解酶

细菌产生水解酶引起药物灭活是一种重要的耐药机制,其水解效率是细菌耐药性的主要决定因子,主要指β-内酰胺酶,包括广谱酶、超广谱β-内酰胺酶(extended spectrum β lactamase, ESBL)、金属酶、AmpC 酶等。β-内酰胺酶的分类有 Ambler 分子结构分类法和分子生物学分类,前者分为丝氨酸酶(A、C、D)和金属酶(B)。分子生物学分类主要是 Bush 分类。在临床上以革兰阴性杆菌产生的 ESBL 最受重视。目前,碳青霉烯酶引起了国际的广泛关注。鲍曼不动杆菌携带的碳青霉烯酶通常为 OXA 系列。铜绿假单胞菌可携带金属碳青霉烯酶,如耐亚胺培南假单胞菌产金属酶(IMP)、Verona 整合子编码的金属酶(VIM)等。肠杆菌科细菌携带的碳青霉烯酶常见的有肺炎克雷伯菌碳青霉烯酶(KPC)、IMP、VIM、新德里金属β-内酰胺酶(NDM-1)等。

(二) 氨基糖苷类钝化酶

氨基糖苷类钝化酶是细菌对氨基糖苷类获得性耐药的主要机制,也属一种灭活酶,此外还有氯霉素乙酰转移酶、红霉素酯化酶等。当氨基糖苷类抗菌药物依赖电子转运通过细菌内膜而到达胞质后,与核糖体 30S 亚基结合,通过破坏控制翻译准确性的校读过程来干扰新生链的延长。而异常蛋白插入细胞膜后,又可导致通透性改变,促进更多氨基糖苷类药物的转运。氨基糖苷类钝化酶通常由质粒和染色体所编码,同时与可移动遗传元件(整合子、转座子)也有关,质粒的交换和转座子的转座作用都有利于耐药基因掺入敏感菌的遗传物质中去。

(三) 氨基糖苷类药物修饰酶

氨基糖苷类药物修饰酶催化氨基糖苷类药物氨基或羟基的共价修饰,使得氨基糖苷类药物与核糖体的结合减少,促进药物摄取能量依赖阶段 Ⅱ(EDP-Ⅱ)的途径也被阻断,因而导致耐药。根据反应类型,氨基糖苷类药物修饰酶有 N-乙酰转移酶、O-核苷转移酶和 O-磷酸转移酶。16S rRNA 甲基化酶是由质粒介导的氨基糖苷类高水平耐药的又一机制。

二、药物作用的靶位改变

细菌通过与抗菌药物结合靶位的改变而使其不易与抗菌药物结合,这是耐药发生的重要机制。内酰胺类抗菌药物必须与细菌菌体膜蛋白——青霉素结合蛋白(penicillin-binding protein, PBP)结合才能发挥杀菌作用。根据细菌分子量的递减或泳动速度递增,PBP 分为 PBP1、PBP2、PBP3、PBP4、PBP5、PBP6 等。不同的抗菌药物和其相应的 PBP 结合后可抑制细菌细胞壁的生物合成,从而引起菌体的死亡,达到杀菌作用。如果因某种抗菌药物作用的 PBP 发生改变而导致细菌对抗菌药物的亲和力下降,就会造成耐药。喹诺酮类药物作用于靶位 DNA 解旋酶和拓扑异构酶Ⅳ,一方面通过对 DNA 解旋酶作用,使 DNA 断裂;另一方面形成喹诺酮类 - DNA - 拓扑异构酶三元复合物,它通过复制叉碰撞转化为不可逆状态,从而启动了菌体的死亡。如果细菌 DNA 解旋酶和拓扑异构酶Ⅳ结构发生改变,与喹诺酮类药物不能有效结合,也会造成细菌的耐药。

三、抗菌药物渗透障碍

抗菌药物渗透障碍包括细菌通道蛋白丢失和生物被膜的形成。细菌细胞膜是一种具有高度选择性的渗透性屏障,它控制着细胞内外的物质交换,大多数膜的渗透性屏障具有脂质双层结构,允许亲脂性的药物通过;在脂质双层中镶嵌有亲水性的药物通道蛋白(称外膜蛋白),外膜蛋白的减少或缺失可导致细菌耐药性的改变。已知亚胺培南通过 OrpD2 通道蛋白进入菌体内,如果 OrpD2 通道蛋白丢失或减少,就会造成细菌对亚胺培南耐药。在特定的条件下,细菌及其分泌物聚集形成生物被膜。生物被膜的渗透屏障可有效阻止抗菌药物进入菌体,削弱抗菌药物对膜内部菌群的杀伤效应,从而引起细菌耐药性的改变。

四、药物的主动外排系统过度表达

主动外排(active drug efflux)系统又称外排泵系统(efflux pump system)。细菌的药物主动外排系统根据其超分子结构、机制和顺序的同源性等分为 4 类:第一类为主要易化(major facilitator,MF)家族;第二类为耐药小节分裂(resistance-nodulation-division,RND)家族;第三类为链霉素耐药或葡萄球菌多重耐药家族,它是由 4 种跨膜螺旋组成的小转运器;第四类为 ATP 结合盒(ATP - binding cassette,ABC)转运器。

第三节　细菌耐药性的检测

一、耐药表型检测

临床重要的耐药细菌主要包括甲氧西林耐药金黄色葡萄球菌(methicillin-resistant *S. aureus*,MRSA)、万古霉素耐药肠球菌(vancomycin resistant *Enterococcus*,VRE)、产超广谱 β-内酰胺酶肠杆菌科细菌、碳青霉烯类耐药肠杆菌科细菌(carbopenem resistant *enterobacteriaceae*,CRE)、碳青霉烯类耐药不动杆菌(carbopenem resistant *A. baumannii*,CRAB)、青霉素耐药的肺炎链球菌(penicillin-resistant *Streptococcus pneumoniae*,PRSP)等。

(一)葡萄球菌耐药性检测

1. 青霉素耐药性和 β-内酰胺酶检测　　用无菌牙签挑取培养了 16~18 h 的菌落或其细菌悬液涂抹头孢硝噻吩纸片,纸片由黄色变为红色或粉红色为阳性,表示可产生 β-内酰胺酶。临床微生物需要检测 β-内酰胺酶的菌株包括葡萄球菌、流感嗜血杆菌、卡他莫拉菌、淋病奈瑟菌、厌氧菌。

葡萄球菌可诱导 β-内酰胺酶的检测:大部分葡萄球菌对青霉素耐药,如果青霉素对葡萄球菌的最低抑菌浓度(minimal inhibitory concentration,MIC)≤0.12 μg/mL 或者抑菌圈直径≥29 mm,那么应该对其进行可诱导 β-内酰胺酶的检测。β-内酰胺酶阳性葡萄球菌对青霉素,特别是氨基、羧基和脲基类青霉素耐药。

2012 年,美国临床和实验室标准化协会(Clinical and Laboratory Standards Institute,CLSI)推荐采用青霉素抑菌圈边缘试验检测金黄色葡萄球菌是否产生 β-内酰胺酶。刀削般的抑菌圈边缘(断崖状)表示菌株产生 β-内酰胺酶,模糊的抑菌圈边缘(沙滩样)提示菌株不产生 β-内酰胺酶。头孢硝噻吩纸片可用于检测金黄色葡萄球菌 β-内酰胺酶,但对阴性结果,应在报告青霉素敏感之前进行青霉素抑菌圈边缘试验予以确认。对于凝固酶阴性葡萄球菌(coagulase-negative staphylococcus,CNS),仅推荐基于头孢硝噻吩检测 β-内酰胺酶。

2. 甲氧西林/苯唑西林耐药性检测　　MRSA 和 MRS 多由 *mecA* 基因介导,检测 *mecA* 基因或其表达的蛋白(PBP2a)是检测葡萄球菌对甲氧西林耐药的最准确方法。目前,采用苯唑西林和头孢西丁的药敏结果检测 MRSA 和 MRS。实验室常用头孢西丁代替甲氧西林检测 MRS。另外,微量肉汤稀释法(苯唑西林)及头孢西丁纸片扩散法也可以用来检测 MRS。头孢西丁作为检测 *mecA* 基因介导的苯唑西林耐药的替代药,检测为 *mecA* 基因阳性的菌株应报告为苯唑西林耐药,其他 β-内酰胺类抗菌药物,除抗 MRSA 活性的药物外,应报告为耐药或者不报告。由于 *mecA* 基因以外的苯唑西林耐药机制罕见，*mecA* 基因测试阴性的菌株，但苯唑西林 MIC ≥ 4 μg/mL 为耐药，应报告苯唑西林耐药。

采用含 4%NaCl 和 6 μg/mL 苯唑西林的水解酪蛋白（Mueller－Hinton，M－H）培养基可以用于筛选 MRSA。商品化的乳胶凝集法检测 PBP2a 和 MRSA 显色培养基法也可用于 MRSA 筛查。MRSA 在 MRSA 显色培养基上生长呈绿色菌落。因为 MRSA 绝大多数菌株携带 *mecA* 基因，可以采用 PCR 扩增 *mecA*、*femB* 基因来检测 MRSA。

3. VISA 和 VRSA 检测　　随着 MRSA 发生率的不断上升和临床上万古霉素的大量使用，万古霉素敏感性下降的金黄色葡萄球菌也开始出现，包括万古霉素中介耐药的金黄色葡萄球菌（vancomycin-intermediate *S. aureus*，VISA）和万古霉素耐药的金黄色葡萄球菌（vancomycin-resistant *S. aureus*，VRSA）。由于多数常规试验方法如万古霉素纸片扩散法无法有效区分 VISA 和万古霉素敏感金黄色葡萄球菌（vancomycin-sensitive *S. aureus*，VSSA），2009 年 CLSI 出版的《抗菌药物敏感试验执行标准（第十九版信息增刊）》规定万古霉素纸片扩散法只能用于 VRSA 的辅助检测，任何万古霉素抑菌圈直径 ≥ 7 mm 的葡萄球菌均不能报告该菌株对万古霉素敏感，必须通过万古霉素 MIC 测定进行确认。VISA 和 VRSA 的检验方法包括脑心浸液（brain heart infusion，BHI）琼脂筛选法、稀释法和 E－test。

4. 诱导克林霉素耐药性检测　　对大环内酯耐药的葡萄球菌可能对克林霉素耐药，通过 *erm* 基因编码的 23S rRNA 甲基化也称为 MLSB［大环内酯（macrolides）、林可霉素（lincomycin）和 B 型链阳霉素（streptogramin B）］耐药，或只对大环内酯耐药（由 *msrA* 基因编码的外排机制）。

（1）纸片扩散法：克林霉素诱导耐药可用纸片相邻试验来检测，也称为 D－抑菌圈试验。靠近红霉素纸片一侧的克林霉素的抑菌圈出现"截平"现象，整个抑菌圈形状如字母"D"，则为克林霉素诱导耐药，应报告克林霉素耐药，可在报告中加上注释："通过诱导克林霉素耐药试验，推测此菌株对克林霉素耐药，克林霉素对某些患者可能仍有效"。若无"截平"现象，应按抑菌圈直径报告结果。

（2）微量肉汤稀释法：仅适用于对红霉素耐药（MIC ≥ 8 μg/mL）而对克林霉素敏感或中介（MIC ≤ 2 μg/mL）的菌株。若孔内细菌有任何生长，则为克林霉素诱导耐药阳性，应报告克林霉素耐药。若无生长，则诱导克林霉素耐药阴性。

（二）肠球菌耐药性检测

1. 万古霉素耐药性检测　　VRE 的检验方法包括纸片扩散法、BHI 琼脂筛选法、E－test 和显色培养基法等。用纸片扩散法检测 VRE，培养时间为 24 h，在测量抑菌圈直径的同时在透射光下仔细检查抑菌圈内纸片周围是否有微小菌落或轻微的膜状生长，万古霉素纸片抑菌圈直径小于或等于 14 mm 和（或）抑菌圈内发现任何生长均为万古霉素耐药。对于中介的结果（15~16 mm），需要进一步测定 MIC，如 MIC 亦为中介（8~16 mg/L），需要观察实验菌的动力和色素产生，以区分对万古霉素的获得性耐药株（具有耐药基因 *vanA* 和 *vanB*）与天然耐药、中等水平耐药株（*vanC*），如鹑鸡肠球菌（动力阳性，不产色素）和铅黄肠球菌（动力阳性，产黄色素）。VRE 的 BIH 琼脂筛选法的具体方法及结果观察与筛选耐万古霉素金黄色葡萄球菌的方法完全一样。发现任何生长即提示中介或耐药，需要进一步做 MIC 测定以确证。由于 VRE 菌株的感染治疗十分棘手，并且还存在将万古霉素耐药性传播到毒力更强细菌的危险，因此对 VRE 菌株的检出和预防相当重要。

2. 高水平氨基糖苷类耐药检测　　肠球菌对氨基糖苷类的耐药性有 2 种：中度耐药和高度耐药。中度耐药菌株（MIC 为 62~500 μg/mL）系细胞壁屏障所致，此种细菌对青霉素或糖肽类与氨基糖苷类药物联用时敏感。当肠球菌对庆大霉素的 MIC ≥ 500 mg/L、对链霉素的 MIC ≥ 2 000 mg/L，即表现为对高水平氨基糖苷类耐药，系细菌产生质粒介导的氨基糖苷类钝化酶所致，此种耐药使青霉素或糖肽类与氨基糖苷类的协同作用消失。因此，测定氨基糖苷类的耐药程度对临床治疗有重要参考意义。氨基糖苷类高水平耐药（high-level aminoglycoside resistance，HLAR）的检验方法包括纸片扩散法、琼脂稀释法和微量肉汤稀释法。

（三）革兰阴性杆菌耐药性检测

产 β－内酰胺酶是革兰阴性菌对 β－内酰胺类最主要的耐药机制。根据 Ambler 的分子结构分类法将 β－内酰胺酶分为 A、B、C、D 类酶（表 3－5）。4 类 β－内酰胺酶灭活 β－内酰胺类抗菌药物的速率不同。编码 β－内酰胺酶的基因位于染色体或质粒上。采用新折点后不需要检测特异的 β－内酰胺酶耐药机制，仅用于感染控制和流行病学调查。

表 3-5　β-内酰胺酶分类

分　类	特　　性	举　　例
A	对酶抑制剂敏感(极少数例外)	TEM-1、SHV-1、KPC、OXY 和大部分 ESBL(包括 CTX-M)
B	金属 β-内酰胺酶	金属酶:VIM、IMP、SPM、NDM
C	抑制剂耐药的 β-内酰胺酶	AmpC 酶
D	苯唑西林活性 β-内酰胺酶,可能对酶抑制剂敏感	OXA(包括极少数 ESBL 和碳青霉烯酶表型)

1. ESBL 检测　　ESBL 是指由质粒介导的能水解青霉素类、头孢菌素类和单环 β-内酰胺类氨曲南的一类酶,主要是 A 和 D 类酶。ESBL 不能水解头霉素类和碳青霉烯类药物,能被克拉维酸、舒巴坦和他唑巴坦等 β-内酰胺酶抑制剂所抑制。ESBL 主要见于大肠埃希菌和肺炎克雷伯菌,此外也见于肠杆菌属、枸橼酸杆菌属、变形杆菌属、沙雷菌属等其他肠杆菌科细菌和不动杆菌、铜绿假单胞菌。

(1) 初筛试验

1) 纸片扩散法:按照常规标准纸片扩散法进行操作。结果判断:头孢泊肟抑菌圈直径≤17 mm、头孢他啶抑菌圈直径≤22 mm、氨曲南抑菌圈直径≤27 mm、头孢噻肟抑菌圈直径≤27 mm 和头孢曲松抑菌圈直径≤25 mm,任何一种药物抑菌圈直径达到上述标准,提示菌株可能产 ESBL。奇异变形杆菌 ESBL 使用头孢他啶抑菌圈直径≤22 mm、头孢噻肟抑菌圈直径≤27 m 和头孢泊肟抑菌圈直径≤22 mm 进行判断。

2) 微量肉汤稀释法:按照常规标准微量肉汤稀释法进行操作。结果判断:头孢他啶、氨曲南、头孢曲松和头孢噻肟等任何一种药物对大肠埃希菌、肺炎克雷伯菌、产酸克雷伯菌的 MIC≥2 μg/mL,头孢泊肟的 MIC≥8 μg/mL 提示菌株可能产 ESBL。奇异变形杆菌使用标准:头孢泊肟、头孢他啶或头孢噻肟的 MIC≥2 μg/mL。

(2) 确证试验

1) 纸片扩散法:使用每片含 30 μg 头孢他啶、30 μg 头孢噻肟纸片和头孢他啶/克拉维酸(30 μg/10 μg)、头孢噻肟/克拉维酸(30 μg/10 μg)复合物纸片进行试验,任何一种复合物纸片抑菌圈直径与其单独药敏纸片抑菌圈直径相比,增大值≥5 mm,即可确证该菌产 ESBL。

2) 微量肉汤稀释法:使用头孢他啶(0.25~128 μg/mL)、头孢他啶/克拉维酸(0.25/4~128/4 μg/mL)、头孢噻肟(0.25~64 μg/mL)、头孢噻肟/克拉维酸(0.25/4~64/4 μg/mL)进行试验,当两组中任何一个药物,在加克拉维酸后 MIC 值与不加克拉维酸的 MIC 值相比降低≤3 个倍比稀释浓度(或比值≥8),即可确证该菌株产 ESBL。

此外,检测 ESBL 的方法还有双纸片相邻试验(协同法)、三维试验、E-test 和显色培养基法等。

2. 碳青霉烯酶检测　　碳青霉烯酶可以定义为具有水解碳青霉烯类抗菌药物活性的 β-内酰胺酶,主要分布于 β-内酰胺酶 A、B、D 类中,可在不动杆菌、铜绿假单胞菌、肠杆菌科细菌中发现。根据水解机制中作用位点的不同可以将碳青霉烯酶分为两大类,一类称为金属碳青霉烯酶,这类酶以金属锌离子为活性作用位点,可以被乙二胺四乙酸(ethylenediaminetetra-acetic acid,EDTA)抑制,属于 B 类 β-内酰胺酶;另一类以丝氨酸为酶的活性作用位点,可以被抑制剂克拉维酸和他唑巴坦所抑制,属于 A、D 类 β-内酰胺酶。肠杆菌科细菌碳青霉烯酶的表型检验方法主要有以下 3 种:EDTA 协同试验(金属酶)、改良 Hodge 试验和 Carba NP 试验(carbapenemase Nordmann-Poirel test)。

(四) 青霉素耐药肺炎链球菌检测

由于青霉素的纸片扩散法不能准确测试肺炎链球菌对青霉素的敏感性,只能用含 1 μg 的苯唑西林纸片进行筛查。当肺炎链球菌对苯唑西林的抑菌圈直径≤19 mm 时,需要进行青霉素 MIC 值测定,确认其为青霉素不敏感株以及鉴别其为青霉素中介耐药肺炎链球菌或青霉素耐药肺炎链球菌。目前,通常采用 E-test 检测青霉素对肺炎链球菌的 MIC。脑脊液分离的肺炎链球菌需要检测青霉素、头孢噻肟、头孢曲松或美罗培南的 MIC 值,也可以用 MIC 方法或纸片扩散法检测万古霉素敏感性。对于非脑膜炎分离株,青霉素 MIC≤0.06 μg/mL 或苯唑西林抑菌圈直径≥20 mm,可推测对如下 β-内酰胺类敏感:氨苄西林(口服或静脉)、氨苄西林/舒巴坦、阿莫西林、阿莫西林/克拉维酸、头孢克洛、头孢地尼、头孢妥仑、头孢吡肟、头孢噻肟、头孢泊肟、头孢丙烯、头孢洛林、头孢唑肟、头孢曲松、头孢呋辛、多利培南、厄他培南、亚胺培南、洛拉卡比、美罗培南和青霉素(口服或静脉)。

（五）碳青霉烯类耐药鲍曼不动杆菌检测

鲍曼不动杆菌是我国医院感染的主要致病菌之一，具有强大的获得耐药性和克隆传播能力。碳青霉烯类耐药鲍曼不动杆菌主要由产生 OXA 酶和 MBL 酶介导，以 OXA 酶最常见。鲍曼不动杆菌具有与 MRSA 相似的特点：① 多重耐药；② 可在物体表面长期存在，如电脑键盘、枕头、窗帘和其他干燥物体表面等；③ 广泛传播的趋势。鲍曼不动杆菌对碳青霉烯类的耐药性在全球范围内显著上升，引起广泛关注。

二、耐药基因型检测

耐药基因检测主要用于鉴别 MIC 处于临界点的细菌耐药机制的研究，早期提供临床感染和用药治疗信息，追踪病原微生物的来源，作为建立新的评价方法时的可靠方法。耐药基因检测的方法包括 PCR、多重 PCR、实时荧光 PCR、限制性片段长度多态性分析（PCR - RFLP）、单链构象多态性分析（PCR - SSCP）、基因芯片、DNA 测序等分子生物学的方法。

第四节　细菌的药敏试验

药敏试验是测定抗菌药物或其他抗微生物制剂在体外抑制细菌生长的能力。临床微生物实验室药敏试验适用于：① 常规药敏试验，辅助临床合理使用抗菌药物；② 临床治疗效果差而考虑更换抗菌药物时，应对拟选药物进行药敏试验；③ 了解所在医院或地区常见病原菌耐药性的变迁情况，定期通报临床，有助于临床的经验治疗选药；④ 评价新药的抗菌谱和抗菌活性；⑤ 监测耐药性，掌握耐药菌流行趋势；⑥ 评估全自动细菌检测仪药敏试验结果的准确性。

一、抗菌药物的选择

临床微生物学工作者应熟悉常用抗菌药物的特点和细菌耐药谱，结合患者的临床特点，遵循有关指南进行药敏试验的抗菌药物选择。我国主要参照 CLSI 制订的《抗菌药物敏感性试验执行标准（第十九版信息增刊）》。

（一）苛养菌与非苛养菌常规抗菌药敏试验

常规药敏试验与报告应考虑具有临床适应证的抗菌药物。抗菌药物通常分为以下几类。

1. 首选试验并常规报告［《抗菌药物敏感性试验执行标准（第十九版信息增刊）》中为 A 组］的抗菌药物　　对特定菌群的常规一级试验组合，其中苛养菌中青霉素或氨苄西林中介株可能需要与一种氨基糖苷类药物联合治疗，以达到杀菌作用。

2. 首选试验选择性报告［《抗菌药物敏感性试验执行标准（第十九版信息增刊）》中为 B 组］的抗菌药物　　特别针对医院感染的药物，也可以用于一级试验。当被检细菌对首选试验并常规报告的抗菌药物同类药物耐药时，可以选择性地报告药物中的一些结果；其他报告指征可包括以下几点：① 特定的标本来源（如三代头孢菌素对脑脊液的分离菌株，或者甲氧苄啶/磺胺甲噁唑对泌尿系统的分离菌株）；② 对首选试验并常规报告的抗菌药物过敏、耐药或无效的病例；③ 多种细菌感染；④ 多部位受侵感染；⑤ 以流行病学调查为目的向感染控制组报告。其中，苛养菌中对四环素敏感的菌株也被认为对多西环素和米诺环素敏感。

3. 补充试验选择性报告［《抗菌药物敏感性试验执行标准（第十九版信息增刊）》中为 C 组］的抗菌药物　　为要测试的替代性或补充性药物；对数种基本药物耐药时选用 C 组抗菌药物。可在以下情况下进行试验：① 某些地域隐匿局部或广泛流行的菌株对一种或数种首选药物（特别是同类，如 β - 内酰胺酶类或氨基糖苷类）耐药，或治疗少见菌的感染（如氯霉素对某些假单胞菌属细菌，氯霉素、红霉素、利福平和四环素对某些耐万古霉素的肠球菌）；② 以流行病学调查为目的向感染控制组报告。其中苛养菌中利福平不能单独用于抗菌治疗，且分离于泌尿系统的菌株不常规报告该类抗菌药物。

4. 补充试验只用于泌尿系统感染［《抗菌药物敏感性试验执行标准（第十九版信息增刊）》中为 U 组］的抗菌药物　　全面进行监测医院感染分离菌株的耐药性时，以上 4 类药物均可选用。

5.《抗菌药物敏感性试验执行标准（第十九版信息增刊）》中 O 组（other）　　表示其他组，该组抗菌药物对细菌组有临床适应证,但一般不用于常规测试与报告。

6.《抗菌药物敏感性试验执行标准(第十九版信息增刊)》中 Inv 组(investigational) 表示处于研究阶段,该组药物被用于研究,但暂未得到美国食品药品监督管理局(Food and Drug Administration,FDA)批准。

(二)厌氧菌常规抗菌药敏试验

临床厌氧菌分离率日渐增多,其耐药率明显增加,不同种、不同医院之间水平参差不齐,甚至同种属的厌氧菌对某种特定抗菌药物的 MIC 也大不相同。目前,厌氧菌的抗菌谱已经比较清楚,其日益增强的耐药性与多样化与可转移的耐药基因有关,而不同的耐药基因型决定不同的耐药表型。另外,抗菌药物的过度使用也是导致这些耐药基因发生改变和转移的重要因素。由于厌氧菌耐药性形势严峻,耐药基因传播,在对无效的抗菌药物治疗时有导致临床治疗效果不佳的潜在风险,这就要求进行药敏试验。

厌氧菌常规药敏试验与报告应考虑具有临床适应证的抗菌药物,抗菌药物常分为以下两类:① 首选试验并常规报告的抗菌药物;② 补充实验选择性报告的抗菌药物。

(三)药敏试验结果报告

CLSI 每年会对药敏试验的折点进行讨论和修改,因此实验室应按照现行版本的折点和报告方式进行报告,目前药敏试验结果的报告方式包括敏感、剂量依赖敏感、中介、耐药、非敏感等。

1. 敏感(susceptible,S) 指当使用常规推荐剂量的抗菌药物进行治疗时,该抗菌药物在患者感染部位通常所能达到的浓度可抑制该感染菌的生长。

2. 剂量依赖敏感(susceptible-dose dependent,SDD) 指基于给患者使用特定剂量抗菌药物的情况下,菌株对药物的敏感情况。为达到有效治疗药敏试验结果为 SDD(无论是 MIC 法,还是纸片扩散法)的菌株,有必要将药物剂量调整到高于敏感界值的剂量(如增加剂量、增加药物使用频次或同时提高剂量和使用频次)。应考虑到最大的批准剂量,因为更高的药物暴露有更大覆盖剂量依赖性敏感菌株的可能性。

3. 中介(intermediate,I) 指抗菌药物 MIC 接近血液和组织中通常可达到的浓度,疗效低于敏感菌株。还表示药物在生理浓集的部位具有临床效力(如尿液中的喹诺酮类和 β-内酰胺类)或者可用高于正常剂量的药物进行治疗(如 β-内酰胺类)。另外,中介还作为缓冲区,以防止微小的、未受控制的技术因素导致较大的错误结果,特别是对那些毒性范围窄的药物。

4. 耐药(resistant,R) 指菌株不能被常规剂量抗菌药物达到的浓度所抑制,和(或)证明 MIC 或抑菌圈直径落在某些特殊的微生物耐药机制范围(如 β-内酰胺酶),在治疗研究中表现抗菌药物对菌株的临床疗效不可靠。

5. 非敏感(non-susceptible,NS) 由于没有耐药株或耐药菌发生罕见,此分类特指仅有敏感解释标准的分离菌株。分离菌株 MIC 值高于或抑菌圈直径低于敏感折点时,应报告为非敏感(注:非敏感的分离菌并不意味着一定具有某种耐药机制,在敏感折点建立之后,野生型菌株汇总可能会碰到 MIC 值高于敏感折点但缺乏耐药机制的情况;对产生非敏感的菌株,应明确菌株的鉴定和药敏结果)。

二、纸片扩散法

纸片扩散法又称 Kirby-Bauer(K-B 法),由于其在抗菌药物的选择上具有灵活性,且技术简单,可重复,花费低廉,被世界卫生组织(World Health Orgnanization,WHO)推荐为定性药敏试验的基本方法,从而得到广泛使用。

(一)试验原理

将含有定量抗菌药物的纸片贴在已接种试验菌株的琼脂平板上,抗菌药物浓度通过纸片上抗菌药物的弥散作用而形成递减的梯度浓度,在距纸片一定距离范围内试验菌株的生长受到抑制,从而形成无菌生长的透明圈即为抑菌圈。抑菌圈的大小反映试验菌株对测定药物的敏感程度,并与该药对试验菌株的 MIC 呈负相关,即抑菌圈越大,MIC 越小。

(二)培养基和抗菌药物纸片

1. 培养基 M-H 培养基是 CLSI 推荐的兼性厌氧菌和生长较快的需氧菌进行药敏试验的标准培养基,对营养要求高的细菌如流感嗜血杆菌、淋病奈瑟菌、链球菌等需加入补充物质。制备 M-H 培养基,平板应用直径为 9 mm 的平皿,琼脂厚度应为(4±1)mm,室温下 pH 应为 7.2~7.4。配制琼脂平板当日置塑料密封袋中 4℃

保存并于 7 d 内用完,使用前应将平板置 35℃温箱干燥 15 min,使其表面干燥。

2. 抗菌药物纸片　　为直径 6.00~6.35 mm、每片的吸水量约 20 μL 的专用药敏纸片,目前基本为商品化产品。含药纸片须密封储存于-20℃无霜冷冻箱内,开封后的纸片可置于密闭的玻璃试管中(螺口最好),2~8℃保存,但不应超过 1 周,使用前药敏纸片需要移至室温平衡 1~2 h,以避免开启储存容器时产生冷凝水。

（三）试验方法

试验菌株和标准菌株接种采用直接菌落法或细菌液体生长法。用 0.5 麦氏比浊管校正菌液浓度,校正后的菌液应在 15 min 内接种完毕。贴上抗菌药物纸片,倒置平板孵育规定时间后读取结果。

（四）结果判断和报告

培养后取出平板,用游标卡尺或直尺测量抑菌圈直径。抑菌圈边缘以肉眼见不到细菌明显生长为限。有的菌株可出现蔓延生长,进入抑菌圈,磺胺类药物在抑菌圈内会轻微生长,这些都不作为抑菌圈的边缘。每日应先测量质控菌株的抑菌圈直径,以判断质控是否合格;然后测量试验菌株的抑菌圈直径。根据 CLSI 制定的相关标准按抑菌圈直径判断试验菌株的敏感性,报告结果必须明确中介的意义。

（五）注意事项

1. 与试验材料相关　　① M-H 琼脂必须符合试验要求;② 培养基酸碱度以室温 pH 7.2~7.4 最适宜;③ 药物纸片必须在有干燥剂的容器内低温(-20℃以下)保存,只拿出少量置于 4℃环境中以备日常工作使用;装纸片的容器从冰箱取出后,必须室温放置 10 min 以上才可打开,如立即打开,容易潮解。

2. 与结果判读相关　　① 仔细测量抑菌圈大小;② 每次试验时,质控菌株的抑菌圈应完全符合规定的范围。

（六）质量控制

1. 质控方法　　质量控制是用与常规试验相同的操作方法,测定质控菌株的抑菌圈,应使用新鲜传代的菌种。接种菌液的涂布方法等均同常规操作,测定的抗菌药物种类也应与常规测定相同,测定抑菌圈并记录结果。

2. 抑菌圈质控范围　　参照 CLSI 列出的抗菌药物对质控菌株的抑菌圈允许范围,这个范围为 95% 的置信区间,即实验室日间质控得到的抑菌圈直径,连续 20 个数值中,仅有 1 个超出这个范围。如果经常有质控结果超出这个范围,说明方法不稳定。每日质控抑菌圈直径的均值应接近允许范围的中间值。否则,操作中有不规范之处,应予以调整。

3. 质控菌株　　使用美国 CLSI 推荐的美国典型微生物菌种保藏中心（American Type Culture Collection,ATCC）获得的标准菌株,并按照标准程序进行操作。为了长时间保存储存原代培养物,需要将其放在合适的稳定剂（如 50%胎牛血清、10%~20%甘油等）中,并将其储存在-20℃甚至更低环境下或保持冷冻干燥状态。使用时,将冷冻或冻干的储存原代培养物接种在合适的培养基进行传代培养两次,将第二代培养物作为第一天的工作培养物。将质控菌在琼脂平板上传代培养获取分离菌株,制备用于测试的工作培养物,每天都要准备新的工作培养物。每个星期都要制备新的传代培养物来获取工作培养物（用相同的传代培养物作为工作培养物至多用7 d,在第 8 天的时候要制备新的传代培养物）。至少每个月要用冷藏、冻干或购买的培养物来制备新的原代培养物。若出现无法解释的结果则表明细菌的天然敏感性已经改变,需要制备新的原代培养物、工作培养物,或者从质控菌株中获得新的原代培养物。

4. 质控菌株的维护　　维护措施包括：① 重新溶解新的储存培养物或从冻存物获得质控菌株;② 用合适的培养基与适宜的孵育条件进行传代培养（首次传代）;③ 正确传代培养、孵育和保存质控菌株,用分离的单个菌落作为第 1~7 天的试验用质控培养物;④ 每 7 d 准备新的传代培养物（从第 1 天试验用培养物）,相应的菌株类型保存在适宜的温度下,每天测试工作日使用新鲜的试验用培养物;⑤ 重复试验至第 3 周和第 4 周,第 4 周后,丢弃传代培养物并从重新溶解新储存物或冻存物中获取质控菌株。

此外,需要注意的是冷冻或冻干培养物传代两次后使用;进行质控试验时,选择从试验用培养物中分离的单个菌落;如果污染或疑有问题,那么就准备新的首次传代物、测试用培养物,或者获取新的冻存物;对某些菌株有必要每两周重新准备新的传代物或第 1 周/第 1 天的试验用培养物（如铜绿假单胞菌 ATCC 27853,粪肠球菌 ATCC 51299,肺炎链球菌 ATCC 49619）。

三、稀释法

为了定量测定抗菌药物的活性,抗菌药物与肉汤或培养基需要混合后再进行稀释,然后种入试验细菌,孵育过夜,能抑制细菌生长的最低浓度称为该抗菌药物的 MIC(mg/L 或 μg/mL),随后将 MIC 与机体血清或体液中可获得的药物浓度相比较,从而确定恰当的临床疗效。用稀释法药敏试验测得的 MIC 的对数与用纸片扩散法测得的抑菌圈直径之间呈近似线性负相关。经过大量菌株试验可获悉这种相关系数,还可将两种方法所得的结果用统计学的回归法来表示。

常用概念:① MIC 是指抗菌药物能够抑制细菌生长所需要的最低浓度;② 最低杀菌浓度(minimal bactericidal concentration,MBC)是指抗菌药物杀灭细菌所需要的最低浓度;③ MIC_{90} 表示能抑制 90% 试验菌株生长的最低药物浓度,如被测菌为 100 株大肠埃希菌,药物为头孢哌酮,在药物浓度为 8 μg/mL 时 90 株大肠埃希菌可被抑制生长,那么头孢哌酮对大肠埃希菌的 MIC_{90} 就是 8 μg/mL;④ MIC_{50} 表示能抑制 50% 试验菌株生长的最低药物浓度。

(一)肉汤稀释法

肉汤稀释法是最早使用的细菌药物敏感性测定方法之一,其又可分为常量肉汤稀释法和微量肉汤稀释法,这两种方法的基本原理相同。抗菌药物与肉汤混合后进行稀释,然后种入试验菌株,孵育后观察细菌在不同药物浓度下的生长情况,读取试管内或小孔内的 MIC(μg/mL)。使用微量肉汤稀释法时,常借助于比浊计判别是否有细菌生长。有时根据需要测定最低杀菌浓度。质量控制:对于常见需氧菌和兼性厌氧菌,M－H 琼脂及培养时间、环境、质控菌株均同纸片扩散法。

(二)琼脂稀释法

琼脂稀释法是将不同浓度抗菌药物分别混匀于培养基中,配制含浓度梯度药物平板,使用多点接种器接种细菌,孵育后观察细菌在不同药物浓度平板上的生长情况,以抑制细菌生长的平板所含药物浓度测得 MIC。试验菌的报告结果可用 MIC(μg/mL)或对照 CLSI 标准用敏感(S)、中介(I)和耐药(R)报告。对于琼脂稀释法的批量试验,有时需要报告 MIC_{50}、MIC_{90}。

四、E－test

浓度梯度扩散法(epsilometer test,E－test)是一种结合稀释法和扩散法原理对抗菌药物药敏试验直接测量 MIC 的药敏试验技术。E－test 条是一个 5 mm×50 mm 的长条,一面固定有一系列预先制备的、稀释度呈指数级连续增长的抗菌药物,另一面有读数和判别的刻度。抗菌药物梯度可覆盖 20 个 MIC 对倍稀释浓度范围,其斜率和浓度范围对判别有临床意义的 MIC 值范围和折点具有较好的关联。将 E－test 条放在细菌接种过的琼脂平板上,抗菌药物立即释放至琼脂中,且呈单一方向扩散,孵育过夜后,围绕 E－test 条可见椭圆形抑菌圈,其边缘与 E－test 条交点的刻度即为此抗菌药物的 MIC。

E－test 值与稀释法 MIC 参考值高度相关,两者直接对应,MIC 折点适用于 E－test。当细菌沿 E－test 条生长即无椭圆形抑菌圈时,E－test 值≥最大浓度;当抑菌圈延伸至 E－test 条下方,与 E－test 条无交点时,E－test 值≤最小浓度。应读取除薄雾状和散在菌落生长外完全抑制处的数值。

五、联合药敏试验

为治疗多重耐药菌所致的感染、降低耐药细菌出现的可能性及减少药物剂量依赖性的毒副作用,有时临床需要联合使用多种抗菌药物。联合药敏试验(antimicrobial combination test)就是体外评估不同药物、不同剂量组合对病原体的抑制效果的方法。棋盘稀释法是目前临床实验室常用的定量方法,包括微量棋盘稀释法、试管棋盘稀释法和琼脂棋盘稀释法 3 种,其中微量棋盘稀释法为最常用的联合药敏试验方法之一。利用肉汤稀释法原理,首先分别测定拟联合的抗菌药物对检测菌的 MIC。根据所得 MIC,确定药物稀释度(一般为 6~8 个稀释度),药物最高浓度为其 MIC 的 2 倍,用灭菌 M－H 肉汤对抗菌药物依次倍比稀释。两种药物的稀释分别在方阵的纵列和横列进行,这样在每管(孔)中可得到不同浓度组合的两种药物混合液。接种菌量为 $5×10^5$ CFU/mL,于 35℃孵育 18~24 h 后观察结果。计算部分抑菌浓度(fractional inhibitory concentration,FIC)指数。

FIC 指数＝A 药联合时的 MIC/A 药单测时 MIC＋B 药联合时的 MIC/B 药单测时的 MIC。判断标准:FIC 指数<0.5 为协同作用;FIC 指数介于 0.5~1 为相加作用;FIC 指数介于 1~2 为无关作用;FIC 指数>2 为拮抗作用。

抗菌药物联合用药可出现 4 种结果:① 无关作用(autonomy),两种药物联合作用的活性等于其单独活性;② 拮抗作用(antagonism),两种药物联合作用显著低于单独抗菌活性;③ 累加作用(additivity),两种药物联合作用时的活性等于两种单独抗菌活性之和;④ 协同作用(synergism),两种药物联合作用显著大于其单独作用的总和。

六、全自动药敏检测系统

目前,全自动药敏检测系统在各级医院应用较为广泛,主要利用比浊法或荧光法测定各种浓度的抗菌药物溶液中待测菌悬液的生长情况,得出 MIC 以判断细菌耐药性。与传统的药敏试验相比,全自动药敏检测系统的灵敏度高、速度快,并且能够对药敏试验的结果进行自动分析,减少了人工判读的误差。全自动药敏检测系统的使用是临床微生物实验室的发展方向。

本章小结

抗菌药物主要有 β-内酰胺类(青霉素类、头孢菌素类、碳青霉烯类、单环 β-内酰胺类及其他 β-内酰胺类),氨基糖苷类,喹诺酮类,大环内酯类,四环素、氯霉素、林可霉素类,磺胺类和糖肽类等,它们均通过不同作用机制发挥其抗菌作用。细菌耐药性的产生机制主要有:产生引起药物灭活的酶,药物作用的靶位改变,抗菌药物渗透障碍及药物的主动外排系统过度表达。细菌耐药性的检测包括耐药表型检测和耐药基因型检测。实验室以细菌耐药表型检测为主,推荐使用头孢硝噻吩纸片法检测 β-内酰胺酶;MRS 检测包括头孢西丁纸片扩散法和微量肉汤稀释法(苯唑西林)等;VRE 有纸片扩散法、BHI 琼脂筛选法、E-test 和显色培养基法;氨基糖苷类高水平耐药的检测方法包括纸片法扩散、琼脂稀释法和微量肉汤稀释法;ESBL 检测包括初筛试验和确证试验;碳青霉烯酶检测包括 EDTA 协同试验和改良 Hodge 试验和 Carba NP 试验。抗菌药物的选择遵循美国 CLSI 的推荐选择;药敏试验主要有纸片扩散法、稀释法、E-test、联合药敏试验和全自动药敏检测系统。WHO 推荐纸片扩散法为定性药敏试验的基本方法;稀释法包括常量肉汤稀释法、微量肉汤稀释法、琼脂稀释法。

(董苏荣)

第四章 病原性球菌检验

病原性球菌为一类主要引起化脓性感染的球菌。其中革兰阳性球菌主要包括葡萄球菌属、链球菌属和肠球菌属,革兰阴性球菌包括奈瑟菌属等。

第一节　葡萄球菌属

葡萄球菌属(*Staphylococcus*)是一群革兰阳性球菌,常排列成不规则的葡萄串状,广泛分布于自然界、人体体表及与外界相通的腔道中,多为非致病菌,正常人体皮肤和鼻咽部也可携带致病菌株,是医院内交叉感染的重要来源。

一、分类

葡萄球菌属隶属于微球菌科,分为 39 个种、21 个亚种。能引起人类疾病的主要有金黄色葡萄球菌(*S. aureus*),其次为表皮葡萄球菌(*S. epidermidis*)、头状葡萄球菌(*S. capitis*)等凝固酶阴性的葡萄球菌。传统的分型方法有:① 根据产生的色素不同分为金黄色葡萄球菌、白色葡萄球菌和柠檬色葡萄球菌。② 按是否产生凝固酶分为凝固酶阳性和凝固酶阴性的葡萄球菌。③ 按噬菌体分型法可将金黄色葡萄球菌分为 4～5 群,26 型。其他还有分子生物学方法,如质粒图谱分析和染色体 DNA 的脉冲电泳分型法等。

二、临床意义

凝固酶阳性的金黄色葡萄球菌产生的毒素及酶最多,故其毒力最强,是人类重要致病菌。其所致感染常以急性、化脓性为特征。常见的感染有疖、痈、外科切口、创伤等局部化脓性感染和骨髓炎、化脓性关节炎、肺炎、心内膜炎、脑膜炎等全身性感染。金黄色葡萄球菌的致病性主要与各种侵袭性酶类(如凝固酶、透明质酸酶、磷脂酶、触酶、耐热核酸酶)和多种毒素(如溶血毒素、杀白细胞素等)有关。30%～50%金黄色葡萄球菌可产生肠毒素。

噬菌体Ⅱ群金黄色葡萄球菌产生的表皮剥脱毒素可引起人类葡萄球菌烫伤样皮肤综合征(staphylococcal scalded skin syndrome,SSSS),多见于新生儿、幼儿和免疫功能低下的成年人。噬菌体Ⅰ群金黄色葡萄球菌产生的毒性休克综合征毒素-1(toxic shock syndrome toxin-1,TSST-1),可引起机体发热并增加对内毒素的敏感性;刺激 T 细胞产生肿瘤坏死因子(tumor necrosis factor,TNF)和白细胞介素-1(interleukin-1,IL-1),从而导致机体多个器官的功能紊乱或引起毒性休克综合征。

凝固酶阴性葡萄球菌是人体皮肤黏膜正常菌群,但近年来已成为医院感染的主要病原菌之一,加上耐药菌株的增多,这些都给临床诊治工作造成很大困难。病后机体能获得一定免疫力,但作用不强且不持久,可再次感染。

葡萄球菌是无芽孢细菌中抵抗力最强的一个细菌属。它耐干燥,在干燥的脓、痰、血液中可存活数月;耐热,80℃ 30 min 才能杀灭;耐高盐,它能在 10%～15%的高盐甘露醇琼脂平板中生长。它对一些化学消毒剂敏感,在 50 g/L 的苯酚、1 g/L 的升汞溶液中 15 min 可被杀死,1∶100 000～1∶200 000 的甲紫溶液能抑制其生长。

治疗:耐药菌株日益增多,治疗葡萄球菌感染时,应根据体外药敏试验选择抗生素。如果是危、急、重症感染,可以首先按照经验选药,如万古霉素,待体外药敏试验结果回报后,再针对治疗调整用药。需要注意的是,氨基糖苷类抗生素在治疗葡萄球菌过程中,可以发生治疗中耐药,从而使开始敏感的抗生素最快 3 d 就形成耐药,若选用此类抗生素需监测药敏结果并谨慎用药。

三、微生物学检验

（一）标本的直接检查

1. 显微镜检查　标本涂片若发现革兰染色阳性且呈葡萄串状排列的球菌,可初步报告"查见革兰阳性球菌呈葡萄串状排列,疑为葡萄球菌",并做进一步鉴定。

2. 抗原检测

（1）抗原构造：葡萄球菌 A 蛋白（staphylococcal protein A,SPA）是存在于细胞壁上的一种表面蛋白,具有抗吞噬作用,可与人类 IgG 的 Fc 段非特异性结合而不影响 Fab 段,故可用含 SPA 的葡萄球菌作为载体,结合特异性抗体后,开展简易、快速的协同凝集试验（coagglutination）。

多糖抗原具有型特异性的半抗原,存在于细胞壁,为核糖醇磷壁酸,检测机体磷壁酸抗体有助于对金黄色葡萄球菌感染的诊断。

（2）检测方法：乳胶凝集试验测定 SPA 及荚膜抗原。

3. 核酸检测　16S rRNA 可鉴定葡萄球菌,测定 *mecA* 基因可以快速检出 MRSA。

（二）分离培养

该菌属中大多数菌种为兼性厌氧菌,营养要求不高。脓液、尿道分泌物等可直接接种于血琼脂平板。尿标本做细菌菌落计数。粪便、呕吐物应接种于高盐甘露醇平板以抑制杂菌生长。

（三）形态学检查

1. 菌落形态　在琼脂平板培养基上可产生金黄色、白色、柠檬色等脂溶性色素,形成不透明、凸起、表面光滑、湿润、边缘整齐的菌落。金黄色葡萄球菌在血琼脂平板上的菌落周围有明显的透明溶血环（β-溶血）,色素可呈奶黄到橙黄,有荚膜株的菌落凸起、闪光且潮湿（图4-1）。

2. 菌体形态　革兰染色阳性,球形或略呈椭圆形,直径为 0.5～1.5 μm,平均 0.8 μm。葡萄球菌无鞭毛,无芽孢,少数菌株形成荚膜,排列成不规则葡萄串状。

（四）鉴别诊断试验

生化鉴定　触酶阳性,溶葡萄球菌素（200 μg/mL）和呋喃唑酮（100 μg）敏感,氧化酶试验阴性可以使其与其他革兰阳性球菌区别开。致病菌株可分解甘露醇,临床常见葡萄球菌菌种鉴别见表4-1。3 种常见葡萄球菌的鉴别点见表4-2,葡萄球菌与微球菌的鉴别见表4-3。

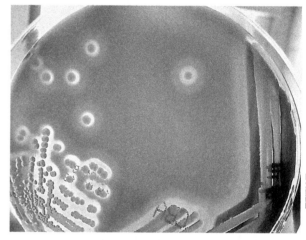

图4-1 彩图

图4-1　金黄色葡萄球菌溶血环背面（血琼脂平板）

表4-1　临床常见葡萄球菌菌种鉴别

菌　种	菌落色素试验	凝固酶试验	凝集因子试验	耐热核酸酶试验	碱性磷酸酶试验	吡咯烷酮芳基酰胺酶试验	鸟氨酸脱羧酶试验	尿素分解	β-半乳糖苷酶试验	3-羟基丁酮试验	新生霉素耐药试验	多黏菌素耐药试验	甘露醇发酵试验	甘露糖发酵试验	松二糖发酵试验	木糖发酵试验	纤维二糖发酵试验	麦芽糖发酵试验	蔗糖发酵试验
金黄色葡萄球菌	+	+	+	+	+	-	-	d	-	+	-	+	+	+	+	-	-	+	+
溶血葡萄球菌	d	-	-	-	+	-	-	+	-	+	-	d	-	(d)	-	-	-	+	+
表皮葡萄球菌	-	-	-	+	-	(d)	+	+	-	+	-	+	-	(+)	(d)	-	-	+	+
里昂葡萄球菌	d	-	(+)	-	-	+	+	+	-	+	-	d	-	(d)	-	-	-	+	+
施氏葡萄球菌							(+)												
腐生葡萄球菌	-	-	-	-	+	-	-	+	+	+	+	+	-	+	-	-	-	+	+
中间葡萄球菌	+	-	+	+	+	+	-	-	+	+	-	-	-	(d)	-	d	-	(±)	+
猪葡萄球菌	-	d	-	+	+	-	-	+	-	+	-	d	-	+	-	-	-	+	+
沃氏葡萄球菌	d	-	-	-	-	+	+	-	+	-	d	-	(d)	-	-	-	(+)	+

注：+,90%以上菌株阳性；d,21%～79%菌株阳性；-,90%以上菌株阴性；±,90%或更多菌株弱阳性；(),延迟反应。

表 4-2　3 种常见葡萄球菌的鉴别

菌　名	呋喃唑酮敏感试验	新生霉素耐药试验	凝固酶试验
金黄色葡萄球菌	+	-	+
表皮葡萄球菌	+	-	-
腐生葡萄球菌	+	+	-

表 4-3　葡萄球菌与微球菌的鉴别

菌　属	氧化酶试验	呋喃唑酮敏感试验
葡萄球菌属	-	+
微球菌属	+	-

第二节　链球菌属

链球菌属（Streptococcus）细菌,是呈链状排列的革兰阳性球菌,个别菌种成双排列,广泛分布于自然界、人及动物肠道和健康人鼻咽部,大多数不致病,致病菌可引起各种化脓性炎症、猩红热、新生儿败血症、细菌性心内膜炎及风湿热、肾小球肾炎等超敏反应性疾病。

一、分类
链球菌的分类方法尚未统一,常用下列两种方法。
（一）根据溶血现象
根据链球菌在血琼脂平板上溶血情况分为 3 类。

1. 甲型溶血性链球菌（α-hemolytic streptococcus）　菌落周围有 1~2 mm 宽的草绿色溶血环,称甲型溶血或 α-溶血,该类菌又称草绿色链球菌,为条件致病菌。

2. 乙型溶血性链球菌（β-hemolytic streptococcus）　菌落周围有 2~4 mm 宽的透明溶血环,称乙型溶血或 β-溶血,该类菌又称 β-溶血性链球菌,致病性强,常引起人和动物多种疾病。

3. 丙型链球菌（γ-streptococcus）　菌落周围无溶血环,因而又称不溶血性链球菌,一般不致病。

（二）根据链球菌细胞壁抗原结构分类
即常用的蓝氏（Lancefield）血清分型法,将链球菌科分为可分成 A~T 等 18 个群（其中缺少 I 和 J）。同群链球菌之间,因表面蛋白质抗原不同又分若干型。例如,A 群根据其 M 抗原不同,可分成约 100 个型;B 群分 4 个型。对人致病的链球菌主要是 A 群,多数呈现乙型溶血。

二、临床意义
（一）化脓性链球菌
A 群链球菌也称化脓性链球菌（streptococcus pyogenic）,致病力强,占人类链球菌感染的 90%,能产生多种外毒素和侵袭性酶,如链球菌溶素 O 和 S、致热外毒素、链激酶、链道酶、透明质酸酶、胶原酶等,可引起急性咽炎、呼吸道感染、丹毒、脓疱病、软组织感染、心内膜炎、脑膜炎及变态反应性疾病如急性肾小球肾炎、风湿热等,产毒株还可引起猩红热。链球菌型别多,各型间无交叉免疫,故易反复感染。
（二）无乳链球菌
B 群链球菌学名为无乳链球菌（S. agalactiae）,是新生儿败血症和脑膜炎的常见菌,成人主要引起肾盂肾炎、子宫内膜炎等。
（三）肺炎链球菌
肺炎链球菌（S. pneumoniae）俗称肺炎球菌（pneumococcus）,是大叶性肺炎、支气管炎的病原菌,还可引起中耳炎、乳突炎、鼻窦炎、脑膜炎等。其荚膜在细菌的侵袭力上有重要作用,此外溶血素、神经氨酸酶是其主要致病物质。机体感染后可产生牢固的型特异性免疫。但因菌型多,机体可再感染其他型。

（四）草绿色链球菌

草绿色链球菌又称甲型溶血性链球菌,是人体口腔、消化道、女性生殖道的正常菌群,可引起亚急性细菌性心内膜炎。

链球菌抵抗力不强,60℃ 30 min 即被杀死,对常用消毒剂敏感。乙型溶血链球菌对青霉素、红霉素、四环素及磺胺类抗生素敏感。

三、微生物学检验

（一）链球菌

1. 标本直接检查

（1）显微镜检查:标本涂片、革兰染色、显微镜检查见链状排列革兰阳性球菌有助于无正常菌群污染标本的诊断。

（2）抗原检测

1）抗原成分:主要有 3 种。

A. 蛋白质抗原:又称表面抗原,具型特异性的有 M、T、R、S 等 4 种,位于 C 抗原外层。与致病性有关的是 M 抗原。

B. 多糖抗原:又称 C 抗原,为群特异性抗原,位于细胞壁。链球菌根据 C 抗原的不同而分为 20 群。90%对人致病的属 A 群。

C. 核蛋白抗原:又称 P 抗原,无特异性,为各种链球菌所共有,并与葡萄球菌有交叉。

2）抗原检测:咽拭纸标本的 A 群链球菌和女性生殖道标本的 B 群链球菌可用抗原检测。

2. 分离培养　　兼性厌氧,营养要求较高,需在培养基中加入血液或血清,初代分离需要 5%的二氧化碳。

3. 形态学检查

（1）菌落形态:在血琼脂平板上,37℃18~24 h 后可形成灰白色、圆形、凸起、光滑、直径为 0.5~0.75 mm 的细小菌落,菌落周围可出现 3 种不同类型的溶血环:肺炎链球菌甲型溶血;化脓性链球菌（β-溶血大菌落）、无乳链球菌（窄 β-溶血大菌落）乙型溶血;牛链球菌丙型溶血。

（2）菌体形态:球形或椭圆形,直径 0.5~1.0 μm,链状排列,链的长短与细菌的种类和生长环境有关,在液体培养基中形成的链较长。无芽孢,无鞭毛。多数菌株在培养早期（2~4 h）即可形成透明质酸的荚膜。

4. 鉴别诊断试验　　革兰阳性球菌,链状或短链状排列,进一步做触酶试验阴性,6.5%NaCl 不生长者可确定为链球菌属。

（1）β-溶血链球菌鉴定:① Lancefield 群特异性抗原鉴定,B 群为无乳链球菌,F 群为米勒链球菌,A、C、G 群抗原不是种特异性抗原,还需根据菌落大小和生化反应进一步鉴定。② L-吡咯酮 β 萘胺反应试验（PYR 试验）,化脓性链球菌为阳性。③ 杆菌肽（bacitracin）敏感试验,化脓性链球菌为阳性,有别于其他 PYR 阳性的 β-溶血性细菌（猪链球菌、海豚链球菌）和 A 群小菌落 β-溶血性链球菌（米勒链球菌）。此法可作为筛选试验。④ V-P 试验,可鉴别 A、C、G 群 β-溶血的大、小两种不同菌落。大菌落（-）,小菌落（+）;⑤ CAMP 试验,无乳链球菌能产生 CAMP 因子,它可促进金黄色葡萄球菌溶血能力,与其共同产生显著的协同溶血作用。试验时先将金黄色葡萄球菌（ATCC 25923）沿直径划线接种,再沿该线垂直方向接种无乳链球菌,两线不得相接,间隔 3~4 mm。35℃孵育过夜,两种划线交界处出现箭头状溶血加强现象,即为阳性反应。本法可作为无乳链球菌的初步鉴定试验。

（2）主要非 β-溶血链球菌鉴定见表 4-4。

5. 免疫学检测　　抗链球菌溶血素 O 试验（ASO 试验）常用于风湿热的辅助诊断,活动性风湿热患者的抗体效价一般超过 400 U。

表4-4 非β-溶血链球菌鉴定

菌 种	Optochin 试验	胆汁溶菌试验	胆汁七叶苷水解试验
肺炎链球菌	S	+	-
草绿色链球菌	R	-	-
牛链球菌	R	-	+

注:(1)S,敏感;R,耐药。

(2)Optochin 试验判断标准:肺炎链球菌抑菌圈直径大于 14 mm 为敏感。

(3)胆汁溶菌试验判断标准:平板法以菌落消失为阳性;试管法以加胆盐的培养物变透明,而对照管仍混浊为阳性;不出现阳性反应则为阴性反应。

(4)胆汁七叶苷水解试验判断标准:细菌生长且培养基变黑为阳性,不变色为阴性。

（二）肺炎链球菌

1. 标本的直接检查   显微镜检:除血液标本外,其他标本均可直接涂片检查。经革兰染色或吕氏亚甲蓝染色,镜检见革兰阳性矛头状双球菌。

2. 分离培养   血液、脑脊液应先增菌,增菌后可呈均匀混浊,有绿色荧光。痰液、脓液可直接接种血琼脂平板,5%~10%二氧化碳培养。

3. 形态学检查

（1）菌落形态:血琼脂平板上形成灰白色、圆形、直径为 0.5~1.0 mm 的扁平菌落,周围有草绿色溶血环。肺炎链球菌的荚膜多糖可使菌落呈黏液性(图 4-2)。培养过程中可产生自溶酶,24~48 h 菌落中心凹陷,形成"脐窝状"(图 4-3)。

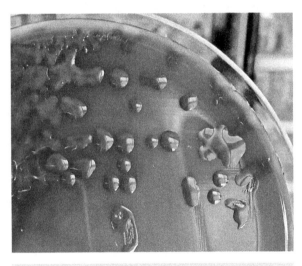

图4-2 肺炎链球菌黏液型菌落(血琼脂平板)

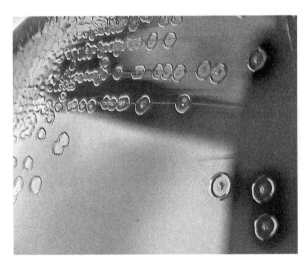

图4-3 肺炎链球菌"脐窝状"菌落(血琼脂平板)

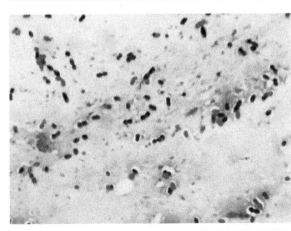

图4-4 肺炎链球菌镜下形态(革兰染色×1 000)

（2）菌体形态:革兰染色阳性,直径 0.5~1.25 μm,菌体呈矛头状、成双排列、宽端相对,尖端向外。无鞭毛、无芽孢,在机体内或含血清的培养基中可以形成荚膜(图 4-4)。

4. 鉴别诊断试验   多数菌株菊糖发酵试验阳性,胆盐溶解试验阳性和 Optochin 试验阳性,可与草绿色链球菌相鉴别。动物实验:小鼠对肺炎链球菌敏感,12~36 h 死亡;荚膜肿胀试验:如遇同型免疫血清,则肺炎链球菌荚膜出现肿胀,为阳性。

第三节　肠球菌属

肠球菌属(*Enterococcus*)是人类肠道中的正常菌群,可以从腹部和盆腔部感染的混合菌丛中分离出,对人有潜在致病力。

一、分类

肠球菌属归类链球菌科,但种系分类法证实粪肠球菌(*E. faecalis*)和屎肠球菌(*E. faecium*)为不同于链球菌属的细菌,Schleifer 和 Kilpper-Balze 将其命名为肠球菌属。16S rRNA 序列分析和核酸杂交等方法证实有 19 种肠球菌,分成 5 群,临床分离的肠球菌多属于 2 群。

二、临床意义

肠球菌属细菌是重要的医院感染病原菌,多见于尿路感染,与尿路器械操作、留置导尿管、尿路生理结构异常有关。肠球菌也可引起腹腔和盆腔的创伤感染、免疫低下患者的菌血症。粪肠球菌分离率最高,屎肠球菌耐药率高。

肠球菌对大多常用抗菌药物呈固有耐药,对第三代头孢菌素无效,氨苄西林耐药菌株和庆大霉素高耐药菌株正逐年增多,耐万古霉素的肠球菌国外也有不少报道,故肠球菌所引起的重症感染的治疗已成为临床棘手问题之一。

三、微生物学检验

(一)分离培养

肠球菌兼性厌氧,最适生长温度为 35℃,多数菌株在 10℃和 45℃均能生长,营养要求不高。所有菌株均可在含 6.5%NaCl 肉汤中生长,在 40%胆汁培养集中能分解七叶苷。肠球菌可用血琼脂平板或选择性培养基(如叠氮胆汁七叶苷琼脂)进行分离培养。

(二)形态学检查

1. 菌落形态　　叠氮胆汁七叶苷琼脂可抑制标本中革兰阴性菌生长,而肠球菌可分解七叶苷产生黑色菌落;在血琼脂平板上形成灰白、不透明、表面光滑、直径为 0.5～1 mm 的圆形菌落,α-溶血或不溶血;粪肠球菌的某些菌株在马血、兔血琼脂平板上可出现 β-溶血。

2. 菌体形态　　革兰阳性球菌,呈单个、成对或短链状排列,无芽孢和荚膜。

(三)鉴别诊断试验

肠球菌触酶阴性,胆汁七叶苷水解试验和水解 PYR 试验阳性。

(1)PYR 试验:是一种快速筛选鉴定试验,可鉴定能产生吡咯烷酮芳基酰胺酶的细菌,如肠球菌、化脓性链球菌、草绿色气球菌和某些凝固酶阴性葡萄球菌等。

(2)盐耐受试验:肠球菌与非肠球菌,需做盐耐受试验进一步鉴定。肠球菌能在含 6.5% NaCl 的肉汤中生长,本法结合胆汁七叶苷水解试验可对肠球菌做出鉴定。

第四节　奈瑟菌属

一、分类

奈瑟菌属(*Neisseria*)属于奈瑟菌科。奈瑟菌属中主要的致病菌为淋病奈瑟菌、脑膜炎奈瑟菌。

二、临床意义

1. 淋病奈瑟菌(*N.gonorrhoeae*)　　是最常见的性传播性疾病——淋病的病原菌,致病物质有外膜蛋白、菌毛、IgA1 蛋白酶、内毒素等。成人淋病主要通过性交传染,污染的毛巾、衣裤、被褥等也起一定传播作用,男性可发展为前列腺炎、附睾炎等;女性可致前庭大腺炎、盆腔炎或不孕。母体患淋菌性阴道炎或子宫颈炎时,婴儿出生时可导致淋菌性结膜炎。病后免疫力弱且不持久,再感染和慢性患者较多见。

2. 脑膜炎奈瑟菌(*N.meningitidis*) 主要引起流行性脑脊髓膜炎。致病物质为荚膜、菌毛和内毒素。5 岁以下儿童多见,6 个月~2 岁的婴儿发病率最高。感染早期有上呼吸道症状,少数可引起败血症,进而导致化脓性脑脊髓膜炎。

三、微生物学检验

(一)脑膜炎奈瑟菌

1. **标本采集** 菌血症期患者取血液,有出血点或瘀斑者取瘀斑渗出液,出现脑膜刺激征时取脑脊液。上呼吸道感染和带菌者可取鼻咽分泌物等。标本采集后应立即送检,或用预温平板进行床边接种后立即置 37℃ 培养。

2. **标本的直接检查**

(1)显微镜镜检:脑脊液离心取沉淀物涂片,革兰染色或亚甲蓝染色后镜检,若在中性粒细胞内、外有革兰阴性双球菌则可做出初步诊断;淤血点经碘酊、乙醇消毒后,用无菌针头挑破淤血点,挤出少量血液或渗出液,制成印片,自然干燥后革兰染色和亚甲蓝染色,阳性率达 80% 左右。

(2)抗原检测

1)抗原成分:主要有荚膜多糖群特异性抗原、外膜蛋白型特异性抗原、脂多糖抗原和核蛋白抗原 4 种。根据荚膜多糖抗原的不同,脑膜炎奈瑟菌可分为 13 个血清群,我国流行的菌株以 A 群为主。

2)检测方法:荚膜多糖抗原直接凝集试验。疑为流行性脑脊髓膜炎患者的标本采用乳胶凝集试验,包括脑膜炎奈瑟菌 A、C、Y、W125 血清型的多价抗体和血清型 B 抗体。抗原检测阳性结果即可做出快速、推测性诊断。

3. **分离培养** 营养要求高,需在含有血液、血清等培养基中才能生长,常用培养基为巧克力琼脂平板、血琼脂平板和卵黄双抗平板。该菌最适生长温度 37℃,专性需氧,5%二氧化碳可促进生长。

4. **形态学检查**

(1)菌落形态:巧克力琼脂平板上的菌落为圆形、扁平、光滑、半透明、露珠状;在血琼脂平板上不溶血;卵黄双抗培养基上菌落较大、光滑、湿润、扁平。

(2)菌体形态:呈肾形或豆形,成双排列的革兰阴性球菌,人工培养后呈卵圆形或球形,排列不规则,单个、成双或 4 个相连等。在患者脑脊液中位于中性粒细胞内。新分离株多有荚膜和菌毛。

5. **鉴别诊断试验** 氧化酶和触酶试验阳性,能分解葡萄糖和麦芽糖,产酸不产气,35℃营养琼脂生长不良或者不生长。

(二)淋病奈瑟菌

1. **标本的采集** 男性患者用无菌棉签取尿道脓性分泌物,女性患者取子宫颈分泌物,患结膜炎的新生儿取结膜分泌物。因该菌抵抗力极低、易自溶且不耐低温,故采集标本后应保温保湿立即送至检验室。

2. **标本的直接检查** 脓性分泌物涂片,革兰染色镜检。如发现中性粒细胞内革兰阴性球菌,成双排列,两菌接触面平坦,呈肾形或咖啡豆状,即可初步诊断。大多数淋病奈瑟菌位于中性粒细胞内,但慢性淋病患者感染的淋病奈瑟菌多分布于细胞外。

3. **分离培养** 是目前 WHO 推荐的筛选淋病患者唯一可靠方法。该菌对营养的要求比脑膜炎奈瑟菌更高,标本宜接种在预温的巧克力琼脂平板或选择性培养基,该培养基含万古霉素、多黏菌素、制霉菌素等多种抗菌药物,可抑制杂菌生长,利于淋病奈瑟菌的检出。初次分离需供给 5%二氧化碳,最适温度为 35~37℃。

4. **形态学检查**

(1)菌落形态:该菌对营养的要求比脑膜炎奈瑟菌更高,可在巧克力琼脂平板和专用选择培养基中生长,初次分离须供给 5%二氧化碳。最适温度为 35~37℃,经 24~48 h 后可形成圆形、凸起、灰白色、直径 0.5~1.0 mm 的光滑型菌落。该菌根据菌落大小、色泽等可分 T1~T5 等 5 种类型,菌落有自溶性。

（2）菌体形态：似脑膜炎奈瑟菌,成双排列,两菌接触面平坦,呈肾形或咖啡豆形,革兰阴性球菌。该菌无芽孢,无鞭毛,新分离株有荚膜和菌毛。

5. 鉴别诊断试验

（1）生化反应鉴定：革兰阴性双球菌,氧化酶和触酶试验阳性可初步确定为奈瑟菌属细菌。该菌属可利用生化反应鉴定卡或鉴定试剂盒鉴定到种。淋病奈瑟菌可发酵葡萄糖产酸,但不酵解麦芽糖、蔗糖和乳糖。

（2）免疫学方法：荧光抗体染色法、协同凝集试验。

（3）分子生物学方法：核酸探针杂交法。

本章小结

病原性球菌为一类主要引起化脓性感染的球菌。其中,革兰阳性球菌主要包括葡萄球菌属、链球菌属和肠球菌属,革兰阴性球菌主要包括奈瑟菌属等。奈瑟菌属主要致病菌为脑膜炎奈瑟菌和淋病奈瑟菌。

葡萄球菌属中引起人类疾病的主要细菌是金黄色葡萄球菌,其鉴定要点：革兰阳性球菌,葡萄串状排列,β-溶血,可产生脂溶性色素,触酶阳性,凝固酶阳性。临床上常以是否产生凝固酶将葡萄球菌分为凝固酶阳性葡萄球菌和凝固酶阴性葡萄球菌,利用此项试验可初步判断葡萄球菌致病性强弱。

链球菌属中 A 群链球菌（化脓性链球菌）、B 群链球菌（无乳链球菌）和肺炎链球菌的致病能力较强,鉴定主要依据细菌在血琼脂平板上的溶血现象、Lancefield 抗原血清分型和生化反应。鉴定要点：① 化脓性链球菌,β-溶血大菌落,杆菌肽敏感试验阳性；② 无乳链球菌,窄 β-溶血大菌落,CAMP 试验阳性；③ 肺炎链球菌,菌体呈矛头状、成双排列、宽端相对、尖端向外,形成荚膜的可呈黏液型菌落,培养过程中可产生自溶酶,24~48 h 菌落中心凹陷,呈"脐窝状",生化反应特性：Optochin 试验阳性,胆汁溶菌试验阳性,菊糖发酵试验阳性。

肠球菌属细菌是医院感染的重要病原菌,临床标本中以粪肠球菌分离率最高,而屎肠球菌耐药率高,鉴定要点：革兰阳性球菌,触酶试验阴性,能在 65% NaCl 肉汤中生长,胆汁七叶苷水解试验阳性。

奈瑟菌属中仅脑膜炎奈瑟菌和淋病奈瑟菌对人致病。形态特点：成双排列,呈肾形或咖啡豆形,为革兰阴性球菌。其营养要求特殊,初次分离需要 5%二氧化碳,抵抗力弱,培养基需要保温保湿,床边接种,35℃营养琼脂生长不良或不生长。脑膜炎奈瑟菌根据荚膜多糖抗原直接凝集试验、氧化酶和触酶试验进行鉴定,淋病奈瑟菌通过分离培养、形态特点和生化反应鉴定。

（俞　娟）

第五章 肠杆菌科检验

第一节 概述

肠杆菌科(Enterobacteriaceae)是一大群生物学性状相似的革兰阴性杆菌;在自然界广泛分布,多数是人类肠道正常菌群的重要成员,也可存在于水、土壤或腐败的物质中,多数为条件致病菌,少数为致病菌。

一、分类与命名

肠杆菌科细菌种类繁多,根据细菌的形态、生化反应、抗原性及核酸相关性等进行分类,其中与医学密切相关肠杆菌科属主要有 33 个,细菌 DNA 的 G+C 含量为 39~59 mol%。临床常见的菌属主要包括埃希菌属、克雷伯菌属、肠杆菌属、枸橼酸杆菌属、沙雷菌属、沙门菌属、志贺菌属、爱德华菌属(Edwardsiella)、耶尔森菌属、哈夫尼亚菌属(Hafnia)、摩根菌属、泛菌属(Pantoea)、邻单胞菌属(Plesiomonas)、变形杆菌属、普鲁威登菌属。

二、临床意义

肠杆菌科细菌是临床最常见的病原菌,约占临床分离菌总数的 50%。大多数肠杆菌科细菌为肠道正常菌群,除部分埃希菌属菌种、沙门菌属、志贺菌属、耶尔森菌属等为致病菌外其余均为条件致病菌。肠杆菌科细菌既能引起肠道外感染又能引起肠道内感染。肠道外感染常见的有泌尿系统、呼吸道、伤口、中枢神经系统的感染和败血症,如鼠疫耶尔森菌能引起烈性传染病——鼠疫。肠道内感染常见的有各种急慢性腹泻、食物中毒及肠热症等。

肠杆菌科细菌是革兰阴性杆菌主要的成员,包括常引起人类肠道感染的埃希菌属、志贺菌属、沙门菌属、耶尔森菌属和引起医院感染的枸橼酸杆菌属、克雷伯菌属、肠杆菌属、泛菌属、沙雷菌属、变形杆菌属、普鲁威登菌属和摩根菌属等。

三、生物学特性

肠杆菌科细菌为革兰阴性杆状或球杆状细菌、无芽孢、多数有鞭毛,少数细菌有荚膜,能运动,有致病性的菌株,多数有菌毛;营养要求不高,需氧或兼性厌氧,在普通培养基和麦康凯培养基上生长得良好,可形成中等大小的光滑型菌落;生化反应活泼,氧化酶阴性、触酶阳性、可发酵葡萄糖(产酸或产酸产气)、可将硝酸盐还原成亚硝酸盐。

肠杆菌科细菌抗原主要包括菌体(O)抗原、鞭毛(H)抗原和表面抗原 3 种。O 抗原是位于细菌细胞壁的脂多糖层,具有种属特异性,耐热,加热 100℃ 30 min 不被破坏;H 抗原是鞭毛蛋白,不耐热,加热 60℃ 30 min 即被破坏。O 抗原和 H 抗原是肠杆菌科细菌血清学分群和分型的依据。表面抗原是包绕在 O 抗原外侧的不耐热的多糖抗原,加热 100℃ 30 min 可将其去除。同时,加热处理能消除表面抗原对 O 抗原抗体反应的阻断作用。重要的表面抗原有伤寒沙门菌 Vi 抗原和大肠埃希菌 K 抗原等。

肠杆菌科细菌对理化因素的抵抗力不强,60℃ 30 min 即可杀死细菌,不耐干燥,对一般化学消毒剂敏感,但能耐受低温和胆盐,并在一定程度上能抵抗染料的抑菌作用,该特性已被用于制备肠道选择鉴别培养基。

四、微生物学检验

1. 应遵循科、属、种的次序　　将肠杆菌科细菌从种类繁多的革兰阴性杆菌中区别开来。

2. 生化反应鉴定　　临床分离的革兰阴性杆菌,根据葡萄糖发酵阳性、硝酸盐还原阳性、氧化酶阴性、触酶阳性等生化反应特征,可初步确定为肠杆菌科细菌。证实为肠杆菌科细菌后,可用手工、商品化试剂盒或自动化鉴定仪进一步鉴定到属或种。各主要菌属(种)之间的一些主要鉴别试验见表 5-1。

表 5-1　常见肠杆菌科细菌的主要生物学特性

菌　　属	克氏双糖铁试验			甲基红试验	V-P试验	吲哚试验	枸橼酸盐利用试验	苯丙氨酸脱氨酶试验	尿素分解试验	动力试验	赖氨酸脱羧酶试验	精氨酸双水解酶试验	鸟氨酸脱羧酶试验	β-半乳糖苷酶试验
	斜面/底层	产气	H₂S											
埃希菌属　大肠	A(K)/A	+	-	+	-	+	-	-	-	+	+	-/+	+/-	+
志贺菌属　A、B、C群	K/A	-	-	+	-	-/+	-	-	-	-	-	-	-	-
D群(宋氏)	K/A	-	-	+	-	-	-	-	-	-	-	-	+	+
爱德华菌属　迟钝	K/A	+	+	+	-	+	-	-	-	+	+	-	+	-
沙门菌属　沙门菌种	K/A	+	+	+	-	-	+	-	-	+	+	+	+/-	-
枸橼酸菌属　弗劳地	A(K)/A	+	+	+	-	-	+	+/-	+	+/-	-	+/-	-/+	+
异型	K/A	+	-	+	-	+	+	+/-	+	+	-	-	+	+
克雷伯菌属　肺炎	A/A	++	-	-	+	-	+	-	+	-	+	-	-	+
产酸	A/A	++	-	-	+	+	+	-	+	-	+	-	-	+
肠杆菌属　产气	A/A	++	-	-	+	-	+	-	-	+	+	-	+	+
阴沟	A/A	++	-	-	+	-	+	-	+/-	+	-	+	+	+
沙雷菌属　黏质	A(K)/A	+	-	-/+	+	-	+	-	-	+	+	-	+	+
变形杆菌属　普通	A(K)/A	+/-	+	+	-	+	-/+	+	++	+ᵃ	-	-	-	-
奇异	K/A	+	+	+	+/-	-	+/-	+	++	+ᵃ	-	-	+	-
摩根菌属　摩根	K/A	+	-	+	-	+	-	+	++	-	-	-	+	-
普鲁威登菌属　雷氏	K/A	-	-	+	-	+	+	+	++	+	-	-	-	-
斯氏	K/A	-	-	+	-	+	+	+	-/+	+/-	-	-	-	-
耶尔森菌属　小肠	A/A	-	-	+	-	+/-	-	+/-	-ᵇ	-	-	+	-	+

注：A,产酸;K,产碱;++,强阳性;+,90%以上菌株阳性;-,90%以上菌株阴性;+/-,50%~90%菌株阳性;-/+,50%~90%菌株阴性。
a 有迁徙现象;b 22~25℃阳性、35℃阴性。

3. 血清学鉴定　肠杆菌科中的某些致病菌如埃希菌属、志贺菌属、沙门菌属及耶尔森菌属等的鉴定除生化反应符合外,尚须结合血清学分型后才能做出最终鉴定。通常依据形态、菌落和生化特征做出初步鉴定,再用已知的特异性抗血清(多价和单价因子血清)与分离纯化的菌落进行玻片凝集反应以分群及定型,做出最终鉴定。

4. 分子生物学鉴定　利用分子生物学技术可将肠杆菌科细菌鉴定至科、属、种和血清型甚至可区分致病菌株和非致病菌株,如用 PCR 技术检测大肠埃希菌的肠毒素基因等。

第二节　大肠埃希菌

一、分类

埃希菌属(*Escherichia*)是肠杆菌科细菌中最常见的菌属,包括大肠埃希菌(*E. coli*)、蟑螂埃希菌(*E.*

blattae)、弗格森埃希菌(*E. fergusonii*)、赫尔曼埃希菌(*E. hermannii*)、伤口埃希菌(*E. vulneris*)和艾伯特埃希菌(*E. albertii*)。其中,大肠埃希菌临床最为常见,故本节以大肠埃希菌为代表叙述。

二、临床意义

大肠埃希菌是人和动物肠道正常菌群,多数大肠埃希菌在肠道内不致病,但当细菌侵入肠外组织或器官时,可引起肠道外感染,以尿路感染为主(尿路感染中,大肠埃希菌比例可达50%),病变以化脓性炎症最为常见,某些致病力强的特殊血清型能引起肠道内感染,主要致病物质为细菌的侵袭力、内毒素和外毒素。产生 ESBL 是大肠埃希菌最主要的耐药机制之一。

1. **肠道外感染**　即内源性感染,主要有泌尿系统感染,亦可引起腹膜炎、胆道感染、肺炎、手术创口感染等,严重者可引起败血症。引起尿路感染的菌株大多有 K 抗原和菌毛。

2. **肠道内感染**　大肠埃希菌某些特殊的血清型致病力强,能引起轻微腹泻至霍乱样严重腹泻,并能引起致死性并发症如溶血性尿毒综合征(hemolytic uremic syndrome,HUS)。引起肠道感染的大肠埃希菌亦称为致腹泻大肠埃希菌,可分成5组。

(1) 肠产毒性大肠埃希菌(enterotoxigenic *E. coli*,ETEC):发展中国家多见,可引起5岁以下婴幼儿和旅行者腹泻,临床表现可为轻度水样泻,也可呈严重的霍乱样症状。该菌产生两种由质粒介导的肠毒素,即耐热肠毒素和不耐热肠毒素。

(2) 肠致病性大肠埃希菌(enteropathogenic *E. coli*,EPEC):是婴儿腹泻的重要病原菌,有高度传染性,重症患儿可致死。该菌不产生肠毒素和志贺毒素,主要的致病因子是黏附因子。

(3) 肠侵袭性大肠埃希菌(enteroinvasive *E. coli*,EIEC):较少见,主要侵犯较大的儿童和成人,所致疾病类似细菌性痢疾。EIEC 不产生肠毒素,能侵入结肠黏膜上皮内生长繁殖。

(4) 肠出血性大肠埃希菌(enterohemorrhagic *E. coli*,EHEC):又称 Vero 毒素大肠埃希菌(verotoxigenic *E. coli*,VTEC)或志贺样毒素大肠埃希菌(Shiga like toxigenic *E. coli*,SLTEC),可引起出血性结肠炎,严重者引起严重的溶血性尿毒综合征。对人致病的主要是 O157:H7 血清型,但近年分离到的非 O157 的血清型已超过100种。EHEC 的致病因子主要有菌毛和毒素,EHEC 产生两种由溶原性噬菌体编码的 Vero 毒素(VT-1 和 VT-2),其可抑制蛋白质的合成并致非洲绿猴肾细胞(Vero 细胞)产生病变,从而引起临床症状。

(5) 肠聚集性大肠埃希菌(enteroaggregative *E. coli*,EAEC):可引起婴儿和旅游者持续性水样腹泻,脱水,偶有血便,不侵袭细胞。该菌不能用 O:H 血清分型,可黏附于人喉上皮癌细胞(Hep-2)和海拉细胞(HeLa 细胞,也称人宫颈癌细胞)。

三、微生物学检验

(一) 分离培养

大肠埃希菌兼性厌氧,营养要求不高,在血琼脂平板、普通琼脂平板上可生长。

(二) 形态学检查

1. **菌落形态**　在血琼脂和普通琼脂平板上生长为圆形、边缘整齐、灰白色不透明的菌落,某些菌株在血琼脂上可产生 β-溶血,在肠道选择鉴别培养基上因发酵乳糖产酸形成有色菌落。

2. **菌体形态**　革兰阴性直短杆菌,大小为(1.1~1.5 μm)×(2.0~6.0 μm),多数有鞭毛。

(三) 鉴别诊断试验

1. **肠道外感染标本鉴定**　在肠道选择鉴别培养基上挑选发酵乳糖产酸的疑为大肠埃希菌的有色菌落[如在伊红-亚甲蓝琼脂平板(EMB 琼脂平板)上呈扁平、紫黑色菌落;在麦康凯琼脂平板(MAC 琼脂平板)上呈粉红色或红色],涂片染色镜检后,进一步应用生化反应和血清学试验鉴定到属和种。可用手工或商品生化反应试剂进行生化鉴定,典型的大肠埃希菌的基本生化反应特征:三糖铁产酸/产酸产气,枸橼酸盐利用试验阴性,尿素分解试验阴性,吲哚试验阳性,动力试验+/-,鸟氨酸脱羧酶试验+/-。埃希菌属与相似菌属间的鉴别见表5-1,埃希菌属内各菌种的鉴别见表5-2。

表5-2 埃希菌属内各菌种的鉴别

生 化 反 应	大肠埃希菌	赫尔曼埃希菌	弗格森埃希菌	蟑螂埃希菌	伤口埃希菌
吲哚试验	+	+	+	-	-
甲基红试验	+	+	+	+	+
V-P 试验	-	-	-	-	-
枸橼酸盐利用试验	-	-	(-)	d	-
赖氨酸脱羧酶试验	+	-	+	+	+
精氨酸双水解酶试验	(-)	-	-	-	d
鸟氨酸脱羧酶试验	d	-	+	+	+
β-半乳糖苷酶试验	+	+	+	-	+
糖类发酵试验					
乳糖发酵试验	+	d	-	-	(-)
山梨醇发酵试验	+	-	-	-	-
甘露醇发酵试验	+	+	+	-	+
侧金盏花醇发酵试验	-	-	+	-	-
纤维二糖发酵试验	-	+	+	-	+
黄色色素	-	+	-	-	d

注：+,90%以上菌株阳性；-,90%以上菌株阴性；d,26%~75%菌株阳性；(-),76%~89%菌株阴性。

2. 肠道内感染标本鉴定　　致腹泻的大肠埃希菌 ETEC、EPEC、EIEC、EHEC、EAEC 的生物学特性与肠道外感染的大肠埃希菌相似,但分别具有特殊的血清型、肠毒素或毒力因子,因此分离培养后需通过血清学分型、毒素测定或特殊的毒力检测试验来鉴定种、型。

该菌的抗原主要由菌体(O)抗原、鞭毛(H)抗原和表面(K)抗原组成。目前已知有 171 种 O 抗原,O 抗原是血清学分型的基础;有 56 种 H 抗原,均为单相菌株;有 100 种 K 抗原,不是每个菌株都有 K 抗原,其存在能阻止 O 抗原抗体凝集。大肠埃希菌的血清型别按 O:K:H 的顺序,以数字表示,如 $O_{111}:K_{58}:H_2$、$O_{157}:H_7$ 等。大肠埃希菌的血清学鉴定是建立在 O 抗原和 H 抗原基础上,使用玻片凝集法检测分离纯化的细菌的抗原。

毒力检测技术包括：① 生物学检测,如细胞培养或动物毒力试验;② 毒素检测,如使用免疫学方法(免疫印迹、ELISA 等)检测标本中或培养物中细菌的毒素,或使用基因检测技术(如 DNA 探针、PCR 扩增等)检测编码毒素的基因。

(1) ETEC：生化反应加血清分型和肠毒素测定,主要依赖耐热肠毒素和不耐热肠毒素的检测。检测方法较为复杂,常用生物学方法或细胞培养、免疫学和分子生物学方法。现有一些商品化试剂盒可用于检测不耐热肠毒素和耐热肠毒素。

(2) EPEC：生化反应加血清分型。用 O、H 抗血清检测特异性血清,血清学凝集阳性的菌株必须测定凝集滴度以排除交叉反应,亦可用 ELISA 检测细菌毒素和细胞培养的方法来检测细菌毒力。

(3) EIEC：生化反应加血清分型和肠毒素测定。多数 EIEC 为动力阴性,不发酵乳糖或迟缓发酵乳糖,与志贺菌相似。所有 EIEC 菌落均为赖氨酸脱羧酶阴性,无动力,乳糖阴性,与志贺菌的抗血清有交叉反应,两菌属十分相似,主要的鉴别试验是醋酸钠、葡萄糖胺利用试验和黏质酸盐产酸试验,大肠埃希菌的这 3 个试验均阳性,而志贺菌的这 3 个试验均阴性。

(4) EHEC：血清分型加生化反应。该菌在确认为大肠埃希菌后,可用 O:H 分型血清做 EHEC 分型。

(5) EAEC：采用液体培养-凝集试验检测细菌对细胞的黏附性或用 DNA 探针技术检测。

第三节　沙门菌属

一、分类

沙门菌属(*Salmonella*)分类复杂,按 Kauffman-White 的分类标准,其有 2 500 种以上的血清型,约 1 400 多种血清型能感染人类。根据沙门菌的 O 抗原分群,再根据其 H 抗原分型。目前公认的分类方法是将沙门菌属分为 6 个亚属(表 5-3),99% 以上沙门菌临床分离株是亚属 1 中的菌种。

表 5-3 沙门菌属的 6 个亚属和代表菌种

亚 属	代 表 菌 种
亚属 1(猪霍乱)	伤寒沙门菌(*S. typhi*)
	猪霍乱沙门菌(*S. choleraesuis*)
	副伤寒沙门菌(*S. paratyphi*)
	鸡沙门菌(*S. gallinarum*)
亚属 2(萨拉姆)	萨拉姆沙门菌(*S. salamae*)
亚属 3(亚利桑那)	亚利桑那沙门菌(*S. arizonae*)
亚属 4(豪顿)	豪顿沙门菌(*S. houtenae*)
亚属 5(邦戈)	邦戈沙门菌(*S. bongori*)
亚属 6(肠)	肠沙门菌(*S. enterica*)

二、临床意义

沙门菌属在自然界分布广泛,可从人和世界各地各种动物中分离得到,有许多血清型。沙门菌的主要致病物质是侵袭力和内毒素。

沙门菌主要通过污染食品和水源经口感染,引起人类和动物的沙门菌感染,出现相应的临床症状或亚临床感染,主要有 4 种临床类型,分别为胃肠炎(食物中毒)、菌血症或败血症、伤寒或副伤寒(肠热症)和携带者。最典型的是由伤寒沙门菌引起的伤寒,表现为发热、血培养或肥达反应阳性。以伤寒的发病过程为例:细菌随污染的食品或水经口进入机体,穿过小肠上皮进入黏膜下组织,被吞噬细胞吞噬,但吞噬后其不被消灭反在吞噬细胞内繁殖,并随吞噬细胞经淋巴管到达淋巴结,在肠系膜淋巴结内大量繁殖后,经胸导管进入血液(第一次菌血症)。此时患者出现发热、不适等症状。随后,细菌随血流播散至肝、脾、胆囊、肾和骨髓等实质器官中大量繁殖,再次进入血液(第二次菌血症)并随血流扩散至全身各器官及皮肤,患者出现持续高热、肝大、脾大、皮疹和全身(内毒素)中毒症状。胆囊中的细菌随胆汁进入肠腔,可经粪便排出,肾脏中的细菌随尿排出体外。伤寒沙门菌感染过后约 3% 患者可成为携带者,在粪便中可持续排菌长达 1 年或 1 年以上。

三、微生物学检验

(一)标本采集

根据不同疾病及不同病程采集不同的标本,最好在使用抗生素之前采集标本。疑为伤寒沙门菌感染者于发病第 1 周取血液,第 2、3 周取粪便培养分离率高,第 3 周也可取尿液培养,全病程均可做骨髓培养。血清学诊断应在病程的不同时期分别采集 2~3 份标本。

(二)抗原检测

将患者标本或肉汤增菌培养物直接用胶乳凝集试剂盒进行检测,可快速检出沙门菌和志贺菌。

(三)分离培养

沙门菌兼性厌氧,营养要求不高,常用的肠道选择鉴别培养基能有效地分离沙门菌。常用的肠道选择鉴别培养基如麦康凯琼脂、伊红-亚甲蓝、SS、胆硫乳琼脂(DHL)培养基及沙门菌强选择鉴别培养基如亚硫酸铋琼脂培养基,分离培养沙门菌属细菌效果均较好。

(四)形态学检查

1. 菌落形态　在血琼脂平板上形成湿润灰白色菌落,有时可出现粗糙型菌落。在 SS 培养基上形成乳糖不发酵、小至中等、透明或半透明菌落,与志贺菌菌落相似,有些产 H_2S 菌株在 SS 琼脂平板上形成中心黑色的菌落(图 5-1)。

2. 菌体形态　革兰阴性直杆菌,较细长,多具有周鞭毛,无芽孢,无荚膜。

(五)鉴别诊断试验

1. 生化鉴定　挑选疑为沙门菌的可疑菌落(伊红-亚甲蓝琼脂平板上呈无色或不透明琥珀色的菌落,麦康凯琼脂平板上较小、无色透明的菌落,SS 琼脂平板上呈不透明或透明、无色或中央为黑色的菌落),进行生化鉴定,沙门菌典型的生化反应模式为乳糖阴性、三糖铁琼脂中为产碱/产酸或产碱/产酸产气、H_2S 试验阳性、枸橼酸盐利用试验阳或阴性、尿素分解试验阴性、吲哚试验阴性、动力试验阳性、V-P试验阴性、鸟氨酸脱羧酶试验阳性。凡临床分离菌乳糖发酵试验阳性、吲哚试验阳性或尿素分解试验阳性者均不考虑为沙门菌。伤寒、副伤寒 A 和非伤寒沙门菌的生化反应见表 5-4。初步反应疑为沙门菌的菌株须经全面生化反应证实和血清学分型后才能做出最终鉴定。

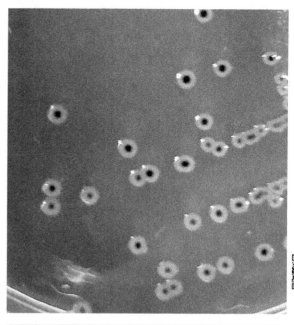

图 5-1
彩图

图 5-1　乙型副伤寒沙门菌在 SS 琼脂平板上的菌落形态

表 5-4　伤寒、副伤寒 A 和非伤寒沙门菌的生化反应

试　　验	非伤寒沙门菌	伤寒杆菌	副伤寒杆菌 A
三糖铁试验	K/AG	K/A	K/AG
H_2S 试验(TSIA)	+	+^w	-/+^w
吲哚试验	-	-	-
枸橼酸盐利用试验	+	-	-
尿素分解试验	-	-	-
赖氨酸脱羧酶试验	+	+	-
精氨酸双水解酶试验	+	d	(+)
鸟氨酸脱羧酶试验	+	-	+
动力试验	+	+	+
黏液酸盐试验	+	-	-
丙二酸盐试验	-	-	-
酒石酸盐试验	+	+	-
氰化钾(KCN)生长试验	-	-	-
糖类发酵试验			
葡萄糖发酵试验	AG	A	AG
乳糖发酵试验	-	-	-
水杨苷发酵管试验	-	-	-
卫矛醇发酵试验	AG	-	AG^{2d}
山梨醇发酵试验	AG	A	AG
β-半乳糖苷酶试验	-	-	-

注:K,产碱;A,产酸;AG,产酸产气;+,90%以上菌株阳性;-,90%以上菌株阴性;(+),76%~89%阳性;d,26%~75%阳性;+^w,弱阳性。
2 d 两日后出现。

2. 血清学鉴定

(1)抗原成分:该菌属的抗原结构主要有 3 种,即 O 抗原、H 抗原及表面抗原(Vi 抗原等)。O 抗原和 H 抗原是血清分群和分型鉴定的重要依据。少数细菌有表面抗原,功能与大肠埃希菌 K 抗原相似,一般认为其与毒力有关,故又称 Vi 抗原。常见沙门菌可分为 A~F 群,抗原分组见表 5-5。

表 5-5　常见沙门菌的血清型分组

组　别	菌　名	O 抗原	H 抗原	
			第一相	第二相
A	甲型副伤寒	1,2,12	a	-
B	乙型副伤寒	1,4,5,12	b	1,2
	德而比	1,4,12	f,g	-
	海德堡	4,5,12	r	1,2
	鼠伤寒	1,4,5,12	i	1,2
	斯坦利	4,5,12		
C1	猪霍乱	6,7	c	1,5
	丙型副伤寒沙门菌	6,7,Vi 抗原	c	1,5
	孔成道夫	6,7	-	1,5
	汤卜逊	6,7	k	1,5
	波茨坦	6,7	1,v	e,n,z15
C2	纽波特	6,8	e,h	1,2
	病牛	6,8	r	1,5
D	伤寒	9,12(Vi 抗原)	d	-
	仙台	1,9,12	a	1,5
	肠炎	1,9,12	g,m	-
	都柏林	1,9,12	g,p	-
	鸡	1,9,12	-	-
E1	鸭	3,10	e,h	1,6
	火鸡	3,10	e,h	1
E2	纽因顿	3,15	e,h	1,6
E3	山夫登堡	1,3,19	g,s,t	-
F	阿伯丁	11	i	1,2

1) O 抗原:是沙门菌分群的依据,每个沙门菌的血清型可含一种或数种 O 抗原。将具有共同抗原成分的血清型归为一个群,每个群以 O 加上阿拉伯数字及括号中大写的 26 个英文字母(A~Z)顺序编排,如 O_2 群(A)、O_4 群(B)、O_{50} 群(Z)等,Z 以后无英文字母标记,直接以 O 加数字表示,如 A~Z 群、O_{51}~O_{63} 群、O_{65}~O_{67} 群。临床上引起人类感染的沙门菌 95%以上属于 A~F 6 个血清群。O 抗原是分群的依据,刺激机体产生的抗体以 IgM 为主,与相应的抗血清反应时呈颗粒状凝集。

2) H 抗原:有两个相,第一相特异性较高称特异相,用小写英文字母 a~z 表示,z 以后用 z 加阿拉伯数字表示,如 z1~z65。第二相抗原为沙门菌所共有,称非特异相,直接用 1、2、3 等表示。同时有第一相和第二相抗原的细菌称双相菌,仅有一相者称单相菌。H 抗原是分型的依据,其刺激机体产生的抗体以 IgG 为主,与相应的抗血清呈絮状凝集。

3) 表面抗原:沙门菌属表面抗原有 Vi 抗原、M 抗原和 5 抗原 3 种,均为不稳定抗原。其中,最有意义的是 Vi 抗原。Vi 抗原常存在于伤寒沙门菌、丙型副伤寒沙门菌及部分都柏林沙门菌中。Vi 抗原存在时可阻止 O 抗原与相应抗体发生凝集,故在沙门菌血清学鉴定时应注意此点。带 Vi 抗原的沙门菌亦可用 Vi 噬菌体进行分型,这有助于流行病学调查和追踪传染源。

(2) 血清学鉴定方法:采用沙门菌 O 抗原多价血清和 O、H、Vi 抗原因子血清与待检菌进行玻片凝集试验。95%以上的沙门菌临床分离株都属 A~F 群,故先用 A~F 多价 O 抗原血清可初步鉴定菌株为沙门菌 A~F 群;然后用单价 O 因子血清将目的菌鉴定到群(A、B、C、D、E、F);再用 H 因子血清定型。若细菌生化反应符合沙门菌,而 A~F 多价不产生凝集现象,应首先考虑是否有表面抗原(Vi 抗原)存在,应加热或传代去除 Vi 抗原后再进行 A~F 多价 O 抗原血清凝集试验,若此时凝集,应进一步用 O 及 H 因子血清进一步分群和分型;若去除 Vi 抗原后仍不凝集,此时应考虑是否为 A~F 以外菌群,应送专业实验室进行鉴定。综合 O、H 及 Vi 因子血清的检查结果,按表 5－5 判断沙门菌的血清型进行鉴定。

(六) 抗体检测(肥达反应)

用已知伤寒、副伤寒沙门菌的 O、H 抗原检测受检血清中有无相应的抗体的半定量凝集试验,称为肥达反应(Widal test)。肥达反应能辅助诊断伤寒和副伤寒。

第四节　志贺菌属

一、分类

志贺菌属(*Shigella*)分为 4 个血清群(种):A 群为痢疾志贺菌(*S. dysenteriae*),B 群为福氏志贺菌(*S. flexneri*),C 群为鲍氏志贺菌(*S. boydii*),D 群为宋氏志贺菌(*S. sonnei*)。

二、临床意义

志贺菌属与沙门菌属一样,是主要的肠道病原菌之一,由志贺菌引起的腹泻称为细菌性痢疾,简称菌痢。其中,以痢疾志贺菌引起的菌痢最严重,死亡率可高达 20%,而其他志贺菌引起的感染则相对较轻,具有自限性;我国以福氏志贺菌和宋氏志贺菌引起的菌痢最为多见。其主要致病物质有侵袭力、内毒素和外毒素。

菌痢根据所致疾病的程度和病程不同,临床分为急性菌痢、慢性菌痢、中毒性菌痢和携带者 4 种类型。典型的菌痢表现为腹痛、腹泻、发热、黏液脓血便、里急后重等。志贺菌很少穿过黏膜层进入血流,在血液中极少发现该菌。

三、微生物学检验

(一) 标本直接检查

1. 抗原检测　乳胶凝集试验和免疫荧光法等可快速检测志贺菌抗原。

2. 核酸检测　针对侵袭相关区段中设计出一对 ipaH 引物,可用于检测志贺菌及 EIEC 之间的同源序列,但两者之间的鉴别较为困难。近年来已开发出用 DNA 探针区分志贺菌和 EIEC 的技术。

(二) 形态学检查

1. 菌落形态　兼性厌氧,营养要求不高,在肠道选择鉴别培养基上形成不发酵乳糖、中等大小、无色半透明的菌落,宋氏志贺菌常形成粗糙型菌落。

2. 菌体形态　革兰阴性短小杆菌,无芽孢,无荚膜,无鞭毛,有菌毛。

(三) 鉴别诊断试验

1. 生化鉴定　取可疑不发酵乳糖菌落[伊红-亚甲蓝琼脂平板上呈无色或不透明琥珀色的菌落;麦康凯琼脂平板上呈无色不透明的菌落;SS 琼脂平板上呈不透明或透明的菌落;木糖赖氨酸脱氧胆酸盐琼脂(xylose lysine desoxycholate agar,XLD 琼脂)平板上呈红色的菌落],进行生化反应鉴定。志贺菌的基本生化反应特征:三糖铁琼脂中产酸/产气,枸橼酸盐利用试验阴性,尿素分解试验阴性,动力试验阴性,V－P 试验阴性,符合以上模式者可进行血清学鉴定。

2. 血清学鉴定

(1) 抗原成分:志贺菌属菌种有 O 抗原,部分菌种有 K 抗原,无 H 抗原。O 抗原是分类的依据,根据生化反应和 O 抗原的不同,将志贺菌属分为 4 个血清群(A、B、C、D)和 40 余个血清型。K 抗原在分类学上无意义。志贺菌属各菌群(型)的抗原结构见表 5－6。

(2) 血清学鉴定方法:凡生化反应符合志贺菌属者均需要做血清学鉴定,可先用志贺菌属 4 种多价血清做玻片凝集试验,凝集者进一步做定型鉴定。即将 A 群(痢疾志贺菌 1 型和 2 型血清)、B 群(福氏志贺菌 1~6 型)、C 群(鲍氏志贺菌 1~6 型)及 D 群宋氏志贺菌血清鉴定到种(型),我国以 B 群多见。

表 5 - 6　志贺菌属各菌群(型)的抗原结构

群/种	型别	O抗原	K抗原	群/种	型别	O抗原	K抗原
A群 (痢疾志贺菌)	1	I	A1		x	-：7	
	2	II	A2		y	-：3,4	
	3	III	A3	C群 (鲍氏志贺菌)	1	I	C1
	4	IV	A4		2	II	C2
	5	V	A5		3	III	C3
	6	VI	A6		4	IV	C4
	7	VII	A7		5	V	C5
	8	VIII	A8		6	VI	C6
	9	IX	A9		7	VII	C7
	10	X	A10		8	VIII	C8
B群 (福氏志贺菌)	1a	I：4			9	IX	C9
	1b	I：4,6			10	X	C10
	2a	II：3,4	B2a		11	XI	C11
	2b	II：7			12	XII	C12
	3a	III：6,7			13	XIII	C13
	3b	III：4,6,7			14	XIV	C14
	3c	III：6			15	XV	C15
	4a	IV：3,4		D群 (宋氏志贺菌)	I相		
	4b	IV：3,4,6			II相		
	5	V：7					
	6	VI：(2),4 B6					

第五节　克雷伯菌属

一、分类

克雷伯菌属(*Klebsiella*)主要包括肺炎克雷伯菌(*K. peumoniae*)和产酸克雷伯菌(*K. oxytoca*),肺炎克雷伯菌又分肺炎亚种(*K. peumoniae subsp. peumoniae*)、臭鼻亚种(*K. peumoniae subsp. ozaenae*)、鼻硬结亚种(*K. peumoniae subsp. rhinoscleromatis*)3个亚种。

二、临床意义

克雷伯菌属的细菌多感染免疫力低下的人群,是医院感染常见细菌,临床分离率仅次于大肠埃希菌,是重要的医院感染条件致病菌之一。临床分离到的克雷伯菌属中,肺炎克雷伯菌占80%以上,其可引起典型的原发性肺炎,还能引起各种肺外感染,包括脑膜炎(婴儿)、腹膜炎、尿路感染(儿童和成人)及菌血症等。该菌可产生ESBL,产酶株对青霉素、头孢菌素及单酰胺类抗生素均可产生耐药。

三、微生物学检验

(一) 形态学检查

1. 菌落形态　　兼性厌氧,营养要求不高,在初次分离培养基上可形成较大、凸起灰白色黏液型的菌落。在麦康凯琼脂平板上可形成厚实、光亮、易融合的粉红色菌落,用接种针蘸取时呈丝状粘连。

2. 菌体形态　　革兰阴性杆菌,单个、成双或短链状排列,无鞭毛,无芽孢;患者标本或营养丰富培养基上的培养物直接涂片可见菌体外有明显的荚膜。

（二）鉴别诊断试验

1. 生化鉴定　　挑选可疑乳糖发酵菌落（麦康凯琼脂平板上呈粉红色黏稠的菌落;SS 琼脂平板上呈红色或粉红色或具有粉红色中心的无色菌落）进一步鉴定。生化反应特征：氧化酶试验阴性，葡萄糖发酵试验产酸产气，动力试验阴性，吲哚试验阴性（产酸克雷伯菌和解鸟氨酸克雷伯菌阳性），尿素分解试验阳性。

2. 血清学鉴定　　该菌属与类似菌属的鉴别可用特异性抗血清进行荚膜肿胀试验加以确认。将待检菌接种于华-弗（Worfel - Ferguson）培养基（有利于荚膜的产生），经 35℃、18～24 h 培养后，取 1 滴培养物加于载玻片上，加墨汁（或亚甲蓝液）1 滴，再加抗血清 1 接种环，混合后加盖玻片，置显微镜油镜下观察，菌体周围出现较大的空白圈者判为阳性。另取 1 滴同时做不加抗血清的空白对照以进行对比。

第六节　耶尔森菌属

一、分类

耶尔森菌属（*Yersinia*）细菌包括 11 个菌种：鼠疫耶尔森菌（*Y. pestis*）、小肠结肠炎耶尔森菌（*Y. enterocolitica*）、假结核耶尔森菌（*Y. pseudotuberculosis*）、弗氏耶尔森菌（*Y. frederiksenii*）、中间耶尔森菌（*Y. intermedia*）、克氏耶尔森菌（*Y. kristensenii*）、奥氏耶尔森菌（*Y. aldouae*）、伯氏耶尔森菌（*Y. bercovieri*）、莫氏耶尔森菌（*Y. mollaretti*）、罗氏耶尔森菌（*Y. rohdei*）和鲁氏耶尔森菌（*Y. ruckeri*）。鼠疫耶尔森菌、小肠结肠炎耶尔森菌和假结核耶尔森菌是人类重要病原菌，临床上以小肠结肠炎耶尔森菌最为常见。

二、小肠结肠炎耶尔森菌

（一）临床意义

小肠结肠炎耶尔森菌是肠杆菌科中的肠道致病菌之一，为人畜共患病原菌。该菌天然寄居在多种动物体内，如猪、鼠、家畜和兔等。人通过污染食物（牛奶、猪肉等）和水，经粪-口途径或因接触染疫动物而感染该菌。该菌主要致病物质为侵袭力和毒素，临床以小肠结肠炎多见，可引起菌血症、结节性红斑、反应性关节炎等。

（二）微生物学检验

1. 形态学检查

（1）菌落形态：兼性厌氧，营养要求不高，耐低温，在 4～40℃均能生长，最适生长温度为 20～28℃。某些菌株在血琼脂平板上可出现溶血环，在肠道选择鉴别培养基（如麦康凯琼脂）和 NYE（新耶尔森菌选择琼脂）上形成不发酵乳糖、无色、半透明、扁平较小的菌落。

（2）菌体形态：革兰阴性球杆菌，偶有两极浓染，无芽孢，无荚膜，35℃时无动力，25℃有动力。

2. 鉴别诊断试验　　其在三糖铁琼脂上呈产酸反应，克氏双糖铁：产碱/产酸，产气阴性，H_2S 试验阴性，尿素分解试验阳性，动力试验 25℃阳性、37℃阴性，枸橼酸盐利用试验阴性，苯丙氨酸脱氨酶试验阴性，氧化酶试验阴性，吲哚试验阴性/阳性，鸟氨酸脱羧酶试验阳性（表 5-7）。根据 O 抗原可分为 50 种以上血清型，但只有几种血清型与致病性有关。致病型别有地区差异，我国主要为 O9、O8、O5、O3 等。最终鉴定依靠全面生化反应和血清分型。

表 5-7　耶尔森菌属种间鉴别表

生化反应	鼠疫耶尔森菌	假结核耶尔森菌	小肠结肠炎耶尔森菌	弗氏耶尔森菌	中间耶尔森菌	克氏耶尔森菌	奥氏耶尔森菌	伯氏耶尔森菌	莫氏耶尔森菌	罗氏耶尔森菌
吲哚试验	-	-	d	+	+	d	-	-	-	-
鸟氨酸脱羧酶试验	-	-	+	+	+	+	+	+	+	+
25℃动力试验	-	+	+	+	+	+	+	+	+	ND
糖类发酵试验										

续 表

生化反应	鼠疫耶尔森菌	假结核耶尔森菌	小肠结肠耶尔森菌	弗氏耶尔森菌	中间耶尔森菌	克氏耶尔森菌	奥氏耶尔森菌	伯氏耶尔森菌	莫氏耶尔森菌	罗氏耶尔森菌
蔗糖发酵试验	−	−	+	+	+	−	−	+	+	+
鼠李糖发酵试验	−	+	−	−	+	+	+	−	−	−
纤维二糖发酵试验	−	−	+	+	+	+	−	+	+	+
山梨醇发酵试验	−	−	+	+	+	+	+	+	+	+
蜜二糖发酵试验	(−)	+	−	−	+	+	−	−	−	d

注:+,90%以上菌株阳性;−,90%以上菌株阴性;d,26%~75%菌株阳性;(−),76%~89%菌株阴性;ND,无数据资料。

三、鼠疫耶尔森菌

(一)临床意义

鼠疫耶尔森菌是甲类传染病鼠疫的病原菌。鼠疫是自然疫源性疾病。严重危害人类健康,曾在世界上造成3次大流行,大批患者感染后死亡。

该菌主要致病物质是内毒素和外毒素。内毒素可引起发热、白细胞升高、中毒性休克等病理变化。外毒素(鼠毒素)主要作用于心血管及淋巴内皮细胞,引起炎症、坏死、出血,导致血液浓缩和致死性休克,还可引起肝、肾、心肌纤维的实质性损坏。此外,鼠疫耶尔森菌的封套抗原(FI)、毒力抗原(VW)、色素形成能力(Pgm)、鼠疫耶尔森菌素(PI)、凝固酶(C)、纤维蛋白因子(F)、嘌呤依赖性(Pu)、鼠毒素(T)等均与鼠疫耶尔森菌的毒力有关,称为毒力决定因子。

人对该菌的易感性没有年龄和性别的差异,取决于被感染的方式。人主要通过带菌鼠蚤的叮咬或与染疫动物(或人)接触感染。细菌侵入机体后出现全身中毒症状并在心血管、淋巴系统和实质器官表现出特有的出血性炎症。有3种常见的临床类型:腺鼠疫、败血型鼠疫及肺鼠疫。

(二)微生物学检验

1. 形态学检查

(1)菌落形态:兼性厌氧,最适生长温度为27~30℃,最适pH为6.9~7.2。该菌在普通培养基上可生长,但生长缓慢。其在血琼脂上生长良好,可形成柔软、黏稠的粗糙型菌落;在血琼脂和许多肠道培养基上生长良好,经过24 h孵育后仅形成针尖大的菌落,比其他肠杆菌科细菌的菌落小得多,经48 h孵育后可形成直径1~1.5 mm灰白色较黏稠的粗糙型菌落;在麦康凯琼脂上形成无色透明小菌落;在肉汤培养基中开始为混浊生长,24 h后表现为沉淀生长,48 h后逐渐形成菌膜,稍加摇动后菌膜呈钟乳石状下垂。

(2)菌体形态:革兰阴性直杆状或球杆状,两端钝圆,两极浓染,有荚膜,无芽孢,无鞭毛。在新鲜的内脏压印标本中形态典型,可见到吞噬细胞内外均有该菌。在陈旧性病灶及腐败材料中可见多形性的鼠疫耶尔森菌。

2. 鉴别诊断试验 根据初次分离时典型的形态、菌落特点和生化反应特征(表5-7),再结合临床和流行病学资料综合进行分析。一旦疑为该菌,应立即向疾病预防控制中心(Center for Disease Control and Prevention, CDC)报告,并将菌种送专业实验室做进一步的鉴定。鼠疫的确诊主要依赖病原学诊断,须经全面生化反应、噬菌体裂解试验和动物实验才能做出最终鉴定。诊断确立后除对患者进行隔离治疗外,对疫区及有关人员须采取有效的预防隔离措施,防止疫情扩散。

第七节 变形杆菌属、普鲁威登菌属、摩根菌属

这是一群苯丙氨酸脱氨酶阳性的细菌,属肠道的正常菌群,在环境中广泛存在,是引起医源性感染的重要条件致病菌。共同的生化反应特征为不发酵乳糖、葡萄糖酸盐阴性、苯丙氨酸脱氨酶阳性。

一、变形杆菌属

变形杆菌属（*Proteus*）是一群动力活泼，H_2S、苯丙氨酸脱氨酶和脲酶均阳性的细菌。该菌属广泛存在自然界和动物、人体肠道中，能引起食物中毒和尿路感染等。

（一）分类

变形杆菌属包括普通变形杆菌（*P. vulgaris*）、奇异变形杆菌（*P. mirabilis*）、产黏变形杆菌（*P. myxofaciens*）和潘氏变形杆菌（*P. penneri*）等。

（二）临床意义

变形杆菌属细菌能产生脲酶，具有分解尿素的性能，感染后的尿液和分泌物一般呈碱性，有氨臭味，是尿路感染的主要病原菌之一（仅次于大肠埃希菌），其与尿路结石的形成（尿液碱化）有一定的关系。变形杆菌属细菌引起的新生儿脐带感染可导致高度致死性菌血症和脑膜炎。奇异变形杆菌亦是婴儿肠炎的病原菌之一。潘氏变形杆菌偶可从临床标本中分离得到，可引起医院感染。

（三）微生物学检验

1. 形态学检查

（1）菌落形态：兼性厌氧，营养要求不高，普通变形杆菌和奇异变形杆菌的大多数菌株在普通琼脂平板上可蔓延成波纹状薄膜布满整个培养基表面，此称为迁徙现象，是该菌属细菌重要的鉴定特征。此现象可被苯酚或胆盐等抑制。该菌属细菌在肠道选择鉴别培养基上无迁徙生长现象，可形成圆形、扁平、无色半透明、不发酵乳糖的菌落，产生 H_2S 的菌种在 SS 培养基上菌落中心呈黑色，与沙门菌属十分相似。

（2）菌体形态：革兰阴性杆菌，有明显的多形性，呈球形或丝状；周身鞭毛，运动活泼，无芽孢，无荚膜。

2. 鉴别诊断试验　　根据氧化酶试验阴性，尿素分解试验阳性，苯丙氨酸脱氨酶试验阳性，克氏双糖铁：产碱/产酸，产气，产生 H_2S 可初步鉴定为变形杆菌属。变形杆菌属种间鉴别见表 5-8。

表 5-8　变形杆菌属种间鉴别

生 化 反 应	奇异变形杆菌	产黏变形杆菌	潘氏变形杆菌	普通变形杆菌	蒙氏变形杆菌
吲哚试验	-	-	-	+	+
鸟氨酸脱羧酶试验	+	-	-	-	-
七叶苷水解试验	-	-	-	+	+
麦芽糖发酵试验	-	-	+	+	+
木糖发酵试验	+	-	+	+	+
水杨苷发酵管试验	-	-	-	+	-
氯霉素敏感试验	S	S	R	v	S

注：S，敏感>14 mm；R，耐药；+，90%以上菌株阳性；v，10%~90%菌株阳性；-，90%以上菌株阴性。

3. 抗体检测　　抗原种类多样，其中以 O 抗原最为重要，O 抗原在临床微生物检验中有重要意义。该菌属细菌应根据 O 抗原分群，再以 H 抗原分型，该菌属细菌现至少有 100 个血清型。某些特殊菌株如 X_{19}、X_2、X_K 的菌体 O 抗原，可与立克次体部分抗原发生交叉反应，故可用这些变形杆菌代替立克次体与患者血清做凝集反应，以辅助立克次体病的诊断，此称为外-斐反应（Weil-Felix reaction）。

二、普鲁威登菌属

普鲁威登菌属（*Providencia*）包括产碱普鲁威登菌（*P. alcalifaciens*）、鲁氏普鲁威登菌（*P. rustigianii*）、斯氏普鲁威登菌（*P. stuartii*）、雷氏普鲁威登菌（*P. rettgeri*）和亨氏普鲁威登菌（*P. heimbochae*）等。

（一）临床意义

该菌属细菌与变形杆菌属细菌一样，有碱化尿液的作用，可促使尿中结晶形成，与泌尿系统结石的形成有关。雷氏普鲁威登菌和斯氏普鲁威登菌可致尿路感染和其他的肠道外感染，并可引起医院感染的暴发流行。产碱普鲁威登菌可从粪便中分离，而鲁氏普鲁威登菌和亨氏普鲁威登菌则较少从人类标本中分离得到。

（二）微生物学检验

该菌属细菌形态染色、培养与生化反应特征与变形杆菌属相似,但脲酶阴性(雷氏普鲁威登菌除外),在血琼脂平板上不出现迁徙现象,伊红-亚甲蓝琼脂及麦康凯琼脂上为无色透明的菌落。普鲁威登菌的基本生化反应特征:三糖铁中产碱/产酸或产碱/产酸产气,枸橼酸盐利用试验阳性,尿素分解试验阴性(雷氏、普氏普鲁威登菌阳性),吲哚试验和动力试验多数为阳性,鸟氨酸脱羧酶试验和 V-P 试验阴性。其与变形菌属的鉴别点是其 H_2S 试验阴性;与摩根菌属的鉴别点是其鸟氨酸脱羧酶试验阴性。普鲁威登菌属的种间鉴别见表 5-9。

表 5-9 普鲁威登菌属的种间鉴别

生 化 反 应	亨氏 普鲁威登菌	鲁氏 普鲁威登菌	雷氏 普鲁威登菌	产碱 普鲁威登菌	斯氏 普鲁威登菌
吲哚试验	-	+	+	+	+
枸橼酸盐利用试验	-	v	+	+	+
尿素分解试验	-	-	+	-	v
动力试验(36℃)	v	v	+	+	+
KCN 生长试验	-	+	+	+	+
葡萄糖产气试验	-	v	-	v	-
侧金盏花醇发酵试验	+	-	+	+	-
D-阿糖醇发酵试验	+	-	+	+	-
半乳糖发酵试验	+	+	+	-	+
肌醇发酵试验	v	-	+	+	-
甘露醇发酵试验	-	-	+	-	-
鼠李糖发酵试验	+	-	v	-	-
蕈糖发酵试验	-	-	-	-	+

注:+,90%以上菌株阳性;v,10%~90%菌株阳性;-,90%以上菌株阴性。

三、摩根菌属

摩根菌属(*Morganella*)只有摩根摩根菌(*M. morganii*)一个种,又分为两个亚种,分别是摩根摩根菌摩根亚种(*M. morganii subsp. morganii*)和摩根摩根菌西伯尼亚种(*M. morganii subsp. sibonii*)。该菌属细菌的形态染色和生化反应特征与变形杆菌属细菌相似,但无迁徙现象,以枸橼酸盐阴性、H_2S 阴性和鸟氨酸脱羧酶阳性为其特征。

（一）临床意义

摩根菌属细菌与呼吸道、泌尿系统、伤口感染及败血症有关,为医院感染重要病原菌之一。

（二）微生物学检验

摩根摩根菌为革兰阴性杆菌。该菌属细菌在伊红-亚甲蓝琼脂平板及麦康凯琼脂平板上因不发酵乳糖为无色半透明菌落;在血琼脂平板上为扁平灰白色菌落。摩根菌的基本生化反应特征是具有肠杆菌科细菌共性,三糖铁中产碱/产酸,吲哚试验阳性,甲基红试验阳性,V-P 试验阴性,枸橼酸盐利用试验阴性,尿素分解试验、动力试验、鸟氨酸脱羧酶试验均阳性。其与变形杆菌的鉴别为无迁徙现象且 H_2S 阴性;与普鲁威登菌属区别为枸橼酸盐利用试验阴性,鸟氨酸脱羧酶试验阳性。

第八节　肠杆菌科中的其他菌属

一、枸橼酸杆菌属

（一）分类

枸橼酸杆菌属(*Citrobacter*)包括弗劳地枸橼酸杆菌(*C. freundii*)、科泽枸橼酸杆菌(*C. koseri*)、无丙二酸盐枸橼酸杆菌(*C. amalonaticus*)、布拉克枸橼酸杆菌(*C. braakii*)、雷登枸橼酸杆菌(*C. rodentium*)、塞德拉克枸橼酸杆菌(*C. sedlakii*)、沃克曼枸橼酸杆菌(*C. werkmanii*)、杨氏枸橼酸杆菌(*C. youngae*)、吉伦枸橼酸杆菌(*C. gillenii*)、穆利枸橼酸杆菌(*C. murliniae*)和法默枸橼酸杆菌(*C. farmeri*)等。

（二）临床意义

该菌属细菌广泛存在于自然界，是人和动物肠道的正常菌群，也是条件致病菌，能引起腹泻和肠道外感染如败血症、脑膜炎和脑脓肿等。

（三）微生物学检验

1. 形态学检查

（1）菌落形态：兼性厌氧，营养要求不高，在血琼脂平板上可形成灰白色、湿润、隆起、边缘整齐的不溶血菌落。

（2）菌体形态：为革兰阴性杆菌，有周身鞭毛，无芽孢，无荚膜。

2. 鉴别诊断试验　枸橼酸杆菌的基本生化反应特征：三糖铁琼脂中产酸/产酸产气或产碱/产酸、产气，可产生 H_2S，枸橼酸盐利用试验阳性，尿素分解试验阴性/阳性，吲哚试验阳性/阴性，动力试验阳性，V-P 试验阴性，鸟氨酸脱羧酶试验阳性/阴性，精氨酸双水解酶试验阳性，赖氨酸脱羧酶试验阴性。其与沙门菌属及爱德华菌属的主要鉴别点是赖氨酸脱羧酶试验阴性，其他鉴别要点见表5-10。枸橼酸杆菌属的种间鉴别见表5-11。

表5-10　枸橼酸杆菌属与类似菌属的鉴别

生化反应	枸橼酸杆菌属	沙门菌属		爱德华菌属
		亚属1	亚属3	
β-半乳糖苷酶试验	-	-	+	-
赖氨酸脱羧酶试验	-	+	+	+
吲哚试验	-/+	-	-	+
丙二酸盐利用试验	-/+	-	+	-
甘露醇发酵试验	+	+	+	-
枸橼酸盐利用试验	+	+	+	-
明胶液化试验	-	-	+	+

注：+，90%以上菌株阳性；-，90%以上菌株阴性；-/+，76%~89%阴性。

表5-11　枸橼酸杆菌属的种间鉴别

菌　种	吲哚试验	鸟氨酸脱羧酶试验	丙二酸盐利用试验	糖类发酵试验			
				蔗糖发酵试验	卫矛醇发酵试验	蜜二糖发酵试验	侧金盏发酵试验
无丙二酸盐枸橼酸杆菌	+	+	-	-	-	-	-
布拉克枸橼酸杆菌	v	+	-	-	v	v	-
法默枸橼酸杆菌	+	+	-	+	-	+	-
弗劳地枸橼酸杆菌	v	-	-	+	-	+	-
科泽枸橼酸杆菌	+	+	+	v	v	-	+
雷登枸橼酸杆菌	-	+	+	-	-	-	-
塞德拉克枸橼酸杆菌	v	+	+	+	v	+	-
沃克曼枸橼酸杆菌	-	+	+	-	-	-	-
杨氏枸橼酸杆菌	v	-	-	v	+	-	-
吉伦枸橼酸杆菌	-	+	-	-	v	-	-
穆利枸橼酸杆菌	+	+	-	-	v	v	-

注：+，90%以上菌株阳性；-，90%以上菌株阴性；v，10%~90%菌株阳性。

二、肠杆菌属

（一）分类

肠杆菌属（*Enterobcter*）包括产气肠杆菌（*E. aerogenes*）、阴沟肠杆菌（*E. cloacac*）、日勾维肠杆菌（*E. gergoviac*）、坂崎肠杆菌（*E. sakazakii*）、泰洛肠杆菌（*E. taylorac*）、河生肠杆菌（*E. aminigenus*）、中间肠杆菌（*E. intermedius*）、阿氏肠杆菌（*E. asburiac*）、生癌肠杆菌（*E. cancerogenus*）、溶解肠杆菌（*E. dissolvens*）和超压肠杆菌（*E. nimipressualis*）、霍氏肠杆菌（*E. hormaechei*）、神户肠杆菌（*E. kobei*）、梨树肠杆菌（*E. pyrinus*）和克沃尼肠杆菌（*E. cowanii*）。

（二）临床意义

该菌属细菌广泛存在于污水、土壤和蔬菜中，是肠道正常菌群的成员，能引起多种条件致病性感染。在临床标本中最常出现的是阴沟肠杆菌和产气肠杆菌，一般引起肠道外感染，如尿道感染、呼吸道和伤口感染，亦可引起菌血症和脑膜炎。坂崎肠杆菌能引起新生儿脑膜炎和菌血症，死亡率高达75%，应引起临床密切注意。日勾维肠杆菌能引起尿路感染，亦可从呼吸道和血液中分离到该菌。泰洛肠杆菌可从血液和脑脊液中分离得到，阿氏肠杆菌可从血液、尿液、粪便、伤口和呼吸道中分离得到。河生肠杆菌是水中的细菌，亦可从人类标本中分离到，但尚无该菌引起感染的证据。

（三）微生物学检验

1. 形态学检查

（1）菌落形态：兼性厌氧，营养要求不高，在普通培养基上能够生长，形成大而湿润的黏液状菌落，在血琼脂上不溶血，在肠道选择鉴别培养基上形成乳糖发酵的菌落。

（2）菌体形态：革兰阴性粗短杆菌，有周身鞭毛，无芽孢。

2. 鉴别诊断试验　伊红-亚甲蓝琼脂平板及麦康凯琼脂平板上可形成稍大而黏稠的菌落。肠杆菌属种间鉴别见表5-12。肠杆菌属的基本生化反应特征：三糖铁产酸/产酸产气或产酸/产酸，枸橼酸盐利用试验阳性，尿素分解试验和吲哚试验阳性/阴性，动力试验阳性，V-P试验阳性/阴性，鸟氨酸脱羧酶试验多数为阳性。

表5-12　肠杆菌属种间鉴别

菌　种	赖氨酸脱羧酶试验	精氨酸双水解酶试验	鸟氨酸脱羧酶试验	V-P试验	蔗糖发酵试验	核糖醇发酵试验	三梨醇发酵试验	鼠李糖发酵试验	α-甲基-D-葡萄糖苷发酵试验	七叶苷发酵试验	蜜二糖发酵试验	黄色素
人类菌种												
产气肠杆菌	+	-	+	+	+	+	+	+	+	+	+	-
成团肠杆菌	-	-	-	v	v	-	v	v	-	v	v	v
河生肠杆菌1群	-	-	v	+	+	-	-	v	+	+	+	-
阿氏肠杆菌	-	v	-	-	+	-	+	-	+	+	-	-
生癌肠杆菌	-	+	+	+	-	-	+	+	-	+	-	-
阴沟肠杆菌	-	+	+	+	+	v	+	+	v	+	+	-
日勾维肠杆菌	+	-	+	+	+	+	-	+	-	+	+	-
霍氏肠杆菌	-	v	+	+	+	-	+	+	-	v	-	-
中间肠杆菌	-	-	v	+	+	-	+	+	+	+	+	-
神户肠杆菌	-	+	+	-	+	-	+	+	-	v	+	-
坂崎肠杆菌	-	+	+	+	+	-	-	+	+	+	+	+
环境菌种												
河生肠杆菌2群	-	v	+	+	-	-	+	+	+	+	+	-
溶解肠杆菌	-	+	+	+	-	-	+	+	+	+	+	-
超压肠杆菌	-	-	+	+	-	-	+	+	+	+	+	-
梨树肠杆菌[a]	ND	ND	ND	+	+	-	+	+	+	+	+	-

注：+，90%以上菌株阳性；v，10%~90%菌株阳性；-，90%以上菌株阴性。ND，无数据资料。

a 通过氰化钾和肌醇试验阳性与日勾维肠杆菌区别。

三、沙雷菌属

沙雷菌属(*Serratia*)是引起医院感染的一个重要条件致病菌之一,具有侵袭性并可对多种抗生素产生耐药性,可导致医院感染暴发流行。沙雷菌属包括黏质沙雷菌(*S. marcescens*)、液化沙雷菌(*S. lique faciens*)、深红沙雷菌(*S. rubidce*)、气味沙雷菌(*S. oderifera*)、普城沙雷菌(*S. plymuthica*)、无花果沙雷菌(*S. flcaria*)、嗜虫沙雷菌(*S. entomophila*)、居泉沙雷菌(*S. fontico1a*)等。临床标本中以黏质沙雷菌最为多见。

该菌属细菌为革兰阴性短小杆菌,有周身鞭毛,无芽孢。黏质沙雷菌是细菌中最小者,可用于检查除菌滤器的除菌效果。该菌属细菌兼性厌氧,营养要求不高,在普通营养琼脂上能够生长,形成不透明、白色或有色(红色、粉红色)的菌落,在室温中色素的产生更为明显。该菌属细菌的特征是3种水解酶即脂酶、明胶酶和DNA酶均阳性,有些菌种可产生灵菌红素。该菌属细菌的基本生化反应特征:三糖铁中产碱/产酸或产酸/产酸,枸橼酸盐利用试验阳性,尿素分解试验阳性/弱阳性,吲哚试验阴性,动力试验阳性,鸟氨酸脱羧酶试验阳性/阴性,丙二酸盐试验阴性(深红沙雷菌为阳性)。其对多黏菌素和头孢菌素固有的耐药性可作为辅助鉴别特征。沙雷菌属种间鉴别见表5-13。

表5-13　沙雷菌属种间鉴别

菌　种	赖氨酸脱羧酶试验	鸟氨酸脱羧酶试验	丙二酸盐试验	发　酵　试　验								红色素	气味
				阿拉伯糖发酵试验	鼠李糖发酵试验	木糖发酵试验	蔗糖发酵试验	侧金盏花醇发酵试验	山梨醇发酵试验	纤维二糖发酵试验	阿拉伯醇发酵试验		
嗜虫沙雷菌[a]	−	−	−	−	v	+					v		
无花果沙雷菌	−	−	−	+	v	+	+		+	+	+	−	v
居泉沙雷菌	+	+	v	+	v	v	v		+	+	+		
液化沙雷菌	+	+	−	+	−	v	+		+	+	+		
黏质沙雷菌	+	+	−	−	−	+	+		+	+	−	v	
黏质沙雷菌1	v	+	−	−	−	+	+		v	+	−	ND	
气味沙雷菌1	+	+	−	+	+	+	+		v	+	+		+
气味沙雷菌2	+	+	−	+	+	+	+		v	+	+		+
普城沙雷菌[b]	−	−	−	+	−	+	+		+	v	v		−
深红沙雷菌	v	−	+	+	−	+	+		+	−	+	v	−

注: +,90%以上菌株阳性;v,10%~90%菌株阳性;−,90%以上菌株阴性。ND,无数据资料。
a 37℃生长但生化特征在30℃最典型;b 37℃生长可能失败。

本章小结

肠杆菌科细菌是革兰阴性杆菌主要的成员,包括常引起人类肠道感染的埃希菌属、志贺菌属、沙门菌属、耶尔森菌属和引起医院感染的枸橼酸杆菌属、克雷伯菌属、肠杆菌属、泛菌属、沙雷菌属、变形杆菌属、普鲁威登菌属和摩根菌属等。

肠杆菌科细菌共同的生物学特性:革兰阴性杆状或球杆状、无芽孢、多数有鞭毛,能运动,有致病性的菌株多数有菌毛;需氧或兼性厌氧,营养要求不高,在普通培养基和麦康凯培养基上生长良好;主要生化特性:可发酵葡萄糖(产酸或产酸产气)、触酶阳性、氧化酶阴性、可将硝酸盐还原至亚硝酸盐。

肠杆菌科细菌的检验要点:直接涂片检查为革兰阴性杆菌;分离培养,需要借助选择鉴别培养基,乳糖发酵是区别致病菌还是条件致病菌的重要标志;鉴定需要依靠生化反应,必要时还要做血清学鉴定和毒素检测。

(王晓春　徐　驰)

第六章 弧菌属及气单胞菌属细菌检验

第一节 弧菌属

弧菌科（Vibrionaceae）包括弧菌属（*Vibrio*）、异单胞菌属（*Allomonas*）、肠弧菌属（*Enterovibrio*）和发光杆菌属（*Photobacterium*）等。原先隶属于弧菌科的气单胞菌属已隶属于气单胞菌科；邻单胞菌属已归入肠杆菌科。这些菌属中对人致病的主要是弧菌属。

弧菌属是一群直或稍弯曲的革兰阴性细菌，因弯曲成弧形而得名。该菌属细菌种类多，分布广泛，尤其是水中最为常见。菌体一端有单鞭毛，运动活泼，无芽孢，无荚膜。该菌属细菌兼性厌氧，无严格的营养要求，氧化酶阳性，可分解葡萄糖，产酸不产气。弧菌科细菌通常见于淡水或海水中，偶见于鱼或人体标本。

弧菌属有 36 个种，其中 12 个种与人类感染有关，以霍乱弧菌和副溶血性弧菌最为重要，分别引起霍乱和食物中毒。与人类感染有关的弧菌属细菌有霍乱弧菌（包括 O1 群霍乱弧菌、O139 群霍乱弧菌、非 O1 群霍乱弧菌）、副溶血性弧菌、创伤弧菌（*V. vulnificus*）、溶藻弧菌（*V. alginolyticus*）、拟态弧菌（*V. minicus*）、河弧菌（*V. fluvialis*）、少女弧菌（*V. damsela*）、麦氏弧菌（*V. metschnikovii*）、辛辛那提弧菌（*V. cincinnatiensis*）、弗尼斯弧菌（*V. furnissii*）、霍利斯弧菌（*V. hollisae*）和鲨鱼弧菌（*V. carchariae*）等 12 个种。其主要引起人类胃肠炎、肠道外感染、伤口感染和菌血症等。

该菌属细菌氧化酶均阳性（除麦氏弧菌外），能发酵葡萄糖，对弧菌抑制剂 O/129 敏感，钠离子能刺激其生长。有些菌种在无盐条件下不能生长，称为嗜盐菌（halophilic bacteria）。该菌属细菌营养要求不高，多数能在血琼脂平板或普通琼脂平板上生长，在血琼脂平板上可呈现 α-溶血、β-溶血或不溶血菌落。在肠道选择鉴别培养基上如含乳糖或肌醇的麦康凯琼脂平板，许多致病性弧菌可以生长，形成糖类不发酵的菌落。

该菌属细菌氧化酶阳性并发酵葡萄糖。根据前一个表型特征可将各种弧菌与肠杆菌科内成员区分，依据后者可与假单胞菌属和其他非发酵革兰阴性杆菌相区别。一旦发现某菌具有发酵葡萄糖且氧化酶阳性的特性，则必须鉴别其属于弧菌、气单胞菌抑或邻单胞菌。对人致病的弧菌、气单胞菌和邻单胞菌生化反应见表 6-1。

表 6-1 对人致病的弧菌、气单胞菌和邻单胞菌生化反应

生 化 反 应	霍乱弧菌	拟态弧菌	其他弧菌	气单胞菌	邻单胞菌
在营养肉汤或营养琼脂上生长试验					
0%NaCl	+	+	−	+	+
6%NaCl	+	+	+	−	−
对 O/129 的敏感性　10 μg	+[a]	+[a]	+/−	−	+/−
对 O/129 的敏感性　150 μg	+[a]	+[a]	+	−	+/−
对氨苄西林（10 μg）的敏感性	+/−	+/−	+[b]	−	−
葡萄糖产气试验	−	−	−[c]	+/−	−
黏丝试验	+	+	+[b]	−	−
糖发酵试验					
m-纤维糖发酵试验	−	−	−[d]	−	+
阿拉伯糖发酵试验	−	−	−/+	+/−	−

注：+，90%以上菌株阳性；+/−，可变，>50%菌株阳性；−/+，可变，<50%菌株阳性；−，90%以上菌株阴性。
a 目前分离自印度的大部分霍乱弧菌菌株为抗性株；b 有些副溶血性弧菌除外；c 弗尼斯弧菌除外；d 辛辛那提弧菌和一些麦氏弧菌除外。

一、霍乱弧菌

（一）分类

霍乱弧菌（*V. cholerae*）是烈性肠道传染病霍乱的病原体。根据 O 抗原的不同，霍乱弧菌目前至少分为 155 个血清群，按阿拉伯数字 1、2、3、4 等进行编码。其中 O1 血清群和 O139 血清群能引起霍乱的发病和流行，是霍乱的病原菌。

O1 群霍乱弧菌的 O 抗原由 A、B、C 3 种抗原因子组成，抗原因子通过不同组合可形成 3 个血清型，AB 可组成小川型（Ogawa），AC 可组成稻叶型（Inaba），ABC 可组成彦岛型（Hikojima）。彦岛型的抗原性不稳定，各型之间可以相互转换。以小川型和稻叶型为常见流行型别。常见血清型霍乱弧菌包括 O1 群霍乱弧菌、O139 群霍乱弧菌和非 O1 群霍乱弧菌。

O139 群霍乱弧菌与 O1 群霍乱弧菌抗血清无交叉反应，但可与 O22 群霍乱弧菌和 O155 群霍乱弧菌产生交叉反应，遗传学特征和毒力基因与 O1 群霍乱弧菌相似。其余非 O1 群霍乱弧菌/非 O139 群霍乱弧菌可引起人类的胃肠炎，无明显的季节分布，不引起霍乱流行，这些血清群霍乱弧菌以往也称不凝集弧菌或非霍乱弧菌。

霍乱弧菌根据生物学特性，可分为古典（Classical）和埃尔托（El - Tor）两种生物型，两个生物型具有相同的血清型。El - Tor 生物型能产生不耐热溶血素和血凝素，不耐热溶血素具有溶血活性、细胞毒性、心脏毒性和致死毒性，El - Tor 生物型的溶血特性可发生变异；血凝素能凝集鸡红细胞，凝集现象能被 D - 甘露糖抑制。现发现 El - Tor 生物型细菌在环境中的抵抗力、存活力更强，在我国流行的霍乱弧菌以 El - Tor 小川型为主。

霍乱弧菌根据对噬菌体的裂解模式不同进行分型，得到 32 个型，其中第 IV 组和第 V 组噬菌体较为实用，前者以裂解古典生物型为主，后者仅对 El - Tor 生物型有高度特异性。

（二）临床意义

在自然情况下，人类是霍乱弧菌的易感者，患者和带菌者是霍乱的传染源。自 1817 年以来，已发生 7 次世界性的霍乱大流行，均由 O1 群霍乱弧菌引起，前 6 次病原均为古典生物型霍乱弧菌，第七次为 El - Tor 生物型。自 1992 年 10 月起分离到新的血清群即 O139 群霍乱弧菌后，现在世界各地均有其流行或散发病例报告。

霍乱在较差的卫生环境中容易暴发流行，霍乱弧菌一般通过粪-口途径在人群中传播。正常情况下，胃液中的胃酸可消灭食物中的霍乱弧菌。但在胃酸降低或摄入大量的霍乱弧菌时，霍乱弧菌可以从胃进入肠道，通过鞭毛运动穿过肠黏膜表面的黏液层，由菌毛的作用定植于肠黏膜上皮细胞表面繁殖，产生由染色体介导的对热不稳定的霍乱毒素（choleratoxin，CT），霍乱毒素是由 A 亚单位和 B 亚单位构成的多聚体蛋白，A 亚单位由两部分构成：A1 是腺苷二磷酸核糖基转移酶，可使腺苷二磷酸核糖转移到结合于膜上的 Gs 蛋白上，Gs 蛋白激活腺苷酸环化酶，细胞内 cAMP 水平增高，从而导致肠腔内离子和水过度分泌；A2 可辅助细菌进入细胞。B 亚单位是由 5 个相同的单体组成，可以和小肠黏膜上皮细胞神经节苷脂受体结合。霍乱毒素与肠黏膜上皮细胞结合，导致细胞快速向细胞外分泌水和电解质，从而使肠腔内水钠潴留，引起呕吐和剧烈腹泻，出现霍乱特征性的"米泔水样"便。剧烈的腹泻可使患者体液丢失，从而导致缺水引起水电解质紊乱，如果不及时治疗可导致患者死亡。因为这种毒素依赖性的疾病不需要细菌穿过黏膜屏障，因此，霍乱患者痢疾样粪便中的炎症细胞显著缺乏。O1 群霍乱弧菌和 O139 群霍乱弧菌的致病机制（产生毒素致病）和过程是一样的，而非 O1 群霍乱弧菌/非 O139 群霍乱弧菌菌株不产生毒素，因此不能引起霍乱，但可引起非流行性的腹泻和肠道外感染。

（三）微生物学检验

1. **标本采集和运送**　霍乱是烈性传染病，凡在流行季节和地区有腹泻症状的患者均应快速准确做出病原学诊断。应在发病早期且尽量在使用抗菌药物之前采集标本。根据患者临床表现、感染部位，采集患者"米泔水样"便或肛门拭子、呕吐物或尸体肠内容物，标本应避免接触消毒液。采集的标本最好就地接种于碱性蛋白胨水增菌，不能及时接种者（转运时间超过 1 h）可用棉签挑取标本或将肛门拭子直接插入卡-布（Cary - Blair）运送培养基中，而甘油盐水缓冲液不适合用于弧菌的运送（因甘油对弧菌有毒性）。送检标本应装在密封、不易破碎的容器中，室温下由专人运送。

2. **标本直接检查**

（1）涂片染色镜检：取标本，直接涂片 2 张。干后用甲醇或乙醇固定，复红染色。油镜下观察有无革兰阴性直或微弯曲的杆菌（图 6-1）。

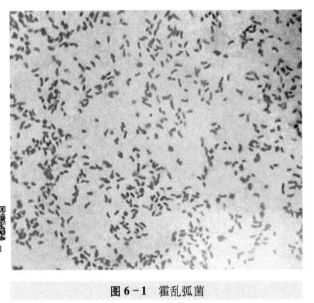

图6-1
彩图

图6-1 霍乱弧菌

（2）动力和制动试验：直接取"米泔水样"便，制成悬滴（或压滴）标本后，在暗视野或相差显微镜下直接观察有无呈特征性快速"飞镖样"或"流星样"运动的细菌。同法重新制备另一标本涂片，在悬液中加入1滴不含防腐剂的霍乱多价诊断血清（效价≥1：64），若可见最初呈快速"飞镖样"或"流星样"运动的细菌停止运动并发生凝集，则为制动试验阳性。此可初步推定存在霍乱弧菌。

（3）快速诊断：通过直接荧光抗体染色和抗O1群抗原或抗O139群抗原的单克隆抗体凝集试验，能够快速诊断霍乱弧菌感染。

（4）霍乱毒素的测定：粪便标本中的霍乱毒素可采用ELISA检测，或采用商品化的乳胶凝集试验测定，其有较高的灵敏度和特异性。但这些试验在我国很少应用。

（5）PCR检测：国外应用PCR技术来快速诊断霍乱，其中通过识别PCR产物中的霍乱弧菌基因亚单位*CtxA*和毒素协同菌毛基因*TcpA*来区别霍乱弧菌和非霍乱弧菌，然后根据*TcpA*基因的不同DNA序列来区别古典生物型、El-Tor生物型及O139群霍乱弧菌，4 h内即可获得结果。PCR技术能检出每毫升碱性蛋白胨水中10个以下菌体。

3. **分离培养** 霍乱弧菌需氧或兼性厌氧，营养要求不高。生长繁殖的温度范围广（18~37℃），耐碱不耐酸，在pH8.8~9.0的碱性蛋白胨水或碱性琼脂平板生长良好，可在无盐环境中生长。

4. **形态学检查**

（1）菌落形态：在碱性蛋白胨水液体培养基上培养6~8 h即可形成菌膜；在碱性琼脂平板上生长后，呈"水滴样"光滑型菌落，利用这一特征，可做快速选择性增菌，进行鉴定。在硫代硫酸盐-枸橼酸盐-胆盐-蔗糖琼脂（thiosulfate citrate bile salts-sucrose agar, TCBS琼脂）上形成黄色菌落（分解蔗糖产酸），在4号琼脂（或庆大霉素琼脂）平板上呈灰黑色中心的菌落（还原培养基中的碲离子为灰黑色的金属碲）均为可疑菌落。

（2）菌体形态：革兰阴性直或微弯曲的杆菌，一端具有单一鞭毛、运动迅速。

5. **鉴别诊断试验** 可疑菌落，应使用O1群霍乱弧菌和O139群霍乱弧菌多价和单价抗血清进行凝集。结合菌落特征和菌体形态，做出初步报告。将血清凝集确定的菌落进一步纯培养，依据全面生化反应（表6-2）、血清学分群及分型进行最后鉴定。霍乱弧菌触酶、氧化酶均阳性，可还原硝酸盐，吲哚试验阳性；对弧菌抑制剂O/129敏感。符合霍乱弧菌的菌株尚需区分古典生物型和E1-Tor生物型（表6-3）。对病原性弧菌的主要鉴定试验为精氨酸双水解酶试验、赖氨酸脱羧酶试验和鸟氨酸脱羧酶试验。霍乱弧菌和拟态弧菌可在无盐普通肉汤和普通琼脂平板上生长，而其他弧菌则不能。霍乱弧菌其他弧菌的鉴别见后文叙述。

表6-2 霍乱弧菌生化反应

生 化 反 应	结 果	生 化 反 应	结 果
氧化酶试验	+	鸟氨酸脱羧酶试验	+
动力试验	+	水杨酸发酵试验	-
吲哚试验	+	纤维二糖发酵试验	-
明胶液化试验	+	阿拉伯糖发酵试验	-
枸橼酸盐利用试验	+	分解葡萄糖产气试验	-
β-半乳糖苷酶试验	+	葡萄糖发酵试验	+
尿素分解试验	-	乳糖发酵试验	V
精氨酸双水解酶试验[a]	-	蔗糖发酵试验	+
赖氨酸脱羧酶试验	+	麦芽糖发酵试验	+

生 化 反 应	结 果	生 化 反 应	结 果
甘露醇发酵试验	+	6%NaCl[b]	V
NaCl 生长试验		8%NaCl[b]	-
0%NaCl[b]	+	10%NaCl[b]	-
3%NaCl[b]	+	TCBS[c] 上菌落	黄色

注：V,可变反应；+,90%以上菌株阳性；-,90%以上菌株阴性。
a 加入 1%NaCl 有助生长；b 营养肉汤中加入 0%、3%、6%、8%或 10%NaCl；c TCBS 琼脂平板。

表 6-3 霍乱弧菌古典生物型和 El-Tor 生物型的区别

特 征	古典生物型	El-Tor 生物型
羊红细胞溶血试验	-	V
鸡红细胞凝集试验	-	+
V-P 试验	-	+
多黏菌素 B 敏感试验	+	-
Ⅳ组噬菌体裂解试验	+	-
Ⅴ组噬菌体裂解试验	-	+

注：V,可变反应。

6. 抗体检测　抗体的测定可用于霍乱的回顾性诊断和不能确定的霍乱病例的辅助诊断。在感染发生后的 10 d 内,特异性的杀菌抗体和抗毒素抗体会升高。

二、副溶血性弧菌

（一）临床意义

副溶血性弧菌（*V. parahaemolyticus*）为弧菌属的细菌,具有嗜盐性（halophilic）,存在于海水、海底的沉淀物、鱼虾类和贝壳及盐渍加工的海产品中。其主要引起食物中毒和急性腹泻,也可引起伤口感染和菌血症。该菌于 1950 年首次在日本大阪引起食物中毒的暴发流行,是我国沿海地区及海岛食物中毒的最常见病原菌。

副溶血性弧菌可引起胃肠炎,潜伏期为 6~10 h,主要症状为恶心、呕吐、腹痛、低热、寒战等,粪便多呈水样,常混有黏液或脓血,恢复较快,病程为 2~3 d,通常为自限性。

副溶血性弧菌通过菌毛的黏附,产生耐热直接溶血素（thermostable direct hemolysin, TDH）而致病,该毒素 100℃ 10 min 仍不被破坏。动物实验表明该毒素具有：① 溶血性,TDH 对人和兔红细胞的溶血性较高,对马红细胞不溶血,其致病性与溶血能力呈平行关系；② 细胞毒性,对多种培养细胞如 HeLa 细胞、人羊膜细胞（FL 细胞）、L 细胞及鼠心肌细胞有细胞毒性；③ 心脏毒性,可导致心电图异常表现如 S-T 段改变、房室传导阻滞、室颤或心搏骤停及心肌劳损；④ 肠毒性,使肠黏膜的毛细血管通透性增高,向肠腔分泌亢进。另一致病因子为耐热直接溶血素相关溶血素（thermostable direct hemolysin related hemolysin, TRH）,其生物学特性与 TDH 相似。

（二）微生物学检验

1. 标本采集和运送　可采集患者粪便、肛门拭子和可疑食物,因该菌耐酸性弱,不易在呕吐物中检出,一般不采集患者呕吐物做该菌的检查。应在发病早期且尽量在使用抗菌药物之前采集标本。采集的标本应及时接种,或置碱性蛋白胨水或卡-布运送培养基中送检。

2. 分离培养　副溶血性弧菌与霍乱弧菌的区别在于其具有嗜盐性,该菌培养基以含 3%NaCl 为宜,无盐不能生长。将标本接种于含 1%或 3%NaCl 的碱性蛋白胨水中进行选择性增菌后转种于 TCBS 琼脂平板、弧菌显色平板或嗜盐菌选择性平板。也可直接将标本接种以上平板,（36±1）℃培养 18~24 h。麦康凯琼脂、伊红-亚甲蓝琼脂和中国蓝琼脂平板不能用于该菌的初次分离。

3. 形态学检查

（1）菌落形态：该菌在碱性蛋白胨水中经 6~9 h 增菌可形成菌膜,在 TCBS 琼脂平板上呈圆形、半透明、表面光滑的蓝绿色菌落(不发酵蔗糖),用接种环轻触,有类似口香糖的质感,菌落直径为0.5～2 mm,见图6-2。在嗜盐性选择平板上,菌落较大,圆形,隆起,稍混浊,半透明或不透明,无黏性。在SS琼脂平板上形成扁平,无色半透明,蜡滴状的菌落,有辛辣味,不易刮下,48 h后牢固黏着在培养基上,部分菌株不能生长。在血琼脂平板(含羊、兔、马等血液)上不溶血或只产生α-溶血;在含高盐(7%)的人O型血或兔血、以D-甘露醇为碳源的我妻(Wagatsuma)琼脂平板上可产生β-溶血,称为神奈川现象(Kanagawa phenomenon,KP)。典型的副溶血性弧菌在弧菌显色平板上的特征按照产品说明进行判定,见图6-3。

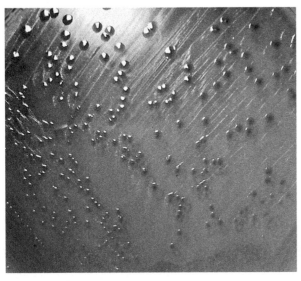

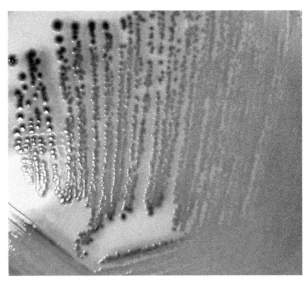

图6-2　副溶血性弧菌在TCBS琼脂平板上形态　　**图6-3**　副溶血性弧菌在弧菌显色平板上形态

(2)菌体形态:革兰阴性直或微弯的杆菌,常呈多形性。在液体培养基中形成极端单鞭毛,在固体培养基上,形成侧鞭毛,运动活泼,无荚膜,无芽孢。

4. 鉴别诊断试验　　该菌氧化酶试验阳性、O-F试验发酵型,对O/129(150 μg)敏感,进一步做生化试验鉴定(弧菌科编码)。副溶血性弧菌主要生化反应见表6-4。

表6-4　副溶血性弧菌主要生化反应

生 化 反 应	结　果	生 化 反 应	结　果
氧化酶试验	+	葡萄糖发酵试验	+
动力试验	+	乳糖发酵试验	-
吲哚试验	+	蔗糖发酵试验	-
明胶液化试验	+	阿拉伯糖发酵试验	V
V-P试验	-	麦芽糖发酵试验	+
枸橼酸盐利用试验	-	D-甘露醇发酵试验	+
β-半乳糖苷酶试验	-	水杨苷发酵管试验	-
尿素分解试验	V	纤维二糖发酵试验	-
精氨酸双水解酶试验	-	NaCl生长试验	
赖氨酸脱羧酶试验	+	%NaCl	-
鸟氨酸脱羧酶试验	+	3%NaCl	+
多黏菌素B敏感性试验	V	7%NaCl	+
对O/129的敏感性　10 μg	-	10%NaCl	-
对O/129的敏感性　150 μg	+	TCBS琼脂平板上菌落	绿色

注:+,90%以上菌株阳性;V,可变反应,50%以上菌株阳性;-,90%以上菌株阴性。

（1）主要生化特性：氧化酶阳性，对 O/129(150 μg)敏感，可发酵葡萄糖、麦芽糖、甘露醇产酸，不发酵蔗糖、乳糖（即副溶血性弧菌在 3%NaCl 三糖铁琼脂中的反应为底层变黄不变黑，无气泡，斜面颜色不变或红色加深），吲哚试验阳性。大部分菌株尿素分解试验阴性，V-P 试验阴性，精氨酸双水解酶试验阴性，赖氨酸脱羧酶、鸟氨酸脱羧酶试验阳性。

（2）嗜盐性试验：挑取纯培养的单个可疑菌落，分别接种于不同 NaCl 浓度（0%、3%、7%和 10%）的蛋白胨水中，(36±1)℃培养 24 h，观察液体混浊情况。副溶血性弧菌在 0%、10%NaCl 的蛋白胨水中不生长或微弱生长，在 3%NaCl 和 7%NaCl 的蛋白胨水中生长旺盛。

（3）神奈川试验阳性：神奈川试验是在 Wagatsuma 琼脂（人血琼脂）上测试是否存在特定溶血素。用接种环将接种于 3%NaCl 蛋白胨大豆琼脂 18 h 的测试菌株培养物点种于表面干燥的 Wagatsuma 琼脂平板。每个平板上可以环状点种几个菌。(36±1)℃培养不超过 24 h，立即观察。阳性结果为菌落周围呈半透明环的 β-溶血。在普通血琼脂平板上不溶血或只产生 α-溶血。

（4）毒素测定：可用免疫学方法测定 TDH 和 TRH。也可用基因探针和 PCR 方法直接测定毒素基因 *tdh* 或 *trh*。

三、其他弧菌

除霍乱弧菌和副溶血弧菌外，以下弧菌也对人类致病，其主要生化反应见表 6-5。

表 6-5 其他弧菌的生化反应

生 化 反 应		拟态弧菌	创伤弧菌	溶藻弧菌	河弧菌	弗尼斯弧菌	少女弧菌	麦氏弧菌	霍利斯弧菌	辛辛那提弧菌
氧化酶试验		+	+	+	+	+	+	-	+	+
V-P 试验		-	-	+	-	-	+	+	-	-
精氨酸双水解酶试验		-	-	-	+	+	+	+/-	-	+
赖氨酸脱羧酶试验		+	+	+	-	-	+/-	-/+	-/+	-/+
鸟氨酸脱羧酶试验		+	+/-	+/-	-	-	-	-	-/+	-
乳糖发酵试验		-/+	+/-	-	-	-	-	-	+/-	-/+
蔗糖发酵试验		-	-	+	-	+	-	-	+	+
阿拉伯糖发酵试验		-	-	-	+	+	+	-	+	+
甘露醇发酵试验		+	-/+	+	+	+	-	+	+/-	+
对 O/129 的敏感性 10 μg		+	+	-	+	+	+	+	+	+
对 O/129 的敏感性 150 μg		+	+	+	+	+	+	+	+	+
NaCl 生长试验										
	%NaCl	+	+	-	-	-	-	-	-	-
	3%NaCl	+	+	+	+	+	+	+	+	+
	6%NaCl	+/-	+	+	+/-	+/-	+	+	+	+
	8%NaCl	-	-	+	-	-	-	-	+/-	-
	10%NaCl	-	-	+/-	-	-	-	-	-	-

注：+,90%以上菌株阳性；-,90%以上菌株阴性；+/-,可变，>50%菌株阳性；-/+,可变，>50%菌株阴性。

1. 拟态弧菌（*V. minicus*） 在 TCBS 琼脂平板上的典型菌落特征为光滑，直径为 2~3 mm，绿色。过去认为其是不发酵蔗糖的霍乱弧菌，后来经核酸同源性测定发现其是一个新种。其特征和引起的疾病与非 O1 群霍乱弧菌相似，与几种非 O1 群霍乱弧菌的 O 抗原有交叉反应。该菌通常引起胃肠炎，偶尔可见伤口感染或菌血症，少数菌株可产生 CT、TDH 等毒素，但不引起暴发流行。

2. 创伤弧菌（*V. vulnificus*） 在 TCBS 平板琼脂上典型菌落的特征为光滑，直径 2~3 mm，绿色。在致病性弧菌中，该菌引起的疾病最为严重，引起的脓毒症病程进展非常快，往往是致死性的。感染通常发生在气温较高的季节，生食牡蛎是该菌引起全身性感染的主要原因。该菌引起的疾病好发于青年人，特别是有潜在肝损害的患者。

3. 溶藻弧菌（*V. alginolyticus*） 在 TCBS 琼脂平板上为黄色菌落。该菌最常见于在海水中游泳导致外耳、中耳感染的患者,也可感染接触海水的伤口。该菌是弧菌属细菌中耐盐性最强的致病菌,大约70%的菌株可在NaCl浓度高达10%的条件下生长。

4. 河弧菌(*V. fluvialis*)　在环境中的分布与其他弧菌相同,1981年被命名,最早从腹泻患者中分离到,随后在世界各地都有引起腹泻的报道。

5. 弗尼斯弧菌(*V. furnissii*)　存在于海水中,很少从粪便中分离到,也有报告从腹泻患者中分离到,有一定的临床意义。

6. 霍利斯弧菌(*V. hollisae*)　该菌1982年首次被命名,可引起腹泻、创口感染及菌血症,通过食用海产品和接触海水而感染。

7. 麦氏弧菌(*V. metschnikovii*)　是氧化酶阴性的弧菌,引起个别患者的菌血症和霍乱样肠炎。可以从海产品、鸟类、河水及污水中分离到该菌。该菌只需要微量的钠盐即可生长。

8. 辛辛那提弧菌(*V. cincinnatiensis*)　首次被Brayton报道,从菌血症患者及脑膜炎患者中分离得到,随后从人肠道、耳朵、腿部伤口及动物、水中均可分离得到。

从临床标本中分离到的病原性弧菌都应认为具有临床意义,特别是从粪便标本中分离到O1群霍乱弧菌、O139群霍乱弧菌和副溶血性弧菌,或从任何临床标本分离到创伤弧菌均应电话通知临床医师,并需要根据《中华人民共和国传染病防治法》的有关规定及时作传染病报告,并将报告和菌种一起报送到各级法定部门。

第二节　气单胞菌属

气单胞菌属(*Aeromonas*)是氧化酶阳性、具有端鞭毛的革兰阴性直杆菌,为兼性厌氧菌。气单胞菌属属于气单胞菌目、气单胞菌科;可依据氧化酶阳性、对O/129敏感等特性将其与其他肠杆菌科细菌鉴别。

一、分类

气单胞菌属含有20多个种,其中亲水气单胞菌(*A. hydrophila*)有5个亚种,包括亲水气单胞菌亲水亚种(*A. hydrophila* subsp. *hydrophila*)、亲水气单胞菌无气亚种(*A. hydrophila* subsp. *anaerogenes*)、*A. hydrophila* subsp. *dhakensis*、*A. hydrophila* subsp. *proteolytica*、*A. hydrophila* subsp. *Ranae*。杀鲑气单胞菌(*A. salmonicida*)也有5个亚种,而斑点气单胞菌(*A. punctata*)有2个亚种。与人类疾病有关的主要是亲水气单胞菌、豚鼠气单胞菌(*A. caviae*)、简达气单胞菌(*A. jandaei*)、舒伯特气单胞菌(*A. schubertii*)、易损气单胞菌(*A. trota*)和维隆气单胞菌(*A. veronii*)等,后者包括维隆气单胞菌维隆生物变种(*A. veronii* subsp. *Veronii*)和维隆气单胞菌温和生物变种(*A. veronii* subsp. *sobria*)。

二、临床意义

气单胞菌属细菌为水中的常居菌,引起的感染类型与弧菌属细菌相似,气单胞菌属细菌引起的胃肠炎尤其多见于儿童,是夏季腹泻的常见病原菌。临床症状从较温和的腹泻到严重的痢疾样腹泻(血样便)均可见,在成年人中表现为慢性化。致腹泻的气单胞菌属细菌可产生肠毒素,此肠毒素不耐热,加热60℃ 30 min即可失去活性。肠毒素分为细胞溶解性、细胞毒性和细胞兴奋性3种,前2种能溶解兔红细胞,后者可用中国仓鼠卵巢(CHO)细胞毒性试验检出。气单胞菌属细菌致病并非单一的致病因子,而是多种致病因子协同作用的结果。侵袭和黏附因子是菌体进入和定植于宿主体内的前提条件;菌体表面成分保护细菌在体内增殖、扩散;多种胞外毒素因子等的协同作用使机体最终受损,导致疾病的发生。

肠道外感染主要为伤口感染和菌血症,主要由亲水气单胞菌和维隆气单胞菌引起。90%以上的菌血症由亲水气单胞菌和维隆气单胞菌引起,通常发生在免疫低下的人群。

三、微生物学检验

1. 分离培养　营养要求不高,在普通培养基上可以生长,但在TCBS琼脂平板上不生长。初次分离常用血琼脂平板、麦康凯琼脂平板，也可使用耶尔森菌选择（cefsulodinirgasan novobiocin）琼脂平板分离，含菌量较少的标本可用碱性蛋白胨水进行增菌培养。来自人类的菌种（嗜温菌）可在10~42℃条件下生长；来自鱼类或环境的菌种（嗜冷菌）可在22~25℃条件下生长。

2. 形态学检查

（1）菌落形态：除豚鼠气单胞菌外，大多数致病菌菌株在血琼脂平板中有β-溶血现象，菌落较大（直径2 mm左右）、圆形、凸起、不透明。

（2）菌体形态：革兰阴性直杆菌、球杆菌或丝状菌，极端单鞭毛，动力阳性。

3. 鉴别诊断试验　该菌属细菌氧化酶试验和触酶试验阳性，可还原硝酸盐，对O/129耐药。在无盐培养基上生长可与弧菌属相鉴别（表6-1），常见气单胞菌属内种的生化特征见表6-6。

表6-6　常见气单胞菌属内种的生化特征

特　　征	亲水气单胞菌	豚鼠气单胞菌	维隆气单胞菌温和生物变种	维隆气单胞菌维隆生物变种	简达气单胞菌	舒伯特气单胞菌	易损气单胞菌
尿素分解试验	-	-	-	-	-	-	-
吲哚试验	+	+	+	+	+	-	+
V-P试验	+	-	+	+	+	v	-
葡萄糖产气	+	+	+	+	+	+	v
乳糖发酵试验	-	+	-	-	-	-	-
蔗糖发酵试验	+	+	+	+	+	+	v
肌糖发酵试验	-	-	-	-	-	-	-
阿拉伯糖发酵试验	v	+	-	-	-	-	-
甘露醇发酵试验	+	+	+	+	+	+	+
精氨酸双水解酶试验	+	+	+	+	+	+	+
赖氨酸脱羧酶试验	+	-	+	+	+	v	+
鸟氨酸脱羧酶试验	-	-	-	+	-	-	-
七叶苷水解试验	+	+	-	-	-	-	-
羊血琼脂平板β-溶血	+	-	+	+	+	v	v
头孢噻吩敏感试验	R	R	S	S	R	S	R
氨苄西林敏感试验	R	R	R	R	R	R	S
对O/129的敏感性，10 μg/150 μg	R/R	R/R	R/R	R/R	R/R	R/R	R/R

注：+，90%以上菌株阳性；-，90%以上菌株阴性；v，10%~90%菌株阳性；S，敏感；R，耐药。

临床常见的亲水气单胞菌和豚鼠气单胞菌均能发酵阿拉伯糖，而其他气单胞菌均不能发酵阿拉伯糖，亲水气单胞菌V-P试验和赖氨酸脱羧酶试验阳性，而豚鼠气单胞菌均为阴性。维隆气单胞菌维隆生物变种的特点是鸟氨酸脱羧酶试验和赖氨酸脱羧酶试验均为阳性。

本章小结

弧菌科细菌通常见于淡水或海水中，偶见于鱼或人体内。该科细菌是一群直或弯曲的革兰阴性细菌，一端具有单一鞭毛，运动迅速，兼性厌氧，无严格的营养要求，一般可发酵葡萄糖，氧化酶阳性。弧菌属共有36个种，其中以霍乱弧菌和副溶血性弧菌最为重要，分别引起霍乱和食物中毒。O1群霍乱弧菌和O139群霍乱弧菌是霍乱的病原体，通过产生霍乱毒素而致病，霍乱弧菌根据生物学特性分为古典和El-Tor两种生物型。

霍乱是烈性传染病，凡在流行季节和地区有腹泻症状的患者均应快速准确做出病原学诊断。标本直接检查有助于快速诊断。标本直接接种于碱性蛋白胨水后,转种至 TCBS 等平板观察菌落形态。可疑菌落应使用 O1 群霍乱弧菌和 O139 群霍乱弧菌多价和单价抗血清进行凝集。结合菌落特征和菌体形态可做出初步报告,进一步纯培养,依据全面生化反应、血清学分群及分型进行最后鉴定。符合霍乱弧菌的菌株尚需要区分古典生物型和 El-Tor 生物型。

副溶血性弧菌具有嗜盐性,在不含 NaCl 的培养基上不生长,主要引起食物中毒和急性腹泻,从腹泻患者中分离到的菌株 95% 以上在 Wagatsuma 琼脂上产生 β-溶血现象,称为神奈川现象。

气单胞菌属是革兰阴性直杆菌、球杆菌或丝状菌,极端单鞭毛,动力阳性,来自人类的菌种(嗜温菌)可在 10~42℃条件下生长;来自鱼类或环境的菌种(嗜冷菌)可在 22~25℃条件下生长。氧化酶、触酶、硝酸盐还原阳性,发酵葡萄糖等糖类产酸产气,对 O/129 耐药。该菌属细菌可引起腹泻和菌血症等。与肠杆菌科和非发酵菌鉴别:该菌属氧化酶阳性,发酵葡萄糖;肠杆菌科发酵葡萄糖,氧化酶阴性。非发酵菌可能氧化酶阳性或阴性,不发酵葡萄糖。与弧菌属鉴别:该菌属在 ≥6%NaCl 培养基上不生长,可分解甘露醇,对 O/129 耐药。

(许金凤)

第七章　弯曲菌属及螺杆菌属细菌检验

弯曲菌属与螺杆菌属是分类学上两个独立的菌属,但其大小和形态极其相似,显微镜下革兰染色均为阴性,呈弧形或螺旋形。两者通过形态较难区别,但其致病性却有较大差异。

第一节　弯曲菌属

弯曲菌属(Campylobacter)隶属于弯曲菌科,是一类呈逗点状、弧形、"S"形的革兰阴性菌,某些菌种如人弯曲杆菌是直的杆菌。弯曲菌广泛分布于温血动物,常寄居于家禽及野鸟的肠道内,是常见的胃肠道致病菌。

一、分类

弯曲菌原归属于弧菌属,1973年正式命名为弯曲菌属。"Campylobacter"源自希腊语,意为弯曲的杆状。2005年《伯杰细菌鉴定手册》中将其分为16个种,近年来研究者发现了弯曲菌的许多新种和亚种。引起人类肠道感染的菌种主要为空肠弯曲菌(C. jejuni)、大肠弯曲菌(C. coli)、胎儿弯曲菌(C. fetus)及胎儿弯曲菌胎儿亚种(C. fetus subsp. fetus)等。也曾报道其他弯曲菌如直肠弯曲菌、唾液弯曲菌亚种、简明弯曲菌、屈曲弯曲菌等可使人类致病。

二、临床意义

腹泻是空肠弯曲菌和大肠弯曲菌感染最常见的临床表现。空肠弯曲菌借助其多种与黏附、定植有关的毒力因子(鞭毛蛋白、黏附蛋白、趋化蛋白和纤连结合蛋白)实现在空肠、回肠和结肠上皮细胞的吸附、定植。侵入抗原蛋白CiaB是空肠弯曲菌入侵组织细胞所必需的毒力因子。空肠弯曲菌侵入上皮细胞后产生肠毒素、细胞毒素和内毒素等物质,进而引起肠炎。研究表明,空肠弯曲菌还是吉兰-巴雷综合征(Guillain - Barre syndrome,一种急性感染性多神经炎所致急性周围神经系统麻痹性疾病)的主要致病菌。

胎儿弯曲菌主要引起肠外感染,其中胎儿亚种为主要的人类致病菌,可致菌血症、心内膜炎、活动性关节炎、脑膜炎、胸膜炎、胆囊炎等多种感染。

近年来,弯曲菌感染率在世界各地普遍呈上升趋势,已成为最常见的急性细菌性传染疾病,经口摄入是该菌主要的传播方式,主要以食物和水传播为主,未经处理的水及生牛乳是人类感染的主要来源。已被感染的人和动物粪便中的活菌可污染环境。

三、微生物学检验

(一) 标本的直接检查

1. 抗原检测　　弯曲菌抗原指临床上有特异性抗体包被的乳胶颗粒,可直接从粪便样本中检测空肠弯曲菌及大肠弯曲菌;可也采用ELISA测定粪便中弯曲菌抗原。

2. 核酸检测　　PCR法检测弯曲菌是针对弯曲菌的16S rRNA基因或多个特异性保守序列进行扩增,以检测弯曲菌存在,该方法具有较强的特异性及灵敏性。

(二) 分离培养

弯曲菌属细菌微需氧,营养要求高。空肠弯曲菌及大肠弯曲菌的最适生长温度为42~43℃,而胎儿弯曲菌在25~37℃条件下均可以生长,故培养基需要分别置于37℃和42℃条件下培养,以避免漏检。常用的弯曲菌选择培养基有改良的Skirrow培养基、Campy - BAP等。

(三) 形态学检查

1. 菌落形态　　弯曲菌属细菌经48 h孵育后在同一平板上可形成两种菌落形态,一种为扁平、灰白或灰蓝色、边缘不规则并有蔓延倾向的菌落;另一种呈圆豆状,凸起、湿润,周围有黏液状外观,直径达 1~2 mm,不溶血的菌落。空肠弯曲菌偶尔出现棕黄色或粉红色菌落。

2. 菌体形态　　弧形、螺旋形、"S"形或海鸥形,在陈旧培养物上可为球形,菌体大小为(0.2~0.9) μm×(0.5~5.0) μm,革兰阴性菌,无芽孢,端极单鞭毛,但也有缺少鞭毛的菌株。用暗视野或相差显微镜观察可见"投镖样"或螺旋状运动的细菌。

(四) 鉴别诊断

弯曲菌属常见致病菌种的鉴别特征见表 7-1。

表 7-1　弯曲菌属主要致病菌种的鉴别特征

菌　种	触酶试验	硝酸盐还原试验	亚硝酸盐还原试验	是否需要氢气	是否产 H₂S	马尿酸水解试验	乙酸吲哚酚水解试验	生长温度		在含下列成分培养基中生长			敏感性(30 μg)	
								25℃	42℃	3.5%氯化钠	1%甘氨酸	0.1%盐酸三甲胺(厌氧)	萘啶酸	头孢唑啉
空肠弯曲菌 空肠亚种	+	+	-	-	-	+	+	-	+	-	+	-	S	R
多依尔亚种	V	-	-	-	-	V	+	-	+	-	+	-	S	S
胎儿弯曲菌 胎儿亚种	+	+	-	-	-	-	-	+	-	-	+	-	R	S
性病亚种	+	+	-	-	-	-	+	+	-	-	-	-	R	S
大肠弯曲菌	+	+	-	-	+	-	-	-	+	-	+	-	S	R

注:+,阳性反应;-,阴性反应;V,可变反应;S,敏感;R,耐药。

(五) 抗体检测

血清中弯曲菌属细菌抗体检测可用于流行病学调查。

第二节　螺杆菌属

螺杆菌属(Helicobacter)为螺旋形或弯曲形杆菌,革兰染色阴性,无芽孢,大多数螺杆菌两端有多根带鞘套鞭毛,运动活泼。1982 年澳大利亚学者 Marshall 和 Warren 首次从人胃黏膜组织中分离出幽门螺杆菌,并证明其是导致胃炎、胃溃疡和十二指肠溃疡的重要病原体,由此获得了 2005 年诺贝尔生理学或医学奖。此后多种螺杆菌陆续从各种哺乳动物和鸟类的肝、肠、肾等部位被鉴定分离出来。本节着重介绍幽门螺杆菌。

一、分类

螺杆菌属隶属于螺旋杆菌科,2005 年《伯杰细菌鉴定手册》中将其分为 25 个种,其中与人类相关的有幽门螺杆菌(H. pylori)、毕氏螺杆菌(H. bizzozeroni)、犬螺杆菌(H. canis)、加拿大螺杆菌(H. canadensis)、菲氏螺杆菌(H. fennellinae)、幼禽螺杆菌(H. pullorum)和温哈门螺杆菌(H. winghamensis)等,以幽门螺杆菌最常见,临床意义最显著。

二、临床意义

幽门螺杆菌感染与多种胃部疾病如萎缩性胃炎、慢性浅表性胃炎、消化不良、胃黏膜相关淋巴组织淋巴瘤(胃 MALT 淋巴瘤)、胃癌等密切相关。WHO 于 1994 年将其认定为胃癌的 I 类致癌因子。人群感染幽门螺杆菌非常普遍,我国成人感染率约为 50%。幽门螺杆菌通过黏附因子黏附于胃黏膜上皮,并借助于毒力因子发挥致病作用。幽门螺杆菌的毒力因子有尿素酶、细胞毒素相关(CagA)蛋白、空泡细胞毒素(VacA)、cag 基因致病岛(cytotoxin associated gene pathogenicity island,cagPAI)等。cagPAI 可编码 27~31 个毒力蛋白,参与毒力蛋白装配和相关蛋白的分泌,从而组成一个IV型分泌系统(type IV secretion system,T4SS),该 T4SS 可将 CagA 蛋白和肽聚糖注入宿主细胞,CagA 蛋白进入细胞后会引起酪氨酸磷酸化进而引发一系列细胞信号转导过程,发挥致病作用,并可诱导 IL-8 的分泌,从而引发炎症。VacA 会导致上皮细胞发生空泡样改变,破坏其屏障功能。尿素酶可以分解尿素产生 NH₃,抵抗胃酸,使菌体在酸性环境中生存。根据毒力因子的特征,幽门螺杆菌可分为临床强毒力株(同时表达 CagA 蛋白和 VacA)与弱毒力株(不表达 CagA 蛋白和 VacA)。根除幽门螺杆菌可消除慢性胃炎的炎症、减慢萎缩或肠化生的进展速度、提高消化性溃疡的愈合率并减低其复发率及并发症发生率,降低胃癌发生的危险性。

三、微生物学检验

(一)标本的直接检查

1. 粪便抗原检测　幽门螺杆菌定植于胃黏膜上皮,随着上皮细胞的更新脱落并随粪便排出,采用双抗夹心法直接检测患者粪便中的抗原。

2. 快速尿素分解试验　将标本种入尿素培养基,该菌可产生丰富的尿素酶,因此可迅速分解尿素释放 NH₃,使培养基由黄变红。

3. 核酸检测　可用于检测粪便或胃黏膜组织等标本。适用于标本中幽门螺杆菌含量过少或因含大量其他细菌干扰幽门螺杆菌检测的情况,还可用于幽门螺杆菌分型和耐药基因突变的检测。

(二)分离培养

幽门螺杆菌微需氧,营养要求高,一般需要在含血液或血清的培养基才能生长,最适生长温度为 37℃,最适 pH 为 7.0,需要经 48~72 h 才能长出菌落。

(三)形态学检查

1. 菌落形态　菌落呈两种形态,一种为圆形的小菌落,无色透明,呈露滴状,直径为 0.5~1 mm,血琼脂平板上有轻度溶血。另一种沿接种线扩散生长,融合成片,扁平。

2. 菌体形态　菌体细长弯曲呈螺形、"S"形或海鸥形,菌体大小为 (2.5~4.0) μm×(0.5~1.0) μm,革兰染色阴性,在胃黏膜上皮细胞中常呈螺旋状或弧形,固体培养基上培养的有时可出现杆状或圆球状。菌体一端有 2~6 条带鞘的鞭毛(图 7-1)。

(四)鉴别诊断试验

螺杆菌属主要菌种的特征见表 7-2。

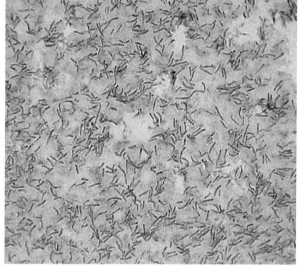

图 7-1
彩图

图 7-1　幽门螺杆菌

表 7-2　螺杆菌属主要菌种的特征

菌　　种	触酶试验	硝酸盐还原试验	碱性磷酸酶试验	尿素分解试验	乙酸吲哚酚水解试验	γ-谷氨酰转移酶试验	42℃生长试验	1%甘氨酸生长试验	敏感性 萘啶酸	敏感性 头孢噻吩	鞭毛特征
幽门螺杆菌	+	+	+	+	-	+	-	-	R	S	一端
毕氏螺杆菌	+	+	+	+	+	+	+	-	R	S	两端
犬螺杆菌	-	-	+	-	+	+	+		S	I	两端
加拿大螺杆菌	+	+/-	+	-	+/-	+/-	+/-	+/-	R	R	一端/两端
菲氏螺杆菌	+	-	+	-	+	-	-	+	S	S	两端
幼禽螺杆菌	+	+	+	-	ND	+	-	+	R	S	一端
温哈门螺杆菌	-	-	-	+/-	+/-	ND	+/-	+/-	R	R	两端

注:+,90%以上菌株阳性;-,90%以上菌株阴性;+/-,多数菌株阳性;ND,无数据资料;S,敏感;I,中介;R,耐药。

（五）抗体检测

检测幽门螺杆菌感染后产生的 IgG 抗体，部分试剂盒可同时检测 CagA 和 VacA 两种毒力因子产生的抗体。由于抗体在体内可以维持一段时间，故本方法只能反映患者既往感染情况，不可作为治疗后复查指标。

（六）其他检测方法

1. 尿素呼吸试验　　又称 UBT 试验（urea breath test），给患者服用含同位素^{13}C 或^{14}C 的尿素，幽门螺杆菌产生的脲酶可以使尿素分解产生标有同位素的二氧化碳，后者存在于受试者呼出的气体中，可通过仪器检测。该方法可反映全胃幽门螺杆菌的感染情况，是非侵入性检测中最受推荐的方法。

2. 胃黏膜组织切片染色镜检　　将组织块固定、切片处理后，可进行苏木精-伊红（H－E）染色、Warthin－Starry 银染、改良吉姆萨染色、甲苯胺蓝染色、吖啶橙染色、免疫组织化学（组化）染色后镜检。

本章小结

弯曲菌属细菌和螺杆菌属细菌大小及形态相似，呈弧形或螺旋形，但致病性不同。弯曲菌属细菌能引起动物与人类的腹泻、胃肠炎和肠道外感染等疾病，对人致病的弯曲菌属细菌有空肠弯曲菌、大肠弯曲菌、胎儿弯曲菌等，其中空肠弯曲菌是吉兰-巴雷综合征的主要致病菌。螺杆菌属细菌中的幽门螺杆菌临床最常见，与萎缩性胃炎、慢性浅表性胃炎、消化不良、胃 MALT 淋巴瘤、胃癌等密切相关，是胃癌的 I 类致癌因子。幽门螺杆菌的毒力因子有尿素酶、CagA 蛋白、VacA 和 *cag*PAI 等。根据 CagA 蛋白和 VacA 的表达情况，幽门螺杆菌可分为强毒力株与弱毒力株，强毒力株致病性更强。

（王明义）

第八章

非发酵菌检验

第一节 概述

非发酵菌(Non-fermentative bacteria)指一大类不发酵糖类或仅以氧化的形式利用糖类的无芽孢、需氧或兼性厌氧的革兰阴性杆菌,其中大多数为条件致病菌。近年来,该类细菌从住院患者的痰、尿液、血液等标本中的检出率日渐增高,已成为引起医院感染的主要病原菌。

一、分类

非发酵菌种类繁多,包括20多个菌属,主要包括假单胞菌属、窄食单胞菌属、不动杆菌属、产碱杆菌属、伯克霍尔德菌属、莫拉菌属、无色杆菌属(*Achromobacter*)、丛毛单胞菌属(*Comamonas*)、艾肯菌属(*Eikenella*)、金氏杆胞菌属(*Kingella*)、金黄杆菌属等。

二、临床意义

非发酵菌主要存在于外界环境中,大多数是条件致病菌,是引起医院感染尤其是重症监护病房(intensive care unit,ICU)感染的主要致病菌,大约占临床分离菌总数的20%,主要以假单胞菌属和不动杆菌属为主。其主要引起呼吸道感染,也可引起血流感染、脑膜炎及其他部位的感染。

非发酵菌对多种抗菌药物耐药,其耐药性有的是天然固有的,也有的是长时间暴露抗菌药物后后天获得的。这也是临床治疗该类细菌感染比较棘手的原因。

三、生物学特性

非发酵菌为革兰阴性杆菌,种类繁多,形态各异,有细杆状、短杆状甚至球形。有些非发酵菌有荚膜、菌毛及鞭毛。有无鞭毛及鞭毛的位置有重要的鉴定意义。该类细菌营养要求不高,大多数为专性需氧菌,大多数能在普通培养基上生长,麦康凯培养基上生长良好,形成中等大小的光滑菌落,有些细菌有色素产生,有些细菌可产生特殊的气味,如铜绿假单胞菌有特殊的生姜味。有些细菌48 h可以形成具有特征的菌落,如嗜麦芽窄食单胞菌的猫眼状菌落。

四、微生物学检验

(一)形态学检查

非发酵菌依据形态及染色性难以相互鉴别,但有些具有特殊的形态特点,如香肠形黏液型的铜绿假单胞,球杆状,成对排列的不动杆菌属。

(二)分离培养与鉴定

1. 标本采集 采集可疑感染部位的标本,如呼吸道标本(痰液、肺泡灌洗液)、血液、尿液、体液、烧伤标本及其他临床标本;医疗器械及患者的生活用品;医院病区尤其是ICU及手术室的空气、水、地面、水龙头及门把手等物体表面。

2. 培养 无菌部位的标本一般选用哥伦比亚血琼脂和麦康凯琼脂平板进行分离培养,呼吸道标本除了以上两种平板以外,还有添加万古霉素的巧克力琼脂平板。多数非发酵菌适宜生存于自然界,培养温度以30℃为宜,有的更适宜生长于室温(18~22℃)。故常规标本应先于35~37℃培养,再于30℃或室温下培养。

3. 鉴定

(1)生化反应鉴定:非发酵菌鉴定较为复杂,主要通过生物特性、O-F试验、氧化酶试验、动力及鞭毛试验、菌落特点、是否可在麦康凯琼脂平板上生长等初步进行属间的鉴定,然后进行种间的鉴定。非发酵菌中除不动杆菌属、窄食单胞菌属等个别非发酵菌外,其余菌属氧化酶试验均为阳性。嗜麦芽窄食单胞菌可以使氧化酶纸片变黄。具体属间的鉴定见表8-1。

表8-1 临床常见非发酵菌属间的鉴别

菌 属	氧化酶试验	O-F试验	动力试验	鞭毛特征	菌 落 色 素
假单胞菌属	+	O/-	+	端毛	不定(荧光素、绿脓素、红色素等)
窄食单胞菌属	-	O	+	端毛	黄色、绿色、灰白色或暗紫色色素
不动杆菌属	-/+	O/-	-	无	部分菌株产棕黄色色素
产碱杆菌属	±	-	+	周边毛	无色
莫拉菌属	+	-	-	无	无色
丛毛单胞菌属	+	-	+	端毛	淡黄色色素
无色杆菌属	+	O/-	+	周边毛	无色、灰白色色素
金黄杆菌属	+	-/O	-	无	橘黄色色素
伯克霍尔德菌属	+/-	O	+/-	端毛	黄色、红色、棕色或紫色色素

注:+,90%以上菌株阳性;-,90%以上菌株阴性;-/+,多数菌株阴性;+/-,多数菌株阳性;O/-,大部分菌株可氧化葡萄糖、小部分菌株不利用葡萄糖;-/O,大部分菌株不利用葡萄糖、小部分菌株可氧化葡萄糖。

(2)分子生物学鉴定:分子生物学技术可将非发酵细菌鉴定至科、属、种甚至可区分致病菌株和非致病菌株。

(3)质谱仪鉴定:指利用细菌蛋白的不同进行科、属、种的鉴定,是一种新型的鉴定方法。与其他鉴定方法比较,该方法最大的优点就是快速。

第二节 假单胞菌属

一、分类

假单胞菌属(*Pseudomonas*)是临床最常见的一类非发酵菌,包括200余种细菌,代表菌种为铜绿假单胞菌,包括铜绿假单胞菌(*P. aeruginosa*)、恶臭假单胞菌(*P. putida*)、荧光假单胞菌、斯氏假单胞菌(*P. stutzer*)、门多萨假单胞菌(*P. mendocina*)、产碱假单胞菌(*P. alcaligenes*)、假产碱假单胞菌(*P. pseudonaligenes*)等。根据rRNA-DNA同源性分为5个rRNA群及未确定rRNA群等,约98个种,分别为rRNA Ⅰ群假单胞菌属、rRNA Ⅱ群伯克霍尔德菌、rRNA Ⅲ群丛毛单胞菌。其中,铜绿假单胞菌在临床最为常见,故本节主要介绍铜绿假单胞菌。

二、铜绿假单胞菌

(一)临床意义

铜绿假单胞菌广泛分布于土壤、水和空气等自然界、医院环境、人体的皮肤黏膜和与外界相通的腔道,是一种条件致病菌,是引起医院感染的主要病原菌。该菌主要引起:① 肺部感染;② 化脓性感染,如皮肤黏膜损伤、烧伤和创伤等;③ 免疫功能低下时可引起多种器官感染;④ 全身感染(菌血症、败血症)。该菌可以产生多种致病因子,主要的致病物质为外毒素、菌毛、蛋白酶、磷脂酶、黏附菌素、绿脓素等。该菌分泌的蛋白酶、磷脂酶可以大量破坏组织细胞,其分泌的外毒素A(pea)是最重要的致病、致死物质,其进入敏感细胞后被活化而发挥毒性作用,使哺乳动物的蛋白合成受阻并引起组织坏死。对于免疫力低下的患者,铜绿假单胞菌可以引起全身各个器官的感染,如呼吸道感染、皮肤感染、尿路感染、烧伤感染等,亦可导致菌血症、心内膜炎、婴幼儿腹泻等。艾滋病患者CD4$^+$T细胞水平低于50/μL,常继发该菌的多部位感染。该菌抵抗力强,可天然抵抗多种抗生素及消毒剂。

(二)微生物学检验

1. 分离培养　该菌为专性需氧菌、营养无特殊要求,普通培养基上均能生长,可生长的温度为25~42℃,最适生长范围为25~30℃,4℃条件下不生长,氧化酶阳性。菌体大小为(0.5~1)μm×(1.5~4)μm,有些菌株可产荧光素和(或)红、蓝、黄、绿等水溶性色素。铜绿假单胞菌细菌多数为腐生菌,是临床上常见的条件致病菌。

铜绿假单胞菌是假单胞菌属最常见、最具代表性的一种非发酵菌，又称为绿脓杆菌。其在自然界分布广泛，是土壤中存在的最常见的细菌之一。

2. 形态学检查

（1）菌落形态：该菌在普通琼脂平板培养 18～48 h 后可形成直径 2 mm 左右、大小不一、边缘不整齐、扁平或者隆起、光滑、湿润、常伴有金属光泽且呈融合状态的菌落；在血琼脂平板培养 18～48 h 后可形成扁平、湿润、大小不一、周围有透明溶血环的菌落，菌落伴有金属光泽，并有融合现象（图 8-1A），还有特殊的生姜味；在麦康凯琼脂平板培养 24～48 h 后可形成扁平、形状不整、湿润的半透明小菌落（图 8-1B）；在巧克力琼脂平板上可以形成水滴状的黏液型菌落（图 8-2）；在液体培养基上培养 24～48 h，可见菌落混浊生长，表面形成一层绿色菌膜。其在普通平板或 M-H 平板上可以产生两种色素，一种是绿脓素（pyocyanine），也称为青脓素（图 8-3A）；另一种为荧光素（fluorescence），只溶于氯仿，为绿色荧光素。临床分离得到的 80%～90% 的菌株可以形成绿脓素或荧光素（图 8-3B），使培养基呈浅绿色、深绿色或黄绿色。

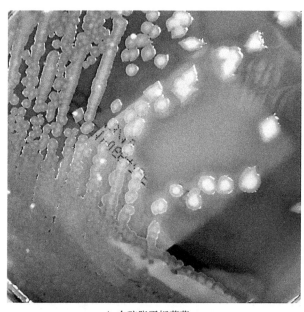
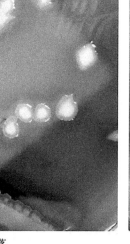

A. 血琼脂平板菌落

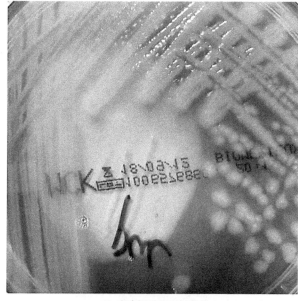

B. 麦康凯琼脂平板菌落

图 8-1 彩图

图 8-1　铜绿假单胞菌菌落（35℃，48 h）

临床分离的铜绿假单胞菌菌落大致有 5 种类型：① 典型菌落，扁平、湿润、边缘不规则、透明溶血环、产生绿脓素、表面有金属光泽。② 黏液型菌落，由于细菌表面形成了生物被膜而呈凸起、水滴状或者鼻涕状的黏液菌落。③ 大肠型菌落，菌落圆形凸起，形似大肠埃希菌菌落。④ 侏儒型菌落，细小、无光泽的菌落。⑤ 粗糙型菌落，菌落中央凸起、边缘扁平、表面粗糙。虽然菌落类型多样，但都具有特殊生姜气味，在血琼脂平板上菌落周围有透明溶血环。

（2）菌体形态：革兰阴性杆菌，菌体细长且长短不一，有时呈球杆状或线状，成对或呈短链状排列，见图 8-4A。黏液型铜绿假单胞菌由于菌体表面被一层厚厚的生物被膜包裹，菌体比较粗大，形成"腊肠样"的菌体形态。无芽孢、无荚膜、有菌毛，菌体的一端有单鞭毛，在暗视野显微镜或相差显微镜下可见细菌运动活泼。痰标本直接图片染色镜检形似"腊肠样"，具体见图 8-4B。

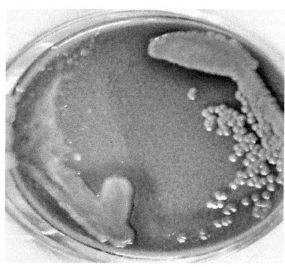

图 8-2 彩图

图 8-2　铜绿假单胞菌在巧克力琼脂平板 35℃菌落特点（48 h）

左边黏液型菌落，右边典型菌落

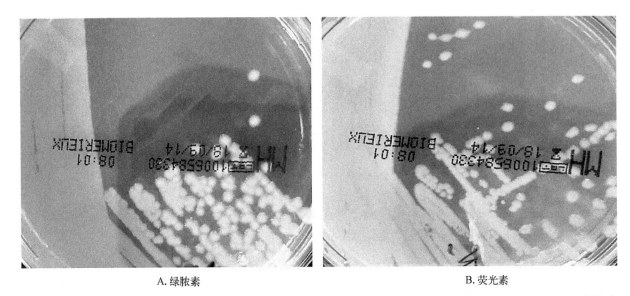

A. 绿脓素

B. 荧光素

图 8-3 铜绿假单胞菌在 M-H 琼脂平板纯培养产生的色素(48 h)

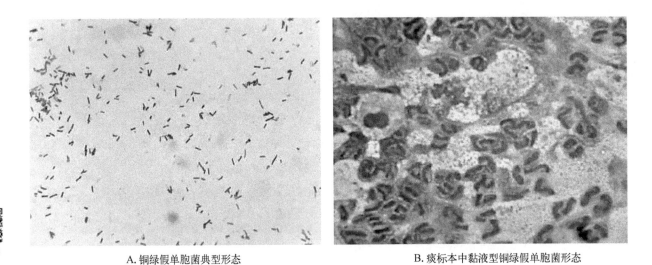

A. 铜绿假单胞菌典型形态

B. 痰标本中黏液型铜绿假单胞菌形态

图 8-4 铜绿假单胞菌革兰染色形态

3. 鉴别诊断试验 铜绿假单胞菌氧化酶试验阳性;可氧化分解葡萄糖、木糖,产酸不产气;可利用枸橼酸盐;精氨酸双水解酶试验阳性;可液化明胶;可还原硝酸盐并产生氮气;吲哚试验阴性;不发酵乳糖,可产生不同的色素等,见表 8-2。

表 8-2 临床常见假单胞菌属细菌的鉴别(%)

生化反应	铜绿假单胞菌	荧光假单胞菌	恶臭假单胞菌	门多萨假单胞菌	产碱假单胞菌	斯氏假单胞菌	浅黄色假单胞菌	栖稻黄色假单胞菌	假产碱假单胞菌
氧化酶试验	99	97	100	100	100	100	0	0	100
麦康凯琼脂平板试验	100	100	100	100	96	100	100	100	100
6%NaCl 生长试验	65	43	100	100	41	96	74	62	68
42℃生长试验	100	0	0	100	V	69	94	33	94
葡萄糖发酵试验	97	100	100	100	0	100	100	100	9
果糖发酵试验	ND	ND	ND	ND	ND	ND	ND	ND	100
乳糖发酵试验	0	24	38	0	0	0	27	36	0
蔗糖发酵试验	0	48	0	0	0	0	12	25	0

生 化 反 应	铜绿假单胞菌	荧光假单胞菌	恶臭假单胞菌	门多萨假单胞菌	产碱假单胞菌	斯氏假单胞菌	浅黄色假单胞菌	栖稻黄色假单胞菌	假产碱假单胞菌
麦芽糖发酵试验	0	0	31	0	0	0	100	97	0
甘露醇发酵试验	70	53	25	0	ND	93	94	100	0
淀粉水解试验	0	0	0	0	0	100	0	0	0
枸橼酸盐利用试验	95	93	94	100	65	96	100	97	35
七叶苷水解试验	0	0	0	0	0	0	100	0	0
乙酰胺试验	100	0	0	0	0	0	ND	ND	ND
明胶液化试验	82	100	0	0	0	0	61	17	0
尿素分解试验	57	52	75	50	0	55	64	77	9
硝酸盐还原试验	98	19	0	100	54	100	62	6	100
硝酸盐产气试验	93	0	0	100	0	100	0	0	0
精氨酸双水解酶试验	100	97	100	0	0	0	100	14	78
鸟氨酸脱羧酶试验	0	0	0	0	0	0	ND	ND	0
赖氨酸脱羧酶试验	0	0	0	0	0	0	7	0	0
绿脓素产生试验	65	96	93	0	0	0	0	0	0

注：表中数据为阳性率数值；V，可变反应；ND，无数据资料。

4. 其他鉴定方法　　当怀疑发生医院暴发感染时可以使用脉冲电场凝胶电泳分析（pulsed field gel electrophoresis，PFGE）检测该菌的核酸，并分析其同源性，该方法是目前应用较广泛的分析方法。

三、其他假单孢菌属

（一）荧光假单胞菌

荧光假单胞菌（P. fluorescens）也是临床比较常见的条件致病菌，和铜绿假单胞菌一样，也是引起医院感染的主要病原菌。

1. 临床意义　　荧光假单胞菌与其他假单胞菌相似，在自然界分布广泛，可引起菌血症、呼吸道感染、尿道炎、伤口感染及化脓性关节炎等，荧光假单胞菌可在冰箱储存的血及血液制品中生长繁殖，故输血科应予以重视，避免该菌污染引起的医源性感染。

2. 微生物学检验

（1）分离培养：全血标本与环境用品需要增菌培养，其他部位的标本可以直接接种于血琼脂平板和麦康凯琼脂平板，于35℃左右二氧化碳培养箱内进行培养，培养18~48 h后可形成典型的可疑菌落。

（2）形态学检查

1）菌落形态：在血琼脂平板上35℃左右培养18~24 h，荧光假单胞菌菌落较扁平且呈灰白色或灰绿色。在麦康凯琼脂平板上35℃左右培养18~24 h，可形成圆形、湿润、无色半透明的菌落；在普通琼脂平板上可形成荧光色的菌落。该菌能在4℃条件下生长，不能在42℃条件下生长。

2）菌体形态：荧光假单胞菌与铜绿假单胞菌形态相似，为革兰阴性杆菌，无芽孢、无荚膜，但菌体一端有3根以上的丛鞭毛，运动活泼。

（3）鉴别诊断试验：荧光假单胞菌氧化酶试验阳性，可分解葡萄糖、不分解麦芽糖和乳糖，可液化明胶，精氨酸双水解酶试验阳性，枸橼酸盐利用试验阳性，七叶苷水解试验阴性，硝酸盐还原试验阴性，42℃条件下不生长。产荧光素的假单胞菌属细菌鉴别的关键性试验见表8-3。

（二）恶臭假单胞菌

1. 临床意义　　与其他假单胞菌相似，恶臭假单胞菌也能引起医院感染，常可引起菌血症、尿路感染、皮肤感染及骨髓炎，分泌物有腥臭味。恶臭假单胞菌常可污染血库血制品。

表 8-3 产荧光素的假单胞菌鉴别的关键性试验(%)

菌 名	乙酰胺试验	42℃生长试验	明胶液化试验
铜绿假单胞菌	100	100	82
荧光假单胞菌	6(12)	0	100
恶臭假单胞菌	0	0	0

注:表中数据为阳性率数值,括号表示延迟反应。

2. 微生物学检验

(1)形态学检查

1)菌落形态:在血琼脂平板上可形成较大、圆形、光滑、湿润的灰色菌落;在麦康凯琼脂平板上可形成较大无色、湿润菌落,菌落在紫外线下可见荧光。恶臭假单胞菌不能在 4℃ 条件下生长,但能在 42℃ 条件下生长。

2)菌体形态:革兰阴性杆菌,菌体为卵圆形,有极端鞭毛,无芽孢,无荚膜。

(2)鉴别诊断检验:氧化酶试验阳性,可分解葡萄糖,不分解蔗糖,O-F 试验为氧化型,精氨酸双水解酶试验阳性,大部分菌株可产荧光素,不液化明胶,42℃ 条件下不生长。

第三节 窄食单胞菌属

一、分类

窄食单胞菌属(Stenotrophomonas)代表菌种为嗜麦芽窄食单胞菌,为临床较常见的条件致病菌。窄食单胞菌属包括嗜麦芽窄食单胞菌(S. maltophilia)、亚硝酸盐还原窄食单胞菌(S. nitritirducens)和嗜根窄食单胞菌(S. rhizophilia)等。

二、临床意义

嗜麦芽窄食单胞菌是医院感染的主要条件致病菌之一,该菌广泛分布于自然界,可在住院患者体内定植,常常引起医院感染,主要引起肺部感染,也可引起泌尿系统和皮肤、软组织等其他部位的感染,严重者可导致血流感染和心内膜炎。临床上随着抗生素和免疫抑制剂的广泛应用,近年来由该菌所致的医院感染呈上升趋势,并在临床分离菌中的检出率逐年增高。中国细菌耐药监测网(CHINET)历年的监测数据显示,嗜麦芽窄食单胞菌的检出率占全年监测菌株的 3.3%~3.9%、占革兰阴性菌的 4.8%~5.8%、占非发酵菌的 12.1%~12.9%。在非发酵菌引起的感染中,其占第三位,仅次于铜绿假单胞菌和鲍曼不动杆菌。

三、微生物学检验

(一)分离培养

该菌营养要求不高,普通琼脂平板、血琼脂平板、麦康凯琼脂平板均可生长。全血标本与环境用品需要增菌培养,其他部位的标本可以直接接种于血琼脂平板和麦康凯琼脂平板。最适的生长温度为 35℃,4℃ 条件下菌株不生长,42℃ 条件下部分菌株可生长。

(二)形态学检查

1. 菌落形态 血琼脂平板培养 18~24 h 后可形成直径为 0.5~1 mm,中央突起、圆形、湿润、边缘光滑,呈淡黄色或灰白色的菌落,培养 48 h 后,部分在血琼脂平板或巧克力琼脂平板上可以形成"猫眼状"或者"草帽形"菌落。菌落有特殊的氨气味,可产生浅黄色色素(图 8-5,图 8-6)。

2. 菌体形态 革兰阴性杆菌、长短不一、极端丛生鞭毛,一般 1~8 根,有动力、无芽孢、无荚膜(图 8-7)。

(三)鉴别诊断试验

嗜麦芽窄食单胞菌氧化酶阴性;氧化发酵试验产酸缓慢或不显产酸,但分解麦芽糖;DNA 酶阳性;可水解明胶和七叶苷;赖氨酸脱羧酶试验阳性;可将硝酸盐还原为亚硝酸盐。嗜麦芽窄食单胞菌与相似细菌的鉴定试验见表 8-4。

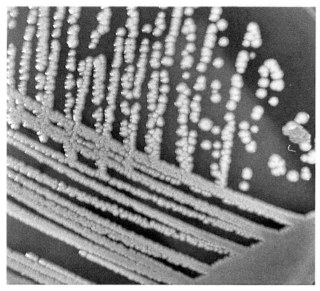

A. 血琼脂平板(35℃,48 h)　　　　　　　　　B. 巧克力琼脂平板(35℃,48 h)

图 8-5　彩图

图 8-5　嗜麦芽窄食单胞菌菌落形态(35℃,48 h)

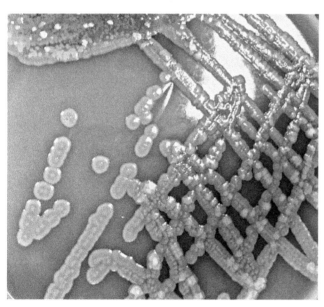
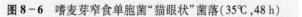
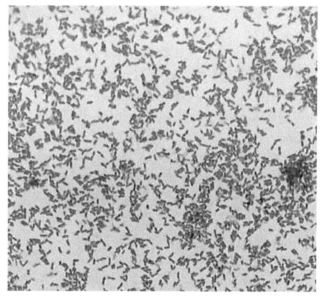
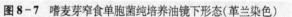

图 8-6　彩图

图 8-7　彩图

图 8-6　嗜麦芽窄食单胞菌"猫眼状"菌落(35℃,48 h)　　　　**图 8-7　嗜麦芽窄食单胞菌纯培养油镜下形态(革兰染色)**

表 8-4　嗜麦芽窄食单胞菌与相似细菌的鉴定试验

菌　种	氧化酶试验	葡萄糖发酵试验	蔗糖发酵试验	乳糖发酵试验	甘露醇发酵试验	麦芽糖发酵试验	七叶苷水解试验	尿素分解试验	硝酸盐还原试验	精氨酸双水解试验	明胶液化试验	枸橼酸盐利用试验
嗜麦芽窄食单胞菌	-	+	+/-	v	-	+	v	-	v	-	v	v
唐菖蒲伯克霍尔德菌	v	+	-	-	ND	-	v	v	ND	+/-	ND
栖稻黄色单胞菌	-	+	-	+	+	-	+/-	-	-	-	-	+
浅黄色单胞菌	-	+	-	+/-	+	+	+/-	+/-	-	+/-	+/-	-
睾丸酮丛毛单胞菌	+	-	-	-	-	-	-	-	+	-	v	v

注:+,90%以上菌株阳性;-,90%以上菌株阴性;+/-,多数菌株阳性;v,10%~90%菌株阳性;ND,无数据资料。

第四节 不动杆菌属

一、分类

不动杆菌属（*Acinetobacter*）细菌为革兰阴性球杆菌，因此最初被归于奈瑟菌科，为一群不发酵糖类、氧化酶阴性且无动力的一类非发酵菌。根据 DNA 杂交技术，该菌属至少可分为 21 个基因种，临床比较常见的菌株有 6 种，分别为鲍曼不动杆菌（*A. baumanii*）、醋酸钙不动杆菌（*A. calcoaceticus*）、琼氏不动杆菌（*A. junii*）和约翰逊不动杆菌（*A. johnsonii*）、洛菲不动杆菌（*A. lwoffi*）、溶血不动杆菌（*A. haemolytius*）。

该菌属代表菌种为鲍曼不动杆菌，DNA G+C 含量为 38~47 mol%。

二、临床意义

不动杆菌属细菌存在于健康人皮肤（25%）、咽部（7%），也存在于结膜、唾液、胃肠道及阴道分泌物中。该菌属细菌大多数情况为定植菌，但在患者长期有基础性疾病、长期应用广谱抗生素和免疫抑制剂及各种侵入性操作等情况下，该菌属细菌就可能由定植菌成为真正的致病菌，从而引起医院获得性肺炎尤其是呼吸机相关性肺炎、尿路感染、烧伤患者的皮肤软组织感染，严重者可继发菌血症及脑膜炎等。该菌属细菌中临床最常见的细菌为鲍曼不动杆菌，该菌引起的菌血症及脑膜炎具有很高的死亡率。该菌可携带整合子使其获得多重耐药，且该菌易于传播，从而可引起医院感染的暴发流行。

不动杆菌属细菌感染的致病机制尚不完全清楚，其主要的致病物质是荚膜、菌毛、产物酶、脂质及载体等。该菌属细菌广泛分布于外界环境中，易在潮湿环境如水和土壤中生存。近年来，临床分离出鲍曼不动杆菌的概率逐年上升，尤其在重症监护室患者的呼吸道标本和血标本中，在非发酵菌种中仅次于铜绿假单胞菌。2018 年的中国细菌耐药监测网统计的数据显示，鲍曼不动杆菌的检出率已经超过了铜绿假单胞菌，占所有分离菌种的 8.6% 左右，位居第四，成为医院感染重要的病原菌。该菌黏附力极强，易在各类医用材料上黏附，且可在环境中长期存活，也是引起医院内重症患者感染的重要原因。其对常用抗生素的耐药率也逐年增加，从而引起了临床医生和微生物学者的广泛关注。

其他不动杆菌引起的临床感染很少见。例如，琼氏不动杆菌可以引起眼部感染和菌血症，分离于小儿的眼分泌物；约翰逊不动杆菌可以引起脑膜炎。

三、微生物学检验

（一）标本直接检查

无菌采集的标本可以直接涂片进行革兰染色，可发现革兰阴性球杆菌，成对排列。

（二）分离培养

鲍曼不动杆菌为专性需氧菌，营养要求不高，在普通培养基上生长良好，最适生长温度为 35℃，部分菌株可在 42℃ 条件下生长，可在血琼脂平板和麦康凯琼脂平板上培养。

（三）形态学检查

1. **菌落形态** 鲍曼不动杆菌在麦康凯琼脂平板、血琼脂平板上均可生长，形成圆形、光滑、湿润、凸起、边缘整齐的菌落，临床也可见黏液型菌落（图 8-8，图 8-9）。不动杆菌属细菌中，除洛菲不动杆菌菌落较小外，一般菌落较大，直径为 2~3 mm。溶血不动杆菌可以形成 β-溶血环，一般不产生色素。

2. **菌体形态** 革兰阴性球杆菌，球状或者球杆形，大小为（0.9~1.6）μm×（1.5~2.5）μm，一般成对排列，革兰染色不易脱色，标本尤其是血培养阳性的直接涂片革兰染色，易染成革兰阳性球菌。无芽孢、无鞭毛、有菌毛，黏液型菌落有荚膜（图 8-10）。

（四）鉴别诊断试验

氧化酶试验阴性、动力试验阴性、双糖铁试验全阴性、硝酸盐试验阴性。临床常见不动杆菌属菌种的鉴别见表 8-5。

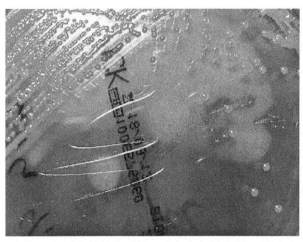

A. 黏液型菌落   B. 典型菌落

图 8-8 鲍曼不动杆菌在麦康凯琼脂平板上的菌落形态(35℃,18~24 h)

图 8-8
彩图

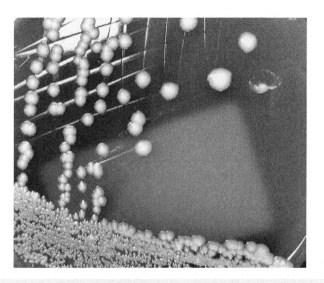

图 8-9
彩图

图 8-9 鲍曼不动杆菌血琼脂平板上的菌落形态(35℃,48 h)

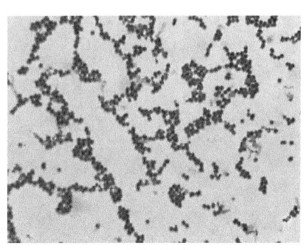

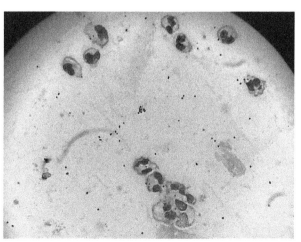

A. 纯培养形态   B. 痰标本直接涂片菌体形态

图 8-10
彩图

图 8-10 鲍曼不动杆菌油镜下形态(革兰染色)

表 8-5　临床常见不动杆菌属菌种的鉴别

菌 种	生 长 试 验			溶血	葡萄糖发酵试验	葡萄糖产酸试验	枸橼酸盐利用试验	DL乳酸	苯乙氨酸	精氨酸双水解试验	谷氨酸	丙氨酸	乳酸盐	天冬氨酸	己二酸
	37℃	41℃	44℃												
鲍曼不动杆菌	+	+	+	−	+	+	+	+	v	+	+	+	+	+	+
溶血不动杆菌	+	v	−	+	−	v	v	−	−	+	−	−	+	−	−
醋酸钙不动杆菌	+	−	−	−	−	+	+	+	+	+	−	−	−	−	+
琼氏不动杆菌	+	v	−	v	−	+	+	+	+	+	−	+	+	−	−
洛菲不动杆菌	v	−	−	−	v	v	v	+	+	−	−	−	−	−	+
约翰逊不动杆菌	−	−	−	−	−	−	−	+	+	v	−	−	−	−	−

注：+,90%以上菌株阳性；−,90%以上菌株阴性；v,10%~90%菌株阳性。

第五节　产碱杆菌属

产碱杆菌属(*Alcaligenes*)是一类广泛分布于自然界,可从水、土壤、人体及动物肠道、医院的环境中检出的一类革兰阴性杆菌。

一、分类

产碱杆菌属细菌包括不分解糖类的 3 个种和分解糖类的 1 个种,不分解糖类的有粪产碱杆菌(*A. faecalis*)、粪产碱杆菌亚种(*A. faecalis type* Ⅱ)、皮乔特产碱杆菌(*A. Piechaudii*)、脱硝亚种产碱杆菌(*A. denitrificans*);分解糖类的有木糖氧化无色杆菌(*A. xylosoxidans*)等。该菌属代表菌种为粪产碱杆菌,DNA G+C 含量为 56~70 mol%。

二、临床意义

该菌属细菌与假单胞菌相同,是条件致病菌,可引起医院感染。临床分离出的菌种主要是粪产碱杆菌,其主要的致病物质为菌体成分如内毒素等,主要引起免疫力低下患者的血流感染。该菌也可分离自血液、痰液、尿液等。也有文献报道,该菌可以引起角膜炎。木糖氧化无色杆菌木糖亚种也可引起免疫力缺陷患者的血流感染。

三、微生物学检验

(一)分离培养

该菌专性需氧、营养要求不高、最适生长温度为 25~35℃。

(二)形态学检查

1. 菌落形态　该菌在普通琼脂平板培养 18~24 h 后可形成隆起、光滑、边缘整齐、有光泽的大小不等的菌落;在血琼脂平板可形成灰色扁平、边缘稍薄、扩散、不规则的较大菌落,部分粪产碱杆菌有特殊的水果味;在麦康凯琼脂和 SS 琼脂平板上可形成无色透明的菌落;在液体肉汤可均匀混浊生长,形成菌膜,管底可有黏性沉淀。在含有蛋白胨的肉汤培养基中可产氨,从而使培养基 pH 上升至 8.6。

2. 菌体形态　革兰阴性杆菌,大小为(0.5~1.0)μm×(0.5~2.6)μm,排列多样,呈单个、成双或者链状排列。该菌具有周鞭毛、无芽孢,少数菌株有荚膜。

(三)鉴别诊断试验

该菌氧化酶试验阳性、触酶试验阳性、O-F 产碱型、枸橼酸盐利用试验阳性、亚硝酸盐还原试验阳性、不液化明胶、苯丙氨酸脱氨酶试验阴性、精氨酸双水解酶试验阴性。鉴别要点见表 8-6。

表 8-6 临床常见产碱杆菌与无色杆菌的生化反应鉴别

菌 种	氧化酶试验	葡萄糖同化试验	木糖同化试验	葡萄糖酸盐试验	乌头酸盐试验	苯乙酸盐试验	枸橼酸盐利用试验	硝酸盐还原试验	亚硝酸盐还原试验	乙酰胺生长试验
粪产碱杆菌	+	+	-	-	v	+	+	+	-	+
木糖氧化无色杆菌	+	-	+	+	+	+	+	+	+	+
脱硝无色杆菌	+	+	-	-	+	+	+	+	+	v
皮乔特无色杆菌	+	+	-	+	+	+	+	-	-	v

注：+,90%以上菌株阳性;-,90%以上菌株阴性;v,10%~90%菌株阳性。

第六节 伯克霍尔德菌属

伯克霍尔德菌属(*Burkholderia*)是广泛分布于自然界,特别是土壤、水、人体内和植物的根部等潮湿的环境中,可以从医院环境中分离,且可导致医院感染暴发流行的一类革兰阴性杆菌。

一、分类

该菌属 1993 年以前为假单胞菌属 rRNA 同源群Ⅱ组,1993 年以后改为伯克霍尔德菌属。该菌属包括 20 多个菌种,只有少数的几个种与人和动物感染相关:洋葱伯克霍尔德菌(*B. cepacia*)、假鼻疽伯克霍尔德菌(*B. pseudomallei*)、鼻疽伯克霍尔德菌(*B. mallei*)、唐菖蒲伯克霍尔德菌(*B. gladioli*)、皮氏伯克霍尔德菌(*B. piketti*)等。

伯克霍尔德菌属 DNA G+C 含量为 59~69.5 mol%,代表菌种为洋葱伯克霍尔德菌。

二、临床意义

洋葱伯克霍尔德菌广泛分布在自然界的水、土壤和植物中,在水和土壤中可存活 3 年以上,特别是在不流动的死水如池塘水、稻田水中,还可分布于菜场中,是热带及亚热带地区死水和土壤中一种常见的腐生菌,也可从污染的消毒液及仪器中分离得到,囊性肺纤维化和慢性肉芽肿肺疾病的患者感染该菌会出现洋葱综合征;该菌还可引起菌血症,特别是尿路感染、脓毒性关节炎、腹膜炎和呼吸道感染等。

假鼻疽伯克霍尔德菌、鼻疽伯克霍尔德菌具有高致病性、强抵抗力、易传播、易培养等特性,因此美国 CDC 将其列为 B 类生物恐怖剂,该菌可引起马、骡、猫和犬等动物的感染,可以通过伤口、黏液、呼吸道进入体内引起人类的感染。急性患者可有高热、全身衰竭等症状,病菌进入血液可形成菌血症及内脏脓肿,该菌感染后死亡率很高。

唐菖蒲伯克霍尔德菌属于植物病原菌,与洋葱伯克霍尔德菌一样,是引起囊性肺纤维化及慢性肉芽肿患者感染的重要机会致病菌。

三、微生物学检验

(一)分离培养

全血标本与环境用品需要增菌培养,其他部位的标本可以直接接种于血琼脂平板和麦康凯琼脂平板,于 35℃左右的二氧化碳培养箱进行培养。

(二)形态学检查

1. 菌落形态 该菌属细菌专性需氧、营养要求不高,在普通琼脂平板、血琼脂平板均可生长,除唐菖蒲伯克霍尔德菌外,其他菌株也可在麦康凯琼脂平板上生长。大部分菌株最适生长温度为 30~37℃,部分菌株可在 4℃条件下生长,18~24 h 后可形成圆形、光滑、湿润、边缘整齐的较小的菌落,48 h 可形成略带黄色的大菌落(图 8-11),有特殊的气味。

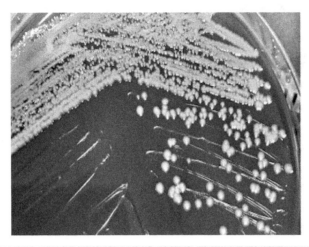

图8-11
彩图

图8-11 洋葱伯克霍尔德菌血琼脂平板菌落形态(35℃,48 h)

2. 菌体形态　革兰阴性杆菌,大小为(1.0~5.0)μm×(0.5~1.0)μm,无芽孢,除鼻疽伯克霍尔德菌没有鞭毛外,其他菌株有一根或者数根端鞭毛。

(三) 鉴别诊断试验

洋葱伯克霍尔德菌氧化酶试验阳性、可分解葡萄糖、可发酵乳糖;动力试验、赖氨酸脱羧试验阳性。与其他伯克霍尔德菌属种之间的鉴别具体见表8-7。

表8-7 临床常见伯克霍尔德菌属菌种的鉴别

菌　名	氧化酶试验	麦康凯琼脂平板生长试验	动力试验	葡萄糖发酵试验	蔗糖发酵试验	甘露醇发酵试验	乳糖发酵试验	麦芽糖发酵试验	乳糖发酵试验	精氨酸双水解试验	赖氨酸脱羧酶试验	尿素分解试验	明胶液化试验	硝酸盐还原试验	硝酸盐产气试验
洋葱伯克霍尔德菌	+	v	+	+	v	-	+	v	+	v	+	v	v	v	-
假鼻疽伯克霍尔德菌	+	+	+	+	v	+	+	+	+	+	-	v	v	+	+
鼻疽伯克霍尔德菌	v	+	-	+	-	-	v	-	v	+	-	v	-	+	-
唐菖蒲伯克霍尔德菌	v	+	+	+	-	-	-	-	-	+	-	+	v	v	-

注：+,90%以上菌株阳性;-,90%以上菌株阴性;v,10%~90%菌株阳性。

第七节　莫拉菌属

一、分类

莫拉菌属(*Moraxella*)属于莫拉菌科,目前有20多个种,包括与临床有关的卡他莫拉菌(*M. catarrhalis*)、腔隙莫拉菌(*M. lacunata*)、奥斯陆莫拉菌(*M. atlantae*)、非液化莫拉菌(*M. nonliquefaciens*)、犬莫拉菌(*M. canis*)、亚特兰大莫拉菌(*M. atlantae*)及林肯莫拉菌(*M. linconii*)。

腔隙莫拉菌与卡他莫拉菌为临床最常见的两种莫拉菌种。

二、临床意义

莫拉菌属细菌是正常寄生于人体皮肤和黏膜表面的一类细菌,卡他莫拉菌、林肯莫拉菌、奥斯陆莫拉菌也可定植于呼吸道,是呼吸道正常菌群的一部分。但是,近20年的研究发现,卡他莫拉菌不但是儿童和老年人上呼吸道感染的病原菌,而且还是成人下呼吸道感染的重要病原菌,在儿童上颌窦炎、中耳炎、肺炎及成人的慢性下呼吸道感染中,仅次于流感嗜血杆菌和肺炎链球菌,成为第三位常见致病菌,而且其发病率呈逐年增加趋势,尤其多见于慢性阻塞性肺疾病患者。腔隙莫拉菌等亦可引起脑膜炎、心内膜炎、尿道炎、婴儿和儿童眼结膜炎、角膜炎和败血症。近年来,非液化莫拉菌引起的脑膜炎及婴幼儿菌血症病例日益增多,应引起高度重视。

三、微生物学检验

(一)分离培养

该菌属细菌为专性需氧菌,营养要求较高,在血琼脂平板和巧克力琼脂平板上生长良好,部分可在麦康凯琼脂平板和普通营养琼脂平板上生长,在 SS 琼脂平板上不生长。最适生长温度为 32~35℃。

(二)形态学检查

1. 菌落形态　卡他莫拉菌在血琼脂平板和巧克力琼脂平板培养 18~24 h 可形成针尖大小、圆形、凸起、光滑湿润、白色不溶血的菌落,培养 48~72 h 可形成较大、白色或淡粉色、圆形、凸起、不透明边缘规则的菌落,菌落可以用接种环完整推进移动,且菌落易碎(图 8-12)。

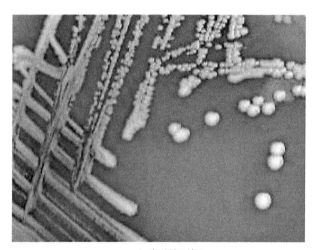
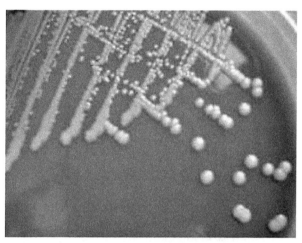

A. 血琼脂平板　　　　　　　　　　　　　　　　　B. 巧克力琼脂平板

图 8-12 彩图

图 8-12　卡他莫拉菌菌落形态(35℃,48 h)

2. 菌体形态　革兰阴性球杆菌,大小为(1.0~1.5)μm×(1.5~2.5)μm,多成双或者呈双短链状排列,呈咖啡豆形。该形态特点与奈瑟菌属细菌非常相似,但该菌属细菌革兰染色不易脱色,往往染成革兰阳性球菌,无鞭毛、无芽孢、无动力、多数菌株有荚膜。

(三)鉴别诊断试验

莫拉菌属细菌与其他菌属细菌的鉴别见表 8-8。其他莫拉菌属细菌在 35℃条件下培养 48 h 的菌落特点见表 8-9,莫拉菌属在麦康凯琼脂平板上的生长情况及生化试验进行种间鉴别见表 8-10。莫拉菌属的生化特点:氧化酶试验阳性、触酶试验阳性、动力试验阴性、不分解任何糖类、吲哚试验阴性、DNA 酶试验多数阴性。

表 8-8　莫拉菌属细菌与其他菌属细菌的鉴别

试　　验	莫 拉 菌 属	奈 瑟 菌 属	不 动 杆 菌 属
氧化酶试验	+	+	
亚硝酸盐还原试验	-	+/-	+
葡萄糖发酵试验	-	+/-	v
DNA 酶试验	-	-	-

注:+,90%以上菌株阳性;-,90%以上菌株阴性;+/-,多数菌株阳性;v,10%~90%菌株阳性。

表 8-9　其他莫拉菌属细菌 35℃培养 48 h 的菌落特点

菌　种	血琼脂平板(35℃,48 h)菌落特点	麦康凯琼脂平板(35℃,48 h)菌落特点
腔隙莫拉菌	无色、湿润、半透明、菌落凹陷于琼脂内	不生长
非液化莫拉菌	湿润、黏液样、偶有菌落凹陷于琼脂内	偶有生长,无色菌落
奥斯陆莫拉菌	灰白色、湿润、半透明	偶有生长,无色菌落
林肯莫拉菌	光滑、湿润、半透明	不生长
亚特兰大莫拉菌	细小、菌落可凹陷于琼脂内	偶有生长,无色菌落
犬莫拉菌	光滑、湿润、较大	无色菌落

表 8-10　莫拉菌属在麦康凯琼脂平板生长情况及生化试验进行种间鉴别(%)

菌　种	动力试验	麦康凯琼脂平板生长	明胶液化试验	尿素分解试验	吐温-80	硝酸盐还原试验	亚硝酸盐还原试验	葡萄糖发酵试验	甘露醇发酵试验	乙二醇发酵试验	去铁胺敏感试验	苯丙氨酸脱氨酶试验	DNA酶试验	碱性磷酸酶试验
卡他莫拉菌	0	0	0	0	0	100	100	0	0	0	100	0	100	0
腔隙莫拉菌	0	0	100	0	100	100	0	0	0	25	100	0	0	75
非液化莫拉菌	0	0	0	0	0	100	0	0	0	0	100	0	0	0
奥斯陆莫拉菌	0	50	0	0	5	24	0	0	0	100	0	0	0	75
林肯莫拉菌	0	0	0	0	0	0	0	0	0	0	0	0	0	0
犬莫拉菌	0	60	0	0	0	80	20	0	0	100	100	0	0	0
亚特兰大莫拉菌	0	100	0	0	0	0	0	0	0	0	60	0	0	100

注：表中数据为阳性率数值。

第八节　非发酵菌其他菌属

一、黄色单胞菌属

(一)分类

黄色单胞菌属内只有栖稻黄色单胞菌(*F.oryzihabitans*)1 个种,以前称为栖稻假单胞菌和 Ve-2 群。1987 年,《伯杰细菌鉴定手册》(第八版)介绍了一个新的菌属,即黄色单胞菌属。

(二)临床意义

黄色单胞菌属细菌和其他非发酵菌属细菌一样,常存在于土壤、水及潮湿环境中,可引起静脉内插管的免疫力低下的患者感染及持续腹膜透析患者的腹膜炎、菌血症等。

(三)微生物学检验

1. 形态学检查

(1)菌落形态:血琼脂平板于 35℃左右二氧化碳培养箱内培养 18~48 h 后,可形成圆形、扁平、边缘不整齐的黄色菌落(图 8-13)。该菌在麦康凯琼脂平板上也可生长。

(2)菌体形态:革兰阴性杆菌,成对或呈链状排列,有极端鞭毛,无芽孢。

2. 鉴别诊断试验　栖稻黄色单胞菌触酶试验阴性,氧化酶试验阴性,可分解葡萄糖,硝酸盐还原试验阴性,七叶苷水解试验阴性,赖氨酸脱羧酶试验、鸟氨酸脱羧酶试验。栖稻黄色单胞菌与相似菌的鉴别具体见表 8-11。

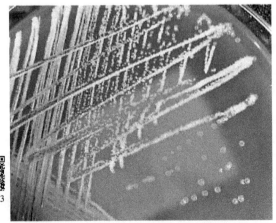

图 8-13　栖稻黄色单胞菌血琼脂平板菌落形态(35℃,48 h)

表 8 - 11 栖稻黄色单胞菌与相似菌的鉴别

菌 名	明胶液化试验	乳糖发酵试验	尿素分解试验	甘露醇发酵试验	葡萄糖发酵试验	麦芽糖发酵试验	精氨酸双水解酶试验	七叶苷水解试验	硝酸盐还原试验
栖稻黄色单胞菌	17	14(22)	77	100	100	97	14	0	0
唐菖蒲伯克霍尔德菌	70	0	30	v	100	0	v	11	33
浅黄色金色单胞菌	61	3(24)	26(38)	76	100	100	100	100	62

注：表中数据为阳性率；括号内数据表示延迟反应；v,10%~90%菌株阳性。

二、金黄杆菌属

（一）分类

金黄杆菌属（*Chryseobacterium*）包括短黄杆菌、脑膜炎败血性黄杆菌、芳香黄杆菌、产吲哚金黄杆菌、黏金黄杆菌等 8 个种。临床常见的是黏金黄杆菌和脑膜炎败血性黄杆菌。

（二）临床意义

该菌属细菌广泛存在于水、土壤、植物中，也可发现于食品、乳制品和蔬菜中，还可以从健康人的口腔黏膜、上呼吸道、皮肤中检出，是条件致病菌，也是引起医院感染的常见菌之一。该菌属细菌可引起术后感染、菌血症，脑膜炎败血性黄杆菌常可引起新生儿及婴幼儿的化脓性脑膜炎。

（三）微生物学检验

1. 形态学检验

（1）菌落形态：在血琼脂平板上于 35℃ 左右的二氧化碳培养箱内培养 18~48 h 后，可形成光滑、凸起、有光泽的较大菌落，在麦康凯琼脂平板上不生长或者生长不良。巧克力琼脂平板菌落形态见图 8 - 14。

（2）菌体形态：革兰阴性杆菌，菌体细长，长短不一，两端略膨大，无鞭毛，无动力，无芽孢。

2. 鉴别诊断试验 金黄杆菌属主要菌种之间可通过糖发酵试验、尿素分解试验、吲哚试验及明胶液化试验等鉴别，具体见表 8 - 12。

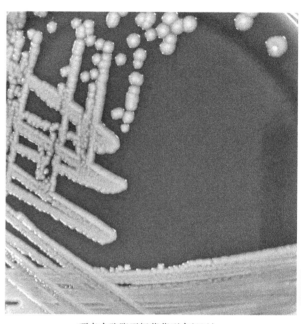

巧克力琼脂平板菌落形态(48 h)

图 8 - 14 脑膜炎败血性黄杆菌纯培养菌落形态

图 8 - 14
彩图

表 8 - 12 金黄杆菌属主要菌种的鉴别（%）

菌 种	葡萄糖发酵试验	木糖发酵试验	甘露醇发酵试验	蔗糖发酵试验	乳糖发酵试验	麦芽糖发酵试验	尿素分解试验	吲哚试验	明胶液化试验	七叶苷水解试验
脑膜炎败血性黄杆菌	100	0	100	0	0	100	0	100	100	100
短黄杆菌	100	0	0	0	0	100	0	100	100	0
黏金黄杆菌	100	27	0	0	–	–	73	0	100	100
产吲哚金黄杆菌	100	0	0	21	0	–	0	100	100	100
芳香黄杆菌	0	0	0	0	0	100	0	0	0	0
嗜糖黄杆菌	100	100	0	100	0	100	0	0	0	100
嗜醇黄杆菌	100	100	100	100	100	100	0	0	–	100

注：表中数据为阳性率；-，无。

本章小结

非发酵菌是指一大类不发酵糖类或仅以氧化的形式利用糖类的无芽孢、需氧或兼性厌氧的革兰阴性杆菌，其中大多数为条件致病菌，也是医院感染的常见致病菌。大部分菌株属于人体正常菌群，当人体条件发生改变或细菌定植的位置发生改变时，会使人类致病。非发酵菌一般通过生物特性、O-F 试验、氧化酶试验、动力试验及鞭毛和菌落特点、是否可在麦康凯琼脂平板上生长做初步鉴定。该菌属细菌营养要求不高，一般营养琼脂平板、血琼脂平板、麦康凯琼脂平板都能生长良好。临床微生物室分离该菌一般选择血琼脂平板及麦康凯琼脂平板。近几年来，非发酵菌在住院患者标本中的检出率越来越高，已经引起临床的广泛重视，主要是铜绿假单胞菌、鲍曼不动杆菌；其次为嗜麦芽窄食单胞菌及卡他莫拉菌。

（马淑青　袁晓燕）

第九章 其他革兰阴性杆菌检验

本章主要介绍几种较难培养,但对临床又有较为重要致病意义的细菌。其共同特点为革兰阴性小杆菌、无芽孢,除个别菌种外,均无鞭毛;营养要求复杂,需要特殊生长因子。这些细菌包括嗜血杆菌属、军团菌属、布鲁菌属及鲍特菌属。

第一节 嗜血杆菌属

一、分类

嗜血杆菌属(*Haemophilus*)隶属于巴斯德菌科。目前属内有 21 个种,是专性寄生的苛养菌。该菌属细菌对营养要求严格,生长时需血液中存在的生长因子,人工培养时必须供给新鲜血液才能生长,故名嗜血杆菌。该菌属细菌与临床致病相关的主要有 9 个种,其中最为常见的是流感嗜血杆菌(*H. influenzae*),还有副流感嗜血杆菌(*H. parainfluenzae*)、溶血嗜血杆菌(*H. haemolyticus*)、副溶血嗜血杆菌(*H. parahaemolyticus*)、杜克雷嗜血杆菌(*H. ducreyi*)、埃及嗜血杆菌(*H. aegyptius*)、嗜沫嗜血杆菌(*H. aphrophilus*)、副嗜沫嗜血杆菌(*H. paraphrophilus*)、迟缓嗜血杆菌(*H. segnis*)。嗜血杆菌属的 DNA 中 G+C 含量为 37~44 mol%,代表菌种为流感嗜血杆菌。

二、临床意义

该菌属细菌主要致病物质是荚膜、菌毛、内毒素,致病力强的菌株可产生 IgA 蛋白酶。荚膜是该菌属细菌的主要毒力因子。临床常见几种主要嗜血杆菌属细菌常栖部位及所致疾病见表 9-1。

表 9-1 临床常见几种主要嗜血杆菌属细菌常栖部位及所致疾病

菌 种	常 栖 部 位 及 所 致 疾 病
流感嗜血杆菌	广泛寄居于人体上呼吸道,但有荚膜的菌株很少,可引起原发化脓性感染及继发性感染,包括脑膜炎、鼻咽炎、关节炎、心包炎、鼻窦炎及中耳炎等
副流感嗜血杆菌	口腔及阴道正常菌群,偶尔可引起心内膜炎、尿道炎
溶血嗜血杆菌	鼻咽部正常菌群,常引起儿童上呼吸道感染
副溶血嗜血杆菌	口咽部正常菌群,偶可引起咽炎、化脓性口腔炎和心内膜炎
杜克嗜血杆菌	可引起软性下疳,其为性传播疾病
埃及嗜血杆菌	可引起急性亚急性结膜炎、儿童巴西紫癜热
嗜沫嗜血杆菌	咽部正常菌群,牙菌斑中常见菌,偶致心内膜炎和脑脓肿
副嗜沫嗜血杆菌	咽部及阴道正常菌群,偶可引起亚急性细菌性心内膜炎、败血症、甲沟炎、脑脓肿、脑膜炎

流感嗜血杆菌中 b 型(Hib)是引起细菌性脑膜炎、肺炎的主要病原菌。据 WHO 统计,在使用疫苗前,60% 的 5 岁以下儿童细菌性脑膜炎由 Hib 感染引起,病死率达 5%~10%,后遗症发生率达 30%~40%。Hib 也是我国儿童呼吸道的首位致病菌,主要引起下呼吸道感染,以肺炎为主,2 岁以下幼儿感染率较高。使用 Hib 疫苗是控制 Hib 感染的有效措施。该菌培养鉴定需要较高的营养及特殊因子,其分离率的高低可体现实验室的水平高低。

三、微生物学检验

(一)标本的直接检查

1. 显微镜检查　脑脊液和脓汁标本中可查到革兰阴性短小杆菌或多形态杆菌,结合临床症状,可做初步诊断。脑脊液经革兰染色发现可疑菌时,亦可同时做荚膜肿胀试验,以达到快速鉴定的目的。

2. 抗原检测　　通常检测体液或脓汁标本中的 Hib 多糖抗原,有助于快速诊断。乳胶凝集试验最常用,亦可通过 ELISA、免疫荧光法或荚膜肿胀试验测定。

3. 核酸检测　　采用 DNA 杂交的方法检测核酸,在囊性纤维化患者痰中,可用 DNA 杂交及单克隆标记法检查流感嗜血杆菌的外膜蛋白。

(二)分离培养

嗜血杆菌属细菌对营养要求较高,属于苛养菌,需氧或兼性厌氧,某些菌株初次培养在 5%~10% 二氧化碳的大气中时生长得良好,最适生长温度为 35~37℃,pH 以 7.6~7.8 为最佳。该菌在室温下比在 4℃ 时更容易存活,用脱脂牛乳冷冻干燥于 -70℃ 条件下可存活 2 年以上。嗜血杆菌生长需要 X、V 因子或两者之一。流感嗜血杆菌生长需要 X、V 因子。X 因子是一种对热稳定的血红素及其衍生物(原卟啉IX或原血红素),是一种含铁的卟啉。V 因子是一种对热不稳定的维生素 B 类物质(NAD,辅酶Ⅰ或 NADP,辅酶Ⅱ)。血细胞中含有此两种因子,V 因子处于抑制状态,80~90℃ 条件下加热 5~15 min 可破坏细胞膜上的抑制物从而释放 V 因子。血液标本需增菌后再进行分离培养,其他标本可直接接种于血培养基和巧克力培养基。某些临床标本中往往夹杂大量杂菌,应用选择培养基(如在巧克力琼脂中加入抗菌药物万古霉素、杆菌肽、克林霉素等)进行培养。

(三)形态学检查

1. 菌落形态　　巧克力琼脂平板上可出现灰白色、圆形、光滑、半透明的小菌落。在液体培养基中,有荚膜的菌株均匀混浊生长,而无荚膜的菌株呈颗粒状沉淀生长,但由于菌体较小常不易见到明显的混浊现象。嗜血杆菌属细菌的纯培养物散发出类似"鼠臭"气味,这是由色氨酸代谢产生的吲哚所致。流感嗜血杆菌在巧克力琼脂平板上的菌落特点见图 9-1。

2. 菌体形态　　该菌属细菌为一群无动力、无芽孢的革兰阴性短杆菌或球杆菌,呈高度的异质性(多形性),大小为 (0.2~0.5)μm×(0.5~3.0)μm(或更长)。从病灶中新分离的菌株多呈球杆状、双球状或短链状,在陈旧培养物中呈多形性(长杆状或呈长丝状)。流感嗜血杆菌多数菌株有菌毛,产毒株在营养丰富的培养基上生长 16~18 h 可出现明显荚膜,在陈旧培养基上荚膜常消失。

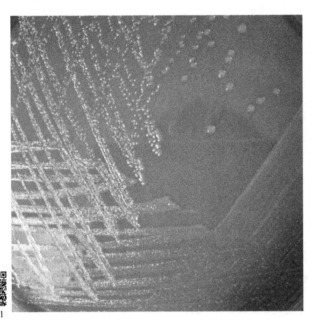

图 9-1 彩图

图 9-1　流感嗜血杆菌在巧克力琼脂平板上的菌落

(四)鉴别诊断试验

当流感嗜血杆菌与金黄色葡萄球菌一起培养时,可见到靠近葡萄球菌菌落的流感嗜血杆菌菌落较大,而远离葡萄球菌的流感嗜血杆菌菌落较小,这种现象称为卫星现象(satellite phenomenon),见图 9-2。

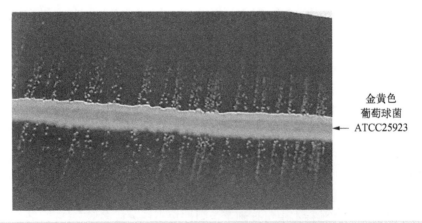

金黄色
葡萄球菌
← ATCC25923

图 9-2 彩图

图 9-2　流感嗜血杆菌卫星现象(血琼脂平板)

根据分离培养中对X、V因子的需要、菌落形态、卫星现象,配合生化反应特性可以做出种间鉴定。嗜血杆菌属细菌主要生物学特性见表9-2。

表9-2 嗜血杆菌属细菌主要生物学特性

嗜血杆菌	因子		β-溶血	葡萄糖发酵试验	蔗糖发酵试验	乳糖发酵试验	甘露糖发酵试验	木糖发酵试验	触酶试验	二氧化碳生长试验	β-半乳糖苷酶试验
	X	V									
流感嗜血杆菌[a]	+	+	-	+	-	-	-	D	+	-	-
溶血嗜血杆菌	+	+	+	+	-	-	-	D	-	-	-
杜克嗜血杆菌	+	-	-	-	-	-	-	-	-	-	-
副流感嗜血杆菌	-	+	-	+	+	-	+	-	D	D	D
副溶血嗜血杆菌	-	+	+	+	+	-	-	-	-	-	-
迟级嗜血杆菌	-	+	-	W	W	-	-	-	-	D	D
副嗜沫嗜血杆菌	-	+	-	+	+	+	+	D	-	+	+
嗜沫嗜血杆菌	-	-	-	+	+	+	+	-	-	+	+

注:D,不同结果;W,弱发酵反应;-,阴性反应;+,阳性反应。
a 包括埃及嗜血杆菌。

生物型 该菌属细菌多数能分解葡萄糖,对乳糖和蔗糖可表现出不同反应。通过吲哚试验、尿素分解试验及鸟氨酸脱羧酶试验的不同可将流感嗜血杆菌分为8个生物型。嗜血杆菌属细菌生物型鉴别见表9-3。

表9-3 嗜血杆菌属细菌生物型鉴别

菌株及生物型	吲哚试验	尿素分解试验	鸟氨酸脱羧酶试验
流感嗜血杆菌			
I	+	+	+
II	+	+	-
III	-	+	-
IV	-	+	+
V	+	-	+
VI	-	-	+
VII	+	-	-
VIII	-	-	-
副流感嗜血杆菌			
I	-	-	+
II	-	+	+
III	-	+	-
IV	+	+	+
VI	+	-	-
VII	+	+	-
VIII	+	+	-
埃及嗜血杆菌	-	-	+
副溶血嗜血杆菌	-	-	+
惰性凝聚杆菌	-	-	-

注:+,90%以上菌株阳性;-,90%以上菌株阴性。

第二节 鲍特菌属

一、分类

鲍特菌属(*Bordetella*)包括百日咳鲍特菌(*B. pertussis*)、副百日咳鲍特菌(*B. parapertussis*)、支气管鲍特菌

（*B. branchiseptica*）、鸟鲍特菌（*B. avium*）、欣氏鲍特菌（*B. hinzii*）、霍氏鲍特菌（*B. holmesii*），其中前 3 种细菌 DNA 的同源性高达 72%~94%，DNA 中 G+C 含量为 66~70 mol%，是临床常见的致病菌，而后 3 种细菌临床致病报道较少。本节重点叙述百日咳鲍特菌。

二、临床意义

百日咳鲍特菌的致病物质除菌毛、荚膜和内毒素外，还有 5 种毒素，分别是：① 百日咳毒素（pertussis toxin，PT），是主要毒力因子，与阵发性咳嗽、支气管痉挛有关。② 丝状血细胞凝集素（filamentous hemagglutinin，FHA），能促进病原菌黏附在纤毛柱状上皮细胞上。③ 腺嘌呤环酶毒素（adenyl cyclase toxin，ACT），可使吞噬细胞活性受抑制，从而导致呼吸道的免疫力减低。④ 气管细胞毒素，对气管纤毛上皮细胞有特殊亲和力，低浓度时抑制纤毛摆动，高浓度时使细胞坏死脱落。⑤ 皮肤坏死毒素，能引起外周血管收缩，白细胞渗出或出血，致局部组织缺血、坏死等。

百日咳鲍特菌是百日咳的病原菌，百日咳一年四季均有散发，冬春季发病较多，儿童患者比成人患者多见，患者是唯一传染源，可通过飞沫传播。感染百日咳鲍特菌后潜伏期为 1~2 周，病程分 3 期：① 卡他期，1~2 周，明显的卡他症状，传染性强，感染标本阳性率高。② 痉挛期，1~4 周，患者出现阵发性剧烈咳嗽，支气管痉挛并可伴呕吐等症状，但 6 个月以内的婴儿亦可不出现阵发性的剧咳，此期细菌分离的阳性率较低。③ 恢复期，1~2 周，阵咳减轻，完全恢复需经数周到数月。百日咳鲍特菌一般不侵入血流。

副百日咳鲍特菌也可引起百日咳及急性呼吸道感染，但症状较轻，病程持续时间较短。支气管鲍特菌主要引起动物呼吸道感染，人接触感染动物后亦能引起百日咳。

由于从母体获得的百日咳鲍特菌的保护性抗体量小，6 个月以内的小儿也可以患本病。隐性感染、病后及预防接种后可产生较持久的免疫力，目前认为局部黏膜免疫起主要作用。

三、微生物学检验

（一）分离培养

鲍特菌属细菌专性需氧，最适生长温度为 35~37℃，最适 pH 为 6.8~7.0。初次分离时营养要求较高，生长时需要半胱氨酸和组氨酸等，培养基中应加入血液、活性炭或离子交换树脂来吸附多余的脂肪酸。加入血的含量占 15%~25% 时菌群生长良好。常用培养基是鲍-金（Bordet - Gengou）培养基，内含血液、马铃薯及甘油等。百日咳鲍特菌在普通血琼脂平板和巧克力琼脂平板上不生长，大部分百日咳鲍特菌于培养后 3~5 d 可检出菌落。

（二）形态学检查

1. 菌落形态　　鲍特菌属细菌在鲍-金培养基上培养 2~3 d 可形成细小、光滑、灰色不透明的"水银滴"状菌落，并有狭窄溶血环。多次传代培养后菌落变为 R 型，在液体培养基中呈均匀混浊生长，管底有少量沉淀。

2. 菌体形态　　鲍特菌属细菌为革兰阴性小球杆菌或短细杆菌，菌体大小（0.2~0.5）μm×（0.5~2.0）μm，次代培养可呈多形性，无芽孢，光滑型菌株有荚膜，某些菌种有鞭毛。百日咳鲍特菌和副百日咳鲍特菌无鞭毛。革兰染色极易脱色，用甲苯胺蓝染色时有两极浓染倾向。

（三）鉴别诊断试验

鲍特菌属细菌在鲍-金培养基上生长缓慢，触酶试验阳性，氧化酶试验多数阳性。7 种引起人类疾病的鲍特菌属细菌的鉴别特征见表 9-4。

表 9-4　7 种引起人类疾病的鲍特菌属细菌的鉴别特征

菌　　名	触酶试验	氧化酶试验	动力试验[b]	尿素分解试验	硝酸盐还原试验	血琼脂平板生长试验	麦康凯琼脂平板生长试验
百日咳鲍特菌	+	+	-	-	-	-	-
副百日咳鲍特菌	+	-	-	+（24 h）	-	+	V[c]
支气管败血鲍特菌	+	+	+	+（4 h）	+	+	+
鸟鲍特菌	+	+	+[d]	-	-	+	+

续　表

菌　名	触酶试验	氧化酶试验	动力试验[b]	尿素分解试验	硝酸盐还原试验	血琼脂平板生长试验	麦康凯琼脂平板生长试验
欣氏鲍特菌	+	+	+	V	−	+	V[c]
霍氏鲍特菌	+	−	−	−	V	+	+
创口鲍特菌	+	−	+	−	−	+	+

注：+,有活性或能够生长;−,不存在或不生长;V,可变反应。
b 37℃条件下;c 缓慢生长;d 25℃条件下。

（四）抗体检测

多采用 ELISA 检测患者血清中所含该菌的丝状血细胞凝集素和百日咳毒素的抗体(IgM 及 IgA),其中 IgA 在感染早期出现,不受接种疫苗干扰,有利于早期诊断。

（五）免疫学鉴定

用细菌涂片直接进行荧光抗体检测抗原进行病原学诊断。

第三节　军团菌属

一、分类

军团菌属(*Legionella*)隶属于细菌域,变形菌门,γ-变形菌纲,军团菌目,军团菌科(Legionellaceae),是引起军团菌病(Legionaires' disease)的病原体。因其在 1976 年美国费城召开的一次退伍军人集会上,导致一起重症肺炎的暴发流行,造成多人死亡而得名。目前,属内有 53 个种和 3 个亚种。与人类有关的菌种包括嗜肺军团菌(*L. vpneumophila*)、米氏军团菌(*L. micdadei*)、长滩军团菌(*L. longbeachae*)、华兹华斯军团菌(*L. wadsworthii*)、约丹尼斯军团菌(*L. jordanis*)、波兹曼军团菌(*L. bozemanii*)、杜氏军团菌(*L. dumoffii*)、戈氏军团菌(*L. gormanii*)、阿尼斯军团菌(*L. anisa*)、辛辛那提军团菌(*L. cincinnatiensis*)、菲氏军团菌(*L. feelei*)、海氏军团菌(*L. hackeliae*)、以色列军团菌(*L. israelensis*)、圣海伦军团菌(*L. sainthelensi*)、迈氏军团菌(*L. maceachernii*)、橡树林军团菌(*L. oakridgersis*)、伯明翰军团菌(*L. birminghamensis*)、图森军团菌(*L. tucsonensis*)和兰辛军团菌(*L. lansingensis*)等。

军团菌属细菌的 DNA G+C 含量为 39~43 mol%,代表菌种为嗜肺军团菌。

二、临床意义

该菌属细菌存在于水和土壤中,常经供水系统、溶洞和雾化吸入而引起肺炎型和非肺炎型感染。肺炎型(重症)感染主要由嗜肺军团菌(LP),特别是 LP1、LP6 血清型及米氏军团菌引起,潜伏期为 2~10 d,除呼吸道症状外还有明显的多器官损害,如头痛、畏寒、发热伴消化道及神经系统症状及体征,致死率高。

该菌属细菌可引起病情较轻的自限性疾病——非肺炎型感染(庞蒂亚克热,Pontiac fever)。该病潜伏期短,症状轻,以乏力、肌痛、发热、干咳常见,发病率高,但无死亡报道。CDC 报道该菌引起的医院感染率可高达 23%,中老年人有慢性心、肺、肾病变,糖尿病,血液病,恶性肿瘤,艾滋病或接受免疫抑制剂者易引发该病且死亡率高达 45%,并易合并其他微生物感染,形成难治性肺炎。

值得注意的是,军团菌病的临床表现是多种多样的,高发于夏季,易侵犯慢性器质性疾病或免疫功能低下的患者如恶性肿瘤、慢性支气管炎或肺气肿等的患者,以及使用激素及免疫抑制剂和器官移植的患者。军团菌在机会感染或医院感染中的位置越来越被人们重视。嗜肺军团菌的生存能力较强,在蒸馏水中可存活 100 d 以上,在下水道污水中可存活 1 年,对热和常用化学消毒剂敏感,但 1%甲酚皂处理数分钟即可杀死嗜肺军团菌,但其对氯的抵抗力比肠道杆菌强,21℃时含 0.1 mg/L 游离氯离子的水杀死 90%嗜肺军团菌需 40 min,而杀死大肠埃希菌用时则不到1 min。在防范医院感染消毒时要选对消毒方案。

其发病机制目前认为是经空气传播,直接进入肺部,在肺泡巨噬细胞内生长,造成肺泡和终末支气管产生炎症反应。宿主感染军团菌时,免疫反应较为复杂,在实验动物及人体内均可发生抗体反应,在动物中抗体具有保护作用,而有学者认为抗体对人体则有一定保护作用,但不完善。因此,宿主感染军团菌时,体液免疫反应在免疫机制中不起主要作用。军团菌属胞内菌,能在巨噬细胞内繁殖,所以其免疫主要是细胞免疫。其发病机制可能与多种因素有关:① 内毒素和细胞产生的多种酶;② 裂解红细胞的作用,可使豚鼠红细胞裂解;③ 有消化卵黄囊的能力,在含5%卵黄的 F－G 琼脂上可表现出此能力,此种作用可能和外毒素有关。临床治疗首选红霉素,可加用利福平、氨曲南。氨基糖苷类抗生素、青霉素、头孢菌素类抗生素对该菌无效。因部分菌株产 β－内酰胺酶,其体外药敏试验不作为临床常规监测项目。

三、微生物学检验

(一) 标本的直接检查

核酸检测是快速、特异的方法,DNA 探针及 PCR 扩增 rRNA 的方法均可用于军团菌的快速诊断。原位杂交技术可利用特异性核酸作为探针对组织细胞进行杂交,以确定有无军团菌感染。PCR 与传统方法比较有着更高的灵敏度,若实验过程操作严格、引物选择合适,则有较好的特异性。可通过检测军团菌属细菌特异性基因 5S RNA、16S RNA 和嗜肺军团菌特异基因 *Mip* 进行快速鉴定。

(二) 分离培养

该菌属细菌严格需氧,营养要求苛刻,生长缓慢,氧气含量低则生长速度减慢,部分菌株在 2.5%~5% 的二氧化碳环境中生长得良好,最适生长温度为 35℃,最适 pH 为 6.7~7.0。初次分离必须采用 L－半胱氨酸和铁离子,可在活性炭–酵母浸液培养基(buffered charcoal-yeast extract agar,BCYE)上生长。

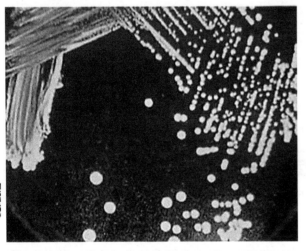

图9－3
彩图

图9－3 嗜肺军团菌在 BCYE 琼脂平板上的菌落(培养5 d)

(三) 形态学检查(嗜肺军团菌)

1. 菌落形态　　嗜肺军团菌在 BCYE 琼脂平板上 3~5 d 可形成直径 1~2 mm 的光泽菌落,菌落特征见图9－3。

军团菌在 MH－LH 琼脂上可生成褐色色素,此种色素可能是由于酪氨酸酶或 L－苯丙氨酸羟化酶介导的黑色素转化形成。为此,若在培养基中加入 L－酪氨酸或 L－苯丙氨酸,军团菌在此培养基上均可产生色素。军团菌产生的色素可分为:① 在培养基中产生的褐色素;② 细胞外荧光,该荧光是由细菌分泌的一种化合物进入培养基中而形成的,用长波紫外线照射时可出现黄色或黄绿色荧光;③ 细胞内荧光,在紫外线照射时,细菌菌落呈蓝白色或暗黄色荧光。

2. 菌体形态　　革兰阴性杆菌,着色浅,菌体大小为 $(0.3~0.9)\mu m \times (2~3)\mu m$,不同生长阶段的细菌可出现多形性,有时呈线状,有时呈短菌丝状,无芽孢,无荚膜,有端鞭毛或侧鞭毛。军团菌的细胞壁内含大量支链脂肪酸,与分枝杆菌属细菌相似,但抗酸阴性。

(四) 鉴别诊断试验

军团菌属细菌生化特性不活泼,尿素分解试验阴性,不还原硝酸盐,一般不发酵糖类,触酶试验阳性。大多数军团菌可产生明胶酶和 β－内酰胺酶,部分菌株氧化酶试验阳性,嗜肺军团菌可分解马尿酸盐。

军团菌的最终鉴定是综合其生物学特性进行的分析,即形态、生化反应、分子生物学检测、抗体检测。军团菌属种间的主要生物学特性见表9－5。

(五) 抗体检测

检测患者血清中抗军团菌 IgM 及 IgG 抗体可以做出特异性诊断。IgM 抗体为近期感染,IgG 抗体可在体内持续数月,供流行病学调查。常采用方法包括间接免疫荧光法(IFA)、微量凝集试验(MAA)、血试管凝集试验(TAT)、ELISA 等。如果有一个合适的阳性标准,几种方法的检测效果大致相同。以较为经典的间接免疫荧光法为例,其敏感性约为 75%,特异性几乎为 100%,但仍有交叉反应的出现而使其出现假阳性结果。

表9-5 军团菌属种间的主要生物学特性

菌　　名	血清群	动力试验（鞭毛）	棕色色素	β-内酰胺酶试验	明胶液化试验	氧化酶试验	马尿酸水解试验	荧光色
嗜肺军团菌	O_{15}	+	+	+	+	V	+	无
米氏军团菌	O_1	+	-	-	+	+	-	无
长滩军团菌	O_2	+	+	+/-	+	+	-	无
约丹尼斯军团菌	O_1	+	+	+	+	+	-	无
波兹曼军团菌	O_2	+	+	+/-	+	V	-	蓝白色
杜氏军团菌	O_1	+	+	+	+	-	-	蓝白色
戈氏军团菌	O_1	+	+	+	+	-	-	蓝白色
瓦兹魏斯军团菌	O_1	+	+	+	+	+	-	黄绿色
辛辛那提军团菌	O_1	+	+	+	+	-	-	无
菲氏军团菌	O_2	+	+	-	-	-	V	无
海氏军团菌	O_2	+	+	+	+	+	-	无
彻氏军团菌	O_1	+	+	+	+	+	-	蓝白色
圣海伦军团菌	O_2	+	+	+	+	-	-	无
麦氏军团菌	O_1	+	+	+	V	+	-	无
橡树林军团菌	O_1	-	+	+	+	-	-	无
伯明翰军团菌	O_1	+	+	+	+	V	-	黄绿色
图森军团菌	O_1	+	-	+	+	-	-	蓝白色

注：+,90%以上菌株阳性；-,90%以上菌株阴性；+/-,大多数菌株阳性；V,可变反应。

第四节　布鲁菌属

一、分类

布鲁菌属（*Brucella*）细菌是一类人畜共患病病原体，由美国医生 David Bruce 分离出来而得名。布鲁菌属有羊布鲁菌（*B. melitensis*，又称马耳他布鲁菌）、牛布鲁菌（*B. abortus*，又称流产布鲁菌）、猪布鲁菌（*B. svis*）、绵羊布鲁菌（*B. ouis*）、狗布鲁菌（*B. canis*）、森林鼠布鲁菌（*B. neotomaes*）6 个种，但经 DNA-DNA 杂交研究证明本属只有一个种，其他均为生物变种。该菌属细菌 DNA 中 G+C 含量为 56~58 mol%。

二、临床意义

布鲁菌属细菌有较强的侵袭力，细菌可以通过完整的皮肤和黏膜进入宿主体内，并在体内有很强的繁殖和扩散能力，这与其荚膜的抗吞噬作用和产生透明质酸酶、过氧化氢酶有关。布鲁菌属细菌有较强的内毒素，内毒素是一种多糖类脂-蛋白质复合物，可引起发热反应并毒害吞噬细胞，刺激肉芽肿形成。

在动物体中，布鲁菌属细菌感染常局限于腺体组织与生殖器官，原因是易感动物这些部位含有大量赤癣醇（erythritol），它是布鲁菌的生长因子，故病畜主要表现为睾丸炎、附睾炎、乳腺炎等。妊娠期动物对布鲁菌属细菌最为易感，常发生流产。布鲁菌属细菌感染后其各生物种、型、株间毒力差别较大。马耳他布鲁菌、流产布鲁菌和猪布鲁菌对人有较强的致病作用，尤以马耳他布鲁菌毒力最强。

布鲁菌属细菌进入人体后，经 5~21 d 潜伏期，可出现菌血症，临床表现为轻度发热。随后病菌主要在淋巴结、脾、骨髓等处繁殖，并多次进入血液循环。反复形成菌血症，使机体的发热型呈波浪式，临床上称为波浪热。感染易转为慢性及反复发作，在全身各处引起迁徙性病变，体征有肝大、脾大、关节及肌肉疼痛等。

布鲁菌属细菌进入人体后,被中性粒细胞和巨噬细胞吞噬,成为胞内寄生菌,故以细胞免疫为主,但特异性IgM和IgG可发挥免疫调节作用。布鲁菌属各菌种或生物型的抗体有交叉保护作用。其初期的免疫为有菌免疫,但随着免疫力不断增强,可转变为无菌免疫。布鲁菌属细菌在自然界中抵抗力较强,尤其在干燥土壤、病畜的器官和分泌物中,能存活数周至数月;对日光、热、常用消毒剂均较敏感。控制和消灭家畜布鲁菌病、切断传播途径和免疫接种是主要的预防措施。免疫接种以畜群为主,疫区人群也应该接种减毒活疫苗,有效期约为1年。治疗时,若是急性和亚急性患者,WHO推荐的首选方案是利福平与多西环素联合使用,或四环素与利福平联合使用。神经系统受累患者选择四环素联合链霉素。慢性患者除了采用上述方法治疗外,还需要进行脱敏和对症治疗。

三、微生物学检验

(一) 标本直接检查

布鲁菌属细菌的核酸DNA检测是近年来最敏感的诊断方法之一,但鉴于该菌属细菌的生物安全要求较高,受条件限制难以广泛开展核酸DNA检测。

(二) 分离培养

布鲁菌属细菌专性需氧,营养要求较高,标本可接种于肝浸液或肝浸液培养基、血培养基等,有条件实验室可用肝浸液双相培养基。污染标本最好接种选择培养基。初次分离培养时需要5%~10%的二氧化碳及培养基中宜含有硫胺素、烟酸、生物素等物质,最适生长温度为35~37℃,最适pH为6.7。该菌属细菌生长缓慢,初代分离更为迟缓,强毒株比弱毒株生长得慢。

(三) 形态学检查

1. 菌落形态　　马耳他布鲁菌血琼脂平板培养3~5d呈泥浆样菌落,5~7d可形成微小、灰色、凸起的不溶血菌落。液体培养基中可轻度混浊且有沉淀。

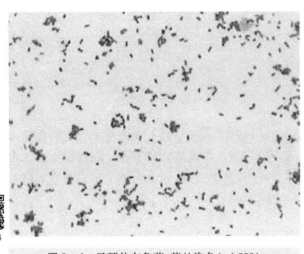

图9-4
彩图

图9-4　马耳他布鲁菌,革兰染色(×1 000)

2. 菌体形态　　布鲁菌属细菌为革兰阴性短小球杆菌,两端钝圆,偶见两极浓染,无动力,无芽孢,无荚膜,菌体大小为(0.5~0.7)μm×(0.6~1.5)μm,常单个存在,很少成对或短链排列,马耳他布鲁菌较小,长0.3~0.6μm,近似球状,猪布鲁菌和流产布鲁菌长0.5~1.5μm,次代培养呈杆状,马耳他布鲁菌菌体仍呈球状(图9-4)。

(四) 鉴别诊断试验

1. 快速尿素分解试验初步筛查　　布鲁菌属细菌对人有极强的致病力,常容易导致实验室获得性感染,被认为是潜在的生物恐怖病原菌,不建议条件一般的实验室常规开展此菌属细菌的鉴定和药敏分析。当在临床症状及细菌菌落特征、革兰染色特性等条件下怀疑为该菌时,可做快速尿素分解试验初步筛查,可用尿素微量生化反应管进行试验,也可采用支原体检测试剂进行检测,大多数布鲁菌属细菌可在短时间内(<5 min)分解尿素而呈阳性反应。

2. 全自动血培养仪培养　　血液培养阳性标本报警曲线呈缓慢上升趋势。将血液培养阳性标本直接涂片进行革兰染色往往容易漏检,仅能见呈不规则片状分布的细菌团,加做瑞-吉染色可见明显的紫色分布菌团(图9-5,图9-6)。

3. 生化鉴定　　可利用葡萄糖等糖类进行鉴定。各种布鲁菌属细菌之间的生化特性见表9-6。在布鲁菌属细菌的鉴定中,为了统一标准,必须用国际标准菌株(马耳他布鲁菌16M,流产布鲁菌544A,猪布鲁菌1330S,森林鼠布鲁菌5K33,绵羊布鲁菌63/69,狗布鲁菌RM6/66)。

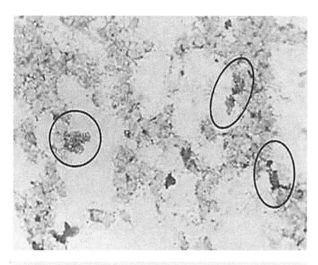

图 9-5　血培养瓶报阳标本涂片革兰染色(×1 000)
沙堆样革兰阴性细菌团,肉眼不易辨认

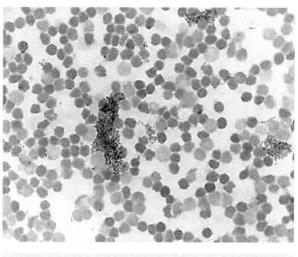

图 9-6　血培养瓶报阳标本涂片瑞-吉染色(×1 000)
可见沙堆样紫色细菌团

图 9-5
彩图

图 9-6
彩图

表 9-6　各种布鲁菌属细菌之间的生化特性

菌　种	触酶试验	氧化酶试验	葡萄糖试验	半乳糖试验	阿拉伯糖试验	精氨酸脱羧试验	硝酸盐还原试验	尿素试验	H₂S试验	硫堇(40 µg)耐受	复红(20 µg)耐受
马耳他布鲁菌	+	+	+	-	-	-	+	V	-	+	+
流产布鲁菌	+	+	+	+	+	+	+	+	+	-	+
猪布鲁菌	+	+	+	+	+	+	+	+	(-)	+	-
森林鼠布鲁菌	+	-	+	+	+	+	+	+	+	+	+
绵羊布鲁菌	+	-	+	-	-	-	-	-	-	+	(-)
狗布鲁菌	+	+	+	-	+	+	+	+	-	+	-

注:V,可变反应;(-),大部分菌株阴性;(+),大部分菌株阳性。

4. 抗原检测　布鲁菌属细菌抗原结构复杂,目前临床用于诊断的主要有 A 抗原和 M 抗原,这两种抗原在各种布鲁菌属细菌中含量不同:马耳他布鲁菌以 M 抗原为主(A 抗原:M 抗原约为 1:20),流产布鲁菌以 A 抗原为主(A 抗原:M 抗原约为 20:1),猪布鲁菌介于两者之间(A 抗原:M 抗原约为 2:1)。常采用玻片凝集及试管凝集法进行检测,此法灵敏性高,特异性低。

（五）抗体检测

血清学检查是诊断布鲁菌病最常用的方法,特别是对于慢性感染者,不仅帮助诊断,还可以确定是否复发。人感染布鲁菌属细菌后 2 周血中开始出现抗体,因为是不完全抗体,需要用抗人球蛋白检测,且检测指标在病程进展中不断升高。发病 3 周后,人体内出现 IgG 抗体,此时可用补体结合试验检测,其特异性较高,也可用荧光免疫及 ELISA 检测抗体。玻片法凝集试验简便易行,适合大面积检疫,补体结合试验特异性强,对人畜布鲁菌病的诊断价值较高。

本章小结

本章主要介绍的是几种较难体外培养的细菌,其共同特点为革兰阴性小杆菌、无芽孢,除个别菌种外,均无鞭毛,营养要求复杂,需要特殊生长因子。

流感嗜血杆菌中的 b 型(Hib)是引起细菌性脑膜炎、肺炎的主要病原菌。据 WHO 统计,在使用疫苗前,

60%的5岁以下儿童细菌性脑膜炎由Hib感染引起,病死率达5%~10%,后遗症发生率达30%~40%。Hib也是我国儿童呼吸道的首位致病菌,主要引起下呼吸道感染,以肺炎为主,2岁以下幼儿感染率较高。使用Hib疫苗是控制Hib感染的有效措施。该菌培养鉴定需要较高的营养及特殊因子,其分离率的高低可体现实验室的水平高低。

百日咳鲍特菌是百日咳的病原菌,分离培养所需要时间较长;临床常采用免疫学鉴定:用细菌涂片的直接荧光抗体检测抗原;ELISA检测百日咳患者血清中所含有的丝状血细胞凝集素抗体(IgG)和百日咳毒素抗体(IgG、IgA)。其中IgA仅在感染早期出现,不受接种疫苗的干扰。

军团菌属细菌存在于水和土壤中,常经供水系统、溶洞和雾化吸入而引起肺炎,该菌为胞内菌,主要是细胞免疫。

布鲁菌属细菌为人畜共患病原菌,其感染与患病动物的接触有关。

(段秀杰)

第十章 需氧革兰阳性杆菌检验

需氧革兰阳性杆菌种类繁多,本章主要阐述不产生芽孢的白喉棒状杆菌、产单核细胞李斯特菌、红斑丹毒丝菌、阴道加特纳菌和产生芽孢的炭疽芽孢杆菌、蜡样芽孢杆菌等。这类细菌广泛存在于自然界的水和土壤中,多为人或动物的正常菌群,少数具有致病性。

第一节 棒状杆菌属

棒状杆菌属(*Corynebacterium*)是一群革兰阳性杆菌,菌体形态特征是一端或两端常呈棒状膨大,故名棒状杆菌。白喉棒状杆菌(*C. diphtheriae*)为本属中的主要致病菌,为本节重点介绍内容。

一、分类

棒状杆菌属归属放线菌目、棒状杆菌科,种类繁多,目前有 81 个种、11 个亚种,主要有白喉棒状杆菌、假白喉棒状杆菌、干燥棒状杆菌、化脓棒状杆菌、溃疡棒状杆菌、假结核棒状杆菌、杰氏棒状杆菌、马氏棒状杆菌、微小棒状杆菌及类真菌棒状杆菌。导致人类疾病的主要是白喉棒状杆菌,其他多为条件致病菌。棒状杆菌属细菌的 DNA G+C 含量为 52~68 mol%,白喉棒状杆菌的 DNA G+C 含量为 57~60 mol%。

二、临床意义

白喉棒状杆菌是人类急性呼吸道传染病白喉的病原体,该病因患者咽喉部可出现灰白色假膜(pseudomembrane),故名白喉。传染源为患者及带菌者,细菌主要存在于白喉患者及带菌者的鼻腔、咽喉部及气管黏膜,几乎呈纯培养状态,偶可见于皮肤、结膜、女性阴道及浅表的创伤感染部位。细菌随飞沫或污染的物品传播,人群普遍易感,但有明显的年龄差异,2~4 岁儿童发病率最高。

白喉毒素是白喉棒状杆菌的主要致病物质,为一种具有强烈细胞毒作用的蛋白质。完整的白喉毒素是一种酶原,经蛋白酶降解后可分解成 A、B 两个多肽片段,A 片段为毒性中心,B 片段是与细胞表面受体结合的部位,但白喉毒素的细胞毒作用依赖于其结构完整性,即 A、B 片段同时存在。并非所有的白喉棒状杆菌都能产生白喉毒素,只有带毒素基因(tox^+)的 β 棒状杆菌噬菌体的细菌可产生白喉毒素。

人体感染白喉棒状杆菌后在鼻咽黏膜处繁殖并产生白喉毒素,引起局部炎症,细菌一般不侵入血流,但其产生的大量白喉毒素可被吸收入血,造成毒血症,引起全身中毒症状。细菌和毒素可使局部黏膜上皮细胞产生炎性渗出和坏死反应,渗出液中纤维蛋白将炎性细胞、黏膜坏死组织及菌体凝结在一起,形成灰白色膜状物,称为假膜。假膜与黏膜紧密相连,不易拭去,若假膜延伸至喉内或脱落于气管内,则可致呼吸道阻塞、呼吸困难甚至窒息,此为白喉早期致死的主要原因。白喉毒素对组织有选择性亲和力,能迅速与易感靶细胞结合,最易受侵犯的是心肌及外周神经,尤以支配腭肌、咽肌的神经受害较多,故临床上白喉患者常有心肌炎和软腭麻痹等症状。毒素也常侵犯肝、肾、肾上腺等组织,从而引起严重病变。白喉患者病后可获终身免疫,以体液免疫为主。

类白喉棒状杆菌多为人或动物的正常菌群,存在于鼻腔、咽喉部、外耳道、眼结膜、外阴和皮肤等处,该类细菌一般无致病性或仅能与其他细菌一起引起混合感染。近年来,大量使用免疫抑制剂和现代化检查手段使这些细菌成为条件致病菌,常引起医院感染,如菌血症、心内膜炎、肺炎及咽炎等。

三、微生物学检验

(一)标本直接检查

将标本直接涂在两张载玻片上,分别做革兰染色和异染颗粒染色。革兰染色时白喉棒状杆菌呈阳性,菌体大小、长短不一,或直或微弯,一端或两端膨大呈棒状,细菌常排列成"V""L"等字母形,无荚膜、鞭毛及芽孢。

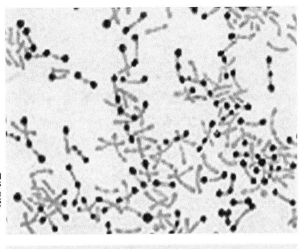

图 10-1
彩图

图 10-1 白喉棒状杆菌的形态及异染
颗粒(Albert 染色,×1 000)

阿尔倍德(Albert)法染色时,菌体内可见与菌体颜色不同的异染颗粒(metachromatic granules),其主要成分是核糖核酸和多偏磷酸盐,在鉴定时有重要意义(图 10-1)。镜检如发现革兰阳性棒状杆菌,形态典型且有明显异染颗粒,可做出"直接涂片检出形似白喉棒状杆菌"的初步报告,为临床早期诊断提供依据。因其形态与其他棒状杆菌相似,故需在培养鉴定后做出最终报告。

(二)分离培养

白喉杆菌为需氧菌或兼性厌氧菌,最适温度为 37℃,最适 pH 为 7.2~7.8,在含血液、血清或鸡蛋的培养基上生长良好。可用吕氏血清斜面、血琼脂平板及亚碲酸钾血琼脂平板分离培养,分离培养时常用选择鉴别培养基。如不能及时接种,应将标本用灭菌马血清保存,以保持细菌活力。

(三)形态学检查

1. **菌落形态** 白喉棒状杆菌可在血琼脂平板上长出直径为 1~2 mm、灰白色、不透明的 S 型菌落,轻型菌落周围有狭窄的 β-溶血环。其在吕氏血清斜面上生长迅速,可形成细小、灰白色、有光泽的圆形菌落,涂片染色异染颗粒明显。亚碲酸钾血琼脂平板中亚碲酸钾能抑制杂菌,而白喉棒状杆菌能吸收亚碲酸钾使其还原为有色的元素碲,从而使菌落呈现出黑色或灰黑色(图 10-2)。其菌落可分为 3 型:① 轻型,为溶血、小、黑色、有光泽、凸起的菌落;② 重型,为不溶血、大、灰色、无光泽、不规则、有条纹的菌落;③ 中间型,为不溶血的小菌落,外形介于重型和轻型之间。这 3 种型别在液体培养基中生长亦不同,重型倾向菌膜生长,轻型混浊生长,中间型有沉淀颗粒,其主要区别见表 10-1。但菌落型别与临床表现的严重程度关系不大。

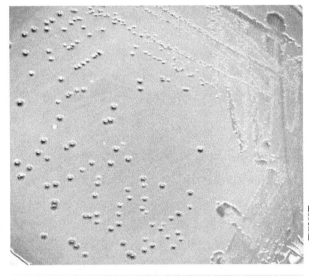

图 10-2
彩图

图 10-2 白喉棒状杆菌在亚碲酸钾血琼脂平板上的菌落

表 10-1 轻型、中间型、重型白喉棒状杆菌的区别

特 性	轻 型	中 间 型	重 型
亚碲酸钾血琼脂平板上菌落特征	黑色,表面光滑,有光泽,有凸起,边缘整齐,菌落较小	灰黑,表面光滑或微细颗粒状,边缘较整齐	灰色,表面有条纹,边缘不整齐,无光泽
溶血环	有狭窄溶血环	不溶血	不溶血
液体培养	均匀混浊,有沉淀	微细颗粒状,混浊,沉淀少或无	有菌膜及粗大颗粒沉淀,液体澄清
淀粉及糖原发酵	-	-	+
血清型	≥40 型	可能有 4 型	≥13 型
动物致病性	对豚鼠有毒力,但从带菌者分离的菌株常无毒力	对豚鼠有毒力	对豚鼠有毒力

注:+,阳性;-,阴性。

2. **菌体形态** 一端或两端膨大呈棒状的革兰阳性杆菌;Albert 法染色可见明显异染颗粒。

(四)鉴定诊断试验

根据菌体形态及菌落特征可做出快速诊断。棒状杆菌属内菌种鉴定的主要生化反应见表 10-2。

表 10－2　棒状杆菌属内菌种鉴定的主要生化反应

菌　　种	葡萄糖发酵试验	半乳糖发酵试验	甘露糖发酵试验	麦芽糖发酵试验	蔗糖发酵试验	水杨素发酵试验	七叶苷水解试验	尿素分解试验	甲基红试验	硝酸盐还原试验
白喉棒状杆菌	+	+	+	+	－	－	－	－	+	+
假结核棒状杆菌	+	+	+	+	v	－	－	+	+	v
干燥棒状杆菌	+	+	－	+	+	－	－	－	－	+
假白喉棒状杆菌	－	－	－	－	－	－	－	+	－	+
微小棒状杆菌	+	ND	ND	+	+	ND	ND	－	－	－
类真菌棒状杆菌	+	－	v	+	ND	ND	－	－	－	+
马氏棒状杆菌	+	－	+	+	+	+	+	ND	－	+

注：+,90%以上菌株阳性；-,90%以上菌株阴性；v,10%~90%菌株阳性；ND,无数据资料。

（五）其他检验试验

1. **毒力试验**　　通过上述方法检出的白喉棒状杆菌,有时并不是产毒的致病菌株,因此在做实验室诊断报告之前,必须做体外法和体内法毒力试验,以确定细菌是否产生毒素。体外法可用双向琼脂扩散法做 Elek 平板毒力试验、SPA 协同凝集试验、对流电泳；体内法可用豚鼠做毒素中和试验。

2. **免疫力检测**　　锡克试验(Schick test)是用于调查人群对白喉棒状杆菌是否有免疫力的皮肤试验,其原理为毒素抗毒素中和反应。锡克试验可用于流行病学调查及疫苗接种后免疫效果的观察,目前临床上使用较少。

第二节　炭疽芽孢杆菌

炭疽芽孢杆菌($B.\ anthracis$)是需氧芽孢杆菌属($Bacillus$)中致病力最强的革兰阳性大杆菌。该菌属包括 48 个种,其中炭疽芽孢杆菌、腊样芽孢杆菌、蕈状芽孢杆菌、巨大芽孢杆菌和苏云金芽孢杆菌等 5 个种与医学有关。芽孢杆菌属细菌的 DNA G+C 含量为 32~62 mol%,炭疽芽孢杆菌的 DNA G+C 含量为 32.2~33.9 mol%。

一、临床意义

炭疽是由炭疽芽孢杆菌引起的人畜共患的急性传染病,曾对人类健康造成极大的危害。目前,炭疽仍在世界各地散发,多见于发展中国家,尤以非洲较为严重。据 WHO 统计,全球每年有 2 万~10 万炭疽病例发生。炭疽常在牧区暴发流行,牛、羊等食草动物发病率最高。该病有明显的职业性和地区性,一直被列为世界五大兽疫之一。恐怖分子常利用炭疽芽孢杆菌制造"生物恐怖"危害人类,2001 年 9 月发生在美国的"炭疽恐怖事件"引起了全球的广泛关注。2001 年以后,各国均采取了相应的紧急防治措施,我国卫生部也于 2005 年颁布了《全国炭疽监测方案(试行)》。

人可通过接触或摄食病畜(牛、羊等)及畜产品而感染,在恐怖事件中,也有因吸入干燥菌粉或气溶胶而感染的报道,人一般不会作为传染源。荚膜和炭疽毒素是炭疽芽孢杆菌的主要致病物质,均由质粒编码,当质粒丢失后细菌就成为减毒株或无毒株。炭疽毒素具有抗吞噬作用和免疫原性,系由保护性抗原(protective antigen, PA)、致死因子(lethal factor,LF)和水肿因子(edema factor,EF)3 种蛋白质形成的复合物,PA 为结合亚单位,是与靶细胞受体结合的部位,LF 和 EF 则为效应亚单位,单独皆无致病性,仅当 PA 与 EF 结合构成水肿毒素(edema toxin,ET)、PA 与 LF 结合构成致死毒素(lethal toxin,LT)后才显现出致病性。ET 具有腺苷环化酶活性,是 IL－6 的诱导剂,LT 选择性溶解巨噬细胞。实验证明,LT 的致病作用大于 ET。

人类感染炭疽芽孢杆菌后皮肤炭疽最多见,其次为肠炭疽、肺炭疽等。3 种炭疽均可并发败血症甚至炭疽性脑膜炎,病死率为 2.96%~12.97%。炭疽患者病后可获得持久免疫力,再次感染罕见,病后免疫与产生特异性抗体和增强吞噬细胞的吞噬功能有关。

二、微生物学检验

（一）标本的采集与处理

皮肤炭疽取病灶深部标本或用无菌注射器抽取深部分泌物,肺炭疽取痰或血液,肠炭疽取粪便或呕吐物,脑、血炭疽取脑脊液或血液;死于菌血症的动物严禁宰杀、解剖,可在消毒皮肤后割取耳、舌尖以取少量血液,局限性病灶可取病变组织或附近淋巴结;疑似炭疽芽孢杆菌污染的物品,如皮革、兽毛、谷物、羽毛、土壤、昆虫及污水等,固体标本取 10~20 g,液体标本取 50~100 mL。

新鲜渗出液、血液和脏器(用无菌操作技术制成悬液)可直接接种于肉汤中进行增菌培养,或在固体培养基上划线分离培养;污染的固体标本可加 10 倍量生理盐水充分浸泡,振荡 10~15 min,静置 10 min,取上层悬液置 65℃水浴 30 min 或 85℃水浴 5 min,将非芽孢菌杀死,保留芽孢活性,再进行增菌或分离培养;脑脊液标本经 3 000 r/min 离心 30 min,取沉渣分离培养;污水等标本经 3 000 r/min 离心 30 min,弃上清后加 0.5%洗涤剂振荡 10~15 min,再次离心取沉淀物进行增菌或分离培养。

（二）标本直接检查

1. 直接显微镜检查　　炭疽芽孢杆菌为致病菌中最大的革兰阳性杆菌,大小为(5~10) μm×(1~3) μm,两端平切,可形成长链,呈竹节状排列,有时呈"S""T""O"形排列,可形成椭圆形、小于菌体、位于菌体中央的芽孢,有毒菌株可有明显的荚膜,无鞭毛。直接检查时将可疑材料涂片,组织脏器做压印片,干燥后固定,做革兰染色、俄尔特荚膜染色和芽孢染色,新鲜材料中如发现上述形态特征,可做初步报告。

2. 荚膜荧光抗体染色　　在固定好的涂片或印片上滴加炭疽荚膜荧光抗体,置 37℃染色 30 min,按试剂盒说明浸泡、冲洗,晾干后置荧光显微镜下可见链状大杆菌,周围有绿色荧光荚膜者为阳性。

3. 核酸检测　　从 pXO₁ 质粒中提取编码 PA 的 1.9 kb 的 DNA 片段,经 PCR 扩增,制备³²P 标记的核苷酸探针,用原位杂交处理法检测标本中的相应基因片段。该探针特异性强,重复性好,可弥补常规检查法的不足。

（三）分离培养

该菌为需氧或兼性厌氧菌,营养要求不高,最适生长温度为 30~35℃。

（四）形态学检查

1. 菌落形态　　无毒菌株在普通培养基上形成灰色、扁平、干燥、粗糙型菌落,低倍镜下观察菌落边缘呈卷发状。血琼脂平板上 35℃条件下培养 12~15 h 的菌落周围不溶血,24 h 后有轻度溶血;菌株在肉汤培养基中由于形成长链而絮状沉淀式生长;菌株在明胶培养基中 35℃条件下培养 18~24 h,由于细菌沿穿刺线向四周扩散生长,明胶表面液化呈漏斗状。有毒菌株在 NaHCO₃ 血琼脂平板上置 5%二氧化碳环境中 35℃条件下培养 24~48 h 可产生荚膜,变为黏液型菌,用接种针挑取时呈黏丝状。临床分离培养时将处理后的标本接种至血琼脂平板,35℃条件下培养 18~24 h 观察菌落特征。污染标本经处理后可接种于戊烷脒多黏菌素 B 等选择培养基,用此培养基培养时间稍长,菌落稍小。为了提高检出率,可选用 2%兔血清肉汤增菌后取菌膜或絮状沉淀物再做分离培养。

2. 菌体形态　　革兰阳性杆菌,两端平切,可形成长链,呈竹节状排列。

（五）鉴别诊断试验

1. 生化试验　　炭疽芽孢杆菌能分解葡萄糖、麦芽糖、蔗糖及蕈糖,产酸不产气,有些菌株迟缓发酵甘油和水杨酸;不发酵鼠李糖、半乳糖等其他糖类;能还原硝酸盐为亚硝酸盐;V-P 试验阳性;不产生吲哚和 H₂S,不利用枸橼酸盐,不分解尿素;在牛乳中生长 2~4 d 可使牛乳凝固,然后缓慢胨化;卵磷脂酶、触酶试验阳性。

2. 噬菌体裂解试验　　取一接种环 35℃条件下培养 4~6 h 的待检肉汤培养物,涂布于普通琼脂平板,干后将 AP631 炭疽噬菌体滴于平板中央或划一直线,干后置 35℃条件下培养 18 h,出现噬菌斑或噬菌条带者为阳性。每份标本应做 2~3 个同样的试验,同时滴种肉汤液作为阴性对照。

3. 串珠试验　　将待检菌接种于含 0.05~0.5 U/mL 青霉素的培养基上,35℃条件下培养 6 h 后,炭疽芽孢杆菌可发生形态变化,显微镜下可见大而均匀的圆球状菌体,呈串珠样排列,为串珠试验阳性,类炭疽杆菌无此现象。

4. 青霉素抑制试验　　将待检菌分别接种于含 5 U/mL、10 U/mL、100 U/mL 青霉素的普通琼脂平板,35℃条件下培养 24 h,炭疽芽孢杆菌一般在含 5 U/mL 青霉素的平板上仍能生长,在含 10 U/mL、100 U/mL 青霉素的平板上则会受到抑制而不生长。

5. 串珠和青霉素抑制联合试验 将待检菌新鲜肉汤培养物 0.1 mL 滴于预温的兔血琼脂平板上,用 L 形玻棒均匀涂布,干后用青霉素纸片(1 U/片)贴于平板上,35℃条件下培养 1~2 h,置低倍镜下观察,可见纸片周围有一无菌生长的抑菌环,其外周由于青霉素浓度低,菌体细胞壁受损而表现为串珠状。平板于 35℃条件下继续培养 8~12 h,测量抑菌环直径。

6. 荚膜肿胀试验 取洁净载玻片一张,两侧各加 1~2 接种环待检菌,于一侧加高效价炭疽荚膜多肽抗血清,另一侧加正常兔血清各 1~2 接种环,混匀;再于两侧各加 1 接种环 1%亚甲蓝水溶液,混匀;分别加盖玻片,置湿盒中室温放置 5~10 min 后镜检。若试验侧在蓝色细菌周围见厚薄不等、边界清晰的无色环状物,而对照侧无此现象,则为荚膜肿胀试验阳性;若试验侧与对照侧均不产生无色环状物,则为荚膜肿胀试验阴性。

7. 重碳酸盐生长毒力试验 将待检菌接种于含 0.5%$NaHCO_3$ 和 10%马血清的琼脂平板上,置 10%二氧化碳环境中 35℃条件下培养 24~48 h,有毒株形成荚膜,菌落呈黏液型,无毒株不形成荚膜,呈粗糙型菌落。

8. 动物毒力试验 取培养后菌落接种于肉汤培养基,35℃条件下培养 24 h,吸取 0.1 mL 培养液注射于小鼠皮下,小鼠于 72~96 h 发病并死亡。解剖见接种部位呈胶样水肿,且伴有肝大、脾大、出血,血液呈黑色且不凝固,取心脏血、肝、脾涂片染色镜检及分离培养,可检出炭疽芽孢杆菌。如将肉汤培养液 0.2 mL 注射家兔或豚鼠皮下,动物于 2~4 d 死亡,解剖所见同小鼠。蜡样芽孢杆菌对家兔和豚鼠无致病力。

9. 属内鉴定 需氧芽孢杆菌属常见菌种的鉴定见表 10-3。

表 10-3 需氧芽孢杆菌属常见菌种的鉴定

试 验	炭疽芽孢杆菌	枯草芽孢杆菌	蜡样芽孢杆菌	苏云金芽孢杆菌	蕈状芽孢杆菌	巨大芽孢杆菌
荚膜肿胀试验	+	−	−	−	−	−
动力试验	−	+	+	+	−	+
厌氧生长试验	+	−	+	+	+	−
硝酸盐还原试验	+	+	+	+	+	v
卵磷脂酶试验	+	−	+	+	+	−
V-P 试验	+	+	+	+	+	−
甘露醇发酵试验	−	+	−	−	−	+
溶血反应	+	+	+	+	+	−
青霉素抑制试验	+	−	−	−	−	−
噬菌体裂解试验	+	−	−	−	−	−
串珠试验	+	−	−	−	−	−

注:+,90%以上菌株阳性;−,90%以上菌株阴性;v,10%~90%菌株阳性。

第三节 蜡样芽孢杆菌

蜡样芽孢杆菌(*B. cereus*)隶属于需氧芽孢杆菌属,在普通琼脂平板上能形成芽孢,因其菌落表面粗糙似白蜡状,故名蜡样芽孢杆菌。

一、临床意义

蜡样芽孢杆菌在自然界分布广泛,常存在于土壤、灰尘和污水中,植物和许多生熟食品中常见,包括肉、乳制品、蔬菜、鱼、土豆、酱油、布丁、炒米饭及各种甜点等,在我国主要与受污染的米饭或淀粉类制品有关。

该菌引起的食物中毒夏秋季最为多见,其食物中毒有两型,一类为腹泻型,由不耐热的肠毒素引起,进食后 6~15 h 发病,临床表现为腹痛、腹泻和里急后重,偶有呕吐或发热,通常在 24 h 恢复正常,与产气荚膜梭菌引起的食物中毒类似;另一类为呕吐型,由耐热的肠毒素引起,进餐后 0.5~6 h 发病,主要临床表现为恶心、呕吐,仅部分患者有腹泻,病程不超过 24 h,类似葡萄球菌所致食物中毒。近年来发现,蜡样芽孢杆菌还可引起外伤后全眼球炎、心内膜炎和败血症等。

二、微生物学检验

(一) 标本采集

采集可疑食物或收集腹泻物和呕吐物进行检验,除进行该菌的分离培养外,还必须做活菌计数,因暴露于空气中的食品在一定程度上都受该菌污染,故不能因分离出蜡样芽孢杆菌就认为其是引起食物中毒的病原菌。

(二) 分离培养

1. 活菌计数　　将残余食物用生理盐水稀释成原来的 1/1 000~1/10,可采用以下两种方法计数。① 涂布法：取各种稀释液 0.1 mL 分别接种于卵黄琼脂平板上,用 L 形玻棒涂布均匀,置 35℃条件下培养 12 h,菌落呈蜡样光泽,易于识别。② 倾注平板法：取各种稀释液 0.1 mL 注入空的无菌平皿,将熔化冷至 45~50℃的营养琼脂适量倾入并立即混匀,冷凝后置 35℃条件下培养 24~48 h,每个稀释度做两个平皿。计数时选择菌落为 30~300 个的平板作为菌落总数测定的标准。将所计平板上的菌落平均数乘以稀释倍数,即为每毫升样品所含活菌数。一般认为蜡样芽孢杆菌 $>10^5$ 个/g 或 $>10^5$ 个/mL 时,即有发生食物中毒的可能。

2. 分离培养　　该菌为需氧或兼性厌氧菌,营养要求不高,最适生长温度为 35℃,最适 pH 为 7.0~7.4。分离培养时将可疑食物标本置于无菌研钵中,加适量生理盐水研磨,划线接种于普通琼脂平板和血琼脂平板。若为呕吐物,则直接划线接种。

(三) 形态学检查

1. 菌落形态　　蜡样芽孢杆菌在普通琼脂平板上形成较大、灰白色、圆形凸起、表面粗糙、有蜡光、不透明、似毛玻璃状或白蜡状(似蜡样)菌落(图 10-3)。在血琼脂平板上很快可见明显的 β-溶血环。蜡样芽孢杆菌在肉汤中混浊生长,形成菌膜,管底有散在沉淀。在卵黄琼脂上生长迅速,培养 3 h 后虽未见菌落,但能见到卵磷脂酶作用后形成的白色混浊环,即乳光反应或卵黄反应。

2. 菌体形态　　蜡样芽孢杆菌为革兰阳性大杆菌,大小为 (1~1.2) μm×(3~5) μm,菌体两端较钝圆,多数呈链状排列。生长 6 h 后即形成椭圆形芽孢,位于菌体中心或次极端,不大于菌体,引起食物中毒的菌株多为周毛菌,有动力,不形成荚膜(图 10-4)。

图 10-3
彩图

图 10-4
彩图

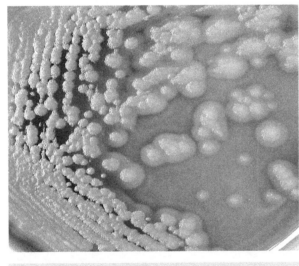

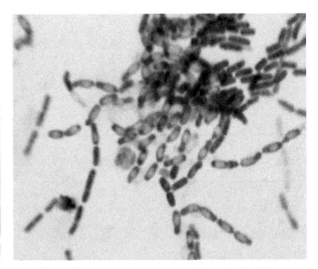

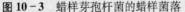

图 10-3　蜡样芽孢杆菌的蜡样菌落　　　图 10-4　蜡样芽孢杆菌的菌体形态(革兰染色,×1 000)

(四) 鉴别诊断试验

根据形态、菌落、生化反应等特点可做出初步鉴定。确定为蜡样芽孢杆菌后可继续进行生化、血清学和噬菌体分型鉴定。蜡样芽孢杆菌能分解葡萄糖、麦芽糖、蔗糖、水杨素及果糖等,能胨化牛乳,液化明胶。V-P 试验阳性,卵磷脂酶试验阳性。但多次传代后生化特性常可改变。与类似菌的鉴定具体见表10-3,动力试验阳性可排除炭疽芽孢杆菌和蕈状芽孢杆菌;溶血反应阳性、不分解甘露醇,可排除巨大芽孢杆菌;淀粉酶试验阴性可排除苏云金芽孢杆菌。

第四节 产单核细胞李斯特菌

产单核细胞李斯特菌(*L. monocytogenes*)隶属于李斯特菌科的李斯特菌属(*Listeria*)。该菌属还包括去硝化李斯特菌(*L. denitrificans*)、格氏李斯特菌(*L. grayi*)、无害李斯特菌(*L. innocua*)、伊氏李斯特菌(*L. ivanovii*)、默氏李斯特菌(*L. murrayi*)等菌种,仅产单核细胞李斯特菌对人和动物致病。

一、临床意义

产单核细胞李斯特菌广泛分布于自然界,水、土壤、人和动物粪便中均可存在,常伴随 EB 病毒引起传染性单核细胞增多症,也可引起脑膜炎、菌血症等。近年来,发达国家常有因污染奶制品引起食物中毒的报道。健康带菌者是本病的主要传染源,传播途径主要为粪-口传播,与病畜接触可致眼和皮肤的局部感染;该菌也可通过胎盘和产道感染新生儿。该菌的致病物质主要是溶血素和菌体表面成分,该菌是典型的胞内寄生菌,机体主要通过细胞免疫清除细菌。

该菌尚能引起鱼类、鸟类和哺乳动物致病,如牛、绵羊的脑膜炎,家兔感染该菌后可使体内单核细胞数增多。

二、生物学特性

该菌根据 O 抗原及 H 抗原的不同分为 4 个血清型。1 型主要感染啮齿类动物,4 型主要感染反刍动物。各血清型对人类均可致病,但以 1a 和 1b 最为多见。该菌与葡萄球菌、链球菌及大肠埃希菌等有共同的抗原。

该菌在土壤、粪便、青贮饲料和干草中能长期存活,耐盐(200 g/L NaCl 溶液中长期存活)、耐碱(25 g/L NaOH 溶液中 20 min 才能杀灭)、不耐酸,对热较敏感,60~70℃加热 5~20 min 可死亡,对一般消毒剂敏感,25 g/L 苯酚 5 min、70%乙醇 5 min 即可杀灭该菌。

三、微生物学检验

(一)分离培养

该菌为兼性厌氧菌,营养要求不高,在普通培养基上能生长,但在含有血液、血清、腹水的培养基上生长得更好。最适生长温度为 30~37℃,因能在 4℃条件下生长,故可进行冷增菌。分离培养该菌时,将血液或脑脊液离心沉淀物接种至两支心脑浸液中,一支置 10%二氧化碳环境 35℃条件下培养,24、48 h 各转种 1 次血琼脂平板或萘啶酸选择性琼脂平板;另一支置 4℃条件下培养,每 24 h 做 1 次平板分离,连续 4 次,以后每周分离 1 次,至少 4 周,用冷增菌法可提高 20%~90%的阳性率。分泌物、组织悬液、粪便等直接划线分离,也可在 4℃环境增菌后再分离。

(二)形态学检查

1. 菌落形态　该菌在血琼脂平板上 35℃条件下培养 18~24 h 后可形成 1~2 mm 大小、灰白色、狭窄 β-溶血环的菌落;在萘啶酸选择性琼脂平板上形成细密湿润、边缘整齐的蓝色圆形小菌落;在肉汤中均匀混浊生长,表面有薄膜形成;在半固体培养基内可出现"倒伞形"生长。

2. 菌体形态　该菌为革兰阳性短小杆菌,菌体较小,大小为(1~2)μm×(0.4~0.5)μm,通常成双排列,偶尔可见双球状,不产生芽孢及荚膜,在 20~25℃条件下可形成周鞭毛,37℃时鞭毛很少或无。

(三)鉴别诊断试验

血琼脂平板有狭窄的 β-溶血环;25℃条件下有动力,37℃条件下无动力或动力缓慢。触酶试验阳性,可发酵葡萄糖、麦芽糖、鼠李糖和水杨苷,产酸不产气,甲基红试验和 V-P 试验阳性,能水解七叶苷及精氨酸,有时可产生 H_2S,不分解甘露醇、木糖、蔗糖,不形成吲哚,不液化明胶,不分解尿素。产单核细胞李斯特菌与其他常见革兰阳性需氧无芽孢杆菌的鉴别见表10-4。李斯特菌属各菌种的生物学特性见表10-5。幼龄培养物呈革兰阳性,48 h 后多转为革兰阴性,因此当遇到 25℃条件下培养有动力的杆菌不是革兰阴性杆菌时,应考虑李斯特菌的可能;该菌可因培养条件不同而呈链状,37℃条件下培养时动力试验阴性,部分菌种常被误判为 B 群链球菌,可用触酶试验进行鉴定,链球菌触酶试验阴性,该菌则为阳性;该菌具有耐碱耐盐的特点,易被误判为粪肠球菌,亦可用触酶试验加以鉴定。

表 10 - 4 产单核细胞李斯特菌与其他常见革兰阳性需氧无芽孢杆菌的鉴别

菌　　名	触酶试验	动力试验（25℃）	胆汁七叶苷试验	葡萄糖产酸试验	三糖铁琼脂产 H₂S 试验	溶血反应	硝酸盐还原试验	尿素分解试验
产单核细胞李斯特菌	+	+	+	+	-	β-溶血	-	-
棒状杆菌属	+	-	v	v	-	v	v	v
红斑丹毒丝菌	-	-	-	-	+	无/α-溶血	-	-

注:+,90%以上菌株阳性;-,90%以上菌株阴性;v:10%~90%菌株阳性。

表 10 - 5 李斯特菌属各菌种的生物学特性

菌　　名	CAMP 试验		甘露醇发酵试验	木糖发酵试验	鼠李糖发酵试验	邻硝基酚-β-D-半乳糖苷发酵试验	硝酸盐还原试验
	金黄色葡萄球菌	马红球菌					
产单核胞李斯特菌	+	-	-	-	+	+	-
伊氏李斯特菌	-	+	-	-	+	-	-
威氏李斯特菌	-	-	-	+	+	+	-
斯氏李斯特菌	-	-	-	+	-	-	-
格氏李斯特菌	-	-	+	-	v	ND	ND
无害李斯特菌	-	-	-	-	+	+	-

注:+,90%以上菌株阳性;-,90%以上菌株阴性;v,10%~90%菌株阳性;ND,无数据资料。

第五节　红斑丹毒丝菌

丹毒丝菌属(*Erysipelothrix*)包括红斑丹毒丝菌(*E. rhusiopathiae*)、不食丹毒丝菌(*E. inopinata*)、扁桃体丹毒丝菌(*E. tonsillarum*)3 个种,红斑丹毒丝菌是丹毒丝菌属中的代表菌种,其 DNA G+C 含量为 38~40 mol%。

一、临床意义

红斑丹毒丝菌可引起红斑丹毒丝菌病,红斑丹毒丝菌病为一种急性传染病,主要发生在鱼类、家畜、家禽和兔类,人类也可感染发病,主要由接触动物或其产品经皮肤损伤感染而引起。本病以局部感染为主,全身感染者少见。潜伏期为 1~2 d,患者体温升高可达 39℃以上,感染局部皮肤发红、肿胀、疼痛或有痒感,继而可发展成淋巴管炎,1~2 周后逐渐消退。若 2 周内未痊愈,则可转成局部关节炎,也可引起急性败血症或心内膜炎。动物感染后可表现为急性、亚急性和慢性 3 种类型。近年,发达国家常有因污染奶制品而引起食物中毒的报道。

二、微生物学检验

(一)分离培养

红斑丹毒丝菌为厌氧或微需氧菌,初次分离要求厌氧环境,传代后在有氧环境中也能生长。适宜温度为 30~35℃。其在含有葡萄糖或血清的培养基内生长旺盛。

(二)形态学检查

1. 菌落形态　　在血琼脂平板上可形成两种菌落:① 光滑型菌落,细小、圆形、凸起有光泽,毒力较强;② 粗糙型菌落,较大,呈颗粒状,边缘不整齐,毒力较弱。血琼脂平板倾注培养可见深层菌落周围有绿色溶血环。该菌在含亚碲酸盐的培养基上可出现黑色菌落;在半固体琼脂表面下数毫米处发育最好,常呈带状;在葡萄糖肉汤中呈微混浊生长,不形成菌膜,室温静置 2~3 d 后,管底有少量灰色沉淀。

2. 菌体形态　　革兰阳性杆菌,菌体细长,长短不一,单个存在或形成短链。粗糙型菌落涂片镜检可呈长丝状,且有分支及断裂,与放线菌形态相似。该菌易被脱色而呈革兰阴性杆菌,其间夹杂革兰阳性颗粒。

（三）鉴别诊断试验

该菌可发酵葡萄糖、乳糖及阿拉伯糖,产酸不产气,不分解木糖、甘露醇及蔗糖。精氨酸双水解酶试验阳性,大部分菌株可产生 H_2S。胆汁七叶苷、尿素分解试验、触酶试验、氧化酶试验、动力试验及硝酸盐还原试验均阴性。

第六节　阴道加特纳菌

阴道加特纳菌(*G. vaginalis*,GV)是加特纳菌属(*Gardnerella*)中仅有的一个菌种,其 DNA G+C 含量为 42 ~ 44 mol%。

一、临床意义

阴道加特纳菌和厌氧菌在阴道内过度生长可造成阴道内微生态平衡失调,引起细菌性阴道病(bacterial vaginosis,BV)。细菌性阴道病是阴道内乳酸杆菌被另一组厌氧菌和阴道加特纳菌为主的细菌所取代,同时伴有阴道分泌物性质改变的一组综合征。该病患者阴道内乳酸杆菌明显减少,同时伴有阴道加特纳菌、类杆菌、消化球菌及支原体等大量增殖,其病理表现以无炎症病变和白细胞浸润为特点。细菌性阴道病一般为混合感染,并非阴道加特纳菌阳性者就可发生细菌性阴道病,20%~40%的正常妇女阴道内也可检出该菌,因此细菌性阴道病诊断一般不需要做阴道加特纳菌的分离培养。另外,细菌性阴道病可导致多种妇科炎症,如子宫全切术后感染、绒毛膜炎、羊水感染、早产及产后子宫内膜炎等,还能引起新生儿败血症和软组织感染。

二、微生物学检验

（一）标本直接检查

1. 直接湿片镜检　　取阴道分泌物加一滴或数滴生理盐水混合涂片,在显微镜高倍镜下观察,细菌性阴道病患者可见大量阴道上皮细胞,少量脓细胞及无数成簇的小杆菌群集或吸附于上皮细胞表面,致使细胞边缘晦暗,呈锯齿形,这种细胞即为线索细胞。

2. 涂片染色镜检　　用棉拭子取阴道分泌物涂片,干燥固定后做革兰染色镜检,观察细菌形态,阴道加特纳菌的菌体大小为 0.5 μm×(1.5~2.5)μm,两端钝圆,易呈多形性,无芽孢、荚膜及鞭毛,革兰染色阴性或阳性(视菌株和菌龄不同而异),实验室保存菌株倾向革兰阴性,而从新鲜临床标本中分离的菌株倾向革兰阳性,在高浓度血清中生长的菌株呈革兰阳性。若只有革兰阳性大杆菌(乳酸杆菌形态)或仅含少量短杆菌则为非细菌性阴道病患者;若有革兰染色阴阳不定的小杆菌(阴道加特纳菌形态),也有其他革兰阴性杆菌(类杆菌形态)、弧菌或革兰阳性细菌的混合细菌群,但缺乏或每个视野仅 1~5 个乳酸杆菌,则提示为细菌性阴道病患者。

3. pH 测定　　用精密 pH 试纸(pH 为 3.8~5.4)直接浸在窥阴器下叶分泌物中数秒,测 pH,pH>4.5 时为可疑。

4. 胺试验　　将 1~2 滴 100 g/L KOH 滴在阴道分泌物载玻片上,若散发出腐败鱼腥样胺臭味,即胺试验阳性。

（二）分离培养

该菌营养要求较高,在一般营养琼脂平板上不生长,最适 pH 为 6.0~6.5,大多数菌株为兼性厌氧,可在 25~42℃环境中生长,最适生长温度为 35~37℃。分离培养时,将已蘸有阴道分泌物的棉拭子在 5%的人血琼脂平板上呈"Z"形涂抹接种,再用接种环广泛涂布,置烛缸内 35℃条件下培养 48 h 后观察。

（三）形态学检查

1. 菌落形态　　在 5%人血琼脂平板上,置 3%~5%CO_2环境中,35℃条件下培养 48 h 可形成 0.3~0.5 mm 针尖大小、圆形、光滑、不透明的菌落。在含人血和兔血琼脂平板上可出现 β-溶血环,在羊血琼脂平板上不溶血。

2. 菌体形态　　革兰染色阴性或阳性不定、单个或呈双排列的小杆菌。

（四）鉴别诊断试验

该菌菌落生长典型,菌体为革兰染色阴性或阳性不定、单个或呈双排列的小杆状。若不能及时鉴定,可将分离菌株混悬于纯兔血清或10%脱脂牛乳中,置低温冰箱冻存或每隔3 d用血琼脂平板传代培养,同时做药敏试验。阴道加特纳菌的主要生化试验见表10-6。

表10-6　阴道加特纳菌主要生化试验

试验	氧化酶试验	触酶试验	马尿酸试验	淀粉试验	葡萄糖发酵试验	麦芽糖发酵试验	甘露醇发酵试验	棉子糖发酵试验	肌醇试验	脱羧酶试验	V-P试验	靛基质试验	明胶液化试验	H₂S试验	硝酸盐还原试验	甲硝唑敏感试验(50 μg/片)
阴道加特纳菌	-	-	+	+	+	+	-	-	-	-	-	-	-	-	-	敏感

注：+,90%以上菌株阳性；-,90%以上菌株阴性。

本章小结

需氧革兰阳性杆菌种类繁多,主要有不产生芽孢的棒状杆菌、产单核细胞李斯特菌、红斑丹毒丝菌、阴道加特纳菌和产生芽孢的炭疽芽孢杆菌、蜡样芽孢杆菌等,多为人或动物的正常菌群,少数具有致病性。

棒状杆菌属中主要致病菌为白喉棒状杆菌,是人类急性呼吸道传染病白喉的病原体,白喉毒素为其主要致病物质。白喉棒状杆菌是一端或两端膨大呈棒状的革兰阳性杆菌,呈字母形排列,Albert染色可见明显的异染颗粒。其在血琼脂平板上可形成直径为1~2 mm、灰白色、不透明的S型菌落,轻型菌落周围有狭窄的β-溶血环;在吕氏血清斜面上可形成细小、灰白色、有光泽的圆形菌落;在亚碲酸钾血琼脂平板可形成黑色或灰黑色的菌落。根据菌体形态及菌落特征可做出快速诊断,棒状杆菌属内菌种鉴定主要根据生化反应。

炭疽芽孢杆菌为两端平切、呈长链竹节状排列的革兰阳性杆菌,可引起人畜共患的炭疽病。其在普通培养基上可形成灰色、扁平、干燥、粗糙型菌落,边缘呈卷发状,血琼脂平板上24 h后有轻度溶血;在明胶培养基中使明胶表面液化成漏斗状,有毒菌株在NaHCO₃血琼脂平板上为黏液型菌落。可通过生化反应、噬菌体裂解、串珠、青霉素抑制、荚膜肿胀、重碳酸盐生长毒力等试验对该菌进行鉴定。

蜡样芽孢杆菌在自然界分布广泛,可引起食物中毒。该菌为菌体两端较钝圆、链状排列并形成椭圆形芽孢的革兰阳性大杆菌。其在普通琼脂平板上形成似毛玻璃状或白蜡状的菌落,在血琼脂平板上有β-溶血环,在卵黄琼脂上生长迅速且3 h后能见到乳光反应。本菌根据形态、菌落、生化反应等特点可做出初步鉴定。

产单核细胞李斯特菌常引起传染性单核细胞增多症,为成双排列的革兰阳性短小杆菌,在血琼脂平板上形成1~2 mm大小、灰白色、狭窄β-溶血环的菌落,在萘啶酸选择性琼脂平板上形成细密湿润、边缘整齐的蓝色圆形小菌落,在半固体培养基内可出现倒伞形生长。主要根据血琼脂平板有狭窄的β-溶血环、25℃条件下有动力、37℃条件下无动力或动力缓慢、触酶试验阳性、可发酵多种糖类、甲基红试验和V-P试验阳性、能水解七叶苷及精氨酸等进行鉴定。

红斑丹毒丝菌可引起一种急性传染病即红斑丹毒丝菌病。该菌为菌体细长、长短不一的革兰阳性杆菌,粗糙型菌落涂片可见长丝状,与放线菌形态相似。其在血琼脂平板上可形成光滑型和粗糙型菌落,在含亚碲酸盐的培养基上可出现黑色菌落。主要根据发酵葡萄糖、乳糖及阿拉伯糖,产酸不产气,不分解木糖、甘露醇及蔗糖,精氨酸双水解酶试验阳性,大部分菌株产生硫化氢等对该菌进行鉴定。

阴道加特纳菌可引起细菌性阴道病。该菌革兰染色阴阳不定、为单个或呈双排列的小杆菌,在5%人血琼脂平板上可形成针尖大小的光滑菌落,在含人血和兔血琼脂平板上可出现β-溶血环,在羊血琼脂平板上不溶血。标本直接湿片镜检可见线索细胞,另根据形态、菌落及生化反应可对本菌进行鉴定。

（韦　莉　管俊昌）

分枝杆菌属(*Mycobacterium*)为分枝杆菌科(Mycobacteriaceae)内的唯一菌属,因有分枝生长的趋势而得名,此属内目前约有105个种和亚种。在临床上将分枝杆菌属分为结核分枝杆菌复合群、非结核分枝杆菌、麻风分枝杆菌三大类。根据在培养基上的生长速度不同又将分枝杆菌属分为三大类,即快速生长分枝杆菌、缓慢生长分枝杆菌和不能培养分枝杆菌。Runyon根据产色素性和生长速度的不同,将分枝杆菌分为4个群:不产色菌、光产色菌、暗产色菌、快速生长菌。分枝杆菌属细菌DNA G+C含量为61~71 mol%。

第一节 结核分枝杆菌复合群

结核分枝杆菌能导致人和动物的结核病,结核病是继艾滋病之后由单一传染性病原体引起的最致命的传染性疾病,给人类的健康带来巨大的威胁。据WHO报道,全球约1/3的人口感染过结核分枝杆菌,结核病遍布全球所有地区,发病率约为10%。我国是世界上22个结核病高负担国家之一,活动性肺结核人数居世界第二。

一、分类

结核分枝杆菌复合群(*Mycobacterium tuberculosis* complex,MTBC)包括结核分枝杆菌(*M. tuberculosis*)、牛分枝杆菌(*M. bovis*)、非洲分枝杆菌(*M. africanum*)和田鼠分枝杆菌(*M. microti*)等。目前,在我国对人类有致病作用的多为结核分枝杆菌和牛分枝杆菌。

二、临床意义

引起人类结核感染最常见的为结核分枝杆菌,该菌可侵犯全身各器官,但以通过呼吸道感染引起的肺结核最常见。在20世纪50年代后,随着抗结核药物的不断研制与疗效提高及卫生状况的改善,全球范围内(包括我国)的结核病的发病率和死亡率不断下降。但是,近几十年来,由于人口不断增长、艾滋病的流行、吸毒人群的增加及结核分枝杆菌耐药菌株的出现等,结核病在有些国家和地区出现上升现象。

结核分枝杆菌不产生内毒素、外毒素及侵袭性酶类,所以其致病性与细菌在组织细胞内大量增殖引起机体炎症反应、菌体成分和代谢产物的毒性及机体对菌体成分产生的迟发性超敏反应有关。

结核分枝杆菌可以通过呼吸道、消化道和损伤的皮肤黏膜侵入机体,引起多种组织器官的结核病,其中以通过呼吸道引起肺结核为最多。这是因为肠道中有大量的正常菌群,结核分枝杆菌须与正常菌群竞争才能生存并和易感细胞黏附。肺泡中没有正常菌群,结核分枝杆菌可通过飞沫微滴或含菌尘埃吸入肺内,所以肺结核比较多见。

人类对结核分枝杆菌感染率较高,但发病率低,这说明机体对该菌有较强的免疫力。抗结核免疫力的持久性依赖于菌体在机体内的存活,一旦体内菌体消亡,抗结核免疫力也随之消失,这种免疫称为有菌免疫或传染性免疫。机体感染结核分枝杆菌后,结核分枝杆菌刺激机体产生多种结核抗体,但这种抗体对机体没有保护作用,且与机体的免疫程度也不存在平行关系。结核分枝杆菌的致病物质主要与菌体的多糖、脂质和蛋白质有关。结核分枝杆菌入侵机体后,能够产生多种抗菌体的抗体,但这些抗体只对细胞外的结核分枝杆菌发挥作用,而对细胞内的细菌不起作用。结核分枝杆菌感染机体后可以引起机体产生T细胞介导的两种免疫反应,即细胞免疫与迟发型超敏反应。结核分枝杆菌主要引起细胞介导的免疫反应,包括T细胞和巨噬细胞。致敏淋巴细胞可以直接杀死黏附有结核分枝杆菌的靶细胞,也可以产生多种淋巴因子激活巨噬细胞,如IL-2、IL-6、INF-γ、TNF-α等,使吞噬作用加强,从而杀死病灶中的结核分枝杆菌。

机体获得对结核分枝杆菌免疫力的同时,菌体的蛋白质与蜡质D刺激T细胞,产生迟发型超敏反应。当致敏的T细胞再次遇到结核分枝杆菌时,可释放出多种淋巴因子,形成以单核细胞浸润为主的炎症反应,出现干酪样坏死,甚至液化形成空洞,而液化常伴有结核分枝杆菌的繁殖。

机体被结核分枝杆菌感染后,产生保护作用的同时,也可以发生迟发型超敏反应,二者均是由 T 细胞介导的结果。从科赫现象(Koch's phenomenon)中我们可以看到,结核分枝杆菌第一次以一定量注入健康豚鼠皮下,10~14 d 后局部出现溃烂且很难愈合,附近的淋巴结肿大,结核分枝杆菌扩散至全身,结核菌素试验为阴性,表现为原发感染的特点。若对以前感染过结核的豚鼠以相同的剂量进行再感染,则 1~2 d 就可以出现局部溃疡,溃疡浅且容易愈合,附近的淋巴结不肿大,细菌很少扩散,结核菌素试验为阳性,表现为原发后感染的特点。如若对曾患有结核病并康复的小鼠再次注射大剂量的结核分枝杆菌,则会引起局部或全身的超敏反应,病情严重甚至导致小鼠死亡。由此可见,机体初次感染结核分枝杆菌时炎症反应较轻,机体尚未有免疫力;当再次感染后,由于机体之前已获得了对结核分枝杆菌的免疫力,溃疡会迅速形成,形成的溃疡浅且容易愈合,这说明机体在产生免疫的同时出现了迟发型超敏反应;而机体再次过量感染结核分枝杆菌时,则会引起严重的迟发型超敏反应,这对机体不利。

近年来的有关研究表明,结核分枝杆菌诱导机体产生免疫和迟发型超敏反应的物质有所不同。超敏反应主要由结核菌素蛋白和蜡质 D 共同引起,而免疫力的获得则是由结核分枝杆菌的 RNA(rRNA)引起,这是由两种不同的抗原激活不同的 T 细胞亚群释放出不同的淋巴因子所致。

三、微生物学检验

(一) 标本直接检查

1. 显微镜检查

(1) 直接涂片:使用干燥、清洁、无油污、无划痕的载玻片进行涂片,在载玻片的一端约 1/3 处标注样本号,为避免交叉污染,每张载玻片只能使用一次且只能涂抹一份标本。严禁在涂抹标本的同时对载玻片进行加热,此操作建议在生物安全柜中进行。涂片不宜过厚或过薄,形成长约 2 cm、宽约 1 cm 的涂片。

(2) 集菌涂片

1) 漂浮集菌法:痰标本经 121℃高压灭菌 15 min,冷却后取 5~10 mL 标本于 100 mL 玻璃容器中,加灭菌蒸馏水 20~30 mL,约至容器体积的 1/3 处,再加二甲苯 0.3 mL,振荡 10 min,加蒸馏水至瓶口,将已编号的载玻片盖于瓶口,静置 20 min,取下载玻片,自然干燥,火焰固定,染色镜检。

2) 沉淀集菌法:痰标本用 20 g/L 的 NaOH 消化,置于 37℃ 30 min 或高压灭菌液化后,3 000 r/min 离心 30 min,取沉淀进行涂片。

(3) 抗酸染色法:标本直接涂片或集菌涂片后,用抗酸染色进行镜检。若找到抗酸阳性菌即可初步诊断。抗酸染色一般用齐-内(Ziehl - Neelsen)染色法。染色后油镜下观察,整张涂片需要油镜下观察 100 个视野,反复检查 3 次。在淡蓝色背景下,结核分枝杆菌呈红色,其他细菌和细胞呈蓝色。

(4) 荧光染色法:制片同上,使用金胺 O 染色,荧光显微镜下结核分枝杆菌可发出黄色荧光。荧光染色不能确认时,需要使用齐-内染色法进行确认。抗酸染色与荧光染色后按表 11-1 报告结果。

表 11-1 分枝杆菌涂片染色镜检的报告方式

镜 检 数 目			报 告 方 式
抗 酸 染 色	荧 光 染 色		
×1 000	×250	×450	
0	0	0	未发现抗酸杆菌
(1~2)/300 个视野	(1~2)/30 个视野	(1~2)/70 个视野	可疑,重新送检复查
(1~9)/100 个视野	(1~9)/10 个视野	(2~28)/50 个视野	+
(1~9)/10 个视野	(1~9)/每个视野	(4~36)/10 个视野	++
(1~9)/每个视野	(10~90)/每个视野	(4~36)/每个视野	+++
>9/每个视野	>90/每个视野	>36/每个视野	++++

2. 核酸检测

（1）PCR技术：体外扩增核酸的技术能在短时间内使目的基因扩增数万倍，根据目的基因是否扩增对分枝杆菌属进行菌种鉴定。

（2）核酸探针杂交技术：通过分析分枝杆菌的生物学标志，从而确定其基因型。

（3）RNA扩增技术。

（4）基因芯片。

（二）分离培养

1. 标本前处理　由于结核分枝杆菌培养的营养要求高、生长缓慢，而结核病患者的标本大多有杂菌污染，杂菌一般生长快速，易消耗营养，不利于结核分枝杆菌的生长，因此在培养前应进行适当的去污处理，以达到杀死或减少杂菌和液化标本的目的。

（1）痰标本

1）简单法：将1~2倍的4%NaOH溶液加入含1~2 mL标本的前处理管中，将处理管在旋涡振荡器上振荡30 s左右直至痰标本充分液化，将处理好的标本均匀接种至酸性罗氏培养基斜面上。

2）离心法：将1~2倍的N-乙酰-L-半胱氨酸（NALC）-NaOH混合液加入含2 mL标本的前处理管中，在旋涡振荡器上振荡10~20 s直至痰标本充分液化，向前处理管中加入磷酸盐缓冲液40 mL，3 000 r/min离心20 min，弃上清取沉淀加入1 mL磷酸盐缓冲液，混匀后用无菌管接种于培养基上。

（2）咽拭子：咽拭子前处理应该在接收的当天进行，使用灭菌的镊子将咽拭子转移到无菌离心管中，加入2 mL灭菌去离子水，然后按照处理痰标本的方法进行去污处理。

（3）胃灌洗液：收集后应尽快进行前处理，注意标本应收集于含100 mg NaHCO$_3$的处理管中，值得注意的是，标本应经3 000 r/min离心20 min，弃上清，重悬沉淀于5 mL灭菌生理盐水中，应与痰标本一样进行前处理。

（4）其他液体标本的前处理

1）如果是无菌收集的，离心后直接将沉淀接种于培养基即可。

2）如果不是无菌收集的，当标本体积为10 mL或少于10 mL时，那么其处理方法应与痰标本处理方法相同，若标本体积大于10 mL，首先离心然后对沉淀进行去污染处理。

（5）组织：如果组织采集过程能保证无菌采集，可使用微型研磨器进行匀化，直接接种在培养基上，以液体培养基为佳，同时接种液体培养基和固体培养基可以提高阳性率。如果组织不能保持无菌，那么在匀化后进行无菌处理后接种。

2. 分离培养方法　结核分枝杆菌是专性需氧菌，3%~5%二氧化碳能促进其生长；营养要求较高，必须在含血清、卵黄、马铃薯、甘油及含某些无机盐类的特殊培养基上才能生长良好；最适生长温度为35~37℃，最适pH为6.5~6.8；生长缓慢，14~18 h分裂1次，在固体培养基上2~5周才可出现肉眼可见的菌落。

（三）形态学检查

1. 菌落形态　典型菌落为粗糙型，表面干燥呈颗粒状，不透明，乳白色或浅黄色，呈菜花状。在液体培养基中则呈颗粒状沉淀（图11-1）或出现混浊生长的现象。

2. 菌体形态　典型分枝杆菌是一类形态细长或略有弯曲的杆菌，大小为（0.2~0.6）μm×（1.0~10）μm，没有鞭毛和芽孢，不生成内、外毒素。菌体呈单个且"V""Y""T"形或条索状排列，有的分枝杆菌堆积成球状；革兰染色呈阳性，但不易着色，镜下可见"影子"细胞。此菌属细菌的显著特点是细胞壁中含有大量的脂质，这与其染色性、抵抗力和致病性密切相关。在室温条件下，菌体很难用苯胺等染料着色，但加温或延长染色的时间，分枝杆菌则可以吸收染料而着色，且可以抵抗盐酸乙醇的脱色作用，故分枝杆菌又被称为抗酸杆菌（acid-fast bacilli，AFB）（图11-2）。

（四）登记与报告

接种后第3日和第7日观察培养情况，此后每周观察1次，直至第8周末。每

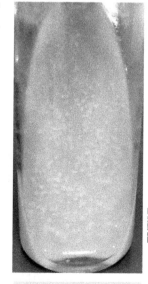

图11-1
彩图

图11-1　结核分枝杆菌菌落

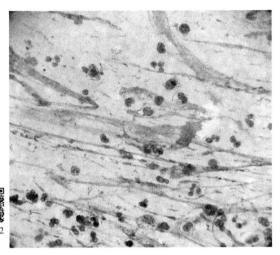

图 11-2
彩图

图 11-2 结核分枝杆菌抗酸染色结果

次观察后要在培养记录本上记录观察结果。若发现有结核分枝杆菌的菌落出现,则进行抗酸染色,证实后进一步做鉴定试验。培养满 8 周后未见菌落生长方可报告阴性结果。根据肉眼的初步判定,按以下生长情况记录结果,具体见表 11-2。

目前临床已使用结核分枝杆菌自动化快速培养系统如 BACTEC460TB、MGIT960 和 MB/BacT/Alert3D 等来检测分枝杆菌的生长情况。由于应用了营养丰富的液体培养基,而且检测仪能连续监测,结核分枝杆菌的检出率提高。快速培养仪检测系统的优点是缩短了培养时间,提高了检出率,可进行药敏试验,操作简单;缺点是液体培养基无法观察菌落形态,仪器和试剂价格比较贵,培养污染率比罗氏培养基高。

表 11-2 分枝杆菌培养的报告方式

生 长 表 现	报 告 方 式
无菌落生长	报告培养阴性
菌落不及斜面面积 1/4	报告实际菌落数
菌落占斜面面积 1/4	报告(1+)
菌落占斜面面积 1/2	报告(2+)
菌落占斜面面积 3/4	报告(3+)
菌落布满培养基斜面	报告(4+)
如果发现培养基污染,按污染面积报告	
污染菌有明显界限,且不超过斜面面积 1/4	报告(C1+)
污染菌有明显界限,且不超过斜面面积 1/2	报告(C2+)
污染菌有明显界限,且不超过斜面面积 3/4	报告(C3+)
污染菌没有明显界限或布满培养基斜面	报告(C4+)

(五)鉴别诊断试验

1. 生物学鉴定 分枝杆菌菌种鉴定试验流程。

(1)抗酸染色镜检确定培养的阳性菌株是否为抗酸杆菌。

(2)分枝杆菌菌种初步鉴定,先使用鉴别培养基如噻吩-2-羟酸酰肼(TCH)培养基做生长试验,观察细菌的生长速度、菌落形态、菌落颜色,确定该菌株是结核分枝杆菌还是非结核分枝杆菌,见表 11-3。

表 11-3 鉴别分枝杆菌各群所用的关键生化试验

结核分枝杆菌菌群	关 键 生 化 试 验
结核分枝杆菌复合群	烟酸试验、硝酸盐还原试验、TCH 敏感试验(如怀疑牛分枝杆菌)
光产色菌	烟酸试验、硝酸盐还原试验、4 日吡嗪酰胺酶试验、尿素分解试验、5 日吐温-80 水解试验、14 日芳香硫酸酯酶试验
暗产色菌	硝酸盐还原试验、5 日吐温-80 水解试验、14 日芳香硫酸酯酶试验、尿素分解试验
不产色菌	68℃触酶试验和半定量触酶试验、硝酸盐还原试验、5 日吐温-80 水解试验、14 日芳香硫酸酯酶试验、尿素分解试验
快速生长菌	麦康凯琼脂平板生长试验、硝酸盐还原试验、5 日吐温-80 水解试验、3 日芳香硫酸酯酶试验

(3)鉴定是结核分枝杆菌复合群后再进行菌种鉴定,具体鉴定方法见表 11-4。

(4)非结核分枝杆菌的菌株,根据生长速度、色素产生、生化试验及鉴别培养基生长情况进行菌种鉴定,具体鉴定方法见表 11-4。

表11-4 临床常见分枝杆菌菌种鉴别表

菌群与菌种	最适温度(℃)	菌落	T2H生长(10 g/mL)	5% NaCl	麦康凯琼脂平板生长试验	半定量触酶试验(>45 mm)	68℃触酶试验	4日吡嗪酰胺酶试验	5日吐温-80水解试验	亚碲酸盐还原试验	硝酸盐还原试验	烟酸试验	3日芳香硫酸酯酶试验	尿素分解试验
结核分枝杆菌复合群														
结核分枝杆菌	37	R	+	–	–	–	–	+	–	–/+	+	–	–	±
牛分枝杆菌	37	R,t	–	–	–	–	–	+	–	–/+	–	–	–	±
非洲分枝杆菌	37	R	V	–	–	–	–	–	–	–	V	V	–	+
光产色菌														
海分枝杆菌	30	S/SR	+	–	–	–	+	V	–	–/+	–	–/+	–/+	–/+
堪萨斯分枝杆菌	35	SR/S	–	–	–	+	+	V	–	–/+	–	+	–	+
暗产色菌														
瘰疬分枝杆菌	37	S	–	–	–	+	+	±	–	–/+	V	V	–	V
苏尔加分枝杆菌	37	S/R	–	–	+	+	+	–/+	±	+	+	–	V	+
戈登分枝杆菌	37	S	–	–	+	+	+	±	–	+	–	–	V	V
不产色菌														
鸟-胞内分枝杆菌	37	S/R	–	–	–/+	–	±	+	–	+	–	–	–	–
蟾分枝杆菌	42	S	–	–	–	+	–	V	–	V	–	–	V	–
快速生长分枝杆菌														
偶发分枝杆菌	28	S/R	–	+	+	+	+	+	–	V	+	–	+	+
龟分枝杆菌	28	S/R	V	+	+	+	V	+	–	+	+	–/+	+	+

注:(1) V,可变反应;+,90%以上菌株阳性;±,多数阳性;–/+,多数阴性;–,90%以上菌株阴性。
(2) 菌落形态:R,粗糙;S,光滑;SR,较粗糙;t,薄或透明。

2. 免疫学鉴定

(1) 结核菌素试验(tuberculin test):利用机体感染过结核分枝杆菌后,获得免疫力的同时也会发生迟发性超敏反应的原理,皮下注射一定量的结核菌素后若机体对结核分枝杆菌的感染发生了超敏反应,则试验为阳性,此试验不仅可以了解机体是否曾感染结核分枝杆菌,还可以检测机体是否对结核分枝杆菌有免疫力。以往用旧结核菌素(old tuberculin,OT),但目前都用纯蛋白衍化物(purified protein derivative,PPD)。PPD有两种:人结核分枝杆菌制成的PPD-C和卡介苗制成的BCG-PPD。每0.1 mL试验液含5 U结核菌素。

取定量的结核菌素抗原注射于两前臂皮内,48~72 h后红肿硬结直径超过10 mm者为阳性,表明机体曾感染结核分枝杆菌或卡介苗接种成功,机体获得了对抗结核的特异性免疫力同时也发生了超敏反应。阴性反应表明机体未感染过结核分枝杆菌或未接种过卡介苗,但应考虑以下情况:① 感染初期,因结核分枝杆菌感染后需4周以上才能出现超敏反应;② 严重结核患者或患者正患有其他传染病,如麻疹导致的细胞免疫低下;③ 获得性细胞免疫低下,如艾滋病或肿瘤等用过免疫抑制剂者。

(2) 细胞免疫介导的结核菌 γ-干扰素释放试验(T-cell interferon gamma release assays,TIGRA,又称IFNGRA或GRA):是指使用ELISA或酶联免疫斑点法(ELISPOT)定量检测受检者全血或外周血单个核细胞对结核分枝杆菌特异性抗原的IFN-γ释放反应,用于结核菌潜伏感染的诊断。IFN-γ为Th1细胞分泌的一种细胞因子,不但能够反映机体结核的Th1细胞免疫情况,还与体内结核菌的抗原含量密切相关。被结核分枝杆菌抗原致敏的T细胞再遇到同类抗原时能产生高水平的IFN-γ,因此被用于结核潜伏感染的诊断。

(3) 抗原检测:为使用ELISA直接测定脑脊液中结核分枝杆菌中的特异性抗原的方法。

(4) 抗PPD IgG检测:用ELISA检测结核病患者血清中的抗PPD IgG,可作为活动性结核分枝杆菌感染的快速诊断方法之一。

3. 分子生物学鉴定　PCR检测结核分枝杆菌DNA,可用于培养出的结核分枝杆菌鉴定及送检标本中结核分枝杆菌的直接检查。

4. 噬菌体生物扩增法　基本原理为分枝杆菌菌体只能感染相应的活的分枝杆菌,则噬菌体侵入菌体内,并在菌体内大量增殖,最终裂解菌体,释放出来的噬菌体即可感染随后加入的指示细胞,使指示细胞裂解,在培养皿上出现噬菌斑。

5. 高效液相色谱法　由于不同的分枝杆菌细胞壁中的分枝菌酸不同,利用高效液相色谱检测分枝菌酸可鉴定菌种。

第二节　非结核分枝杆菌

一、分类

非结核分枝杆菌(nontuberculous mycobacteria,NTM)指结核分枝杆菌复合群(结核分枝杆菌、牛分枝杆菌、非洲分枝杆菌、田鼠分枝杆菌)和麻风分枝杆菌以外的其他分枝杆菌,以往被称为非典型分枝杆菌(atypical mycobacteria),其特性有别于结核分枝杆菌,如对酸、碱比较敏感;对常用的抗结核菌药物较耐受;生长温度不如结核分枝杆菌严格;多存在于自然界、水、土壤等环境中;其作为条件致病菌会引起人类结核样病变、小儿淋巴腺炎、潜在肺部疾病等疾病。近年来,非结核分枝杆菌的患病率不断增加,分离率不断提高,尤其是艾滋病患者身上的继发感染情况较为突出,这引起了世界各国卫生部门的高度重视。

根据菌落色素、生长速度和生化反应等特点,将非结核分枝杆菌分为 4 组：光产色菌、暗产色菌、不产色菌、快速生长分枝杆菌。

二、临床意义

(一) 光产色菌

光产色菌(photochromogenic bacteria)生长缓慢,菌落光滑,在暗处菌落呈现奶油色,曝光 1 h 后再培养菌落即为橘黄色。对人致病的有堪萨斯分枝杆菌,其可引起人类肺结核样病变,常有空洞形成;海分枝杆菌,在水中可通过皮肤擦伤处侵入,引起皮肤丘疹、结节与溃疡,病理检查见抗酸菌,易被误认为麻风分枝杆菌。

1. 堪萨斯分枝杆菌(M. kansas)　毒力较强,在英国和西欧是引起非结核分枝杆菌肺病的常见病原体,其在人体肺部内分离率较高,但动物(包括非人灵长类)感染堪萨斯分枝杆菌的却不多见。Matveychuk 等对 98 例感染非结核分枝杆菌的患者进行观察,结果发现大多数感染堪萨斯分枝杆菌的患者可出现胸部疼痛、咳嗽、咯血等症状,X 线检查的结果显示右肺上叶症状明显,而其他非结核分枝杆菌感染者多数是结核患者,临床表现出体重量减轻、发热、出汗等症状。堪萨斯分枝杆菌和其他非结核分枝杆菌感染在流行病学和临床症状方面有很大差异,具有重要的诊断意义。菌体为细长杆菌、生长缓慢,最适生长温度为 37℃,25℃ 条件下可生长,45℃ 条件下不生长。在鸡蛋培养基上可形成 S 型菌落,易于乳化。多数菌株对利福平、环丝氨酸、链霉素等敏感,对异烟肼和氨柳酸耐药。

2. 海分枝杆菌(M. marinum)　是光产色缓慢生长型非结核分枝杆菌,普遍存在于淡水、海水等水环境中,是鱼类、两栖类、爬行动物及人类等的致病菌。在固体培养基上培养时菌落不见光为淡黄色,光照后变为黄色或橙色,其最适生长温度为 25~35℃,25℃ 条件下生长迅速,45℃ 时生长可受到抑制或甚至不生长。在鸡蛋培养基上可形成凸起的 S 型菌落,曝光后呈橘黄色。该菌对利福平、链霉素、乙胺丁醇等敏感。

(二) 暗产色菌

暗产色菌(scotochromogenic bacteria)在暗处培养时菌落呈橘红色,长期曝光培养则呈现赤橙色,37℃ 条件下生长缓慢,菌落光滑。对人致病的有戈登分枝杆菌、瘰病分枝杆菌、苏尔加分枝杆菌等。

1. 戈登分枝杆菌(M. gordonae)　中等至长杆菌,在鸡蛋培养基上 37℃ 条件下培养 7 d 或更长的时间,菌落光滑,颜色为黄色或橙色。暗中生长时可产生色素,但连续光照下颜色更深。在油酸卵蛋白琼脂上,菌落光滑,颜色为黄色至橙色,菌落形态也可能呈现圆顶状,边缘整齐或者中央圆顶状,周缘平坦、不规则,偶尔粗糙。常作为偶然存在菌见于人的痰液或胃洗液标本;也见于自来水和土壤。

2. **瘰疬分枝杆菌**(*M. scrofulaceum*) 中央圆顶状,边缘整齐或不规则,偶有粗糙菌株。生长适温为37℃,25℃条件下生长迅速,45℃条件下不生长。在鸡蛋培养基上可形成丘状、边缘整齐的S型菌落。瘰疬分枝杆菌见于(特别是儿童的)颈淋巴结脓液,是病原菌,也可见于人的痰和胃洗液,偶与肺病有关系。瘰疬分枝杆菌偶见于土壤,在猪体内发现了该菌的不同血清型。

3. **苏尔加分枝杆菌**(*M. szulgai*) 存在于水和土壤中,菌体呈短棒状,生长缓慢,最适生长温度为37℃,25℃条件下生长迅速,45℃条件下不生长,在鸡蛋培养基上可形成丘状、边缘不整齐的R型菌落。该菌在37℃条件下暗产色,25℃条件下光产色。苏尔加分枝杆菌主要引起人肺部的慢性感染。

(三)不产色菌

不产色菌(nonchromogenic bacteria)通常不产生色素,40~42℃条件下生长缓慢,菌落光滑。对人致病的有鸟-胞内分枝杆菌、蟾分枝杆菌。

1. **鸟-胞内分枝杆菌**(*M. avium-intracellulare*) 包括鸟分枝杆菌和胞内分枝杆菌,两菌有许多相似之处。在鸡蛋培养基上可形成边缘整齐的S型菌落,不产生色素。该菌在环境中广泛存在,是临床常见的非结核分枝杆菌,可以引起人类肺部结核样病变。近年来有研究发现,HIV感染和艾滋病患者易感染分枝杆菌,其中绝大多数为鸟-胞内分枝杆菌。该菌对目前常用的抗结核药均不敏感或产生耐药。

2. **蟾分枝杆菌**(*M. xenopi*) 为长杆菌或呈丝状,生长缓慢,在鸡蛋培养基上形成边缘整齐的S型菌落。该菌为蟾蜍肉芽肿的病原菌,对人类来说主要引起老年男性的肺部感染。该菌在试管内对异烟肼、链霉素和对氨柳酸敏感。

(四)快速生长分枝杆菌

快速生长(rapid-grower)分枝杆菌生长迅速,25~35℃条件下培养5~7 d可以见到粗糙菌落。该菌在环境中分布广泛,是医院感染常见的分枝杆菌。临床常见的有偶发分枝杆菌、龟分枝杆菌和脓肿分枝杆菌,主要引起皮肤和软组织感染。

1. **偶发分枝杆菌** 呈棒状,也可以呈球状或细丝状。生长温度为25~37℃,45℃条件下不生长。该菌生长迅速,5 d内可见菌落,在鸡蛋培养基上可形成扁平、边缘不整齐的R型菌落,无色素形成。偶发分枝杆菌可以引起人局部感染或肺部感染,对现有的抗结核药物均耐药。

2. **龟分枝杆菌和脓肿分枝杆菌** 原本为龟分枝杆菌的两个亚种,即龟分枝杆菌龟亚种和龟分枝杆菌脓肿亚种,现在已独立成为两个种。此两个菌的生物学性状基本相同,菌体呈多形性,大小不一,生长温度为22~40℃,45℃条件下不生长。此两个菌生长迅速,3~5 d可以见到菌落,为S型或R型菌落,没有色素生成。此两个菌均可引起人的软组织病变和手术后继发感染,亦可引起肺部慢性感染。

第三节 麻风分枝杆菌

一、分类

麻风分枝杆菌(*M. leprae*)简称麻风杆菌,是引起麻风的病原菌。麻风分枝杆菌在1874年由Hansen从麻风患者的小结节中分离出,因此麻风病又称为Hansen病。麻风病主要分布在亚、非和拉丁美洲,1991年世界卫生大会通过的全球在2000年消除作为公共卫生问题的麻风病决议在麻风病防治历史上的影响是深远的,但是全球从2005年以来,麻风病的患病数和发现数一直徘徊在20万左右,因此,实施科学有效的防治策略是十分重要的工作。

二、临床意义

麻风病是由麻风分枝杆菌引起的一种慢性、消耗性的肉芽肿性疾病,表现为皮肤感觉障碍和外周神经增厚、破坏。其传染源主要是患者,麻风分枝杆菌主要通过破损的皮肤、黏膜进入人体,近年来发现未经治疗的瘤型麻风患者早期鼻黏膜分泌物含有大量麻风分枝杆菌,因此呼吸道是一个重要的传播途径。其他如痰、汗、泪、乳汁、精液和阴道分泌物中均可有麻风分枝杆菌,故麻风分枝杆菌也可接触传播。人对麻风分枝杆菌有较强的抵抗力,主要靠细胞免疫。由麻风病引起的并发症包括免疫反应、神经损伤和分枝杆菌的渗透,根据机体的免疫状态、病理变化和临床表现可将大多数患者分为瘤型麻风和结核样型麻风两型,另外还有少数处于两型之间的界线类麻风和属非特异性炎症的未定类麻风。

（一）瘤型麻风

瘤型（lepromatous type）麻风为进行性的和严重的临床类型,占麻风病例的 20%～30%。瘤型麻风患者细胞免疫缺损,巨噬细胞功能低下。实验证明,麻风分枝杆菌有某种成分可诱导抑制性 T 细胞或干扰巨噬细胞在病灶中的功能,故麻风菌素试验阴性,麻风分枝杆菌也因此得以在细胞内大量繁殖。该型麻风分枝杆菌主要侵犯皮肤、黏膜,鼻黏膜涂片中可见大量抗酸性细菌。该型麻风传染性强,为开放性麻风。患者若不治疗将逐渐恶化,可累及神经系统。患者的体液免疫正常,血清内有大量自身抗体。自身抗体和受损组织释放的抗原结合可形成免疫复合物,并沉淀在皮肤或黏膜下,形成红斑和结节,称为麻风结节（leproma）,麻风结节是麻风的典型病灶。面部结节融合可呈狮面状。

（二）结核样型麻风

结核样型（tuberculoid type）麻风为自限性疾病,较稳定,损害可以自行消退,占麻风病的 60%～70%。该型患者的细胞免疫正常。病变早期在小血管周围可见淋巴细胞浸润,随病变发展有上皮样细胞和巨噬细胞浸润。细胞内很少见麻风分枝杆菌,传染性小,属闭锁性麻风。病变都发生于皮肤和外周神经,不侵犯内脏。早期皮肤出现斑疹,周围神经由于细胞浸润变粗变硬,感觉功能障碍。该型麻风稳定,极少演变为瘤型麻风,故亦称良性麻风。

（三）界线类麻风

界线类（borderline form）麻风约占 5%,兼有瘤型麻风和结核样型麻风的特点,但程度可以不同,能向两型分化。大多数患者麻风菌素试验阴性。但也有阳性病例。患者病变部位可找到含菌的麻风细胞。

（四）未定类麻风

未定类（indeterminate form）麻风占 5%～10%,属麻风病的前期病变,病灶中很少能找到麻风分枝杆菌。麻风菌素试验大多阳性,大多数病例最后转变为结核样型麻风。

三、微生物学检验

麻风分枝杆菌的形态与结核分枝杆菌相似,但比结核分枝杆菌短而粗,大小为（1～8）μm×（0.3～0.5）μm,呈多形性,可为杆状、颗粒状、念珠状或哑铃状等,常呈束状或团状排列,抗酸染色阳性,着色均匀。麻风分枝杆菌为典型的胞内寄生菌,有麻风分枝杆菌存在的细胞胞质呈泡沫状,称为麻风细胞,麻风细胞在与结核分枝杆菌的区别中有重要的意义。用药后麻风分枝杆菌可断裂为颗粒状、链杆状等,着色不均匀,为不完整菌。麻风分枝杆菌革兰染色阳性,无鞭毛、无荚膜、无芽孢。目前,不能用人工培养的方法体外分离培养麻风分枝杆菌,可用动物接种进行细菌鉴定、药物筛选及治疗方法等研究。

麻风分枝杆菌的微生物学检验主要依赖于直接显微镜检查。从多个皮肤病损处取标本涂片,或病理组织切片做抗酸染色镜检,此时要注意与结核分枝杆菌的形态相鉴别,麻风分枝杆菌的抗酸性弱于结核分枝杆菌,最好是用 10% 的硫酸乙醇替代盐酸乙醇来脱色。麻风分枝杆菌多呈束状或呈团状排列,菌体较粗直、两端尖细,存在于细胞内;结核分枝杆菌多散在排列,菌体细长稍微弯曲,且有分枝现象。也可用金胺 O 染色荧光显微镜镜检,从而提高阳性率。

本章小结

结核分枝杆菌不产内毒素、外毒素及侵袭性酶类,所以其致病性可能与细菌在组织细胞内大量增殖引起机体炎症反应、菌体成分和代谢产物的毒性及机体对菌体成分产生的迟发性超敏反应有关。结核分枝杆菌可以通过呼吸道、消化道和损伤的皮肤黏膜侵入机体,引起多种组织器官的结核病,其中以肺结核多为常见。结核分枝杆菌的致病物质主要与菌体的多糖、脂质和蛋白质有关。当结核分枝杆菌入侵机体后,能够产生多种抗菌体的抗体,但这些抗体只对细胞外的结核分枝杆菌发挥作用,而对细胞内的细菌不起作用。结核分枝杆菌感染机体后可以引起机体产生有 T 细胞介导的两种免疫反应,即细胞免疫与迟发型超敏反应。

典型分枝杆菌是一类形态细长或略有弯曲的杆菌,大小为(0.2~0.6)μm×(1.0~10)μm,没有鞭毛和芽孢,不生成内、外毒素,革兰染色呈阳性,但不易着色,镜下可见"影子"细胞。该菌的显著特点是细胞壁中含有大量的脂质,这与其染色性、抵抗力和致病性密切相关。在室温条件下,菌体很难用苯胺等染料着色,但经过加温或延长染色的时间,分枝杆菌则可以吸收染料而着色,且可以抵抗盐酸乙醇的脱色作用,故分枝杆菌又被称为抗酸杆菌。大部分分枝杆菌在合适的温度下,使用简单的固体培养基,2~3 d 后肉眼可见菌落,颜色为乳白色、浅黄色、橙红色等,粗糙、干燥、凸起于培养基,有的菌落呈菜花状。在液体培养基中则呈颗粒状沉淀或混浊生长的现象。与疾病密切相关的分枝杆菌如结核分枝杆菌,在适宜的温度下,则需要营养丰富的培养基,一般需要 2~6 周肉眼可见菌落。

非结核分枝杆菌其特性有别于结核分枝杆菌,如对酸、碱比较敏感;对常用的抗结核菌药物较耐受;生长温度不如结核分枝杆菌严格;多存在于自然界、水、土壤等环境中;作为条件致病菌会引起人类结核样病变、小儿淋巴腺炎、潜在肺部疾病等疾病。根据菌落色素、生长速度和生化反应等特点,非结核分枝杆菌可分为 4 组:光产色菌、不产色菌、暗产色菌、快速生长分枝杆菌。

麻风分枝杆菌是引起麻风的病原菌。麻风分枝杆菌的形态与结核分枝杆菌相似,但比结核分枝杆菌短而粗,常呈束状或团状排列,抗酸染色阳性。麻风分枝杆菌为典型的胞内寄生菌,有麻风分枝杆菌存在的细胞胞质呈泡沫状,称为麻风细胞,麻风细胞在麻风分枝杆菌与结核分枝杆菌的区别中有重要的意义。目前尚不能用人工培养的方法体外分离培养麻风分枝杆菌。麻风分枝杆菌的微生物学检验主要依赖于直接显微镜检查。

(赵雯秋　陈立侠)

第十二章 放线菌与诺卡菌属检验

第一节 放线菌属

一、分类

放线菌科(Actinomycetaceae)是一类丝状或链状、以二分裂方式繁殖、呈分枝生长的原核细胞型微生物。大多数放线菌对人不致病,对人致病的主要有放线菌属(Actinomycetes)和诺卡菌属(Nocardia)。放线菌属细胞壁中不含分枝菌酸,多数可引起内源性感染。放线菌属有35个种,在自然界分布广泛,正常寄居在人和动物口腔、上呼吸道、胃肠道和泌尿生殖道。临床常见的有衣氏放线菌(A. israelii)、黏液放线菌(A. uiscous)、内氏放线菌(A. naeslundii)、龋齿放线菌(A. odontolyticus)和丙酸蛛网菌(Arachnia propionica)等,其中对人致病性较强的主要为衣氏放线菌。

二、临床意义

放线菌常存在于正常人口腔等与外界相通的腔道中,在机体抵抗力减弱、口腔卫生不良、拔牙或外伤时可引起内源性感染,导致软组织的化脓性炎症,引起放线菌病。患者若无继发感染大多呈慢性肉芽肿,并常伴有多发性瘘管形成,脓汁中可查见特征性的"硫磺样颗粒(sulfur granule)",这是放线菌在病变组织中形成的菌落。压片后镜检可见菌丝末端膨大呈棒状、放射状,形似菊花,故称该菌为放线菌。

放线菌感染可涉及多种组织,如面颈部、胸部、腹部、盆腔和中枢神经系统等的感染,其中以面颈部感染最常见,约占患者的60%。面颈部感染者大多近期有口腔炎、拔牙史或下颌骨骨折后颈面部肿胀等,感染后不断产生新结节、多发性脓肿和瘘管。胸部感染者常有吸入史,也可由颈面部感染通过血行播散而形成,开始在肺部形成病灶,损害大多连续蔓延,可扩展到心包、心肌,并能穿破胸膜和胸壁,在体表形成多发性瘘管,排出脓液。腹部感染多因口腔吞食病原体而侵入肠黏膜致病,也可由胸部病变直接波及,好发于回盲部,也可波及腹部其他脏器,如胃、肝、肾等,或波及脊椎、卵巢、膀胱、胸腔,或血行播散侵及中枢神经系统。中枢神经系统感染多见于大脑,亦可累及第三脑室、颅后窝等处。

三、微生物学检验

(一)标本直接检查

显微镜检查,采集局部病灶组织、窦道及瘘管脓液、痰液等标本,仔细寻找肉眼可见的"硫磺样颗粒"。将"硫磺样颗粒"制成压片,在显微镜下观察,该颗粒具多形性,可见有放射状排列的棒状或长丝状菌体,直径为$0.5\sim0.8\ \mu m$,长可达$10\sim50\ \mu m$或更长,边缘有透明发亮的棒状菌鞘,呈菊花状。

(二)分离培养

放线菌培养比较困难,厌氧或兼性厌氧,生长缓慢,二氧化碳可促进其生长。多数菌种在厌氧环境中生长得更好。必要时可做分离培养鉴定。

(三)形态学检查

1. **菌落形态** 标本接种于厌氧血琼脂平板或牛心脑浸液培养基,37℃条件下厌氧培养1~2周,可见白色、干燥、边缘不规则的粗糙型菌落。用涂片、革兰染色和镜检对菌落进行鉴定,也可通过抗酸染色进一步区分放线菌属和诺卡菌属。衣氏放线菌落无稳定形态,微菌落呈丝状、蛛网状,无明确中心;大菌落直径达2 mm,圆形或不规则形,脐状,白色;臼齿形菌落很普通,质度通常较牛型放线菌更为坚韧;偶见光滑、整齐半球形菌落。

2. **菌体形态** 革兰染色着色不规则,中央部分菌丝体为革兰阳性,分枝状菌丝排列不规则,可呈珠状或条纹状,四周放射状肥大菌鞘可呈革兰阴性。有分枝的无隔菌丝是放线菌属细菌的重要特征,菌丝可断裂形成长短不一的链球或链杆状,偶见细胞末端膨大的菌体,形态与类白喉杆菌相似。该菌无抗酸性,不产生孢子。

（四）鉴别诊断试验

黏液放线菌触酶试验阳性,其他放线菌均为阴性。衣氏放线菌可分解葡萄糖、木糖、棉子糖、甘露糖和甘露醇,产酸不产气;不水解淀粉;80%放线菌属细菌能将硝酸盐还原成亚硝酸盐。牛型放线菌在葡萄糖中产酸不产气;在木糖、棉子糖、甘露糖和甘露醇中不产酸;可水解淀粉;不能将硝酸盐还原为亚硝酸盐。

第二节 诺卡菌属

一、分类

诺卡菌属(*Nocardia*)细菌包括至少22个菌种,医学上常见的有13个种：星形诺卡菌(*N. asteroides*)、巴西诺卡菌(*N. brasiliensis*)、脓肿诺卡菌(*N. abscessus*)、非洲诺卡菌(*N. africana*)、短链诺卡菌复合群(*N. brevicatena* complex)、肉色诺卡菌(*N. carnea*)、鼻疽诺卡南(*N. farcinica*)、新星诺卡菌(*N. nova*)、豚鼠耳炎诺卡菌(*N. otinidiscaviarum*)、少食诺卡南(*N. paucivorans*)、假巴西诺卡菌(*N. pseudobrasiliensis*)、南非诺卡菌(*N. transvalensis*)、老兵诺卡菌(*N. veterana*)。

二、临床意义

诺卡菌属细菌广泛分布于土壤中,多数为腐生型微生物,不属于人体正常菌群,主要引起外源性感染。引起人和动物疾病的主要是星形诺卡菌和巴西诺卡菌。星形诺卡菌主要通过呼吸道感染引起原发性、化脓性肺部感染,可出现类似肺结核的症状,如咳嗽、发热、寒战、胸痛和体重减轻等。约1/3病例可通过血行播散引起脑脓肿、腹膜炎等。若经皮肤创伤感染,可侵入皮下组织引起慢性化脓性肉芽肿,形成瘘管。从瘘管中流出的脓液可见小的色素颗粒,类似"硫磺样颗粒",呈淡黄色、红色或黑色,此为诺卡菌的菌落。巴西诺卡菌可因外伤侵入皮下组织,从而引起慢性化脓性肉芽肿,表现为脓肿和多发性瘘管,好发于足、腿部,称为足分枝菌病。

三、微生物学检验

（一）标本直接检查

显微镜检查,采集组织渗出液、痰液、脓液等标本。寻找标本中的色素颗粒,置于载玻片上压碎,革兰染色阳性(有时染色性不定),镜检可见纤细的菌丝体,形态与放线菌属细菌相似,但菌丝末端不膨大。患者痰、脓液、脑脊液等标本直接涂片多见纤细的分枝状菌丝。该菌属细菌抗酸染色弱阳性,仅用1%盐酸乙醇延长脱色时间即可变为抗酸阴性,可与结核分枝杆菌相区别。若在脑脊液或痰液中发现抗酸阳性的细长杆菌,应注意与结核分枝杆菌相鉴别。

（二）分离培养

诺卡菌属细菌为专性需氧菌,营养要求不高,在普通培养基或沙氏培养基上于22℃或35℃环境下均可生长。星形诺卡菌最高生长温度可达45℃,此为该菌鉴定要点之一,生长缓慢,一般需要1周左右才能形成肉眼可见的菌落。

（三）形态学检查

1. **菌落形态** 菌落表面干燥、有皱褶或呈颗粒状。不同种类可产生不同色素,星形诺卡菌为黄色或深橙色,表面无白色菌丝,巴西诺卡菌菌落表面有白色菌丝生长。在液体培养基中诺卡菌常形成表面菌膜,下部液体澄清。

2. **菌体形态** 培养早期分枝状菌丝较少,多为球状或杆状;若培养时间延长则可见有丰富的菌丝形成,菌丝呈粗细不等的串珠状。

（四）鉴别诊断试验

诺卡菌属细菌可分解葡萄糖,大部分菌种可水解七叶苷,尿素分解试验和硝酸盐还原试验阳性,触酶试验阳性。巴西诺卡菌能液化明胶、分解酪氨酸和陈化牛乳,星形诺卡菌则均不能。

本章小结

放线菌属细菌是人体正常菌群成员,常引起内源性感染,对人致病性较强的主要为衣氏放线菌,感染可涉及面颈部等多种组织。采集病灶中"硫磺样颗粒"压片检查可见放射状排列的棒状或长丝状菌体,培养可见白色、干燥、边缘不规则的粗糙型菌落。诺卡菌属细菌多为腐生型微生物,主要引起外源性感染,星形诺卡菌和巴西诺卡菌为主要致病菌,星形诺卡菌最高生长温度可达45℃。采集标本中色素颗粒压片可查见纤细的菌丝体,抗酸染色弱阳性。

（李国才）

第十三章 厌氧菌检验

厌氧菌(anaerobic bacteria)是指一群在有氧环境中不能生长或生长不良,而在无氧条件下生长得更好的细菌,是人体皮肤和黏膜正常菌群(normal flora)的主要组成部分,同时也是内源性细菌感染(endogenous bacterial infections)的常见病原菌,几乎人体所有部位都可以发生厌氧菌的感染,如腹腔感染、脑脓肿、肺脓肿、口腔颌面感染、皮肤软组织感染及菌血症。

厌氧菌主要分为两大类,一类是有芽孢的革兰阳性梭菌,另一类是无芽孢的革兰阳性及革兰阴性杆菌与球菌。芽孢厌氧菌只有一个菌属,即梭菌属,共130个种。无芽孢厌氧菌根据革兰染色特性、细菌形态、鞭毛、芽孢、荚膜和代谢产物等不同可分为40多个属、300多个种和亚种;重要的厌氧菌种类及其在人体的大致分布见表13-1。

表 13-1 重要的厌氧菌种类及其在正常人体内的分布

菌 名	皮 肤	上呼吸道	口 腔	肠 道	尿 道	阴 道
芽孢菌						
革兰阳性杆菌						
梭状芽孢杆菌属	0	0	±	++	±	±
无芽孢菌						
革兰阳性杆菌						
丙酸杆菌属	++	+	±	±	±	±
双歧杆菌属	0	0	+	++	0	±
乳杆菌属	0	0	+	++	±	++
优杆菌属	±	±	+	++	0	±
放线菌属	0	±	++	+	0	0
革兰阴性杆菌						
类杆菌属	0	+	+	+	+	+
普雷沃菌属	0	+	++	+	+	+
紫单胞菌属	0	+	++	++	+	+
梭杆菌属	0	+	++	+	+	±
革兰阳性球菌						
消化球菌属	+	+	++	+	±	++
消化链球菌属	+	+	++	++	±	++
革兰阴性球菌						
韦荣菌属	0	+	+	+	±	+

注:0,无或很少;+,常有;++,大量;±,不规则。

第一节 梭状芽孢杆菌属

梭状芽孢杆菌属(*Clostridium*)细菌为革兰染色阳性菌,厌氧或微需氧,芽孢呈圆形或卵圆形,芽孢直径大于菌体且位于菌体中央、极端或次极端,使菌体膨大呈梭状,故而得名。梭状芽孢杆菌属细菌广泛分布于自然界,主要存在于土壤、人和动物肠道及腐败物中,多数为腐物寄生菌,少数为致病菌,能分泌外毒素和侵袭性酶类。临床有致病性的梭状芽孢杆菌属细菌主要是某些厌氧芽孢杆菌,如破伤风梭菌、产气荚膜梭菌、肉毒梭菌与艰难梭菌等,分别引起破伤风、气性坏疽、食物中毒和假膜性结肠炎等人类疾病。

一、分类

梭状芽孢杆菌属细菌目前主要有破伤风梭菌(*C. tetani*)、产气荚膜梭菌(*C. perfringens*)、副产气荚膜梭菌(*C. paraperfringens*)、巴氏梭菌(*C. baratii*)、肉毒梭菌(*C. botulinum*)、双酶梭菌(*C. bifermentans*)、梭状梭菌(*C. clostridioforme*)、丁酸梭菌(*C. butyricum*)、尸毒梭菌(*C. cadaveris*)、艰难梭菌(*C. difficile*)、溶组织梭菌(*C. histolyticum*)、类腐败梭菌(*C. paraputrificum*)、多枝梭菌(*C. ramosum*)、败毒梭菌(*C. septicum*)、索氏梭菌(*C. sordellii*)、生孢梭菌(*C. sporogenes*)、近端梭菌(*C. subterminale*)、第三梭菌(*C. tertium*),本节将重点介绍破伤风梭菌、产气荚膜梭菌、肉毒梭菌和艰难梭菌。

二、临床意义

破伤风梭菌的致病物质主要是外毒素,当机体受到创伤或新生儿使用不洁用具断脐带时,破伤风梭菌可侵入伤口并生长繁殖,产生外毒素,从而引起机体强直性痉挛、抽搐,故称为破伤风。该菌产生的外毒素注射动物可引起动物的痉挛症状,故称痉挛毒素。该菌对小鼠的最小致死量为 10^{-7} mg,对人的致死量小于 1 μg。痉挛毒素是一种蛋白质,不耐热,可被蛋白消化酶或胰蛋白酶破坏,经 0.3%甲醛处理可使毒性消失而转变为类毒素。

产气荚膜梭菌可产生外毒素及多种侵袭性酶类,其中外毒素有 α、β、γ、δ、ε、η、θ、ι、κ、λ、μ 和 υ 12 种,其毒性各不相同。α 毒素为卵磷脂毒素,是最重要的一种,能分解人和动物细胞膜上磷脂和蛋白质的复合物,破坏细胞膜,引起溶血、组织坏死和血管内皮损伤,使血管通透性增高,造成水肿。此外,α 毒素还能促使血小板凝聚,导致血栓形成,局部组织缺血。该菌的致病条件与破伤风梭菌相同,主要是大面积创伤、局部供血不足。此时,组织缺氧坏死,氧化还原电势下降,芽孢发芽繁殖,产生毒素和侵袭性酶,从而感染致病。所致疾病主要是气性坏疽,某些型别也可引起食物中毒和坏死性肠炎。该菌也常与兼性厌氧菌混合感染,引起深部脓肿、败血症、心内膜炎及胆道、泌尿系统、女性生殖道、腹腔、盆腔、胸腔的感染等。

肉毒梭菌在厌氧条件下可产生极其强烈的外毒素——肉毒素。该毒素有嗜神经性,可作用于脑神经核与外周神经肌肉接头处和自主神经末梢,阻止胆碱能神经末梢释放乙酰胆碱,导致肌肉麻痹。人食入毒素后,潜伏期为 18~72 h,首先表现脑神经麻痹(如头晕、头痛),继之出现眼部症状(复视、眼睑下垂、斜视、眼内外肌瘫痪、瞳孔放大),相继发展至咽部肌肉麻痹、吞咽困难、语言障碍、声音嘶哑,进而膈肌麻痹、呼吸困难。除 E 型毒素外,一般无胃肠道症状,重者可死于呼吸困难与心力衰竭。这种毒素型食物中毒中国有 10 多个省区均有发现,新疆较多。引起食物中毒的食品国外以罐头、腊肠、香肠等制品为主,国内以发酵豆制品为主(占 80%以上),其次为发酵面制品(占 10%左右)。

艰难梭菌是人和动物肠道寄生菌,在幼儿的粪便中最常见,为肠道正常菌群的成员。肠道中的乳酸杆菌、双歧杆菌、D 族链球菌、真菌等对其有拮抗作用。该菌对氨苄西林、头孢菌素、林可霉素、氯林可霉素、红霉素、四环素耐药。长期使用这些抗生素,尤其是长期使用氯林可霉素可引起菌群失调,耐药的艰难梭菌可被药物选择出后大量繁殖而致病。该菌产生 A、B 两种毒素,A 毒素为肠毒素,能使肠壁出血坏死,液体积蓄;B 毒素为细胞毒素,与索氏梭菌有交叉抗原,能被其抗毒素中和,能直接损伤肠壁细胞,造成假膜性结肠炎。临床表现为腹泻、腹痛,伴有全身中毒症状,常较严重,有时可致死。除假膜性结肠炎外,艰难梭菌尚可引起肾盂肾炎、脑膜炎、腹腔及阴道感染、菌血症和气性坏疽等。近年来,该菌已成为医院感染的病原菌之一,已日益被人们所重视。

三、微生物学检验

(一)破伤风梭菌

根据破伤风患者典型的临床表现即可做出诊断,一般不做细菌学检查。如果临床不需要做细菌学检查,可按下列方法进行。

1. 标本直接检查　　显微镜检查,从病灶处取脓汁或坏死组织,直接涂片革兰染色,镜检观察菌体一端有圆形芽孢呈鼓槌状的革兰阳性杆菌,可初步报告结果。

2. 分离培养　　专性厌氧菌,14~43℃厌氧培养生长,在普通需氧平板上不生长,在潮湿的血琼脂平板上常迁徙生长,不易获得单个表面菌落。提高培养基的琼脂浓度或含有相应抗毒素的培养基可抑制其迁徙生长。将可疑标本接种于疱肉培养基,在75~85℃水浴加热30 min,杀灭其他杂菌,保留芽胞,35~37℃条件下培养2~4 d。

3. 形态学检查

(1)菌落形态:经37℃培养48 h后,可形成扁平、灰白色、边缘疏松呈羽毛状的菌落,并有狭窄的β-溶血环。在疱肉培养基中,肉汤轻度混浊,肉渣部分被消化,微变黑,产生少量气体,因能生成甲基硫醇及H_2S,从而导致培养物有腐败恶臭味。

(2)菌体形态:革兰阳性杆菌,大小为$(2.1~18.1)$ μm×$(0.5~1.7)$ μm,有周鞭毛,能运动,无荚膜。芽胞呈正圆形,比菌体大,位于菌体顶端,使细菌呈鼓槌状,此为该菌特征。初期培养物为革兰阳性,培养48 h后,尤其在芽胞形成后,细菌易转为革兰阴性。

4. 鉴别诊断试验　一般取伤口分泌物做涂片镜检,典型鼓槌状菌体有鉴定意义。有条件时,可用气液相色谱检测其主要代谢产物(A、P、B)协助早期快速诊断。应注意与其他梭菌相鉴别(表13-2)。

表13-2　常见梭菌的生物学鉴别特性

菌名	芽胞	卵黄平板 LEC	LIP	明胶液化试验	牛奶消化	吲哚试验	葡萄糖发酵试验	麦芽糖发酵试验	乳糖发酵试验	蔗糖发酵试验	水杨苷发酵试验	甘露醇发酵试验	主要代谢产物(在PYG或CMC中)
破伤风梭菌	R,T	-	-	+	+	v	-	-	-	-	-	-	A,P,B
产气荚膜梭菌	O,S	+	-	+	+	-	+	+	+	+	-	-	A,(P),B
艰难梭菌	O,S	-	-	+	-	-	+	-	-	-	-	+	A,(P),B,iB,iV,(V),iC
肉毒梭菌													
I组	O,S	+	+	+	+	-	+	-	-	-	-	-	A,(P),iB,B,iV,(V),(iC)
II组	O,S	-⁺	+	+	+	-⁺	V	-	-	-	-	-	A,P,B,(V)
III组	O,S	-	+	+	+	-	+	(+)	-	(+)	-	-	A,B
双酶梭菌	O,S	+	-	+	+	+	-	+	-	-	-	-	A,(P),(iB),(b),(iV),(iC)
多枝梭菌	R/O,T	-	-	-	-	-	+	+	+	+	+	+/-	A
楔形梭菌	R,S/T	-	-	-	-	-	W/+	W/-	W/+	W/+	-	-	A
梭状梭菌	O,S	-	-	+	+	-⁺	+	(+)	+⁻	-	+⁻	-	A
溶组织梭菌	O,S	-	-	+	+	-	-	-	-	-	-	-	A
第三梭菌	O,T	-	-	-	-	-	+	+	+	+	+	+/W	A,B

注:(1)+,90%以上菌株阳性;-,90%以上菌株阴性;V,可变反应;W,弱反应;/,或;O,卵圆形;R,正圆形;S,次极端;T,极端。

(2)LEC,卵磷脂酶;LIP,脂酶产物;PYG,胨酵母浸膏葡萄糖(培养基);CMC,羧甲基纤维素(培养基)。

(3)大写字母为主要产物,小写字母为次要产物;()为可能产物。A,乙酸;B或b,丁酸;iB,异丁酸;iC,异己酸;P,丙酸;V,戊酸;iV,异戊酸。

该菌一般不发酵糖类,能液化明胶,可产生H_2S,可形成吲哚,不还原硝酸盐,对蛋白质有微弱的消化作用。气液相色谱可检出的代谢产物有乙酸、丙酸、丁酸、乙醇和丁醇。

5. 毒力试验　培养滤液给小白鼠做毒力试验和保护力试验,可确定毒素的有无及其性质。① 毒力试验:可在小白鼠尾根部皮下或肌内注射0.1~0.25 mL培养滤液。阳性者,于注射后12~24 h出现尾部僵直竖起、后腿强直或全身肌肉痉挛等症状甚至死亡。② 保护力试验:作为上述毒力试验的对照方法是将0.5 mL培养滤液混以1:10稀释的等量破伤风抗毒素,给另一小白鼠注射,如不发病,表示保护力试验阳性,证明培养滤液中有破伤风毒素存在。

（二）产气荚膜梭菌

1. 标本直接检查　　显微镜检查可见革兰阳性粗大杆菌,多伴有其他杂菌(如葡萄球菌和革兰阴性杆菌等),白细胞较少且形态不规则,是气性坏疽临床标本直接涂片的特点,对早期诊断有一定意义。在创伤标本的涂片中不常见到产气荚膜梭菌的荚膜,荚膜一般在流产后感染的宫颈涂片上较易查见。

2. 分离培养　　该菌对低浓度氧有耐受且生长迅速,容易分离。标本可于接种疱肉培养基8～10 h后,转种于血琼脂平板,培养基加硫酸新霉素(100 mg/L)可抑制需氧菌生长。该菌在组织中不易形成芽孢,故病理材料不需要加热处理。

3. 形态学检查

（1）菌落形态:在固体培养基上,经24 h培养,表面菌落直径为2～4 mm,圆形、凸起、光滑、半透明、边缘整齐、无迁徙生长现象。在血琼脂平板上,多数菌株有双层溶血环,内环完全溶血是由θ毒素所致,外环不完全溶血则是由α毒素所致。在蛋黄琼脂平板上,菌落周围出现乳白色混浊圈,是由于该菌产生的卵磷脂酶可分解蛋黄中的卵磷脂,可被特异的抗血清所中和,这一现象称为Nagler反应。该菌在疱肉培养基中可产生气体,肉渣呈粉红色,不被消化。该菌在牛乳培养基中能分解乳糖产酸,使酪蛋白凝固,同时产生大量气体(H_2与CO_2),将凝固的酪蛋白冲成蜂窝状,并将液面上的凡士林层向上推挤,甚至冲开管口棉塞,气势凶猛,称为汹涌发酵(stormy fermentation),汹涌发酵是该菌的特征。

（2）菌体形态:产气荚膜梭菌为革兰阳性粗短大杆菌,大小为(1～1.5)μm×(3～5)μm,两端钝圆,单个或成双排列,偶见长丝状。芽孢椭圆形,位于菌体中央或次极端,芽孢直径不大于菌体,一般培养时不易形成芽孢,在无糖培养基中培养有利于形成芽孢。该菌在机体内可产生明显的荚膜,无鞭毛,不能运动。

4. 鉴别诊断试验　　所有型菌株均能发酵葡萄糖、麦芽糖、乳糖和蔗糖,产酸产气;不发酵甘露醇或水杨苷;可液化明胶,产生H_2S,不能消化已凝固的蛋白质和血清,吲哚试验阴性。主要代谢产物为乙酸和丁酸,有时也形成丁醇。与其他梭菌的鉴别参见表13-2。

（1）Nagler试验:卵磷脂酶具有抗原性,它的活性可被相应抗血清所抑制。测定时在乳糖卵黄牛乳琼脂平板的半侧涂以A型产气荚膜梭菌与A型诺维梭菌混合抗毒素,尔后从未涂抗毒素的一侧向涂抗毒素一侧接种待测菌,厌氧培养18 h后观察,在未涂抗毒素一侧生长的菌落周围出现混浊的白环,而在涂抗毒素一侧生长的菌落无此现象,此称为Nagler试验阳性。该试验也可先在平板上划线接种待测菌,尔后贴一浸过抗毒素的长滤纸条,结果同上。卵磷脂毒素被抗毒素中和,借以确定该菌能产生卵磷脂酶。

（2）动物实验:取24 h疱肉基培养物1 mL,接种于豚鼠的右后腿肌肉中,使其产生实验性气性坏疽。接种后数小时,局部有明显肿胀,另外由于气体产生可出现捻发音。水肿可扩散至腹部,有时可达腋下区。接种后,动物在24～48 h死亡。尸体解剖可见血性水肿,水肿液含相当量的脂肪;肌肉脆弱,呈淡粉红色,但无腐败;内脏器官很少有变化,但肾上腺常为深红色。如预先注射相应的抗毒素血清,可使动物得到保护。另一方法是将0.5～1.0 mL培养物注入家兔或小鼠静脉内,10 min后杀死动物,置37℃条件下培养5～8 h。如动物躯体膨胀,即行解剖,可见脏器和肌肉内有大量气泡,尤以肝脏最为明显,称为泡沫肝。取内脏涂片镜检或分离培养,可发现有革兰阳性大杆菌,并有明显荚膜。

（3）挥发性代谢产物的测定:产气荚膜梭菌的重要代谢产物为乙酸和丁酸。

（三）肉毒梭菌

从患者血清中检出毒素是最直接有效的方法,因为肉毒梭菌本身不致病。另外,患者粪便中可检出毒素,分离肉毒梭菌,这有利于临床诊断。从食物中毒样品中检出毒素对于判断食品与中毒的关系和证实临床诊断的可靠性很有意义。

1. 标本直接检查　　显微镜检查见革兰阳性粗大杆菌,单独或成双排列,有时可见短链状杆菌。

2. 分离培养　　该菌对氧极为敏感,纯培养比较困难。常用增菌方法分离培养,将标本接种于疱肉培养基,以促进肉毒梭菌的生长和毒素的产生,再经动物接种试验和动物保护试验,以证明毒素的性质。

3. 形态学检查

（1）菌落形态:严格厌氧,在普通琼脂平板上可形成直径3～5 mm、不规则菌落,能产生脂酶,在血琼脂平板上有β-溶血,在卵黄平板上,菌落周围可出现混浊圈。该菌能消化肉渣,使之变黑,有腐败恶臭味。

（2）菌体形态：肉毒梭菌为革兰阳性粗短杆菌，大小为 $(0.9\sim1.3)\,\mu m\times(4\sim6)\,\mu m$，单独或成双排列，有时可见短链状菌体；有周身鞭毛，无荚膜；$20\sim25℃$ 时在菌体次极端可形成椭圆形芽孢，芽孢大于菌体，使细菌呈汤匙状或网球拍状。

4. **鉴别诊断试验** 该菌生化特性随毒素型不同而有所差异。A、B、E 和 F 型可发酵葡萄糖、麦芽糖和蔗糖；C 和 D 型可发酵葡萄糖和麦芽糖，但不发酵蔗糖；G 型不发酵糖类。在病原性梭菌中，该菌的特征是发酵蔗糖，不发酵乳糖。各型均液化明胶，产生 H_2S，但不产生吲哚。该菌除 G 型外均可产生脂肪酶，都能溶血，一般不产生卵磷脂酶。气液相色谱分析，各型均可产生乙酸和丁酸，其他有机酸则随毒素型的不同而有所差别。

5. **毒素检验**

（1）毒素的分型：根据所产生毒素的抗原性不同，肉毒梭菌目前分为 A、B、C1、C2、D、E、F、G 8 个型，引起人类疾病的有 A、B、E、F 型，以 A、B 型常见，国内报道的大多是 A 型。各型毒素抗原性不同，只能被同型的抗毒素中和。各型毒素的药理作用都是相同的。

肉毒毒素是目前已知毒物中毒性最强者，其毒性比氰化钾强 1 万倍，比响尾蛇毒素（crotoxin）约强 10 万倍，比士的宁约强 100 万倍。肉毒毒素对人的致死量为 $0.1\sim1.0\,\mu g$。该毒素是由 19 种氨基酸构成的简单蛋白质，分子量约 150 000 Da，等电点为 pH5.6，具有一定的耐热性，$80\sim90℃$ 加热 $5\sim10$ min 或煮沸 1 min 可破坏该毒素。

（2）毒素的检验程序

1）标本采集：标本可用可疑剩余食物、呕吐物或胃肠冲洗液、粪便浸液及血清等。凡有悬浮固体物的待检物均应低温离心沉淀，用其上清液作为标本。

2）标本的处理：如果标本中有非蛋白分解型菌株所产生的毒素，则需要先用胰蛋白酶活化后再测定。试验时应用同一标本未经胰蛋白酶处理的上清液同时测定，因为如果有蛋白分解型菌株存在时，用胰蛋白酶处理会降解这种有充分活性的毒素。另外，患者血清的毒素测定可不必用胰蛋白酶处理，因毒素在肠道内已被激活。激活方法是先用 1 mol/L 的 NaOH 或 HCl 把部分上清液的 pH 调至 6.2，然后将 1.3 mL 上清液加入 0.2 mL 1∶250 的胰蛋白酶水溶液中，37℃ 下放置 1 h 即可。

3）测定方法：肉毒毒素的检验可分为肉毒毒素的定性检验和肉毒毒素的型别鉴定。

肉毒毒素的定性试验：取 0.5 mL 待检物上清液分别腹腔接种至两只小鼠。其中一只在接种前预先注射肉毒毒素的多价抗毒素血清作为动物保护试验。接种后经数小时的潜伏期即出现早期症状，如呼吸困难、两侧腰肌明显凹陷呈"蜂腰"，继而出现无力、麻痹、四肢伸长症状，一般在 $18\sim24$ h 死亡，也可延迟到 4 d 左右。动物保护试验则无上述症状而存活。

肉毒毒素的型别鉴定：需要用分型血清做中和试验和反向间接血凝试验。后者用特异性抗毒素血清致敏红细胞测定食物或血液中存在的毒素，并可检测其型别。中和试验所用的上清液及胰蛋白酶激活液与血清或抗毒素应进行适当处理（37℃ 30 min 或煮沸 10 min）。然后取 0.5 mL 各种处理混合物进行小鼠腹腔接种，每种混合物接种两只小鼠，观察 72 h，小鼠一般在注射后 $18\sim24$ h 开始死亡。而经过煮沸加热处理及相应型抗毒素混合组的小鼠因得到保护而存活。

（四）艰难梭菌

1. **标本直接检查** 革兰染色镜检，依据形态特点及优势菌，进一步进行检查。

2. **分离培养** 该菌为严格的专性厌氧菌，用常规的厌氧培养法不易生长。该菌生长温度为 $25\sim45℃$，而最适温度为 $30\sim37℃$。粪便标本可接种于艰难梭菌选择培养基，根据典型菌落，转种于疱肉培养基中进行纯培养，用作鉴定试验和毒素测定。

3. **形态学检查**

（1）菌落形态：该菌在血琼脂、牛心脑浸液琼脂及环丝氨酸-头孢西丁-果糖琼脂（cycloserine-cefoxitin-fructose-agar，CCFA）等平板上经 48 h 培养后形成的菌落直径 $3\sim5$ mm，圆形，略凸起，白色或淡黄色、不透明、边缘不整齐、表面粗糙。在血琼脂平板上不溶血，在卵黄琼脂平板上不形成乳浊环。CCFA 平板上的菌落在紫外线照射下可见黄绿色荧光。该菌经肉汤培养 2 d 以上，菌体可见溶原现象。

（2）菌体形态：该菌为粗长杆菌，大小为（1.3～1.6）μm×（3.6～6.4）μm，能运动或不能运动，运动性菌株为周毛菌。芽孢为卵圆形，位于菌体次极端，无荚膜，革兰染色阳性，但培养2 d后有转为阴性的倾向。

4. 鉴别诊断试验　该菌为革兰阳性粗大杆菌，芽孢卵圆形，位于菌体次极端；在CCFA平板上可形成芽孢，菌落黄色、粗糙型，脂酶阴性、卵磷脂酶阴性；不凝固和不消化牛乳；可发酵果糖、液化明胶、不发酵乳糖、不产生吲哚；可产生挥发性代谢产物；细胞毒素试验阳性。常见梭菌的生物学鉴别特性见表13-2。

5. 毒性检测　　用于毒性检测的腹泻粪便标本3 000 r/min离心30 min后，取上清液过滤除菌；在疱肉培养基37℃条件下培养4 d的培养液，离心沉淀，取上清液过滤除菌。利用上述除菌过滤液进行细胞毒性试验、家兔肠襻试验及动物致死试验。除上述方法外，尚可用免疫技术直接测定毒素，如应用对流免疫电泳，ELISA间接法等。

第二节　革兰阴性无芽孢厌氧杆菌

革兰阴性无芽孢厌氧杆菌（non-spore-forming anaerobic gram-negative bacilli）是人和动物口腔、上呼吸道、肠道和泌尿生殖道的主要正常菌群，也是临床厌氧菌感染中最常见的病原菌。其细菌种类繁多，与人类健康有关的就有20多个菌属。临床上最重要的有拟杆菌属、普雷沃菌属、卟啉单胞菌属和梭杆菌属等。

一、拟杆菌属

（一）分类

拟杆菌属（Bacteroides）是临床上最重要的无芽孢厌氧菌。在2003年出版的《伯杰氏系统细菌学手册》第二版第5卷中显示，拟杆菌属有65个种，其中与人类感染密切相关的主要有脆弱拟杆菌（B. fragilis）、多形拟杆菌（B. thetaiotaomicron）、吉氏拟杆菌（B. distasonis）、普通拟杆菌（B. vulgatus）、卵形拟杆菌（B. ovatus）、单形拟杆菌（B. uniformis）、解脲拟杆菌（B. ureolyticus）、粪拟杆菌（B. caccae）、埃氏拟杆菌（B. eggerthii）、屎拟杆菌（B. merdae）、龈拟杆菌（B. gingivalis）、粪便拟杆菌（B. stercoris）、多毛拟杆菌（B. capillosus）等10多个种。根据其对胆盐的耐受情况，该菌属细菌又分为耐胆盐的脆弱拟杆菌群和不耐胆盐的非脆弱拟杆菌群。该菌属的代表菌种为脆弱拟杆菌。

（二）临床意义

拟杆菌属细菌是人类口腔、肠道及女性生殖道的正常菌群，为条件致病菌，主要引起内源性感染，也可通过多种外源性途径引起机体各系统及组织的外源性感染，如菌血症或败血症、颅内感染、胸腔感染、腹腔感染及女性生殖系统感染等。其中脆弱拟杆菌最多见，占临床厌氧菌分离株的25%，占拟杆菌群的60%，其次为多形拟杆菌、吉氏拟杆菌和普通拟杆菌。

（三）微生物学检验

拟杆菌属细菌为革兰阴性杆菌，大小为（0.8～1.3）μm×（1.6～8）μm，染色着色不均，多数菌种两端钝圆而浓染，中间不易着色或染色较浅，形似空泡。拟杆菌属细菌在陈旧培养物上培养可呈现出明显多形性，在液体培养基尤其在含糖培养基中为长丝状或其他形状。拟杆菌属细菌无芽孢、无鞭毛，脆弱拟杆菌可形成荚膜，部分菌株有菌毛。

拟杆菌属细菌专性厌氧，营养要求较高，培养基中需要加入氯化血红素、维生素K_1及酵母浸出物等营养成分；在厌氧血琼脂平板上经24～48 h培养后，可形成直径1～3 mm、圆形、微凸、表面光滑、半透明、灰白色、边缘整齐的菌落，多数菌株不溶血。20%胆汁（或2 g/L胆盐）或吐温-80（0.02%）可促进脆弱拟杆菌属细菌的生长。其在拟杆菌-胆汁-七叶苷（BBE）培养基上生长旺盛，菌落较大，能分解七叶苷，使培养基呈黑色，菌落周围有黑色晕圈。

其可发酵葡萄糖、麦芽糖和蔗糖，也可水解七叶苷。主要代谢产物为乙酸和琥珀酸。拟杆菌属常见菌种的鉴别见表13-3。

表 13-3　拟杆菌属常见菌种的鉴别

菌种	20%胆汁生长	吲哚试验	触酶试验	七叶苷水解试验	α-岩藻糖苷酶试验	阿拉伯糖发酵试验	纤维二糖发酵试验	鼠李糖发酵试验	水杨苷发酵试验	蔗糖发酵试验	麦芽糖发酵试验	海藻糖发酵试验	木聚糖发酵试验	在PYG培养基中产生的脂肪酸
脆弱拟杆菌	+	-	+	+	+	-	+⁻	-	-	+	+	-	-	A,P,S,Pa,(iB,iV,L)
多形拟杆菌	+	+	+	+	+	+	+⁻	+	-⁺	+	+	+	-	A,P,S,Pa,(iB,iV,L)
吉氏拟杆菌	+	+	+⁻	+	-	-⁺	+	v	+	+	+	+	-	A,P,S,(Pa,iB,iV,L)
普通拟杆菌	+	+	+⁻	-⁻	+	-	-	-	+	+	+	-	-⁺	A,P,S
卵形拟杆菌	+	+	+⁻	+	-⁻	+	-	+	+	+	+	+	+	A,P,S,Pa,(iB,iV,L)
单形拟杆菌	W⁺	+	-⁺	+	-	+	+	+⁻	+	+⁻	+	-ᵂ	v	A,P,L,S,(iB,iV)
粪拟杆菌	+	+	-	-	-	+	-	+	+	+	+	-	-	A,P,S,(iV)
屎拟杆菌	+	+	-	+	-⁺	v	+	+	+	+	+	-	-	A,P,S,(iB,iV)
埃氏拟杆菌	+	+	-	+	+	-⁺	+⁻	-	+	+	+	-	+	A,P,S,(iB,iV,L)
粪便拟杆菌	+	+	-	+⁻	v	-⁺	-⁺	+	-⁺	+	+	-	v	A,P,S,(iB,iV)

注：（1）+，90%以上菌株阳性；-，90%以上菌株阴性；-⁺，多数菌株阴性；+⁻，多数菌株阳性；W⁺，多数菌株弱阳性，少数阳性；-ᵂ，多数菌株阴性，少数弱阳性；v，10%~90%菌株阳性。
（2）大写字母为主要产物，（）为可能产生。A,乙酸；iB,异丁酸；L,乳酸；P,丙酸；Pa,苯乙酸；S,琥珀酸；V,戊酸；iV,异戊酸。
（3）PYG,胨酵母浸膏葡萄糖（培养基）。

二、普雷沃菌属

（一）分类

普雷沃菌属（*Prevotella*）是从拟杆菌属中分出来的一个新菌属，包括 20 个种，产黑色素的有 8 个种，不产色素的有 12 个种。该菌属的代表菌种是产黑色素普雷沃菌。

（二）临床意义

普雷沃菌（Prevotella）主要寄居在正常人体的口腔及女性生殖道等部位，是引起这些部位内源性感染的常见细菌之一，尤其多引起头、颈部及胸腔感染。但是，二路普雷沃菌和解糖胨普雷沃菌主要引起女性生殖道感染，而在口腔感染中少见。该菌属细菌常与其他厌氧菌、需氧菌或兼性厌氧菌引起混合感染，但也可单独引起感染。

（三）微生物学检验

普雷沃菌属细菌为革兰阴性球杆菌，大小为（0.8~1.5）μm×（1.0~3.5）μm，排列成双或短链状，两端钝圆，有浓染和空泡。该菌属细菌在液体培养基，尤其是在含糖培养基中，呈多形性，菌体长短不一，长者达 10 μm 以上，无荚膜、无鞭毛、无芽孢。

该菌属细菌为专性厌氧菌，营养要求高，培养基中需加入氯化血红素和维生素 K₁，可在厌氧血琼脂平板上生长良好，经 2~3 d 培养后，形成的菌落呈圆形、微凸、半透明、直径 0.5~3 mm，多数菌株有 β-溶血。产黑色素的细菌菌落初为灰白色，逐渐变为浅棕色，5~7 d 后变为黑色。在黑色素产生之前，用波长 366 nm 紫外线照射，可见橘红色荧光，但黑色素出现后荧光消失。在卡那万古冻溶血琼脂平板（KVLB）上生长得更佳，早期可产生黑色素。该菌属大多数菌株对 20%胆汁敏感，在含 20%胆汁的培养基中不生长。

多数菌种发酵葡萄糖、乳糖和蔗糖，大多数菌种不分解七叶苷、不产生吲哚，触酶试验和脂酶试验多数阴性。在 PYG 培养基中主要代谢产物为乙酸和琥珀酸。普雷沃菌属常见菌种的鉴别见表 13-4。

表13-4 普雷沃菌属常见菌种的鉴别

菌 种	产黑色素	吲哚试验	葡萄糖发酵试验	纤维二糖发酵试验	乳糖发酵试验	蔗糖发酵试验	七叶苷水解发酵试验	在 PYG 培养基中产生的脂肪酸
产黑色素普雷沃菌	+	-	+	-$^+$	+	+	-$^+$	A,S,(iB,iV,L)
中间普雷沃菌	+	+	+	-	-	+$^-$	-	A,iV,S,(P,iB)
人体普雷沃菌	+	-	+	-	-	-	-	A,iB,iV,S,(b)
栖牙普雷沃菌	+	-	+	-$^+$	+	+	+$^-$	A,S,(iB,iV,L)
洛氏普雷沃菌	+	-	+	+	+	+	+$^-$	A,S,(L)
变黑普雷沃菌	+	-	+	-	+	+	-	A,iV,S,(P,iB)
谭氏普雷沃菌	+	-	+	-	+	v	-	A,iV,S,(iB)
苍白普雷沃菌	+	-	+	-	+	+	-	A,S,(P,iB)
两路普雷沃菌	-	-	+	-	-	-	-	A,iV,S,(iB)
解糖胨普雷沃菌	-	-	+	-	+	+	-	A,S,(P,iB,iV)
颊普雷沃菌	-	-	+	+	+	+	+	A,S,(P,iB,iV,L)
口腔普雷沃菌	-	-	+	+	+	+	+	A,S,(L)
齿龈普雷沃菌	-	-	+	-	+	+	+	A,S

注：(1) +,90%以上菌株阳性；-,90%以上菌株阴性；-$^+$,多数菌株阴性；+$^-$,多数菌株阳性；v,10%~90%菌株阳性。

(2) 大写字母为主要产物,( )为可能产生。A,乙酸；iB,异丁酸；L,乳酸；P,丙酸；S,琥珀酸；iV,异戊酸。

(3) PYG,胨酵母浸膏葡萄糖(培养基)。

三、卟啉单胞菌属

(一) 分类

卟啉单胞菌属(*Porphyromonas*)是1988年从拟杆菌属分出的一个新菌属,现有14个种,与人类健康有关的主要有3个种,即不解糖卟啉单胞菌(*P. asaccharolytica*)、牙髓卟啉单胞菌(*P. endodontalis*)和牙龈卟啉单胞菌(*P. gingivalis*)。代表菌种是不解糖卟啉单胞菌。

(二) 临床意义

卟啉单胞菌属细菌主要分布于人类口腔,也可存在于人类的泌尿生殖道和肠道,在正常人体的检出率低,可从多种临床标本如口腔、胸腔、皮肤、软组织、阴道、阑尾的病灶中分离出。该菌属细菌主要引起人类牙周炎、牙髓炎、根尖周炎等口腔感染,也可引起肺胸膜炎、阑尾炎和细菌性阴道炎,还可引起头、颈和下呼吸道感染。

(三) 微生物学检验

卟啉单胞菌属细菌为革兰阴性短杆菌或球杆菌,大小为$(0.5\sim0.8)\,\mu m\times(1.0\sim3.0)\,\mu m$,无芽孢,无鞭毛。

卟啉单胞菌属细菌专性厌氧,营养要求较高,维生素K_1和氯化血红素可促进该菌属细菌生长及黑色素的产生,冻溶血较非冻溶血更有利于早期产生黑色素。该菌属细菌均可产生色素,在厌氧血琼脂平板上,厌氧培养3~5 d,可形成光滑、有光泽、凸起、直径1~3 mm的棕色菌落,继续培养6~10 d后逐渐转为黑色菌落。在色素产生之前,用波长为366 nm紫外线照射可见红色荧光。

卟啉单胞菌属细菌的鉴定特征：革兰阴性杆菌或球杆菌,染色不均。在厌氧血琼脂平板上,菌落逐渐从边缘向中心由棕色变为黑色。在未出现黑色前,紫外线照射可产生红色荧光。该菌属细菌不发酵糖类,不水解七叶苷,可液化明胶,多数菌株吲哚阳性,触酶试验和脂酶试验阴性。在 PYG 培养基中的主要代谢产物为乙酸、丙酸和异戊酸等。该菌属细菌 DNA G+C 含量为45~54 mol%。卟啉单胞菌属常见菌种的鉴别见表13-5。

表 13-5　卟啉单胞菌属常见菌种的鉴别

菌　　种	产黑色素	吲哚试验	触酶试验	葡萄糖发酵试验	α-岩藻糖苷酶试验	α-半乳糖苷酶试验	β-半乳糖苷酶试验	N-乙酰-β-葡糖胺酶试验	类胰蛋白酶试验	七叶苷水解试验	在PYG培养基中产生的脂肪酸
不解糖卟啉单胞菌	+	+	-	-	+	-+	+	+	-	-	A,B,P,iB,iV,S
牙髓卟啉单胞菌	+	+	-	-	-	-	-	-	-	-	A,P,iB,B,iV,S
牙龈卟啉单胞菌	+	+	-	-	-	-	+	+	+	-	A,P,iB,B,iV,S,Pa

注：（1）+,90%以上菌株阳性;-,90%以上菌株阴性;-+,多数菌株阴性。
　　（2）大写字母为主要产物,（）为可能产生。A,乙酸;B,丁酸;iB,异丁酸;P,丙酸;Pa,苯乙酸;iV,异戊酸;S,琥珀酸。
　　（3）PYG,胨酵母浸膏葡萄糖(培养基)。

　　卟啉单胞菌属细菌与产黑色素的普雷沃菌属细菌在厌氧血琼脂平板上均能产生黑色素,形成黑色菌落,应注意鉴别。普雷沃菌属细菌可发酵葡萄糖,主要代谢产物为乙酸和琥珀酸,而该菌属细菌与人类有关的3种卟啉单胞菌均不发酵葡萄糖,代谢产物主要为乙酸和丁酸。不解糖卟啉单胞菌可通过α-岩藻糖苷酶与牙髓卟啉单胞菌和牙龈卟啉单胞菌进行鉴别。前者α-岩藻糖苷酶试验为阳性,后两者为阴性。

四、梭杆菌属

（一）分类

　　梭杆菌属(*Fusobacterium*)也是临床较常见的革兰阴性无芽孢厌氧杆菌,因其形态细长、两端尖细如梭形而得名。该菌属细菌共有24个种,临床标本中常见的有具核梭杆菌(*F. nucleatum*)、坏死梭杆菌(*F. necrophorum*)、微生子梭杆菌(*F. gonidiaformans*)、死亡梭杆菌(*F. mortiferum*)、舟形梭杆菌(*F. naviforme*)、拉氏梭杆菌(*F. russii*)、可变梭杆菌(*F. varium*)和溃疡梭杆菌(*F. ulcerans*)等。代表菌是具核梭杆菌。

（二）临床意义

　　梭杆菌属细菌是寄生于人类口腔、上呼吸道、肠道和泌尿生殖道的正常菌群,可引起各种软组织感染,是口腔感染(如樊尚咽峡炎)、肺脓肿及胸腔等感染的常见病原菌;也可从肠道感染、尿路感染、手术感染灶及血液等多种临床标本中分离到该菌属细菌。在临床感染中以具核梭杆菌最常见。坏死梭杆菌是毒力很强的厌氧菌,可引起儿童和青年人严重的感染,感染源常来自咽扁桃体炎,有时并发单核细胞增多症,是青年人扁桃体周围脓肿中最常分离到的厌氧菌。

（三）微生物学检验

　　梭杆菌属细菌为革兰阴性杆菌,菌体细长,常呈多形性。典型的形态特征为梭形,两端尖细、中间膨大,大小为(5~10)μm×1 μm,有时菌体中有革兰阳性颗粒存在,无鞭毛,无芽孢。

　　梭杆菌属细菌严格厌氧,在厌氧血琼脂平板上生长良好,经48 h培养后形成的菌落直径1~2 mm,圆形、凸起、灰白色、光滑、透明或半透明。典型菌株呈不规则圆形、面包屑样,用透视光观察菌落常显示珍珠样光斑点。梭杆菌属细菌一般不溶血。陈旧菌落的周围常见一扩散环,但菌落呈R型。

　　梭杆菌属细菌的鉴定特征：革兰阴性梭杆菌,两端尖细,中间膨大,呈梭状。菌落呈面包屑样。大部分菌种对胆汁敏感,在20%胆汁中不生长。该菌属细菌生化反应较弱,多数不发酵糖类,少数菌株对葡萄糖、果糖可出现弱发酵反应。多数菌株不分解七叶苷,不还原硝酸盐;大多数菌种吲哚试验阳性,脂酶试验阴性。对卡那霉素和黏菌素敏感,对万古霉素耐药。主要代谢产物是丁酸。梭杆菌属细菌DNA G+C含量为26~34 mol%,但普氏梭杆菌DNA G+C含量为52~57 mol%。

　　梭杆菌属细菌除根据典型形态、菌落特点及抗生素敏感性等初步鉴定外,与其他革兰阴性无芽孢厌氧杆菌的鉴别主要依据生化试验及气液相色谱分析终末代谢产物。该菌属细菌主要产生丁酸,很少或不产生异丁酸和异戊酸;而拟杆菌属细菌不产生丁酸,可产生异丁酸和异戊酸;纤毛菌属细菌可产生大量乳酸而不产生丁酸。

第三节 革兰阳性无芽孢厌氧杆菌

革兰阳性无芽孢厌氧杆菌(non-spore-forming anaerobic Gram-positive bacilli)种类很多,与人类健康有关的主要有丙酸杆菌属、真杆菌属、放线菌属(Actinomyces)、蛛网菌属(Arachnia)、乳杆菌属和双歧杆菌属6个菌属。其中,双歧杆菌属为人和动物肠道中重要的正常菌群,具有维持肠道微生态平衡、拮抗外源致病菌感染、增强机体免疫力、抗肿瘤和抗衰老等重要作用。丙酸杆菌属、真杆菌属和放线菌属等是临床感染中常见的革兰阳性无芽孢厌氧杆菌。常见革兰阳性无芽孢厌氧杆菌的主要鉴定特征见表13-6。

表13-6 革兰阳性无芽孢厌氧杆菌的主要鉴定特征

生 物 学 特 性	丙酸杆菌属	丙酸蛛网菌	放线菌属	乳杆菌属	双歧杆菌属	真杆菌属
严格厌氧性	V	V	V	V	+	+
动力试验	-	-	-	-	-	V
触酶试验	V	-	-⁺	-	-	-
主要代谢产物	丙酸	丙酸	琥珀酸	乳酸	醋酸加乳酸(3:2)	丁酸
吲哚试验	V	-	-	-	-	-
硝酸盐还原试验	V	+	V	-	-	V
DNA G+C 含量(mol%)(T_m)	53~67	63~65	55~68	32~53	55~67	30~35

注: +,90%以上菌株阳性;-,90%以上菌株阴性;-⁺,多数菌株阴性;V,可变反应。

一、丙酸杆菌属

(一)分类

丙酸杆菌属(Propionibacterium)细菌主要寄居于人和动物的皮肤、皮脂腺、肠道及乳制品和青饲料中,因发酵葡萄糖产生丙酸而命名。该菌属细菌共有14个种,以前的蛛网膜菌属的丙酸蛛网菌现也划归为丙酸杆菌属。与人类感染有关的主要有痤疮丙酸杆菌(P. acnes)、贪婪丙酸杆菌(P. avidum)和颗粒丙酸杆菌(P. granulosum)3个种,其中以痤疮丙酸杆菌最常见。

(二)临床意义

痤疮丙酸杆菌是人体皮肤的优势菌种,主要存在于毛囊皮脂腺与汗腺中,也可从人类的鼻腔、口腔、肠道和泌尿生殖道中分离出该菌。该菌是临床标本中最常见的革兰阳性无芽孢厌氧杆菌,其与皮肤的慢性感染如痤疮和酒渣鼻等有关。该菌也是血培养、腰椎穿刺及骨髓穿刺液培养最常见的污染菌。此外,痤疮丙酸杆菌在植入修复物或器械引起的感染中也有重要作用,使原有心瓣膜损伤者引发心内膜炎。贪婪丙酸杆菌常引起鼻窦炎及皮肤皱褶潮湿处的慢性感染,也曾从血液、脑脓肿、伤口和软组织溃疡灶分泌物及粪便中分离出该菌。颗粒丙酸杆菌常与痤疮丙酸杆菌同时存在于病灶中,致病性尚未明确。

(三)微生物学检验

丙酸杆菌属细菌为革兰阳性杆菌,大小为$(0.5~0.8)\mu m×(1~5)\mu m$,菌体微弯呈棒状,一端钝圆,另一端渐细或变尖,单个、成队或呈"V""Y"字形排列,染色不均匀,陈旧培养物常呈长丝状,多形态明显,无芽孢、无鞭毛。

丙酸杆菌属细菌厌氧或微需氧,大部分菌株在严格厌氧条件下生长较快,部分菌种数次转种后,可变为兼性厌氧菌;在30~37℃,pH 7.0时生长最快,吐温-80可刺激大部分菌株生长;在厌氧血琼脂平板上培养48 h,可形成直径0.5~1.5 mm、圆形、凸起、有光泽、半透明、白色或随培养时间和菌种不同呈灰黄、黄褐、粉红、红色或橙色且不溶血的菌落。

丙酸杆菌属细菌的鉴定特征:革兰阳性无芽孢厌氧杆菌,常呈棒状,厌氧环境下数次转种后,可变为兼性厌氧菌;可发酵葡萄糖产生丙酸,通常触酶试验阳性;对卡那霉素和万古霉素等敏感,对黏菌素等耐药。丙酸杆菌属细菌DNA G+ C 含量为53~67 mol%。该菌属常见菌种的鉴别见表13-7。

表 13-7　丙酸杆菌属常见菌种的鉴别

菌　种	乳糖发酵试验	麦芽糖发酵试验	蔗糖发酵试验	七叶苷水解试验	明胶液化试验	硝酸盐还原试验	吲哚试验	触酶试验	在 PYG 培养基中产生的脂肪酸
痤疮丙酸杆菌	-	-	-	-	+	+	+⁻	+	A,P,(iV)
贪婪丙酸杆菌	+⁻	+	+	+	+	-	-	+	
颗粒丙酸杆菌	-	+⁻	+	-	+	+	-	+	A,P,(iV)

注:(1) +,90% 以上菌株阳性;-,90% 以上菌株阴性;+⁻,多数菌株阳性。
　　(2) 大写字母为主要产物,( ) 为可能产生。A,乙酸;P,丙酸;iV,异戊酸。
　　(3) PYG,胰酵母浸膏葡萄糖(培养基)。

丙酸杆菌属细菌的鉴定主要依据生化反应和终末代谢产物的测定。一般来说,革兰阳性无芽孢厌氧杆菌,若触酶试验和吲哚试验都是阳性,则可以初步鉴定为痤疮丙酸杆菌。

二、真杆菌属

(一) 分类

真杆菌属(*Eubacterinm*)共有 55 个种,与临床感染有关的有 17 个种,包括迟缓真杆菌(*E. lentum*)、黏液真杆菌(*E. limosum*)、产气真杆菌(*E. aerofaciens*)、不解乳真杆菌(*E. alactolyticum*)、扭曲真杆菌(*E. contortum*)、念珠真杆菌(*E. moniliforme*)、短真杆菌(*E. brachy*)、纤细真杆菌(*E. tenue*)、胆怯真杆菌(*E. timidum*)、凸腹真杆菌(*E. ventriosum*)、缠结真杆菌(*E. tortuosum*)、孔氏真杆菌(*E. combesii*)和产亚硝酸盐真杆菌(*E. nitritogenes*)等。临床上以迟缓真杆菌和黏液真杆菌最多见。代表菌是迟缓真杆菌。

(二) 临床意义

真杆菌属细菌是人及动物口腔和肠道正常菌群的组成成员,对机体有营养、生物拮抗和维持肠道微生态平衡等功能。少数菌种如迟缓真杆菌、黏液真杆菌和不解乳真杆菌等常从脓肿和外伤等混合感染标本中分离得到,而血培养中则少见。

(三) 微生物学检验

真杆菌属细菌为革兰阳性杆菌,具有多形性,形态变化从球杆状到长杆状均可见,大小为 $(0.2 \sim 2) \mu m \times (0.3 \sim 10) \mu m$;单个或成双排列,偶见短链;无芽孢,少数菌株有鞭毛;专性厌氧,在厌氧血琼脂平板上经 37℃ 48 h 培养可形成直径为 0.5 ~ 2 mm 的圆形、扁平或微凸、半透明或不透明、不溶血的小菌落。20% 胆汁可促进其生长。

真杆菌属细菌的鉴定特征:革兰阳性无芽孢厌氧杆菌,菌落小,不溶血。20% 胆汁可促进其生长。多数菌种生化反应活跃,可发酵糖类,主要产生丁酸,少数菌种如迟钝真杆菌,不发酵任何糖类。多数菌种触酶试验阴性,吲哚试验通常阴性,大多数不还原硝酸盐。真杆菌属细菌 DNA G+C 含量为 30~35 mol%。

本菌属细菌的鉴定主要依据生化反应和终末代谢产物的测定等。革兰阳性杆菌中只有该菌属细菌产生丁酸,有鉴别意义。

三、双歧杆菌属

(一) 分类

双歧杆菌属(*Bifidobacterium*)现有 36 个种。与人类密切相关的有青春双歧杆菌(*B. adolescantis*)、短双歧杆菌(*B. breve*)、长双歧杆菌(*B. longum*)、两歧双歧杆菌(*B. bifidum*)、婴儿双歧杆菌(*B. infantis*)、蜜蜂双歧杆菌(*B. globosum*)、小链双歧杆菌(*B. catenulatum*)、齿双歧杆菌(*B. dentium*)等 8 个种。代表种为两歧双歧杆菌。

(二) 临床意义

双歧杆菌属细菌是人和动物肠道中重要的正常菌群,小肠上部几乎无本菌属细菌,小肠下部肠内容物细菌数量可达 $10^3 \sim 10^5$/g,大肠粪便中细菌数量可达 $10^8 \sim 10^{12}$/g,口腔和阴道中也有双歧杆菌寄居。这些细菌在体内可起到维持人体中微生态平衡的重要作用。它能合成多种人体所必需的维生素,拮抗多种肠道病原微生物,故有抗感染、增强机体免疫力、抗肿瘤、调节肠道菌群关系、营养保健和抗衰老等作用。此外,该菌属细菌还可控制内毒素血症和提高人体的抗辐射能力,是目前应用最为广泛的益生菌(probiotics)。

迄今,该菌属细菌中仅齿双歧杆菌可从牙腔、生殖道及下呼吸道标本中分离出来,被认为可能具有潜在致病性。

(三) 微生物学检验

双歧杆菌属细菌为革兰阳性杆菌,呈高度多形性,大小为 $(0.5\sim1.3)\ \mu m\times(1.5\sim8)\ \mu m$,可单个、成双、"Y""V"字形排列,有时可呈短链状或呈栅栏状平行排列;有时菌体弯曲,一端或两端膨大,菌体着色不均,无芽孢、无鞭毛、无荚膜。

该菌属细菌为专性厌氧菌,但不同菌种对氧的敏感性不同,极少数菌种在10%二氧化碳环境中能够生长;最适 pH 为 $6.5\sim7.0$,pH 低于4.5或高于8.5则不生长;最适生长温度为 $37\sim41℃$;在厌氧血琼脂平板上可形成圆形、光滑、不透明、不溶血,呈乳白色或灰褐色的中小菌落。

双歧杆菌属细菌的鉴定特征:革兰阳性无芽孢厌氧杆菌,着色不均,有高度多形性,常有分叉或呈棒状;生化反应不活跃,仅分解葡萄糖和乳糖,主要代谢产物为乙酸和乳酸,且乙酸和乳酸的摩尔浓度比为 $3:2$。大多数细菌触酶试验阴性,不产生吲哚,不还原硝酸盐。该菌属细菌 DNA G+C 含量为 $55\sim67\ mol\%$。

四、乳杆菌属

(一) 分类

乳杆菌属(*Lactobacillus*)细菌因其发酵糖类产生大量乳酸而命名,由129个种组成,其中大多数为兼性厌氧菌,仅约20%的菌种为专性厌氧菌。与人类密切相关的有嗜酸乳杆菌(*L. acidophilus*)、德氏乳杆菌(*L. delbrueckii*)、发酵乳杆菌(*L. fermentum*)、加氏乳杆菌(*L. gasseri*)、干酪乳杆菌(*L. casei*)、植物乳杆菌(*L. plantarum*)、卷曲乳杆菌(*L. crispatus*)、詹氏乳杆菌(*L. jensenii*)、唾液乳杆菌(*L. salivarius*)、短乳杆菌(*L. brevis*)10个菌种,其中以嗜酸乳杆菌最常见。代表菌种是德氏乳杆菌。

(二) 临床意义

乳杆菌属细菌主要寄生于人和动物的消化道及女性生殖道,是维持宿主肠道和阴道微生态平衡的重要菌群,对致病菌的繁殖有抑制作用,尤其在维持阴道的自洁作用中起主导作用。某些菌种如嗜酸乳杆菌和保加利亚乳杆菌(*L. bulgaricu*)等被广泛应用于发酵工业如制造奶酪、酸奶等。该菌属细菌中仅极少数有致病性。口腔中寄生的嗜酸乳杆菌与龋齿形成有关,但也可能与发酵性腹泻有关。加氏乳杆菌为条件致病菌,偶可引起亚急性心内膜炎、败血症或脓肿等。

(三) 微生物学检验

乳杆菌属细菌系革兰阳性细长杆菌,大小为 $(0.5\sim1.2)\ \mu m\times(1.0\sim10.0)\ \mu m$;通常形态规则,有些菌种呈多形性;单个、成双、短链或栅栏状排列,有些菌株两端染色较深;无芽孢、多数菌种无鞭毛。该菌属细菌可为专性厌氧、兼性厌氧或微需氧,在5%~10%二氧化碳的环境中能生长,但在厌氧环境中生长得更好。该菌属细菌最适温度为 $30\sim40℃$,耐酸,最适 pH 为 $5.5\sim6.2$,在 pH 5.0 或更低的环境中也能生长,在中性或偏碱性的环境中生长不佳或不能生长。该菌属细菌营养要求复杂,各菌种均有其特殊的营养需要,对氨基酸、多肽、核苷酸、维生素、盐类、脂肪酸或脂肪酸酯及可发酵糖类等营养要求不同;在厌氧血琼脂平板上形成直径2~5 mm、圆形、凸起、表面粗糙、边缘不整齐的菌落;菌落一般呈灰白色或乳褐色,因种不同也可呈黄褐色、橙色、铁锈红色或砖红色。

乳杆菌属细菌的鉴定特征:革兰阳性细长杆菌,菌落小,表面粗糙,边缘不整齐;嗜酸,在中性或偏碱性的环境中生长不佳或不能生长;营养要求复杂,几乎每个菌种均有其特殊的营养要求;可发酵多种糖类,主要产生乳酸,不分解蛋白质,不还原硝酸盐,触酶试验、明胶液化试验及吲哚试验等均呈阴性。乳杆菌属细菌 DNA G+C 含量为 $32\sim53\ mol\%$。乳杆菌属常见菌种的鉴别见表 13-8。

表 13-8　乳杆菌属常见菌种的鉴别

菌　　名	15℃生长	七叶苷水解试验	乳糖发酵试验	海藻糖发酵试验	棉子糖发酵试验	密二糖发酵试验	松三糖发酵试验	甘露醇发酵试验	山梨醇发酵试验	水杨苷发酵试验	麦芽糖发酵试验	蔗糖发酵试验
嗜酸乳杆菌	-	+	+	V	V	V	-	-	-	+	+	+
德氏乳杆菌	-	V	V	V	-	-	-	-	-	V[a]	V	V

菌 名	15℃生长	七叶苷水解试验	乳糖发酵试验	海藻糖发酵试验	棉子糖发酵试验	密二糖发酵试验	松三糖发酵试验	甘露醇发酵试验	山梨醇发酵试验	水杨苷发酵试验	麦芽糖发酵试验	蔗糖发酵试验
发酵乳杆菌	-	-	+	V	-	+	-	-	-	-	+	+
加氏乳杆菌	-	+	V	V	V	V	-	-	-	+	V	+
干酪乳杆菌	+	+	+	+	-	-	+	+	+	+	+	+
植物乳杆菌	+	+	+	+	+	V	+	+	+	+	+	+
卷曲乳杆菌	-	+	+	-	-	-	-	-	-	+	+	+
詹氏乳杆菌	-	+	-	-	-	-	V	-	V	-	+	+
唾液乳杆菌	-	V	+	+	+	+	-	-	-	V	+	+
短乳杆菌	+	V	V	-	V	+	-	-	-	-	+	V

注：+,90%以上菌株阳性；-,90%以上菌株阴性；V,可变反应。

第四节　厌氧性球菌

厌氧性球菌(anaerobic cocci)是临床厌氧菌感染的重要病原菌。其中,革兰阳性厌氧球菌包括消化球菌属、消化链球菌属、瘤胃球菌属(Runinococcus)、八叠球菌属(Sarcina)和粪球菌属(Coprococcus)等及葡萄球菌属和链球菌属中的部分菌种。革兰阴性厌氧球菌有韦荣球菌属、氨基酸球菌属(Acidaminococcus)、巨球菌属(Megasphaera)和互养球菌属(Syntrophococcus)4个菌属。临床感染中尤以消化链球菌属最常见。

一、消化球菌属

(一) 分类

消化球菌属(Peptococcus)有8个种,临床常见的是黑色消化球菌(P. niger)。

(二) 临床意义

黑色消化球菌是人体正常菌群的成员之一,主要存在于人类女性生殖道中,偶尔与其他细菌共同引起人体组织和器官的混合感染,如肝脓肿和腹腔、肺部、胸膜、外阴、阴道、盆腔、口腔、颅内及皮肤、软组织等部位的感染。也可从阑尾炎、膀胱炎、脑膜炎及产后败血症的血液中分离出黑色消化球菌。

(三) 微生物学检验

黑色消化球菌系革兰阳性球菌,直径为0.3~1.2 μm,成双、成堆或呈短链状排列;无动力、无芽孢。该菌专性厌氧,营养要求高,生长缓慢,在厌氧血琼脂平板上,经厌氧培养2~4 d可形成圆形凸起、光滑、边缘整齐、有光泽、不溶血的黑色小菌落。菌落暴露于空气后变成浅灰色。传代数次之后,黑色在血琼脂平板上消失,通过疱肉培养后又可产生黑色素。该菌经肉汤培养可呈光滑的白色或灰白沉淀而不混浊。

黑色消化球菌的鉴定特征：革兰阳性球菌,生长缓慢,菌落小,黑色,不溶血;有微弱触酶活性;不发酵糖类,吲哚试验、尿素分解试验及凝固酶试验阴性,七叶苷水解试验及硝酸盐还原试验均为阴性。黑色消化球菌 DNA G+C 含量为50~51 mol%。

二、消化链球菌属

(一) 分类

消化链球菌属(Peptostreptococcus)目前包含17个种,包括厌氧消化链球菌(P. anaerobius)、大消化链球菌(P. magnus)、不解糖消化链球菌(P. asaccharolyticus)、吲哚消化链球菌(P. indolicus)、微小消化链球菌(P. micros)、普氏消化链球菌(P. prevotii)、四联消化链球菌(P. tetradius)与产生消化链球菌(P. productus)等。该菌属的代表菌种是厌氧消化链球菌。

（二）临床意义

消化链球菌属细菌是人和动物口腔、上呼吸道、肠道和女性生殖道的正常菌群,可引起人体多种组织和器官感染,以混合感染多见,是临床感染中最常见的厌氧菌之一。在临床厌氧菌分离株中,该菌属细菌占 20%～35%,居第 2 位,仅次于脆弱拟杆菌,其中以厌氧消化链球菌最常见。该菌属细菌常引起肝脓肿和腹腔、外阴、阴道、盆腔、肺部、胸膜、口腔、颅内和皮肤及软组织等部位的感染。厌氧消化链球菌与金黄色葡萄球菌和溶血性链球菌协同可引起严重的创伤感染,即厌氧链球菌肌炎。厌氧消化链球菌亦可由原发病灶口腔、牙周感染和尿路感染而引起细菌性心内膜炎。

（三）微生物学检验

消化链球菌属细菌系革兰阳性厌氧球菌,易染成阴性;球形或卵圆形,菌体较小,直径为 0.5～1.2 μm;成双、四联、成团或短链状排列;无鞭毛、无芽孢。该菌属细菌营养要求较高,吐温-80 可促进其生长,在厌氧血琼脂平板上,形成直径为 1 mm、光滑、凸起、灰白色、不透明、边缘整齐的小菌落,一般不溶血,偶尔有 α-溶血或 β-溶血。培养物有恶臭味。

消化链球菌属细菌的鉴定特征:革兰阳性小球菌,四联或短链状排列,生长缓慢,菌落极小,一般不溶血;生化反应不活泼;很少或不利用糖类,代谢蛋白胨主要产生乙酸。该菌属细菌 DNA G+C 含量为 27～45 mol%;触酶试验通常阴性,但可出现弱的或假的触酶反应。吲哚消化链球菌和不解糖消化链球菌是厌氧性球菌中产生吲哚的细菌,吲哚消化链球菌同时可还原硝酸盐。厌氧消化链球菌对聚茴香脑磺酸钠（SPS）特别敏感,于 5%SPS 滤纸片周围可出现直径大于 12 mm 的抑菌环,此用于该菌的快速鉴定,正确率可达 98%。

三、韦荣球菌属

（一）分类

韦荣球菌属（*Veillonella*）为临床常见的革兰阴性厌氧球菌,共有 7 个菌种,其中与人类健康有关的主要有小韦荣球菌（*V. parvula*）、非典型韦荣球菌（*V. atypica*）和殊异韦荣球菌（*V. diapar*）。

（二）临床意义

韦荣球菌属细菌是人和动物口腔、肠道、呼吸道和女性生殖道的正常菌群,可作为条件致病菌引起内源性感染,以混合感染多见,是临床最常见的革兰阴性厌氧性球菌。小韦荣球菌较常见于上呼吸道感染,殊异韦荣球菌多见于肠道感染。

（三）微生物学检验

韦荣球菌属细菌为革兰阴性球菌,菌体极小,直径为 0.3～0.5 μm,成对或短链状排列,有时呈不规则聚集,无鞭毛、无芽孢。该菌属细菌专性厌氧,但生长需要二氧化碳,最适生长温度为 30～37℃,最适 pH 为 6.5～8.0。该菌属细菌营养要求复杂,乳酸、苹果酸、富马酸、草酰乙酸、吡哆醛和维生素 B_1 等为细菌生长所必需的营养成分,烟酸、泛酸钙、生物素和对氨基苯甲酸等能促进细菌的生长。将该菌属细菌接种于含万古霉素（7.5 μg/ mL）的乳酸盐琼脂平板（韦荣球菌培养基）有助于该菌属细菌的分离。该菌属细菌培养 48 h 后,可形成直径 1～2 mm,圆形、凸起、灰白色至黄色混浊菌落,不溶血。新鲜培养物刚从厌氧环境取出时,在紫外灯照射下可见红色荧光,但暴露于空气中一段时间后,荧光即消失。

韦荣球菌属细菌的鉴定特征:极小的革兰阴性球菌,成对、短链或不规则排列。该菌属细菌在厌氧血琼脂平板上可形成较小、不溶血的菌落。该菌属细菌生化反应不活泼,几乎不分解糖类,氧化酶试验阴性,硝酸盐还原试验阳性/阴性,触酶试验一般阴性,但某些菌种能产生不典型触酶（表 13-9）。该菌属细菌 DNA G+C 含量为 36～43 mol%。可依据细菌形态和菌落特点做出初步报告,再依据生化反应及气液相色谱分析代谢产物做出最后鉴定。

表 13-9　常见革兰阴性厌氧球菌的鉴别

菌　种	硝酸盐还原试验	触酶试验	吲哚试验	葡萄糖发酵试验	乳糖发酵试验	果糖发酵试验	麦芽糖发酵试验	蔗糖发酵试验	在 PYG 培养基中产生的脂肪酸
小韦荣球菌	+	-	-	-	-	-	-	-	A,p
殊异韦荣球菌	+	+	-	-	-	-	-	-	A,p

菌　种	硝酸盐还原试验	触酶试验	吲哚试验	葡萄糖发酵试验	乳糖发酵试验	果糖发酵试验	麦芽糖发酵试验	蔗糖发酵试验	在 PYG 培养基中产生的脂肪酸
发酵氨基酸球菌	-	-	-	-	-	-	-	-	A,B
埃氏巨型球菌	-	-	-	+	-	+	+	-	a,ib,b,iv,v,C

注：（1）+,90%以上菌株阳性;-,90%以上菌株阴性。

（2）大写字母为主要产物，小写字母为次要产物。A 或 a,乙酸;B 或 b,丁酸;iB 或 ib,异丁酸;C,己酸;p,丙酸;v,戊酸;iv,异戊酸。

（3）PYG,胨酵母浸膏葡萄糖（培养基）。

本章小结

厌氧菌是指一群在有氧环境中不能生长或生长不良，而在无氧条件下生长得更好的细菌。厌氧菌分为两大类，一类是有芽孢的革兰阳性梭菌，另一类是无芽孢的革兰阳性及革兰阴性杆菌与球菌。无芽孢厌氧菌根据革兰染色特性、细菌形态、鞭毛、芽孢、荚膜和代谢产物等可分成 40 多个属,300 多个种和亚种;芽孢厌氧菌可分成 130 个菌种。

组织缺氧或氧化还原电势降低均可形成厌氧菌生长繁殖的适宜环境，使其易于遭受厌氧菌感染。造成组织缺氧或氧化还原电势降低原因很多，如局部组织血液供给障碍，见于血管损伤、肿瘤压迫、烧伤、动脉硬化、组织水肿、坏死、有异物等。此外，大面积外伤、刺伤等均可造成组织缺氧或氧化还原电势降低，从而为厌氧菌感染提供良好条件。机体免疫功能下降时容易并发厌氧菌感染。长期应用氨基糖苷类抗生素或长期应用头孢菌素、四环素等无效的患者，均可诱发厌氧菌感染。

厌氧菌感染通常具有某些临床特征如感染的组织局部有气体产生，肿胀和坏死严重，皮下有捻发音等;感染多发生在黏膜或黏膜附近;深部外伤如枪伤、人被动物咬伤后的继发感染等均可能是厌氧菌感染;分泌物涂片经革兰染色镜检发现有细菌而常规培养阴性者，或者在液体及半固体培养基深部长的细菌均可能为厌氧菌感染;最近有流产史者及胃肠手术后发生的感染，均可能为厌氧菌感染。

标本采集后应立即送检，避免标本干燥，尽量隔绝空气。运送厌氧菌感染标本的常用方法如下：① 针筒运送法;② 无氧小瓶运送法;③ 标本充盈运送法;④ 组织块运送法;⑤ 厌氧袋运送法等。

厌氧菌的检验包括标本采集和送检、直接镜检、分离培养、鉴定试验等。根据厌氧菌的菌体形态、染色反应、菌落性状及对某些抗生素的敏感性等可做出初步鉴定。最后鉴定则要依据生化反应及终末代谢产物等检查。

（张海方）

第十四章 螺旋体检验

螺旋体(Spirochetes)是一类细长、柔软、弯曲呈螺旋状、运动活泼的原核细胞型微生物,生物学地位介于细菌与原虫之间。螺旋体的基本结构及生物学性状与细菌相似,如有细胞壁、原始核、以二分裂方式繁殖和对抗生素敏感等,因此,分类学上将其划归为广义的细菌学范畴。

螺旋体广泛存在于自然界和动物体内,种类繁多,过去主要根据螺旋体的大小、数目、规则程度及螺旋间距和血清学等传统分类法,将螺旋体目分为2个科7个属。进入20世纪80年代后,分子生物学分类研究得到了飞速发展,从而极大地促进了螺旋体分类学的发展。其中16S rRNA、23S rRNA和5S rRNA序列分析是分子生物分类的主要依据和原则。依此将螺旋体分为1个目3个科13个属,即螺旋体目(Spirochaetales);第一科螺旋体科(Spirochaetaceae),科下分螺旋体属(Spirochaeta)、疏螺旋体属(Borrelia)、Brevinema属、Clevelandina属、脊螺旋体属(Cristispira)、Diplocalyx属、Hollandina属、Pillotina属、密螺旋体属(Treponema);第二科蛇形螺旋体科(Serpulinaceae),科下分蛇形螺旋体属(Serpulina)和短螺旋体属(Brachyspira);第三科钩端螺旋体科(Leptospiraceae),科下分钩端螺旋体属(Leptospiraceae)与细丝体属(Leptonema)。其中,对人或动物致病的有钩端螺旋体、密螺旋体和疏螺旋体3个属(表14-1)。

表14-1 与人类感染相关螺旋体

属	病原体(种或亚种)	疾病
密螺旋体属	苍白密螺旋体苍白亚种	梅毒
	苍白密螺旋体地方亚种	地方性梅毒
	苍白密螺旋体极细亚种	雅司病
	品他密螺旋体	品他病
疏螺旋体属	回归热疏螺旋体	流行性回归热
	杜通疏螺旋体、赫姆斯疏螺旋体等	地方性回归热
	伯氏疏螺旋体、伽什疏螺旋体、埃氏螺旋体	莱姆病
钩端螺旋体属	问号钩端螺旋体	钩体病

第一节 梅毒螺旋体

一、分类

梅毒螺旋体属于密螺旋体属(Treponema),密螺旋体的螺旋细密、规则、两端尖,数目较多,包括致病性和非致病性两大类。对人致病的密螺旋体有苍白密螺旋体(T.pallidum)和品他密螺旋体(T.carateum)两个种。苍白密螺旋体又分3个亚种:苍白亚种(subsp.pallidum)、地方亚种(subsp.endemicum)和极细亚种(subsp.pertenue),它们分别引起人类梅毒、地方性梅毒和雅司病。地方性梅毒和雅司病不是性传播疾病,前者主要通过污染餐具传染,后者主要经直接接触患者皮肤受损部位而传染,两者的临床症状与梅毒相似。品他密螺旋体引起人类品他病。

二、临床意义

梅毒螺旋体在自然情况下只感染人类,可引起性传播疾病——梅毒(syphilis),其致病物质主要有荚膜样物质、外膜蛋白和透明质酸酶。人是梅毒的唯一传染源。梅毒有先天性和获得性两种,前者通过胎盘由母体传染胎儿;后者主要经性接触传播,也可经输血引起输血后梅毒。

1. 获得性梅毒 临床上分为三期。

Ⅰ期(初期)梅毒：感染后 3 周左右局部出现无痛性硬下疳。硬下疳多见于外生殖器,其溃疡渗出液中有大量苍白亚种螺旋体,感染性极强。一般 4~8 周后,硬下疳常自愈。

Ⅱ期(中期)梅毒：多发生于硬下疳出现后 2~8 周。基本损害为慢性肉芽肿,局部因动脉内膜炎所引起的缺血而使组织坏死。全身皮肤、黏膜常有梅毒疹,可出现全身或局部淋巴结肿大,有时亦累及骨、关节、眼及其他脏器。梅毒疹和肿大淋巴结中有大量苍白亚种螺旋体。初次出现的梅毒疹经过一定时期后会自行消退,但隐伏一段时间后又出现新的皮疹。Ⅰ、Ⅱ期梅毒传染性强,但破坏性较小。

Ⅲ期(晚期)梅毒：发生于感染 2 年后,亦有发生于感染后 10~15 年的。病变可波及全身组织和器官,常累及皮肤、肝、脾和骨骼。基本损害为慢性肉芽肿,局部因动脉内膜炎所引起的缺血而使组织坏死。Ⅲ期梅毒损害也常出现进展和消退交替进行。病损部位螺旋体少但破坏性大。若侵害中枢神经系统和心血管,可危及生命。

2. 先天性梅毒 又称胎传梅毒,系母体苍白亚种螺旋体通过胎盘感染胎儿所致,多发生于妊娠 4 个月之后。梅毒螺旋体经胎盘进入胎儿血流,并扩散至肝、脾、肾上腺等大量繁殖,从而引起胎儿的全身性感染,导致流产、早产或死胎;或出生即出现马鞍鼻、锯齿形牙、间质性角膜炎、先天性耳聋等特殊体征的梅毒儿。

三、微生物学检验

(一) 抗体检测

血清学试验是辅助诊断梅毒的重要手段。人体感染梅毒螺旋体后 4~10 周,血清中可产生一定数量的抗类脂质抗原的非特异性反应素和抗梅毒螺旋体抗原的特异性抗体。这些抗体均可用免疫学方法进行检测。根据检测所用抗原不同,梅毒血清学试验分为两大类：非密螺旋体抗原血清试验和密螺旋体抗原血清试验。

1. 非密螺旋体抗原血清试验 以牛心肌的心脂质作为抗原,测定患者血清中的反应素(脂质抗体)。初期梅毒病灶出现后 1~2 周,血清中反应素的阳性率为 53%~83%,Ⅱ期梅毒的阳性率可达 100%,Ⅲ期梅毒的阳性率为 58%~85%,胎传梅毒的阳性率为 80%~100%。常用的有以下试验方法(国内常用 RPR 试验和 TRUST)：

(1) 性病研究实验室(venereal disease research laboratory,VDRL)试验：1946 年由美国性病研究实验室建立,并以该实验室命名。其原理是以胆固醇为载体,包被上心脂质构成 VDRL 颗粒,与血清中的反应素结合后出现凝集现象为阳性反应;不发生凝集者为阴性反应。低倍显微镜观察结果,结果描述如下：有大片絮状凝聚物为(+++),中等凝聚物为(++),细小凝聚物为(+),液体混浊且颗粒均匀分布为(-)。

(2) 快速血浆反应素环状卡试验(rapid plasma regain circle card,RPR)：是 VDRL 试验的改良。原理是用未经处理的活性炭颗粒(直径 3~5 μm)吸附 VDRL 抗原。此颗粒如与待检血清中的反应素结合,便形成黑色凝集块,可肉眼观察结果。结果描述：出现明显黑色凝集颗粒或絮状为阳性,反之为阴性。

(3) 甲苯胺红不加热血清试验(toluidine red unheated serum test,TRUST)：是用甲苯胺红颗粒代替 RPR 试验中的碳颗粒作为指示剂,此颗粒若与待测血清中的反应素结合,则形成肉眼可识别的红色絮状物,其原理、操作步骤、结果判读等与 RPR 试验基本相同。RPR 试验和 TRUST 适用于对大量标本的筛检。

2. 密螺旋体抗原血清试验 用密螺旋体抗原检测患者血清中特异性抗体,由于梅毒螺旋体、雅司螺旋体等抗原性相似,所以用血清学试验不可能区别这些密螺旋体及其所致疾病。常用的有以下试验方法：

(1) 荧光密螺旋体抗体吸收(fluorescent treponemal antibody-absorption,FTA-ABS)试验：首先用 200 μL 吸收剂(非致病性密螺旋体 Reiter 株提取物)将患者血清于 37℃ 条件下吸收 30 min,以去除非特异性类属抗原,提高特异性。吸收后的血清用磷酸缓冲盐溶液稀释成 1:20~1:320 稀释度的血清,取不同稀释度血清加于预先涂有梅毒螺旋体抗原的玻片上,置湿盒内,37℃ 条件下孵育 30 min,洗片后再用荧光素标记的羊抗人丙球蛋白抗体,在荧光显微镜下观察。阳性者可见发出荧光的梅毒螺旋体。FTA-ABS 试验具有高度特异性和敏感性,在Ⅰ期梅毒的头几天就可测出特异性抗体,尤其适用于早期梅毒的诊断。

(2) 梅毒螺旋体荧光抗体双染色(FTA-ABS-double staining,FTA-ABS-DS)试验：以梅毒螺旋体(Nichol 株)作为抗原,用四甲基异硫氰酸若丹明结合的抗人球蛋白抗血清及异硫氰酸荧光素(FITC)结合的抗梅毒螺旋体球蛋白双重染色,用间接免疫荧光法检测血清中的梅毒螺旋体 IgG 抗体。该法无论对早期梅毒或晚期梅毒都有很高的敏感性和特异性,且阳性出现时间早。Ⅰ期梅毒阳性率可达 90%,Ⅲ期梅毒的阳性率为 95%。对确诊患者的敏感性和特异性分别为 91.7% 和 92.0%，但技术要求较高，多用于实验室试验。

（3）抗梅毒螺旋体抗体的微量血凝检测（microhemagglutination assay for antibodies to *T. pallidum*，MHA - TP）：用抗原致敏红细胞做间接血凝试验。所用抗原是用梅毒螺旋体（Nichols 株）提取物去致敏、经醛化处理的绵羊红细胞，患者的血清先与非致病性 Reiter 株密螺旋体及其他吸收剂和稳定剂等混合吸收，然后将血清加入微孔反应板内，并加致敏红细胞。血清若含有抗体则与这些细胞反应形成平铺孔底的凝集，其效价在 1∶80 以上可判为阳性；用非致敏红细胞做对照，以除外非特异性凝集。

（4）梅毒螺旋体抗体明胶颗粒凝集（TPPA）试验：是将梅毒螺旋体 Nichols 株的精制菌体成分包被在人工载体明胶粒子上。这种致敏粒子和样品中的梅毒螺旋体抗体进行反应发生凝集，产生粒子凝集反应，凡出现明胶颗粒凝集者为阳性反应，不出现凝集者为阴性反应，由此可以检测出血清和血浆中的梅毒螺旋体抗体，并且可用来测定抗体效价。一般用于筛选试验阳性标本的确诊试验。

（5）ELISA：以梅毒螺旋体（Nichol 株）作为抗原，用超声波击碎。此法可用于各期梅毒诊断，灵敏度为 96%，对感染血清灵敏度为 95%。与 FTA - ABS - DS 试验比较，两法符合率为 96%。ELISA 试剂具有价廉、保存时间久且稳定（4 个月）等优点，是梅毒血清学诊断试验的常用方法。

WHO 推荐用 VDRL 试验、RPR 试验对血清进行过筛试验，出现阳性者用 FTA - ABS 试验、FTA - ABS - DS 试验、MHA - TP 试验、TPPA 试验和 ELISA 等方法做确认试验。另外，先天性梅毒很难诊断，可用 RPR 半定量试验每月检测 1 次，连续 6 个月，检测反应素效价，或用 VDRL 定量试验查抗体效价变化。若效价增高或稳定在高水平，则表明是先天性梅毒。若抗体是来自母体 IgG，则通常在 2~3 个月消失。

（二）抗原检测

免疫荧光法可快速检测梅毒螺旋体抗原。

（三）核酸检测

PCR 技术可检测到极微量的梅毒螺旋体，是敏感性极高的方法，检测样品可以是分泌物、组织、体液等。目前，PCR 检测梅毒螺旋体特异性 DNA 片段针对的靶基因包括 *tpf21*、*BMP*、*tmpA*、*tmpB*、*47kDa*、*16S rRNA* 及 *polA* 等，可采用常规 PCR、巢式 PCR 及荧光定量 PCR 等方法。PCR 技术对于血清学阴性的早期梅毒、神经梅毒的诊断及区分胎传梅毒和母体梅毒有重要意义，是梅毒血清学方法的有效补充。

（四）分离培养与鉴定

1. 标本采集　硬下疳分泌物及皮疹渗出液的采集应先用生理盐水棉球擦净病变部位的污秽物，或用钝器刮破皮疹面露出基底组织，用棉球挤压周围组织，使分泌物或渗出液溢出，然后用盖玻片刮取分泌物等，覆盖于已滴加一滴生理盐水的载玻片上备检；穿刺液是用吸有 0.3~0.5 mL 生理盐水的注射器刺入淋巴结或组织内，将盐水注入，再反复抽吸数次，最后将液体尽量吸入注射器内，取穿刺液 0.01 mL 滴于载玻片上备检；组织块是无菌手术切下小块组织，将标本剪碎（1 mm³），置乳钵中研磨，加少许生理盐水制成组织悬液。采集的标本应该及时送检，若不能及时检查，应保存于 -70℃ 条件下或液氮内，应用二甲基亚砜（10%）或甘油（15%）作为冷冻保护剂。血清或血浆等标本应保存于 4℃ 或 -20℃ 条件下。需要远途送检的血液标本，可将血滴于玻璃纤维片上，室温干燥。检验前用磷酸缓冲液洗脱 2 h，洗脱液用于血清学试验。

2. 标本直接检查

（1）暗视野显微镜检查：在皮肤黏膜损害处用钝器刮取组织渗出液，或者取淋巴结穿刺液，在暗视野显微镜下如见有呈现运动活泼、沿其长轴滚动、屈伸、旋转、前后移行等的螺旋体即有诊断意义。其主要适用于 I 期梅毒的硬下疳、先天性梅毒的皮肤黏膜损害、胎盘、部分 II 期梅毒皮肤黏膜损害等的分泌物。暗视野检查是诊断早期梅毒的有效方法，但存在敏感性低的问题。

（2）镀银染色法：利用梅毒螺旋体的嗜银特性，其经过银氨溶液的染色，可以在普通显微镜下看到被染成黑褐色的梅毒螺旋体菌体。免疫荧光染色和镀银染色法可以弥补暗视阳性率低的问题，另外，还可以对病理组织切片检查，可以看到真皮毛细血管周围的梅毒螺旋体。

3. 分离培养　梅毒螺旋体的人工培养问题迄今仍未解决。Fieldsteel 等用棉尾兔上皮细胞在氧分压降低及 1.5% O₂、5% 二氧化碳、93.5% N₂、33℃ 的最佳培养条件下进行梅毒螺旋体组织培养并获得成功，经过 9~12 d 可使梅毒螺旋体平均增长 49 倍，最高增长可达 100 倍，并能保持螺旋体毒力，对梅毒螺旋体的研究起了积极的作用,但此法要求条件高,仅适于实验室研究。

（五）其他密螺旋体检查

密螺旋体属中与人类有关的尚有苍白密螺旋体地方亚种、苍白密螺旋体极细亚种及品他密螺旋体,分别引起地方性梅毒、雅司病和品他病。这些非性传播疾病大多发生于经济较落后地区的儿童。微生物学检验可以从皮肤中取标本并直接在暗视野显微镜下观察有无密螺旋体的存在。也可用梅毒血清学试验检测此血清中有无相应抗体的存在。这些密螺旋体由于与梅毒病原体在形态、抗原结构甚至DNA同源性方面基本相同,无法将它们各自区别。因此,除微生物学检验中查见密螺旋体及梅毒血清试验阳性可辅助诊断为密螺旋体感染外,还必须结合临床表现,才能确定是哪种密螺旋体感染。

第二节 疏螺旋体属

一、分类

疏螺旋体属($Borrelia$)亦称包柔螺旋体属,大小为$(8\sim40)\,\mu m \times (0.2\sim0.5)\,\mu m$,有$3\sim10$个稀疏而不规则的螺旋,呈波状,运动活泼。其中对人致病的主要有伯氏疏螺旋体、回归热螺旋体,它们均通过吸血昆虫媒介传播,分别引起莱姆病和回归热。

二、伯氏疏螺旋体

（一）临床意义

伯氏疏螺旋体($B.\ burgdorferi$,Bb)是莱姆病的主要病原体,莱姆病最初于1977年在美国康涅狄格州的莱姆镇发现,1982年由Burgdorfer从硬蜱及患者体内分离出伯氏疏螺旋体。1985年在我国黑龙江省林区首次发现莱姆病,1988年从患者血液中分离出病原体,迄今已证实27个省和自治区有莱姆病存在。

莱姆病是一种自然疫源性传染病。储存宿主主要是野生或驯养的哺乳动物,其中以啮齿类的白足鼠、浣熊和偶蹄类的鹿较为重要。在我国,黑线姬鼠等野鼠和华南兔是主要储存宿主。主要传播媒介是硬蜱,已确定的有4种:美国的肩突硬蜱和太平洋硬蜱、欧洲的篦子硬蜱和中国东北地区的全沟硬蜱。伯氏疏螺旋体可在蜱的中肠生长繁殖。蜱叮咬宿主时,通过肠内容物反流、唾液或粪便而使宿主感染。

伯氏疏螺旋体的致病机制迄今尚无定论,其致病可能是伯氏螺旋体的黏附、侵入和抗吞噬作用,内毒素样物质及病理性免疫反应等多因素作用的结果。人被带菌蜱叮咬后,伯氏疏螺旋体在局部繁殖,经$3\sim30\,d$潜伏期,在叮咬部位可出现一个或数个慢性游走性红斑(erytherna chronicum migrans,ECM)。开始时为红色斑疹或丘疹,随后逐渐扩大形成一片圆形皮损,外缘有鲜红边界,中央呈退行性变,似一红环;也可在皮损内形成数个环状红圈,似枪靶形。皮损逐渐扩大,直径可达$5\sim50\,cm$。一般经$2\sim3$周,皮损可自行消退,偶留有瘢痕与色素沉着。早期症状有乏力、头痛、发热、肌痛等。约80%未经治疗的莱姆病患者可发展至晚期,主要表现为慢性关节炎、慢性神经系统或皮肤异常,严重者可同时出现皮肤、神经系统、关节、心脏等多脏器损害。

（二）微生物学检验

1. 标本采集　早期取病损皮肤组织、淋巴结抽出液、血液、关节滑膜液、脑脊液、尿液等。

2. 标本直接检查

（1）显微镜检查:用暗视野显微镜可直接观察标本中的伯氏疏螺旋体的形态和运动,该法简便而直观。其用于蜱内脏组织和人工培养物的检查且检出率较高,但在患者体内标本的检出率极低,这是因为一般患者标本内螺旋体数量太少,故在实验室诊断中价值不大,仅可作为一种辅助的检测手段。

（2）抗体检测:是诊断莱姆病的主要方法。检测患者血清和脑脊液中的抗体可用ELISA及间接免疫荧光法等。发病后数周,用ELISA常可测出伯氏疏螺旋体抗体,常用ELISA检测IgM和IgG,对结果可疑者再用免疫印迹法加以证实。此外,莱姆病患者血清在补体参与下可迅速杀灭伯氏疏螺旋体,此现象可用暗视野显微镜观察,具有高度特异性。

（3）核酸检测:用PCR技术检测标本中伯氏疏螺旋体的特异DNA序列,该法具有快速且敏感性高的特点。

3. 分离培养 从感染蜱中分离螺旋体较容易,而从损伤皮肤中分离螺旋体较难。体外培养可将标本接种在 Barbour Stoenner Kelly(BSK)复合培养基中,35℃条件下培养 2～3 周,观察生长情况(少数需培养至 12 周)。其间定期用暗视野显微镜检查,阴性可盲传 1 次。动物感染是一种经典的分离方法,常用小鼠、金地鼠、兔、狗等动物,但一般实验室很少使用。

三、回归热疏螺旋体

(一)临床意义

回归热疏螺旋体(B. recurrentis)是引起人类回归热的病原体。回归热根据传播媒介昆虫的不同,可分为两类。一类为虱传回归热,或称流行性回归热,其病原体为回归热疏螺旋体;另一类为蜱传回归热,又称地方性回归热,其病原体多至 15 种,如杜通疏螺旋体(B. duttonii)、赫姆斯疏螺旋体(B. hermsii)等。我国流行的回归热主要是流行性回归热。

流行性回归热主要通过人体虱在人类中传播。当虱吸吮患者血液后,螺旋体从中肠进入血液、淋巴系统中大量繁殖,不进入唾液或卵巢。人被虱叮咬后,因抓痒将虱压碎,螺旋体经皮肤创口进入人体。地方性回归热主要通过软蜱传播,储存宿主是啮齿类动物。螺旋体在蜱的体腔、唾液、粪便内均可存在且经卵传代。故蜱叮咬人后,病原体可直接从皮肤创口注入体内。

回归热疏螺旋体侵入人体后,先在内脏繁殖,经 1 周左右的潜伏期,大量流入血液,引起菌血症,出现发热、肝大、脾大、黄疸;持续 1 周左右,骤然退热,血中螺旋体消失,隔 1 周或数日又发热,血中出现螺旋体。如此反复发作与缓解可达 3～10 次,故称回归热,其机制是螺旋体外膜蛋白易发生变异,所形成的突变株可以逃避抗体的攻击,突变株繁殖到一定数量时则引起第二次高热,如此反复多次,直至机体产生的多种特异性抗体能对各种变异株发挥作用,回归热螺旋体方被清除。

(二)微生物学检验

1. 标本直接检查

(1)显微镜检查:回归热螺旋体的检查可取发热期外周血 1 滴,加 1 小滴枸橼酸钠混合制成湿片,加盖玻片用暗视野显微镜观察,螺旋体运动活泼;直接涂片后进行吉姆萨染色和瑞氏染色,在光镜可查见螺旋体长为红细胞直径的 2～4 倍,螺旋稀疏不规则,呈波状。如发热期未能查到螺旋体,取抗凝血 0.2～1 mL 接种于乳鼠腹腔,每日取尾静脉血镜检,1～3 d 可查到大量疏螺旋体。

(2)抗体检测:取血清做 ELISA、免疫荧光试验、免疫印迹试验、补体结合试验等,以检测特异性抗体,有助于诊断。但由于病原体种株不同且多变异,阳性率不高,目前这些试验尚未标准化,故现在仍很少采用。

2. 分离培养 从蜱或患者血液中取标本于 BSK 培养基中培养回归热疏螺旋体。

第三节 钩端螺旋体属

一、分类

钩端螺旋体的螺旋较密螺旋体更细密而规则,数目更多,菌体的一端或两端弯曲成钩状。钩端螺旋体属(Leptospira)种类较多,包括问号状钩端螺旋体(L. interrogans)和腐生性双曲钩端螺旋体(L. biflexa),后来陆续发现了多个新种。

二、问号状钩端螺旋体

(一)临床意义

钩端螺旋体病简称钩体病,是一种典型的人畜共患病,我国已从 50 多种动物中检出问号状钩端螺旋体,其中黑线姬鼠等鼠类和猪是最常见的储存宿主,蛇、鸡、鸭、鹅、蛙、兔等也是储存宿主。动物感染钩端螺旋体后,大多呈隐性感染,不发病。但其可在肾脏中长期存在,持续随尿不断排出,从而污染水源和土壤。人类因与污染的水或土壤接触而感染。钩端螺旋体也可感染胎儿,导致流产;偶有经哺乳传给婴儿或经吸血昆虫传播。

钩端螺旋体具有类似细菌外毒素和内毒素的致病物质。① 钩端螺旋体的细胞壁中含有内毒素样物质（endotoxin-like substance，ELS）或称脂多糖样物质（lipopolysaccharide-like substance，LLS），其引起的病理变化与内毒素相似，只是活性较低。重症患者的症状与病变亦与革兰阴性菌内毒素血症类同。这种 ELS 与革兰阴性菌的内毒素脂多糖在结构上有一定差异，此可能与 ELS 的毒性较低有关。② 波摩那型、犬型、七日热型等钩端螺旋体可产生溶血素，能破坏红细胞膜而溶血。溶血素不耐热，56℃条件下 30 min 失活；对氧稳定；可被胰蛋白酶破坏。③ 钩端螺旋体患者急性期血浆中存在一种细胞毒性因子（cytotoxicity factor，CTF），从而可致小鼠肌肉痉挛、呼吸困难而死。钩端螺旋体无毒株不产生细胞毒性因子。

钩端螺旋体能穿透完整的皮肤、黏膜或从破损处侵入人体。病原体进入人体后即在局部迅速繁殖，并经淋巴系统或直接进入血液循环引起菌血症。钩端螺旋体的血清型别不同，因此毒力不一，宿主免疫水平差异，临床表现轻重相差甚大。轻者类似感冒，仅出现轻微的自限性发热；重者可有明显的肝、肾、中枢神经系统损害及肺大出血甚至死亡。钩体病的特点是起病急、高热、乏力、全身酸痛、眼结膜充血、腓肠肌压痛、浅表淋巴结肿大等。

（二）微生物学检验

1. 标本采集　钩端螺旋体可从临床标本和自然界的水中分离获得。标本采集包括血液、尿液、脑脊液和眼房水。发病早期（1 周内）取血液，有脑膜刺激症状者取脑脊液，有眼部并发症者可取眼房水，用于钩端螺旋体的病原学检验。

2. 标本直接检查

（1）显微镜检查：将标本经差速离心集菌后做暗视野检查，或用 Fontana 镀银染色法染色后镜检。如发病早期的患者抗凝血，先以 1 000 r/min 离心 10 min，除去红细胞，血浆再以 10 000 r/min 离心 40 min，弃上清，取沉淀物镜检。此法对早期快速诊断有一定价值，但敏感性低，缺乏特异性且不能获得菌株及测知菌群类型，需要其他方法补其不足，也可用免疫荧光法或 ELISA 检查以提高特异性和敏感性。

（2）抗体检测：采集病程早、晚期双份血清，一般在病初和发病后第 3~4 周各采 1 次。有脑膜刺激症状者采取脑脊液检测特异抗体。目前常用显微镜凝集试验（microscopic agglutination test，MAT）检测血清中的钩端螺旋体抗体。显微镜凝集试验是用标准株或当地常见菌株作为抗原，分别与患者不同稀释度的血清混合，30℃作用 2 h，滴片用暗视野显微镜检查。若待检血清中有某型抗体存在，则在同型抗原孔中可见钩端螺旋体凝集成团，形如小蜘蛛，一般患者凝集效价在 1∶400 以上或双份血清效价增高 4 倍以上有诊断意义。间接凝集试验、补体结合试验、间接免疫荧光试验和 ELISA 等血清学方法也可用于诊断。

（3）核酸检测：用 PCR 技术、同位素或生物素标记的 DNA 探针技术检测钩端螺旋体，较培养法快速、敏感。此外，限制性内切酶指纹图谱可用于钩端螺旋体的菌株鉴定、分型及抗原变异研究。

3. 分离培养鉴定　问号状钩端螺旋体螺旋细密、规则，一端或两端弯曲使菌体呈问号状或"C""S"形。营养要求较高，常用含 10% 兔血清的 Korthof 培养基。将每份血液标本接种 2~3 管柯氏培养基 28℃培养。多数阳性标本在 1~2 周可见培养液呈轻度混浊，以暗视野显微镜检查有无钩端螺旋体存在。若有钩端螺旋体，则用已知诊断血清鉴定其血清群和血清型。分离培养应连续观察 30 d 以上，仍无钩端螺旋体生长者方可确定为阴性。尿液标本一般需离心后取沉渣接种 2~4 管 Korthof 培养基，且培养基中需加抑制剂（如 5-氟尿嘧啶）。

动物接种是分离钩端螺旋体的敏感方法。将标本接种于幼龄豚鼠或金地鼠腹腔，接种 3~5 d 后，可用暗视野显微镜检查腹腔液；亦可在接种后 3~6 d 后取心脏血镜检和分离培养。动物死后解剖可见皮下、肺部等有大小不等的出血斑，在肝、脾等脏器中有大量钩端螺旋体。

三、双曲钩端螺旋体

双曲钩端螺旋体为非致病性或腐生性螺旋体，通常对人不致病。双曲钩端螺旋体全基因组测序已由法国学者完成，有 4 个菌株已完成基因组 DNA 测序。例如，Patoc 1 株基因组 DNA 为 3 599 677 bp，G＋C 含量为 38 mol%。通过生物信息学预测发现，在无毒腐生型双曲钩体全基因组里存在 5 个溶血素相关基因，经过比对分析发现，其中 4 个溶血素相关基因分别与致病性问号钩体赖株的 4 个已证实的溶血素基因有较高的相似性。

本章小结

梅毒螺旋体是引起人类梅毒的病原体。人是梅毒的唯一传染源。梅毒有先天性和获得性两种,前者梅毒螺旋体通过胎盘由母体传染胎儿,后者主要经性接触传播,也可经输血引起输血后梅毒。梅毒螺旋体的螺旋细密、规则、两端尖,数目较多。微生物学检验采集硬下疳分泌物及皮疹渗出液等标本;标本直接显微镜检查及核酸检测;抗体检测有非特异性和特异性两类。通常用 VDRL 试验、RPR 试验对血清进行过筛试验,出现阳性者再用 FTA－ABS 试验、FTA－ABS－DS 试验、MHA－TP、TPPA 试验和 ELISA 等方法做确认试验。

伯氏疏螺旋体是莱姆病的主要病原体。莱姆病是一种自然疫源性传染病,主要传播媒介是硬蜱。伯氏疏螺旋体可在蜱的中肠生长繁殖。蜱叮咬宿主时,通过肠内容物反流、唾液或粪便而使宿主感染。人被带菌蜱叮咬后,伯氏疏螺旋体在局部繁殖,经 3~30 d 潜伏期,在叮咬部位以出现一个或数个慢性游走性红斑为特征。微生物学检验,早期取病损皮肤组织、淋巴结抽出液、血液、关节滑膜液、脑脊液、尿液等标本;标本直接显微镜检查,或接种在 BSK 复合培养基中分离培养;常用间接免疫荧光法、ELISA 和免疫印迹技术检测抗体。

问号状钩端螺旋体是钩体病的病原体。钩体病是种典型的人畜共患病,问号状钩端螺旋体在感染动物的肾脏中长期存在,持续随尿不断排出,从而污染水源和土壤,人类主要感染途径是接触污染了钩端螺旋体的疫水或土壤。问号状钩端螺旋体在局部迅速繁殖,并经淋巴系统或直接进入血液循环引起钩端螺旋体血症,产生 ELS、溶血素、细胞毒性因子和细胞致病作用物质等,从而引起钩体病。问号状钩端螺旋体螺旋细密、规则,一端或两端弯曲使菌体呈问号状或"C""S"形,营养要求较高,常用含 10% 兔血清的 Korthof 培养基。微生物学检验标本采集包括血液、尿液和脑脊液等;标本可进行显微镜检查或核酸检测等;标本接种于 Korthof 培养基中分离培养,如有钩端螺旋体存在,则用已知诊断血清鉴定其血清群和血清型;抗体检测常用显微镜凝集试验、间接凝集试验和 ELISA。

(阴银燕)

第十五章 支 原 体

第一节 概述

支原体(*Mycoplasma*)是一类缺乏细胞壁、形态上呈高度多形性,可以通过一般的除菌滤器,是目前所知能独立生活,可在人工培养基中生长繁殖的最小原核细胞型微生物。它们能形成有分支的长丝,故称为支原体。对人致病的主要有肺炎支原体、人型支原体、生殖器支原体、穿通支原体和溶脲脲原体(*U. urealyticum*)。支原体可引起人类原发性非典型肺炎、非淋球菌性尿道炎等。人类主要支原体生物学性状见表 15-1。细菌 L 型也缺乏细胞壁,两者有许多相似的生物学性状,需加以区别,支原体和细菌 L 型比较见表 15-2。

表 15-1　人类主要支原体生物学性状

	肺炎支原体	人型支原体	生殖器支原体	穿通支原体	溶脲脲原体
DNA G+C 含量(mol%)	38.6	33.7	32.4	30.5	26.9~29.8
pH	7.8~8.0	7.2~7.4	7.4~7.5	7.8~8.0	6.0~6.5
葡萄糖	+	-	+	+	-
精氨酸	-	+	-	+	-
尿素	-	-	-	-	+
吸附红细胞	+	-	+	+	-
需要胆固醇	+	+	+	+	+
致病性	肺炎、支气管炎	泌尿生殖道感染	泌尿生殖道感染	条件感染、多见于艾滋病	泌尿生殖道感染

表 15-2　支原体和细菌 L 型比较

性　　状	支 原 体	细菌 L 型
细胞壁	无	无
细胞壁缺失原因	遗传,不可恢复	表型变异,可恢复
通过细菌滤器	能	能
形态与大小	多形性,0.2~0.3 μm	多形性,0.6~1 μm
对青霉素	不敏感	不敏感
对洋地黄皂苷	敏感	不敏感
菌落	油煎蛋状	油煎蛋状,颗粒状或丝状
液体培养基	浑浊度极低	有一定浑浊度
对胆固醇需要	除无胆甾原体外,生长时需要	不一定需要

第二节 肺炎支原体

一、分类

肺炎支原体(*M. pneumoniae*,Mp)是引起人类呼吸道感染的一种病原体,能引起人支原体肺炎。支原体肺炎占非细菌性肺炎的 1/3 以上,病理变化以间质性肺炎为主,又称为原发性非典型肺炎。近年来,微生物学者对它的致病机制、流行病学特性、分子生物学特性及微生物学检测方法等方面进行了较深入的研究。

二、临床意义

肺炎支原体感染呈全球性分布,以温带地区为主,主要侵犯呼吸系统,潜伏期为 2~3 周,是青少年急性呼吸道感染的主要病原体之一,临床上大多数表现为上呼吸道感染综合征,发展为肺炎者约占 20%,占非细菌性肺炎的 1/3 以上。肺炎支原体借滑行运动穿过黏膜上皮细胞纤毛屏障,隐藏在细胞间隐窝内,以其尖端特殊结构黏附于上皮细胞的表面受体上。其主要黏附因子为一类对胰酶敏感的表面蛋白,称 P1 蛋白。P1 蛋白位于细丝状肺炎支原体的一端,可吸附人呼吸道上皮细胞受体,在致病中起重要的作用。该黏附作用可抑制纤毛活动,黏附后吸取宿主细胞的养料赖以生长、繁殖,同时释放有毒代谢产物如过氧化氢、超氧阴离子和核酸酶等使细胞受损。此外,致病性也与其引起的迟发型变态反应有关。

支原体肺炎四季均可发病,以秋、冬季节多见,大流行很少,小流行呈周期性发生,3~5 年出现 1 次地区性流行,平时散在发病;传染源为患者或带菌者,主要经飞沫传播,主要在学校、家庭和军队流行,长期密切接触才能感染发病;流行特点为间歇性,长期缓慢播散,可持续数月至一年;患者以儿童和青年人居多,冬秋季多见,婴儿有间质性肺炎时应考虑支原体肺炎的可能性。发病首先引起上呼吸道感染,然后下行引起气管炎、支气管炎、毛细支气管炎和肺炎。X 线可见两侧肺部呈羽毛状浸润。以往认为肺炎支原体是温和的病原体,现也认为其可引起严重的双侧肺炎和其他系统的肺外并发症,如脑膜炎、脑干炎、脊髓炎、心肌炎、心包炎、免疫性溶血性贫血和肾炎等。

三、微生物学检验

(一)标本直接检查

核酸检测主要采用普通 PCR、实时荧光定量 PCR 及巢氏 PCR 等方法检测,但实时荧光定量 PCR 开展得最广泛。用于 PCR 检测的靶基因主要有 P 基因、ATPase 框架基因、16S rRNA 基因等。

(二)分离培养

肺炎支原体营养要求高,生长较慢,1~6 h 分裂 1 代,需要供给胆固醇和酵母,常采用 Hayflick 固体或液体培养基(以牛心消化液为基础,另加 20% 小牛血清、新鲜酵母浸液、抑菌剂等)进行培养;37℃ 条件下生长良好,22℃ 条件下生长差,42℃ 条件下不生长,最适 pH 为 5.5~6.5。肺炎支原体对乙酸铊、亚甲蓝、青霉素不敏感,在培养基中加入适当浓度的此类物质可防止杂菌污染。初次分离时生长缓慢,通常先将标本接种于含葡萄糖、酚红和亚甲蓝指示剂的液体培养基中增菌,1 周后培养基由紫色变为绿色,液体清晰,则提示有肺炎支原体生长,此时可转种于固体培养基上,在含 5% 二氧化碳环境下培养。初次分离一般 1~2 周可长出致密圆形的菌落,常不出现"油煎蛋"状,经数次传代后出现典型菌落。标本涂片革兰染色不易着色。

(三)形态学检查

1. **菌落形态**　肺炎支原体在液体培养基中呈极浅淡的混浊生长,在固体培养基上培养 5~7 d 后可出现直径为 10~100 μm 的菌落。初次分离时菌落呈细小的草莓状,反复传代后呈典型的"油煎蛋"样菌落。菌落能吸附豚鼠红细胞,产生溶血素,能迅速而完全地溶解哺乳动物红细胞。半固体培养基中呈现肉眼可见的细小粒状菌落。

2. **菌体形态**　菌体呈短细丝状,长 2~5 μm。在近细胞丝状体尖端有一球状的特殊结构,有时可见球形或双球形的菌体,典型的肺炎支原体形态类似酒瓶状,无细胞壁,仅有细胞膜。肺炎支原体革兰染色阴性,但不易着色,吉姆萨染色呈淡紫色。电镜下可见支原体的细胞膜由 3 层结构组成,厚 7.5~10 nm,内外两层主要为蛋白质及糖类,中间层系脂质,其中胆固醇含量占 36%。细胞质内含无数颗粒状核蛋白体、mRNA、tRNA 及分散的环状双股 DNA,DNA 分子质量仅为大肠埃希菌的 1/6 左右,部分肺炎支原体菌株在细胞膜外还有一层荚膜,主要成分是多糖,与肺炎支原体的致病性有关。肺炎支原体电镜下无细胞壁,可借此与细菌鉴别。

(四)鉴别诊断试验

肺炎支原体的鉴别诊断试验常用生长抑制试验和代谢抑制试验分型鉴定。

1. **生长抑制试验**(growth inhibition test,GIT)　是将浸有型特异血清的滤纸片置于接种有支原体的固体培养基上,经孵育后,若纸片周围的抑菌圈大于 2 mm,则表示该支原体与所采用的血清同型。

2. 代谢抑制试验(metabolism inhibition test,MIT)　是将支原体接种于含有抗血清和酚红的培养基中,若抗体与支原体相对应,则支原体的生长及代谢均受到抑制,不能分解葡萄糖产酸,酚红不变色。

(五) 抗体检测

检测肺炎支原体抗体的方法有冷凝集素试验、ELISA、补体结合试验等。

1. 冷凝集素试验　冷凝集素是人感染肺炎支原体后产生的一种 IgM 型自身抗体,4℃条件下可凝集人 O 型红细胞,约 50% 患者于发病 1 周末或 2 周初呈阳性反应(抗体效价不小于 1∶64)。因该抗体也可见于流感、腺病毒感染、溶血性贫血、传染性单核细胞增多症等,少数健康者也可呈阳性反应,这种方法逐渐被特异性抗体检测方法所取代。

2. ELISA　用 170 kDa 的 P1 蛋白和 43 kDa 的多肽检测相应抗体,是目前诊断肺炎支原体感染的可靠方法。采用 ELISA 捕捉法,以抗 P1 单克隆抗体检测标本中肺炎支原体分子量的 43 kDa 多肽或 170 kDa 的 P1 蛋白,3 h 可完成试验。此法具有快速、经济、敏感性和特异性高的特点。

3. 补体结合试验　是诊断肺炎支原体感染常用的血清学方法。所用抗原常为三氟甲烷-甲醇提取的糖脂类抗原。取急性期和恢复期双份血清做试验,效价呈 4 倍增长者或单份血清效价≥1∶64~1∶128 者,80% 的病例表明近期有肺炎支原体感染。但是对于老年患者,补体结合试验阴性尚不能排除肺炎支原体感染。该试验敏感性与特异性仅达 90% 左右,并且主要检测 IgM 抗体,故初次感染时出现阳性,再次感染时常不出现阳性反应。

第三节　溶脲脲原体

一、分类

溶脲脲原体(*U. urealyticum*,Uu)又称解脲脲原体,是引起非淋菌性尿道炎的主要病原体之一,主要寄居于泌尿生殖道,在特定条件下可致病。因其菌落细小,直径为 10~40 μm,故称其为"T"株(tiny strain),因能分解尿素而命名为溶脲脲原体,在分类学上属于支原体科脲原体属。根据脲酶抗原(MB-Ag)不同,解尿脲原体可分为 14 个血清型,A、B 个生物型。生物型 A(2、4、5、7、8、9、10、11、12、13 型)均有 16 kDa 和 17 kDa 多肽;生物型 B(1、3、6、14 型)仅有 17 kDa 多肽。根据 16S rRNA 基因和 16S~23S rRNA 间区将 14 个血清型分为 2 个种,即溶脲脲原体和微小脲原体。

二、临床意义

溶脲脲原体多寄生在人类泌尿生殖道中,偶尔可从呼吸道分离出;主要传播途径为性接触传播和母婴传播;所致疾病最常见的为非淋菌性尿道炎,占 30%~40%;其致病机制尚不清楚,目前认为可能与其侵袭性酶和毒性产物有关。溶脲脲原体吸附宿主细胞后,可产生磷脂酶分解细胞膜中的磷脂,影响宿主细胞生物合成;尿素酶分解尿素产生氨,对细胞有毒性作用;产生 IgA 蛋白酶,可降解 IgA 从而形成 Fab 和 Fc,破坏泌尿生殖道黏膜表面的 IgA 的局部抗感染作用,有利于溶脲脲原体黏附于泌尿生殖道黏膜表面而致病。溶脲脲原体还可上行感染,引起男性前列腺炎、附睾炎,女性阴道炎、子宫颈炎,孕妇感染可导致流产、早产、低体重儿及新生儿呼吸道和中枢神经系统的感染。淋病患者的溶脲脲原体检出率比非淋菌性尿道炎的溶脲脲原体高 2 倍多,可能是因淋病奈瑟菌损伤泌尿生殖道黏膜有利于溶脲脲原体的黏附,也是有些人淋病治愈后仍有遗留症状的原因。溶脲脲原体感染还与不孕有关,主要原因可能是:① 溶脲脲原体可以导致生殖道炎症,使黏膜细胞坏死,输卵管纤毛运行停滞;② 溶脲脲原体吸附于精子的表面,可阻碍精子运动,或产生神经氨酸酶样物质干扰精、卵细胞的结合;③ 与人精子膜有共同抗原,对精子可造成免疫损伤;④ 可能诱导感染的生精细胞凋亡。

三、微生物学检验

(一) 标本直接检查

核酸检测采用 PCR 法。用特异性核酸探针检测患者标本中的溶脲脲原体 DNA,用于 PCR 检测的靶基因主要有脲酶基因,其 PCR 产物特异性高。也可以 16S rRNA 和多条带(multiple banded,MB)抗原基因作为靶基因。

（二）分离培养

溶脲脲原体微需氧,营养要求高,培养基中需加入胆固醇和酵母浸膏,最适 pH 为 6.0~6.5,在 5%二氧化碳、90% N_2 及 37℃条件下生长最佳。溶脲脲原体相对容易培养且快速。取 0.1~0.2 mL 标本接种于液体培养基中（内含酚红和尿素,pH 为 6.0±0.5）,置 5%二氧化碳和 95% N_2 环境中,37℃条件下孵育,观察颜色变化,由黄色变为红色者判断为阳性。阳性者取 0.2 mL 培养物转种于相应的固体培养基。

（三）形态学检查

1. 菌落形态　　在固体培养基上,37℃条件下培养 2 d 后出现直径为 10~40 μm 的"油煎蛋"样菌落,放大 200 倍才能观察到。

2. 菌体形态　　菌体常呈多形性,但以球形为主,直径为 50~300 nm,单个或成双排列,革兰染色阴性,但不易着色,吉姆萨染色法可染成紫蓝色,无细胞壁,溶脲脲原体的胞质外围是 3 层结构组成的细胞膜。

（四）鉴别诊断试验

培养 1~2 d 后在低倍镜下观察,有典型"油煎蛋"样菌落者为阳性。此外,在含有 0.05 mol/L 尿素的 HEPES 缓冲液和氨敏指示剂（如硫酸亚锰或氯化钙等）的培养基上,溶脲脲原体的菌落呈黑褐色,易于辨认。通过形态和生化反应等可初步鉴定,进一步鉴定则需要特异性抗血清做代谢抑制试验和生长抑制试验。

（五）抗体检测

可采用 ELISA 检测患者的血清抗体,但由于溶脲脲原体通常为浅表感染,血清抗体的效价低且不稳定,另外,某些无症状者血清中也可存在低效价的抗体,所以,血清学检查的诊断意义不大。常用 ELISA 和免疫斑点试验(immunodot test,IDT)。

第四节　生殖支原体

一、分类和临床意义

生殖支原体(M. genitalium,Mg)黏附在人类泌尿生殖道上皮细胞上,通过性接触传播,主要引起尿道炎、子宫颈炎、子宫内膜炎和盆腔炎,并且与男性不育有关。

二、微生物学检验

（一）形态学检查

1. 菌体形态　　基本形态为烧瓶状,长 0.6~0.7 μm,底宽 0.3~0.4 μm,顶宽 0.06~0.08 μm,有一明显的颈部,宽约 7 nm。生殖支原体基因组大小为 580 kb,DNA G+C 含量为 32.4 mol%;能发酵葡萄糖和其他糖类使培养基变酸,不分解尿素和精氨酸。

2. 菌落形态　　在普通支原体培养基中不生长,须在不含乙酸铊的 SP-4 培养基中生长,但生长缓慢,菌落呈典型的"油煎蛋"样。

（二）抗体检测

生殖支原体的顶端结构有黏附素 MgPa,分子量为 140 kDa,与肺炎支原体 P1 蛋白在血清学上有明显的交叉反应。

（三）核酸检测

核酸检测是实验室最好的诊断方法,目前已用于 PCR 检测的基因有 16S rRNA 基因和 MgPa 基因。

第五节　人型支原体

一、分类和临床意义

人型支原体(M. homins,Mh)主要寄居于生殖道,单独感染不常见,常与溶脲脲原体混合感染,21%~53%的性成熟女性子宫颈或阴道内可分离出人型支原体,男性尿道的携带率低。人型支原体主要通过性接触传播,可引起盆腔炎、输卵管炎、产后热、阴道炎与子宫颈炎、肾盂肾炎等。此外,人型支原体也能引起新生儿感染,如脑膜炎、脑脓肿、硬膜下脓肿。

二、微生物学检验

微生物学检验与溶脲脲原体相似。人型支原体形态结构与溶脲脲原体相似,基因组大小为 700 kb,DNA G+C 含量为 27.3~33.7 mol%。人型支原体能水解精氨酸,不分解尿素和葡萄糖,不吸附红细胞,在液体培养基中因分解精氨酸产氨,pH 增至 7.8 以上而死亡。人型支原体培养最适 pH 为 7.2~7.4,培养 1~4 d 可看到大小为 40~60 μm,个别达 100~200 μm,典型的"油煎蛋"样菌落。

第六节　穿通支原体

一、分类

1990 年从艾滋病患者尿中首次分离到一种新型支原体,命名为穿通支原体(M. penetrans,Mpe),也称穿透支原体。因其能吸附宿主细胞并能穿入细胞内而得名。穿通支原体、发酵支原体、梨支原体 3 种新支原体是加速艾滋病进程的协同因子。2000 年,中国学者报道采用改良 SP-4 培养基从艾滋病患者尿中分离到 1 株穿通支原体,从病原学上证实我国艾滋病患者和 HIV 感染者中存在穿通支原体感染。

二、临床意义

穿通支原体的尖形结构具有黏附和穿入作用,人感染穿通支原体 2 h 后,穿通支原体就能黏附、穿入人或动物的红细胞、淋巴细胞和单核-巨噬细胞,12 h 后穿通支原体在细胞质中大量繁殖,导致宿主细胞受损和死亡。研究表明,穿通支原体感染可促进 HIV 的复制和病程的发展,这可能是艾滋病的辅助致病因素。

三、微生物学检验

(一)标本采集

用无菌棉拭子取艾滋病患者或 HIV 感染者咽部标本,洗脱于 3 mL 改良的 SP-4 培养基试管中;用无菌容器收集 30 mL 血清、尿液标本,2 500 r/min 离心 20 min,弃上清,沉淀物加 3 mL 改良的培养基混匀。上述标本培养液均用 0.45 μm 孔径的滤膜过滤后做分离培养。

(二)标本直接检查

标本直接检查通常用核酸检测。

1. 穿通支原体套式 PCR(nPCR)　　靶基因为 16S rRNA 基因片段。穿通支原体-nPCR 最终扩增长度为 410 bp。

2. 双重套氏 PCR(DN-PCR)　　也以 16S rRNA 基因为靶基因,外套引物用穿通支原体与发酵支原体共用引物,内套引物则采用穿通支原体种特异性引物 DN-PCR 扩增体系。可扩增出特异性穿通支原体 DNA。

(三)分离培养

标本用改良的 SP-4 培养基稀释成不同浓度(1:10、1:50、1:100),置 37℃温箱培养,每天观察颜色变化,若由红变黄,透明无沉淀,则视为"培养可疑阳性",再用滤膜过滤。滤液接种传代,当培养基颜色再度由红变黄,则认为"初代培养阳性"。培养时最好设培养基对照,以便比较。每份标本观察 30 d 仍不变色则为"培养阴性"。艾滋病相关支原体一般在 10~14 d 后变色,阳性培养物应进一步鉴定。分离培养艾滋病相关穿通支原体难度很大,如有条件最好做到细胞培养法与培养基培养法相结合。

(四)形态学检查

1. 菌落形态　　穿通支原体营养要求高,培养基中需加入血清,在改良的 SP-4 培养基上生长,菌落呈"油煎蛋"样,生长较慢,初代多在 10 d 以上,在液体培养基生长时,呈透明状,无明显混浊或沉淀,抗原和其他支原体不同;可通过 0.45 μm 孔径滤膜,对红霉素、四环素、林可霉素敏感,对青霉素不敏感。

2. 菌体形态 穿通支原体为杆状或长烧瓶状,大小为(0.2~0.4)μm×(0.8~2.0)μm。其中一端为尖形结构,与肺炎支原体相似,具有黏附、穿入细胞的作用。

（五）鉴别诊断试验

1. 生化反应 培养物接种于含 1% 葡萄糖的 SP-4 培养基(发酵葡萄糖试验)。若能分解,培养基颜色由红变黄。培养物接种于含有精氨酸(不含葡萄糖)的 SP-4 培养基(水解精氨酸试验)中,若能水解,pH 上升。培养物接种于仅含尿素的 SP-4 培养基(分解尿素试验)中,观察 pH 变化。

2. 代谢抑制试验 取 10^4 CCU/mL 阳性培养物分别加入 2 支含 3 mL 改良的 SP-4 培养基中,其中 1 支加入适量抗穿通支原体标准血清作为试验管,另 1 支不加抗血清作为对照管,37℃ 条件下培养。试验管培养基颜色不变(生长被抑制),对照管颜色由红变黄(支原体生长)。生长被抗血清抑制的管为代谢抑制试验阳性,该培养物则为穿通支原体,根据抗血清的型别进行穿通支原体分型。

（六）抗体检测

在 HIV 感染者中用 ELISA 检测出大量穿通支原体抗体,其中无症状者的阳性率为 40%,艾滋病患者的阴性率为 40%。

本章小结

支原体是一群能在人工培养基中生长繁殖的最小原核细胞型微生物,缺乏细胞壁,大小介于细菌和病毒之间,形态上呈高度多形性,可通过细胞滤器,由于能形成有分支的长丝,故称为支原体。支原体可引起人类原发性非典型肺炎、非淋球菌性尿道炎等。

肺炎支原体是引起呼吸道感染的一种病原体,所引起的人类支原体肺炎病理变化以间质性肺炎为主,又称为原发性非典型性肺炎。其 P1 蛋白位于细丝状肺炎支原体的一端,可吸附人呼吸道上皮细胞受体,在致病中起重要的作用。肺炎支原体培养营养要求高,在固体培养基上,形成"油煎蛋"样菌落。标本涂片革兰染色不易着色,电镜观察无细胞壁。PCR 法检测核酸,采用以牛心消化液为基础另加 20% 小牛血清、新鲜酵母浸液及抑菌剂制成的液体或固体培养基进行分离培养,进一步检验可进行生化反应和 ELISA、冷凝集试验、补体结合试验等血清学鉴定。

溶脲脲原体是人类泌尿生殖道常见的寄生菌之一,在特定的环境下可以致病,主要通过性接触传播和母婴传播,引起的疾病最常见的是非淋菌性尿道炎;男性前列腺炎或附睾炎;女性阴道炎、子宫颈炎,孕妇感染可导致流产。溶脲脲原体营养要求较高,需要提供胆固醇和酵母,在固体培养基上,形成"油煎蛋"样菌落。生长需要胆固醇和尿素,有脲酶能水解尿素产氨。采用 PCR 法检测核酸,标本接种于 pH 6.0±0.5 含有酚红和尿素的液体培养基中 37℃ 条件下孵育,观察颜色变化,由黄变红者判为阳性。溶脲脲原体只分解尿素,不分解葡萄糖和精氨酸。初步鉴定溶脲脲原体可经形态和生化反应等检测,进一步鉴定则需要特异抗血清做代谢抑制试验和生长抑制试验。

人型支原体主要寄居于生殖道,常与溶脲脲原体混合感染,主要通过性接触传播,可引起盆腔炎、输卵管炎、产后热、阴道炎与子宫颈炎、肾盂肾炎等。人型支原体也能引起新生儿感染,如脑膜炎、脑脓肿、硬膜下脓肿。微生物学检验与溶脲脲原体相似。人型支原体形态结构与溶脲脲原体相似,能水解精氨酸,不分解尿素和葡萄糖,不吸附红细胞,在液体培养基中因分解精氨酸产氨,pH 增至 7.8 以上而死亡。人型支原体培养最适 pH 为 7.2~7.4,培养 1~4 d 可看到典型的"油煎蛋"样菌落。

穿通支原体是加速艾滋病进程的一个协同因子。艾滋病患者和 HIV 感染者中穿通支原体感染率较高。穿通支原体因能吸附宿主细胞并穿入细胞内而得名。穿通支原体形态为杆状或长烧瓶状。穿通支原体营养要求高,培养基中需加入血清,菌落呈"油煎蛋"样。PCR 扩增检测穿通支原体 DNA,分离培养选 SP-4 培养基,每天观察颜色有无变化,进行生化反应、代谢抑制试验鉴定,根据抗血清的型别进行穿通支原体分型。

（孔桂美）

第十六章 衣原体

第一节 概述

衣原体(chlamydiae)是一类能通过细菌滤器,有独特发育周期,含 DNA 和 RNA 两类核酸,严格真核细胞内寄生,并对多种抗生素敏感的原核细胞型微生物。衣原体由于具有和细菌类似的生物学特性,现归属于广义的细菌学范畴。按《伯杰细菌学分类手册》第 9 版,衣原体属于衣原体目(Chlamydiales)衣原体科(Chlamydiaceae)衣原体属(*Chlamydia*)。根据衣原体的抗原结构和 DNA 同源性将衣原体属分为 4 个种,包括沙眼衣原体、肺炎衣原体、鹦鹉热衣原体和家畜衣原体(*C. pecorum*)。根据 16S rRNA 和 23S rRNA 同源性将衣原体目分为 8 个科、12 个属、21 个种。衣原体属有沙眼衣原体、鼠衣原体(*C. muridarum*)、猪衣原体(*C. suis*)、肺炎衣原体、鹦鹉热衣原体、流产衣原体(*C. abortus*)、猫衣原体(*C. felis*)、兽类衣原体(*C. pecorum*)、豚鼠衣原体(*C. caviae*)、鸟衣原体(*C. avium*)、家禽衣原体(*C. gallinacea*)和朱鹭衣原体(*C. ibis*)12 个种,其中对人致病的衣原体主要有沙眼衣原体、肺炎衣原体和鹦鹉热衣原体。

衣原体的共同特点是:① 革兰阴性,有细胞壁,呈圆形或椭圆形;② 有独特发育周期,类似细菌的二分裂方式繁殖;③ 含 DNA 和 RNA 两类核酸;④ 有核糖体和独立的酶系统,但必须利用宿主细胞提供的能量进行代谢,因而表现严格的细胞内寄生;⑤ 对多种抗生素敏感。对人致病的衣原体主要是沙眼衣原体、肺炎衣原体和鹦鹉热衣原体,其中,以沙眼衣原体最多见。

衣原体在宿主细胞内生长繁殖,具有独特的发育周期,表现出两种不同的形态,一种是小而致密,呈球形或卵圆形的结构,称为原体(elementary body,EB),原体是衣原体有感染性的形态;另一种是大而疏松,呈圆形或不规则形的结构,称为始体(initial body)或网状体(reticulate body,RB),始体是衣原体的无感染性的形态。原体和始体的性状比较见表 16-1。

表 16-1 原体和始体的性状比较

性 状	原 体	始 体
大小(直径 μm)	0.2~0.4	0.5~1.0
细胞壁	+	-
胞外稳定性	+	-
感染性	+	-
繁殖能力	-	+
Macchiavello 染色	红色	蓝色
吉姆萨染色	紫色	深蓝或暗紫色

衣原体为专性细胞内寄生,大多数衣原体能在 6~8 日龄鸡胚卵黄囊中繁殖,可在鸡胚卵黄囊膜中找到包涵体、原体和始体。沙眼衣原体在人 HeLa 细胞、小鼠成纤维细胞(McCoy)中生长得良好,在胞质内可形成包涵体。肺衣原体常用 Hep-2 细胞、人肺癌细胞(H-292)培养。在感染细胞中形成包涵体,包涵体中无糖原。鹦鹉热衣原体常用 Vero 细胞或 HeLa 细胞培养,包涵体不含糖原、碘染色阴性。

衣原体抗原分为属、种、型特异性抗原。属特异性抗原类似革兰阴性菌的脂蛋白-脂多糖复合物,为所有衣原体都具有的共同抗原;大多数衣原体的种特异性抗原位于主要外膜蛋白(major outer membrane protein,MOMP)上,不耐热;型特异性抗原位于主要外膜蛋白的氨基酸可变区中。

衣原体耐冷不耐热,60℃仅能存活 5~10 min,-60℃可保存 5 年,冷冻干燥可保存 30 年。其对常用消毒剂敏感,75%乙醇 1 min 即可灭活,紫外线照射可迅速灭活。四环素、氯霉素和红霉素等抗生素具有抑制衣原体繁殖的作用。对人致病的衣原体的种类及主要特性见表 16-2。

表 16 - 2　对人致病的衣原体的种类及主要特性

种　类	血清型	DNA 同源性 (同种不同菌株之间)	原体形态	自然宿主	所　致　疾　病
沙眼衣原体	19	>90%	圆形、椭圆形	人	沙眼、泌尿生殖道感染 淋巴肉芽肿
肺炎衣原体	1	>90%	梨形	人	呼吸道感染,以肺炎多见
鹦鹉热衣原体	8	14%~95%	圆形、椭圆形	鸟类、低等哺乳动物	多在动物间传播,偶尔可由带菌动物传染给人,主要引起人类呼吸道感染

第二节　沙眼衣原体

沙眼衣原体(C. trachomatis)可引起沙眼、泌尿生殖道感染、性病淋巴肉芽肿及其他器官疾病。

一、分类

沙眼衣原体根据侵袭力和引起人类疾病部位不同分为 3 个生物型,即沙眼生物型(biovar trachoma)、生殖生物型(biovar genital)和性病淋巴肉芽肿生物型(biovar lymphogranuloma venereum,LGV);根据 3 个生物型主要外膜蛋白表位氨基酸序列差异分为 19 个血清型,其中沙眼生物型有 A、B、Ba 和 C 血清型,生殖生物型有 D、Da、E、F、G、H、I、Ia、J、Ja 和 K 血清型,性病淋巴肉芽肿生物型有 L1、L2、L2a 和 L3 血清型。

二、临床意义

沙眼衣原体主要寄生于人类,可感染眼、泌尿生殖道、呼吸道和淋巴结等。

1. 沙眼　由沙眼生物型 A、B、Ba 和 C 血清型引起,主要通过眼-眼或眼-手-眼途径直接或间接接触传播。沙眼衣原体感染眼结膜上皮细胞并在其中繁殖,在胞质内可形成包涵体,引起局部炎症。沙眼早期症状是流泪、有黏性或脓性分泌物、结膜充血和滤泡增生等。后期症状是结膜瘢痕、眼睑内翻、倒睫及角膜血管翳引起的角膜损害,视力受损或失明。据统计,沙眼居致盲病因的首位。

2. 包涵体结膜炎　由沙眼生物型 B、Ba 血清型及生殖生物型 D、Da、E、F、G、H、I、Ia、J、Ja 和 K 血清型引起。包涵体结膜炎包括婴儿结膜炎及成人结膜炎两种。婴儿经产道感染,引起急性化脓性结膜炎(包涵体脓漏眼),不侵犯角膜,能自愈。成人可经两性接触、眼-手-眼接触和间接接触如污染的游泳池水而感染,引起滤泡性结膜炎,故又称游泳池结膜炎。症状类似沙眼,但不出现角膜血管翳和结膜瘢痕,一般经数周或数月痊愈,无后遗症。

3. 泌尿生殖道感染　由生殖生物型 D、Da、E、F、G、H、I、Ia、J、Ja、K 血清型引起,其是引起非淋菌性尿道炎的主要病原体,主要经性接触传播。男性泌尿生殖道感染多表现为尿道炎,未经治疗者多数转变成慢性,周期性加重,并可合并附睾炎、前列腺炎等。女性泌尿生殖道感染多表现为尿道炎、子宫颈炎、输卵管炎、阴道炎等,可导致不孕或宫外孕等严重并发症。衣原体常与淋病奈瑟菌混合感染。

4. 沙眼衣原体肺炎　由生殖生物型 D、Da、E、F、G、H、I、Ia、J、Ja、K 血清型引起,多见于婴幼儿。

5. 性病淋巴肉芽肿　由性病淋巴肉芽肿生物型 L1、L2、L2a 和 L3 血清型引起。人是性病淋巴肉芽肿生物型的自然宿主,主要通过性接触传播。其可侵犯男性腹股沟淋巴结,引起化脓性淋巴结炎和慢性淋巴肉芽肿,常形成瘘管;也可侵犯女性会阴、肛门、直肠及盆腔淋巴结,引起会阴-肛门-直肠组织狭窄。

6. 眼结膜炎　少见,伴有耳前、颌下及颈部淋巴结肿大。

三、微生物学检验

多数衣原体引起的疾病可根据临床症状和体征确诊,如急性期沙眼或包涵体结膜炎患者以临床诊断为主,实验室检查可取眼结膜刮片或眼穹隆部及眼结膜分泌物涂片镜检。对泌尿生殖道感染者,由于临床症状不一定典型,实验室检查非常重要,可采用泌尿生殖道拭子或宫颈刮片,少数取精液或其他病灶部位活检标本。性病淋巴肉芽肿患者采集淋巴结脓肿、脓液。标本的运送常用含抗生素的二磷酸蔗糖运送培养基。为提高检出阳性率,标本最好在 2 h 之内接种。

（一）形态学检查

常采用吉姆萨染色、荧光抗体染色或碘液染色,光镜观察眼结膜、尿道及子宫颈上皮细胞内的包涵体。电镜下可观察到两种不同的形态结构:原体呈卵圆形,用吉姆萨染色为红色,与蓝色的宿主细胞质形成鲜明对比。始体的体积较大,形状不规则,用吉姆萨染色呈蓝色。

（二）抗原检测

用直接荧光抗体染色检测上皮细胞内典型的衣原体抗原。异硫氰酸荧光素标记的抗衣原体脂多糖单克隆抗体可与所有衣原体属成员反应。而抗沙眼衣原体主要外膜蛋白的单克隆抗体为种、型特异性。用酶免疫检测临床标本中衣原体的可溶性抗原,可同时检测大量标本。利用胶体金层析双抗体夹心的检测方法可快速检测女性子宫颈和男性尿道中的衣原体。

（三）血清学试验

用于检测血清特异性抗体的方法有补体结合试验、微量免疫荧光试验、酶免疫法等。其中,补体结合试验敏感性和特异性较差,微量免疫荧光试验敏感性和特异性较高,主要用于沙眼、性病淋巴肉芽肿及生殖道等疾病的诊断。不易获得衣原体感染者急性期和恢复期双份血清,且人群中多有慢性或重复感染,原有的抗体水平较高,因而限制了血清学方法诊断衣原体感染的价值。

（四）核酸检测

用 ^{125}I 标记的沙眼衣原体 rDNA 探针检测宫颈拭子、吖啶酯标记单链 DNA 探针与标本中沙眼衣原体 rRNA 杂交的敏感性和特异性均较好。PCR 检测快速、敏感性和特异性高,已得到较广泛的应用。一般根据沙眼衣原体主要外膜蛋白基因序列、7.5 kb 质粒及 16S rRNA 设计引物 PCR 检测的方法有实时荧光定量 PCR、连接酶链反应(ligase chain reaction, LCR)等。但由于 PCR 检测高度敏感,实际应用中应注意控制交叉污染,减少假阳性。

（五）分离培养与鉴定

标本在培养前需破碎上皮细胞以释放出衣原体。用含抗生素的稀释液制成 10%～20% 悬液。将标本接种于鸡胚卵黄囊或传代细胞,常用的培养细胞为 McCoy 细胞、HeLa-299 细胞、传代地鼠肾细胞(BHK-21 细胞)等。一般培养 48～72 h 后可在细胞内查到包涵体及原体和始体颗粒。细胞培养的敏感性为 80%～90%,特异性 100%,是目前确诊沙眼衣原体感染最可靠的方法。将细胞培养盖片用吉姆萨染色或碘液染色镜检典型胞质内包涵体,可初步鉴定沙眼衣原体。应用抗主要外膜蛋白单克隆抗体检测生殖道标本培养的沙眼衣原体,应用抗脂多糖单克隆抗体检测呼吸道标本培养物中的鹦鹉热衣原体和肺炎衣原体。根据细胞培养片上出现特异性荧光的包涵体做出判定。可用型特异性荧光血清或单克隆抗体做微量免疫荧光试验鉴定沙眼衣原体的型别。

第三节　肺炎衣原体

肺炎衣原体(*C. pneumoniae*)主要引起成人及青少年的非典型肺炎,亦可引起支气管炎、咽炎及扁桃体炎等。

一、分类

肺炎衣原体是衣原体属的一个新种,只有一个血清型,代表株为 TW-183(Taiwan-183)株和 AR-39(acute rpiralory-39)株。因两株衣原体的血清型完全相同,以这两株的字头合并后,称作 TWAR 组衣原体。依据 16S rRNA、23S rRNA、*ompA* 基因序列将肺炎衣原体分为 3 个生物型,即人生物型、考拉生物型和马生物型。

二、临床意义

肺炎衣原体人生物型寄生于人类,在人与人之间经飞沫或呼吸道分泌物传播。在密切接触的家庭或在人群密集的公共场所更易传播。衣原体感染具有散发和流行交替出现的特点,扩散速度较缓慢。其主要引起青少年急性呼吸道感染,临床症状与肺炎支原体相似,表现为咽痛、咳嗽、咳痰、发热等,一般症状较轻。约有 50% 的成年人受到过肺炎衣原体的感染,大部分为亚临床型。老年患者临床表现可能较为严重,尤其是合并细菌感染或存在慢性阻塞性肺疾病等基础疾病时。此外,肺炎衣原体与冠心病、动脉粥样硬化等慢性病的发生密切相关,但其具体机制尚待深入研究。

三、微生物学检验

肺炎衣原体肺部感染的临床症状及 X 线表现均无特异性,故确诊有赖于实验室检查。

(一)标本直接检测

与沙眼衣原体类似,采集咽拭子或支气管肺泡灌洗液,制成涂片,先用显微镜检查包涵体,再以荧光或酶标记的种特异性单克隆抗体直接检测标本中肺炎衣原体抗原。此方法特异性高,与其他衣原体无交叉反应,但缺点是易受多种因素干扰,敏感性不高。如必要可采用组织培养或动物接种进行病原体分离,再通过吉姆萨染色或 Machiavello 染色观察原体或网状体。

(二)抗体检测

1. 微量免疫荧光法　　是目前检测肺炎衣原体感染最常用且较敏感的血清学方法,被称为"金标准"。检测血中特异性 IgM 和 IgG 抗体可区别近期感染和既往感染、原发感染和再感染。以 TWAR 组衣原体的原体为抗原,检测患者血清中肺炎衣原体抗体。TWAR 组衣原体在感染细胞中可形成包涵体,包涵体中无糖原。若 IgM 抗体效价≥1∶16 和(或)IgG 抗体效价≥1∶512 或双份血清抗体效价升高不小于 4 倍者,可诊断为急性感染;若 IgM 抗体效价≥1∶16 或 IgG 抗体效价在 1∶(8~256),则为既往感染。

2. 补体结合试验　　以衣原体属的原体为抗原进行补体结合抗体检测,若抗体效价≥1∶64 和(或)双份血清抗体效价有 4 倍升高均可诊断为急性感染,但不能区分是哪种衣原体感染。

(三)核酸检测

采用限制性内切酶 Pst I 对衣原体 DNA 酶切后,可以获得一条大小为 474 bp 的核酸片段,其他两种衣原体没有此片段。根据肺炎衣原体的 16S rRNA 基因或主要外膜蛋白基因保守序列设计特异性引物,采用 PCR 技术检测特异性核酸片段进行临床标本的快速诊断。

(四)分离培养与鉴定

1. 标本采集　　由于痰液标本对培养细胞有毒性,临床上通常采集咽拭子或支气管肺泡灌洗液,经膜式滤菌器除去杂菌后接种,不加抗生素。

2. 培养与鉴定　　在接种标本前,先用二乙氨乙基-葡聚糖处理细胞,接种 Hep－2 细胞和 H－292 细胞系。细胞培养时 35℃优于 37℃,接种后的单层细胞经过离心后,加入含有抗代谢物质放线菌酮、10% 小牛血清的伊格尔培养基,上述措施可促进肺炎衣原体的生长。肺炎衣原体培养 48 h 后,可用单克隆抗体做直接或间接法荧光染色观察是否出现包涵体而做出结论性报告(阳性或阴性)。

第四节　鹦鹉热衣原体

鹦鹉热衣原体(C. psittaci)首先从鹦鹉体内分离出来,主要在鸟类及家畜中传播,可感染家禽、家畜和野生动物等,主要引起动物肺炎、关节炎、流产和毒血症等多种疾病,也可感染人类引起非典型性肺炎等。

一、分类

依据血清学分类法,鹦鹉热衣原体至少可以分为 8 个血清型,分别为 A、B、C、D、E、F、WC 和 M56。每个血清型感染均表现出一定的宿主特异性。

二、临床意义

鹦鹉热衣原体主要引起鸟类或家禽类感染,且多为隐性持续性感染,甚至终生携带。人类主要经呼吸道吸入病鸟粪便、分泌物或羽毛的气雾或尘埃而感染,也可经破损的皮肤、黏膜或眼结膜感染。

本病潜伏期为 1~2 周,临床表现多为非典型性肺炎,以发热、头痛、干咳、间质性肺炎为主要症状。X 线检查可见肺部有单个或多个实变性阴影,称为鹦鹉热或鸟疫。

三、微生物学检验

(一)标本直接检查

标本直接检查指显微镜检查将标本直接涂片,吉姆萨染色或 Machiavello 染色观察原体或网状体。

(二)血清学检测(抗体)

血清学检测常采用补体结合试验和 ELISA,也可进行间接血凝试验。补体结合试验主要用于鹦鹉热和性病淋巴肉芽肿及肺炎的试验。由于豚鼠可能自然感染衣原体,因而所用补体必须先测定血清中有无衣原体抗体。

(三)抗原检测

抗原检测是指以衣原体属、种或型的单克隆抗体与荧光素结合后,用免疫荧光的方法检测组织或细胞中衣原体抗原的存在或用于衣原体的分型;也可用 ELISA 检测组织或细胞中的衣原体抗原。酶免疫法准确性略高,可避免主观因素的影响。

(四)核酸检测

将衣原体主要外膜蛋白基因、属特异脂多糖表位基因及特异性基因片段做成探针,对衣原体 DNA 进行斑点杂交或 Southern 印迹杂交试验,可准确、灵敏地测出鹦鹉热衣原体,也可用于种内株系的鉴别;也可根据 3 种衣原体主要外膜蛋白基因保守序列设计特异性引物,PCR 检测结果能直接区别 3 种衣原体,具有简便、微量、快速、敏感的特点。

(五)分离培养与鉴定

1. 标本采集　　采集患者血液、痰或咽喉含漱液,也可采集腹腔和心包渗出液。

2. 培养　　鹦鹉热衣原体常用鸡胚卵黄囊接种与传代,可取得满意效果。也可选择对衣原体易感品系的无衣原体隐性感染的小鼠于腹腔接种、颅内接种或滴鼻接种分离培养衣原体。用细胞进行分离培养时,临床标本先接种鸡胚的卵黄囊,经繁殖后再接种细胞容易成功。细胞培养常用 HeLa 细胞、Vero 细胞等,鹦鹉热衣原体均能在这些细胞中生长。

本章小结

衣原体是一类专性细胞内寄生、有独特发育周期、能通过细菌滤器的原核细胞型微生物。衣原体的共同特点是:① 革兰阴性,有细胞壁,呈圆形或椭圆形;② 有独特发育周期,类似细菌的二分裂方式繁殖;③ 含 DNA 和 RNA 两类核酸;④ 有核糖体和独立的酶系统,但必须利用宿主细胞提供的能量进行代谢,因而表现严格的细胞内寄生;⑤ 对多种抗生素敏感。对人致病的衣原体主要是沙眼衣原体、肺炎衣原体和鹦鹉热衣原体,其中,以沙眼衣原体最多见。

根据致病性和部分生物学特性的差异,将沙眼衣原体分为 3 个生物型,即沙眼生物型、生殖生物型和性病淋巴肉芽肿生物型。沙眼衣原体可用鸡胚卵黄囊及 HeLa-299 和 McCoy 等传代细胞培养。一般培养 48~72 h 后可在细胞内查到包涵体及原体和始体颗粒。标本经染色后可直接显微镜检查,也可用酶免疫检测抗原、核酸杂交和 PCR 法检测核酸。亦可用血清试验检测抗体。

肺炎衣原体只有 TWAR 组衣原体一个血清型,可引起非典型肺炎、支气管炎、咽炎和扁桃体炎等。标本直接检测与沙眼衣原体的类似。细胞分离培养常选用 Hep-2 细胞和 H-292 细胞系,TWAR 组衣原体在感染细胞中形成包涵体,包涵体中无糖原。可采用 PCR 法检测核酸片段,也可采用微量免疫荧光试验检测抗体。

鹦鹉热衣原体主要引起禽、畜感染,也可引起人非典型肺炎,称为鹦鹉热或鸟疫。包涵体较致密,形态不一,不含糖原,碘染色阴性,是与沙眼衣原体鉴别要点之一。标本经染色直接显微镜检查衣原体的原体和网状体。采用免疫荧光、酶免疫法检测抗原,核酸杂交和 PCR 法检测核酸,也可采用鸡胚培养、小鼠分离和细胞培养进行分离和鉴定,常用补体结合试验和 ELISA 检测抗体。

(焦红梅)

第十七章 立克次体检验

第一节 概述

立克次体(Rickettsiales)是一类革兰阴性、杆状或球杆状、以节肢动物为媒介、专性细胞内寄生的原核细胞型微生物。1909 年美国青年病理学家 Howard Taylor Ricketts 首次在斑点热患者血液和媒介蜱体内观察到该类微生物,他在研究斑疹伤寒时不幸感染而牺牲,为纪念他而以他的名字命名此类病原体。

立克次体的共同特征:① 大小介于细菌和病毒之间;② 革兰染色阴性,有细胞壁,但常呈多形性,主要为球杆状;③ 绝大多数专性细胞内寄生;④ 以二分裂方式繁殖,有 DNA 和 RNA 两类核酸,有复杂的酶系统;⑤ 以节肢动物为传播媒介或储存宿主,多为人畜共患病的病原体,引起人类发热和出疹性疾病;⑥ 对多种抗生素敏感。

一、分类

随着 16S rRNA 序列及基因组分析等遗传学技术在微生物分类研究中的应用,基因分类与传统表型分类共同构成了立克次体的分类系统。《伯杰氏系统细菌学手册》(第二版)将立克次体目下设 3 科:立克次体科(Rickettsiaceae)、埃立克体科(Ehrlichiaaceae)和全孢螺菌科(Holosporaceae)。其中对人致病的主要是 3 个属,即立克次体科中的立克次体属、东方体属和埃立克体科中的埃立克体属。原罗莎利马体属(*Rochalimaea*)的微生物并入巴通体科(Bartonellaceae),并将巴通体科划归根瘤菌目(Rhiobiales);柯克斯体属和立克次小体属(*Rickettsieua*)被划归军团菌目(Legionellanes);新设东方体属,恙虫病群属于东方体属。常见致病性立克次体、所致疾病、流行环节及地理分布见表 17 - 1。

表 17 - 1 常见致病性立克次体、所致疾病、流行环节及地理分布

属	群	种	所致疾病	媒介昆虫	储存宿主	地理分布
立克次体属	斑疹伤寒群	普氏立克次体(R. prowazekii)	流行性斑疹伤寒	人虱	人	全球
		斑疹伤寒立克次体(R. typhi)	地方性斑疹伤寒	鼠蚤	鼠	全球
		加拿大立克次体(R. canada)	加拿大斑疹伤寒	蜱	兔	加拿大东部
	斑点热群	立氏立克次体(R. rickettsii)	洛矶山斑点热	蜱	狗、野鼠等	西半球
		西伯利亚立克次体(R. sibirica)	北亚蜱传斑疹伤寒	蜱	野兽、鸟	东北亚,中国
		康氏立克次体(R. conarii)	地中海斑疹热	蜱	小野生动物	地中海地区,非洲等
		澳大利亚立克次体(R. australis)	昆士兰热	蜱	有袋动物、野鼠	澳大利亚
		小蛛立克次体(R. akari)	立克次体痘	革蜱	家鼠	美国,东北亚,南非
东方体属	恙虫病群	恙虫病立克次体(O. tsutsugamushi)	恙虫病	恙螨	野鼠	亚洲,大洋洲
埃立克体属	犬埃立克体群	查菲埃立克体(E. chaffeensis)	人粒细胞埃立克体病	蜱	啮齿类	美国,中国,欧洲和中南美洲
	腺热埃立克体群	腺热埃立克体(E. sennetsu)	腺热埃立克体病	蜱	啮齿类	日本,马来西亚
	嗜吞噬细胞埃立克体群	人粒细胞埃立克体(E. phagocytophilum)	人粒细胞埃立克体病	蜱	人、马、狗	北美,欧洲

二、临床意义

立克次体以节肢动物作为传播媒介或储存宿主,引起人畜共患病,绝大多数为自然疫源性疾病,流行有明显的地区性。立克次体在虱等节肢动物胃肠道上皮细胞中增殖后大量随粪便排出。人受到节肢动物叮咬时,立克次体随粪便从抓破的伤口或直接从口器进入人的血液并在其中繁殖。节肢动物叮咬感染人或动物时,血液中的立克次体又进入其体内增殖,如此不断循环。进入机体后,立克次体在局部淋巴组织或血管内皮内繁殖,经由淋巴液和血液扩散至全身血管系统内,从而导致大量细胞破损、出血,血管通透性增强,血液渗出,表现为皮疹。虽然不同立克次体症状不同,但主要症状都为血管病变,有时还会出现血栓。立克次体可释放脂多糖,导致内皮细胞损伤,从而使患者出现中毒休克等症状,也可引起神经、呼吸、循环系统的并发症。

三、微生物学检验

立克次体传染性强,易引起实验室感染,必须严格遵守有关操作规程以防止实验室感染的发生。实验室工作者应首先接种疫苗,必要时进行药物预防。

（一）标本采集与处理

病原体分离或免疫学检查可采集患者的血液、病灶局部组织、血清等。流行病学调查时尚需采集节肢动物、野生动物或家畜的脏器等。

1. 患者血液标本　立克次体病发热期均有立克次体血症存在,血液成为最常用的分离标本。在发病初期或急性期较易检出立克次体。于病程第1周内,尽可能在使用抗生素前采血,立即在患者床侧接种动物或培养基。若在发病1周后采血,为避免血清中可能存在的抗体或抗生素(如已开始治疗)对病原体分离的影响,最好使血液凝固,留血清供血清学诊断;将血块研磨加稀释液制成20%~50%悬液接种。做血清学诊断时,则需要分别采集病程早期及恢复期双份血清做试验。

2. 活检或尸检材料　肺、肝、脾、淋巴结、心瓣膜赘生物等标本,除制作印片供直接检查及部分固定做病理检验外,分别研磨加稀释液制成10%~20%悬液,低速离心后取上清接种。如标本可能有细菌污染,可加500~1 000 U/mL青霉素室温作用半小时。

（二）标本直接检查

1. 立克次体染色法　多用于脏器标本检查,标本印片、固定后用荧光抗体染色或常规染色镜检,必要时做切片检查。

2. 核酸检测　针对特异性抗原基因的序列设计引物,采用PCR技术或核酸探针检测。

（三）血清学检测

用特异性外膜蛋白抗原或脂多糖抗原通过间接免疫荧光法检测特异性抗体是血清学诊断立克次体感染的"金标准"。其他方法包括酶免疫测定间接免疫过氧化物酶法、外-斐反应、乳胶凝集等。外-斐反应曾是立克次体病诊断的最常用方法,因敏感性低、假阳性率高已不推荐使用。

（四）分离培养

可用豚鼠细胞、鸡胚细胞或成纤维细胞、HeLa细胞、Vero细胞等多种单层细胞进行立克次体分离培养。

第二节　立克次体属

一、分类

立克次体属(*Rickettsia*)可分成2个生物群,即斑疹伤寒群和斑点热群,详见表17-1。

二、临床意义

普氏立克次体是流行性斑疹伤寒(又称虱传斑疹伤寒)的病原体。患者是唯一传染源,体虱是主要传播媒介,传播方式为虱-人-虱。虱叮咬患者后,立克次体进入虱肠管上皮细胞内繁殖。当受染虱再去叮咬健康人时,立克次体随粪便排泄于人体皮肤上,进而可从搔抓的皮肤破损处侵入体内。此外,立克次体在干虱粪中能保持感染性达 2 个月左右,可经呼吸道或眼结膜使人感染。该病的流行多与生活条件的拥挤、不卫生有关,因此多发生于战争、饥荒及自然灾害时期。

斑疹伤寒立克次体是地方性斑疹伤寒(又称鼠型斑疹伤寒)的病原体。啮齿类动物(如鼠)是主要储存宿主,传播媒介主要是鼠蚤或鼠虱,感染的自然周期是鼠-蚤-鼠。蚤叮吮人血时,可将立克次体传染给人。带有立克次体的干燥蚤粪有可能经口、鼻、眼结膜进入人体而致病。该病的临床症状与流行性斑疹伤寒相似,但发病缓慢、病情较轻,很少累及中枢神经系统、心肌等。

三、微生物学检验

(一)形态学检查

斑疹伤寒立克次体比细菌小,呈多形性,有球形、球杆状、长杆状或长丝状。在感染细胞内大多聚集成团,分布在胞质内;在蜱组织中常呈彗星样、着色浅的短杆状。革兰染色阴性,但着色不明显,常用吉姆尼茨(Gimenza)或吉姆萨染色,前者染成红色,后者染成紫色或蓝色。免疫荧光法(或酶标记法)能在血清产生前诊断患者的感染,将标本制成印片,固定后用荧光抗体(或酶标抗体)染色。必要时做石蜡切片或冰冻检查。常于脾、肺及心瓣膜赘生物中检测出立克次体,也可在肝、肾及皮疹活检组织中检测出。标本切成小块后用胶原酶消化获得内皮细胞,可相对容易地检测到立克次体。

(二)抗体检测

特异抗体的检测是 WHO 推荐的立克次体病主要诊断技术之一(表 17 - 2)。然而血清抗体一般要在发病 5~10 d 检测到,主要是 IgM 抗体。单份血清特异抗体明显高于当地正常人群血清滴度或双份血清发生血清转换(血清抗体 4 倍升高)即可进行明确诊断。通用的国际标准是间接免疫荧光试验检测血清抗体。

表 17 - 2 立克次体病常用的血清学诊断方法

方　　法	最低阳性效价(例数)	检出抗体时间	特　　　点
间接免疫荧光试验	16~64,Q 热常 ≥128,有现症诊断意义	2~3 周	需用抗原少,群特异性,相当敏感,能区分 Ig 类别
ELISA 间接法	OD 值>对照	1 周	IgM 捕捉做早期诊断,适用于大批及微量标本
补体结合试验	8 或 16	2~3 周	不如间接免疫荧光试验或 ELISA 敏感,非常特异但方法烦琐
外-斐反应	>160	2~3 周	缺乏敏感性及特异性,抗原易得,方法简便
微量凝集试验	≥8	1~2 周	抗原纯度要求高,不如间接免疫荧光试验敏感,比补体结合试验敏感
间接血凝试验	50	1~2 周	很敏感,群特异性,只在感染活动期才能检出
乳胶凝集试验	64	1~2 周	晚期恢复期血清不敏感,有群特异性

1. 间接免疫荧光试验　　为 WHO 推荐的"金标准",现在诊断立克次体病常用的方法,用已知立克次体抗原(感染鸡胚卵黄囊或细胞培养悬液)制片,以低稀释度的患者血清初筛,有呈典型立克次体形态的明亮荧光颗粒者判为阳性。再将病程早期及晚期血清分别做双倍或者 4 倍稀释以测效价,呈 4~8 倍增长者可明确诊断。

2. ELISA 间接法　　也是检测标本中特异性抗体的常用方法,特别是 IgM 捕捉对早期诊断更有价值。

3. 补体结合试验　　非常特异,但操作烦琐。目前除 Q 热诊断外,一般多被间接免疫荧光试验和 ELISA 间接法所替代。

4. 外-斐反应　　斑疹伤寒等立克次体的群特异性抗原脂多糖与变形杆菌某些菌株(如 OX_{19}、OX_2 等)的 O 抗原间存在着共同抗原,如 OX_2 与斑点热群、OX_{19} 与斑疹伤寒群、OX_K 与恙虫病东方体。变形杆菌抗原易于制备,凝集反应结果也便于观察,因而以往临床检验中常用这类变形杆菌代替相应立克次体抗原进行非特异性凝集反应,这种交叉凝集试验称为外-斐反应。结果 1∶80 为阳性,1∶160 为现症患者。外-斐反应用于检测人类或动物血清中有无相应抗体,供立克次体病的辅助诊断。该反应缺乏特异性,许多国家不再使用,但在发展中国家及偏远地区仍有沿用。

5. 其他　　微量凝集试验、间接血凝试验和乳胶凝集试验都是凝集反应,是指被检患者血清(不同稀释度)与立克次体抗原(或其致敏的红细胞)在微量塑料板孔内(U 型底)进行凝集的试验。

(三)核酸检测

发病 1 周内往往以血清学诊断检测阴性,而病原体分离操作复杂且分离率很低。以 PCR 扩增及测序为主要手段的核酸检测技术逐渐取代病原分离作为诊断的直接依据。PCR技术包括常规PCR、复合式PCR、巢式PCR和实时荧光定量PCR等。以立克次体编码17 kDa蛋白的基因和编码普氏及莫氏立克次体169 kDa蛋白的基因作为扩增靶区,选择两对引物(R17-1、R17-2和R169-1、R169-2),PCR技术对两型斑疹伤寒立克次体分别进行鉴定。引物R17-1和R17-2能扩增普氏及莫氏立克次体DNA,产生340 bp的核酸条带;R169-1和R169-2仅能扩增普氏立克次体DNA,产生432 bp的核酸条带。16S rRNA基因也常用作核酸检测的扩增靶区。PCR技术敏感性高(可达0.05 ng DNA水平),所需样品量少(只需要ELISA间接法的1/5),重复性好,操作方便,对两型立克次体早期诊断、鉴别诊断及自然生态宿主调查研究具有较大价值。

(四)分离培养与鉴定

1. 动物接种　　常用实验动物有小白鼠、豚鼠、大白鼠、地鼠等,用于初代分离。动物接种的培养环境与立克次体自然感染的人体环境相似,同时又可避免细胞培养时可能遇到的支原体污染问题。应根据不同立克次体选择不同的动物,斑疹伤寒及斑点热常选用豚鼠。将患者血液或其他标本悬液1~3 mL注入豚鼠腹腔,接种后5 d内死亡为非特异性死亡。若接种动物阴囊肿胀、体温上升至40℃,表明可能有立克次体感染。一半试验豚鼠在发热高峰期采血或取脏器制成悬液,接种豚鼠、鸡胚卵黄囊或细胞培养以繁殖立克次体,并做进一步鉴定。另一半继续饲养至恢复期(一般于接种后28 d)采血,检测特异性抗体。

2. 鸡胚接种　　鸡胚对立克次体高度敏感,通常采用发育5~9日龄鸡胚做卵黄囊接种,32~35℃条件下孵育,4~13 d死亡,死亡时间与接种剂量大小量直接相关。鸡胚卵黄囊接种曾经被广泛用于立克次体的分离,但立克次体须几代适应过程才能在鸡胚中稳定生长,分离过程较长,已逐渐被细胞培养技术取代。目前常用于分离株的大量繁殖以制备抗原,或长期保藏菌种。

3. 细胞培养　　是目前临床标本初步分离立克次体最广泛使用方法,普氏和莫氏立克次体常用鸡胚成纤维细胞、L-929细胞或Vero细胞进行分离培养,繁殖一代需6~10 h,培养时需要二氧化碳。感染细胞出现肿胀、变圆、成堆、脱落等现象,吉姆萨染色立克次体培养物呈现直径为0.3~0.5 μm球状或球杆状,培养时间长呈多形性,紫蓝色,多散在细胞外。

4. 分离株繁殖及保存　　常用鸡胚卵黄囊接种培养法或细胞培养法获得大量繁殖的立克次体以制备抗原做进一步研究或长期保藏菌种。未发现细菌的卵黄囊,或将其制成适当浓度的悬液置-70℃冰箱或液氮保存,或冰冻干燥保藏。也可选鸡胚细胞、成纤维细胞、人羊膜细胞、HeLa细胞、Detroit-6细胞、Vero细胞等,接种、培养、鉴定后将立克次体繁殖丰盛的感染细胞进行冻存。

(五)鉴别诊断

分离培养时用免疫荧光法鉴定感染动物脏器、鸡胚卵黄囊、细胞培养物中的特异性抗原;并以已知抗原测定动物恢复期血清中的相应抗体。必要时用补体结合试验、微量凝集试验、免疫力试验等,先做群的鉴别,进一步再做种的鉴定。核酸检测中须针对不同类型立克次体设计不同的特异性靶基因,常用的靶基因有立克次体属16S rRNA基因,斑疹伤寒和斑点热群17 kDa蛋白、gltA蛋白和ompB/A外膜蛋白等的编码基因,以及恙虫病56 kDa蛋白、58 kDa蛋白的基因等。

第三节　东方体属

一、分类

东方体属(*Orientia*)只有一个种,即恙虫病东方体(*O. tsutsugamushi*),又称恙虫病立克次体(*R. tsutsugamushi*),是自然疫源性疾病恙虫病的病原体。恙虫病立克次体于1927年被Hayashi首次发现,1930年由Nagayo分离成功,1931年正式命名为恙虫病立克次体,目前归属于东方体属。

二、临床意义

恙虫病疫区主要分布于东南亚、太平洋岛屿、日本和我国的东南与西南地区。我国以往报道的疫区主要局限于南方,近年东北、华北等均发现有该病的流行。恙虫病为自然疫源性疾病,主要流行于啮齿类动物。野鼠和家鼠感染后多无症状,但病原体可在其体内长期保存,故它们为该病的主要传染源。此外,兔类、鸟类等也能感染或携带恙螨而成为传染源。

恙虫病东方体寄居在恙螨体内,可经卵传代。恙螨幼虫要吸吮一次动物或人的体液才能发育成稚虫。因此恙螨既是恙虫病东方体的储存宿主,又是传播媒介。人被感染恙虫病东方体的恙螨幼虫叮咬后,立克次体由叮咬部位侵入机体,在局部繁殖后入血,随血流到达全身各组织器官,主要在小血管内皮细胞中增殖,引起血管栓塞。立克次体死亡释放的毒素样物质是主要致病因素,可引起发热、头痛等全身中毒症状及各组织脏器血管炎。恙虫病潜伏期为 10~14 d,多突然起病,发热可达 39℃以上。临床表现除高热外尚有皮疹、皮肤溃疡与焦痂、淋巴结肿大、肝大、脾大等。严重者可有多器官损害,如肝炎、肺炎、心脏病变、肾衰竭、循环衰竭与出血现象等,少数病例还可发生 DIC。

三、微生物学检验

(一)形态学检查

恙虫病东方体呈多形性,但以球杆状或短杆状为主,吉姆萨染色呈紫红色,Macchiavello 染色呈蓝色(其他立克次体呈红色),Gimenza 染色呈暗红色(其他立克次体呈鲜红色),背景为绿色。

(二)抗原/抗体检测

ELISA 间接法是检测标本中恙虫病东方体特异性抗原或抗体的最常用方法。

(三)核酸检测

根据恙虫病东方体主要外膜蛋白抗原基因设计引物,对来自患者、动物或恙螨的 DNA 样品进行 PCR 技术、巢式 PCR 技术或 PCR-RFLP 做基因诊断、分型,以判断恙虫病疫源地及流行趋势。巢式 PCR 技术的敏感性较普通 PCR 技术高 100 倍,可以检出 200 pg 恙虫病东方体 DNA,是目前最快速、特异、敏感的实验室诊断方法。

(四)分离培养

恙虫病东方体在敏感动物体内、鸡胚卵黄囊及组织培养的细胞内均能生长繁殖。小鼠对恙虫病东方体最敏感,取感染早期患者的血液(病程 7 d 以内者,晚期病例多用血块制成悬液)0.5~1.0 mL 接种小鼠腹腔。小鼠一般于 7~18 d 发病死亡(我国北方流行的恙虫病病原多为弱毒株,可有部分小鼠不死亡)。感染小鼠死亡前有耸毛、不爱活动、弓背团缩、闭目、厌食、腹部膨大、呼吸急促等明显症状,大多在病态出现后 24 h 内濒死,有时短至数小时,偶有拖延 3~4 d。在小鼠濒死前或死亡不久时解剖,可见皮下淋巴结肿大、充血、脾大且有黏稠的腹水。感染小鼠腹膜黏液涂片吉姆萨染色镜检,可见细胞质内有大量恙虫病东方体,尤以腹膜上皮细胞和巨噬细胞内多见,常密集于细胞核周围。脾、肝、肾、肺、脑组织印片也可查见细胞质内的恙虫病东方体。

近年来国内外多采用 Vero 细胞、L-929 细胞培养恙虫病东方体,通常以 37℃ 条件下吸附 1 h,而培养温度以 32℃ 为宜。恙虫病东方体在培养细胞中繁殖缓慢,Vero 细胞培养 8~9 d 后开始变圆,堆积成葡萄状;至 12~15 d 时聚集成堆的细胞增多,呈灶性分布,立克次体生长、繁殖达到高峰,但一般细胞并不脱落。恙虫病东方体在细胞质内生长、繁殖,在细胞核旁高度密集而不侵入细胞核。

鸡胚接种主要用于分离株的大量繁殖以制备抗原或长期保藏种。

(五)鉴别诊断试验

Macchiavello 染色法与 Gimeneza 染色法可以鉴别恙虫病东方体和其他立克次体,恙虫病东方体分布在感染细胞的细胞质内,密集于细胞核周围。恙虫病东方体与变形杆菌 OX_k 株间有共同抗原成分,外-斐反应中,恙虫病患者血清与 OX_k 抗原发生凝集而不与 OX_{19}、OX_2 发生凝集。

第四节 埃立克体属

一、分类

埃立克体属(Ehrlichia)归类于埃立克体科(Ehrlichiaaceae),其下有腺热埃立克体(E. sennetsu)、查菲埃立克体(E. chaffeensis)和人粒细胞埃立克体(E. phagocytophilum)3 个种。

二、临床意义

埃立克体病呈以热带和亚热带为主的全球性分布,我国也存在埃立克体的自然疫源地和人、畜病例。腺热埃立克体感染导致腺热埃立克体病,原发于日本西海岸,多发于夏秋季,可能由蜱传播或摄食生鱼引起。临床表现为发热、不适、头痛、肌肉和关节痛、食欲减退、睡眠不佳、出汗、便秘、关节疼痛、淋巴结肿大,皮疹少见。血液学变化明显,淋巴细胞数增加,并出现非典型淋巴细胞。红细胞沉降率增加,C反应蛋白阳性,血清转氨酶值升高。

查菲埃立克体是人粒细胞埃立克体病的病原体,主要侵染人单核细胞和巨噬细胞。患者分布于美国30个州,大多集中在东南和中南各州。大多数人粒细胞埃立克体病例出现在当地蜱的活动期(5~7个月)。鹿、犬、啮齿动物等多种脊椎动物可为人粒细胞埃立克体病原体的保存宿主。传播媒介为美洲钝眼蜱和肩突硬蜱,感染的蜱叮咬人即可将其所携带的查菲埃立克体传给人。

人粒细胞埃立克体感染主要侵犯粒细胞,导致人粒细胞埃立克体病。已报道美国21个州发现有人粒细胞埃立克体病,一年四季均可发病,高峰在6~7月,肩突硬蜱是该病的传播媒介。由于肩突硬蜱也是莱姆病病原体的携带者和传播者,美国人粒细胞埃立克体病的流行区几乎与莱姆病的流行区相重叠。

三、微生物学检验

(一)形态学检查

患者外周血标本制备血片,经吉姆萨染色或瑞氏染色镜检。感染早期吞噬细胞以内吞的方式将埃立克体摄入胞内,在胞质内形成内体。埃立克体在吞噬细胞的胞质空泡内以二分裂方式进行繁殖,电镜下可见含菌空泡样结构。在光镜下可见包涵体,形态类似桑椹,所以又称桑椹体,可作为急性期埃立克体病的一种简便有效的辅助诊断方法。不同埃立克体的嗜细胞特性有异,在细胞内新形成的包涵体的大小和形态也有不同。

(二)抗体检测

埃立克体属内的各种埃立克体可有血清学交叉反应,组内成员有许多相同抗原成分,而组间成员的抗原成分则有明显差异。几种血清学方法可用于埃立克体病的辅助诊断。

1. 间接免疫荧光试验　以细胞培养的埃立克体为抗原对感染者血清进行特异性抗体的检测,在荧光显微镜下检查感染细胞内带荧光的包涵体以测定血清抗体滴度,通常血清中抗体滴度>1∶20时为阳性。若获双份血清效价增高4倍以上即可明确诊断。埃立克体属各种之间有血清学交叉反应,但同种效价明显高于异种。

2. 免疫印迹　用免疫印迹检测埃立克体病患者血清中抗埃立克体主要抗原组分的抗体可以提高血清学检测的特异性。经免疫印迹分析发现,人粒细胞埃立克体患者血清中含有抗查菲埃立克体29 kDa抗原组分的抗体;人粒细胞埃立克体病患者急性期血清中可检测到抗人粒细胞埃立克体抗原组分的IgG抗体。

3. ELISA　几种原核表达的重组埃立克体蛋白已作为特异性抗原被用于ELISA检测患者血清中的对应埃立克体抗体。

(三)核酸检测

PCR技术是最有效的埃立克体病病原学诊断方法,可用于早期诊断。80%~87%的人粒细胞埃立克体病和43%~75%的人粒细胞埃立克体病患者的血标本检测为阳性。因16S rRNA基因的特异性较强,埃立克体PCR检测的特异性几乎为100%。

(四)分离培养与鉴定

1. 细胞培养　查菲埃立克体可用犬巨噬细胞系(DH82)、腺热埃立克体用小鼠巨噬细胞系(P388D1)、人粒细胞埃立克体则用人粒细胞白血病细胞系(HL-60)作其体外培养的宿主细胞。将3 mL抗凝血用细胞分离液进行分离,收集白细胞层,用无血清细胞培养液洗涤细胞,用含血清细胞培养液悬浮细胞后接种于预先培养好的细胞单层,37℃、5%二氧化碳条件下培养,每隔3~4 d换1次细胞维持液,并刮少许细胞涂片用吉姆萨染色,光镜下检查埃立克体包涵体。

2. 小鼠接种　抗凝血标本分离的白细胞用无菌生理盐水适当稀释后直接注入小鼠腹腔。观察小鼠发病情况(耸毛、少动和食欲减退等),定时采小鼠血做涂片染色、间接免疫荧光试验、PCR等检测埃立克体感染,用腹腔液涂片染色,镜检包涵体。

3.蜱体内埃立克体的分离 野外用布旗收集蜱的若虫,将单个蜱放在 BALB/C 小鼠身上叮咬和吸血。若小鼠发病则立即解剖小鼠,将增大的脾脏用缓冲液制成 10% 匀浆,将 0.2 mL 匀浆液腹腔接种 BALB/C 小鼠传代 1 次。发病小鼠 20 d 后解剖,取腹腔液涂片染色镜检埃立克体包涵体;分离到的病原体进行 16S rRNA 基因扩增并检测。

（五）鉴别诊断

埃立克体病临床表现类似于流行性感冒(即流感)、莱姆病早期、无形体病、土拉菌病、斑疹伤寒、恙虫病、斑点热、病毒性出血性疾病、伤寒、急性胃肠炎、病毒性肝炎等,应注意鉴别诊断。

第五节 柯克斯体属

一、分类

柯克斯体属(*Coxiella*)已划归军团菌目(Legionellanes),只有一个种,即贝纳柯克斯体(*C. burnetii*),又称 Q 热柯克斯体,是 Q 热(query fever)、疑问热、最初指不明病因的发热的病原体。Burnet 等发现其病原体是一种立克次体,将其命名为贝纳柯克斯体。

二、临床意义

贝纳柯克斯体分布十分广泛,疫区遍及世界近一百个国家,在我国绝大多数省、市和自治区均有报道。贝纳柯克斯体主要储存于牛、绵羊、山羊等动物中,受染的牛、羊等家畜是主要传染源。其在动物间的传播是以蜱为传播媒介,可经卵传代。动物感染贝纳柯克斯体后多无症状,但乳汁、尿、粪中可长期携带病原体,排泄物污染环境后,通过接触、气溶胶经呼吸道、消化道等途径感染人及动物。贝纳柯克斯体对人的感染性极强,是立克次体中唯一可不借助于节肢动物媒介而感染人者。

三、微生物学检验

（一）形态学检查

贝纳柯克斯体多为短杆状或球杆状,常排列成对,在细胞空泡(吞噬溶酶体)中繁殖;Gimeneza 法染色呈红色,背景呈绿色;吉姆萨染色呈紫红色;有约 20 nm 厚的荚膜。无论在鸡胚卵黄囊或细胞培养内的贝纳柯克斯体均可有芽孢形成,用芽孢染色法可着色,但染液不含吡啶二羧酸。

（二）抗原检测

通常以免疫荧光法检测贝纳柯克斯体抗原。贝纳柯克斯体抗原为颗粒性抗原,表现为两相,Ⅰ相抗原即光滑型脂多糖Ⅰ(LPSⅠ),Ⅱ相抗原为粗糙型短链脂多糖Ⅱ(LPSⅡ)。Ⅰ相与Ⅱ相细胞表面蛋白质成分大部分相同。从人体、动物、蜱分离的贝纳柯克斯体为Ⅰ相;而长期在鸡胚及细胞培养中传代后则变为Ⅱ相,对豚鼠毒性及小鼠传代能力都较弱。贝纳柯克斯体抗原的选择对补体结合试验结果影响极大,对现症诊断主要检测Ⅱ相抗体的逐渐上升。若Ⅰ相抗体一直保持较高水平往往说明感染仍然存在,如慢性感染或隐性感染。

（三）核酸检测

按 16S rRNA 基因非保守区序列合成寡核苷酸探针,可检出 5 pg rRNA 或约 10^4 个病原体;如将 16S rRNA 基因非保守区特异性扩增,可达检出 1~10 个贝纳柯克斯体的敏感性水平。

（四）分离培养与鉴定

在尚未证明有 Q 热存在的地区,如何病情特别严重,且病原不能确定,此时必须进行病原体分离。将标本接种于豚鼠或培养细胞,观察其发病与否或生长情况,经形态学、血清免疫学等鉴定后做出结论。贝纳柯克斯体可在细胞培养中持续感染,在 P388D1 和 L-929 细胞内早期增殖或持续感染(长达 153 d)均能维持吞噬溶酶体内的酸性 pH,一般不引起明显细胞病变,可用鸡胚进行大量繁殖。

第六节　汉赛巴通体

一、分类

巴通体(*Bartonella*)目前划归为根瘤菌目(Rhiobiales),其中汉赛巴通体(*B. henselae*)是对人致病的一种重要病原体,可导致猫抓病和杆菌性血管瘤、杆菌性紫癜。

二、临床意义

猫抓病(cat scratch disease,CSD)传染源主要是猫和狗,尤其是幼猫,其通过咬、抓或接触将汉赛巴通体传播给人。患者多与猫或狗有接触史,被猫抓伤、咬伤过,常见于儿童。

杆菌性血管瘤-杆菌性紫癜(bacillary angiomatosis-bacillary peliosis,BAP)常在免疫功能低下者中发生。发病可能与猫抓伤、咬伤有关,也有1/3患者无猫接触史。主要临床表现为皮肤损害和内脏紫癜,因病变处能发现杆菌状小体而得名。杆菌性血管瘤可发生在任何实质性器官,杆菌性紫癜多见于肝和脾。

三、微生物学检验

活检病理标本用 Warthin – Starry 银染能查见多形性菌体,猫抓病患者取淋巴结活检,杆菌性血管瘤-杆菌性紫癜的皮肤及内脏器官病理切片并 H – E 染色镜检。以 16S rRNA 基因或 *gltA* 基因设计引物对临床标本做 PCR,扩增产物序列测定,或用特异性 DNA 探针鉴定,可直接做出病原学诊断。分离培养取患者血液和(或)研磨的组织悬液接种培养基,长出菌落后做生化反应,分析其细胞脂肪酸和 16S rRNA 序列等加以鉴定。抗体检测可采用间接免疫荧光试验、ELISA 或免疫印迹试验。

本章小结

立克次体属中普氏立克次体是流行性斑疹伤寒的病原体,患者是唯一传染源,传播方式为虱-人-虱;斑疹伤寒立克次体是地方性斑疹伤寒的病原体,啮齿类动物(如鼠)是主要储存宿主,传播媒介主要是鼠蚤或鼠虱。PCR 技术用于核酸检测。血清学诊断方法主要有外-斐反应、间接免疫荧光试验、ELISA、补体结合试验、微量凝集试验、间接血凝试验和乳胶凝集试验等。

恙虫病东方体是恙虫病的病原体,恙螨既是其储存宿主,又是传播媒介,人被受染恙螨叮咬而感染恙虫病东方体。该病原体多在小鼠体内、鸡胚卵黄囊内、Vero 等细胞中进行培养,继而分离。ELISA 检测特异性抗原。PCR 技术检测特异性基因。

引起人类埃立克体病的病原体有腺热埃立克体、查菲埃立克体、人粒细胞埃立克体等。埃立克体在吞噬泡内生长繁殖,吉姆萨等染色后光镜下可见形似桑椹的包涵体,又称桑椹体。通常用 PCR 技术对其做核酸检测。抗体检测则用间接免疫荧光试验、免疫印迹和 ELISA。从蜱体内分离埃立克体感染小鼠并观察小鼠发病情况,采小鼠血做涂片染色、间接免疫荧光试验、PCR 等证明埃立克体的感染。

(李国才)

第二篇
临床病毒检验

第十八章 病毒概述

病毒(virus)是一类广泛分布于自然界的非细胞型微生物,主要特征包括:① 体积微小,需要借助电镜才能观察到;② 结构简单,由核酸和蛋白质外壳组成,无完整的细胞结构;③ 仅含一种类型核酸(DNA 或 RNA);④ 严格活细胞内寄生,缺乏能量、原料物质及合成生物大分子的酶系统,在细胞外不能存活;⑤ 以复制的方式进行增殖;⑥ 对干扰素敏感,对抗生素不敏感。

病毒与人类疾病的关系十分密切,大约 75% 的人类传染病由病毒引起。常见的病毒性疾病有乙型肝炎、艾滋病、流感等。近年来,由新现或再现病毒引起的感染性疾病成为威胁人类健康最重要的一类疾病,如高致病性禽流感病毒、埃博拉病毒、新型冠状病毒等。病毒性疾病具有传染性强、流行范围广的特点,而且缺乏有效药物。病毒可以引起持续性感染,与肿瘤、自身免疫性疾病和先天性畸形的发生也密切相关。因此,病毒感染的预防和治疗已成为人类关注的热点。临床病毒检验基于医学病毒学的基本知识,研究病毒性疾病的快速、准确的诊断方法,为控制或消灭病毒性疾病提供科学依据,从而保障人类健康。

第一节 病毒的形态与结构

病毒体(virion)是指完整的、成熟的、具备感染性的病毒颗粒,是病毒在细胞外的存在形式,具有典型的形态结构。观察病毒体的大小、形态和结构是研究和诊断病毒性疾病病原体的前提。最常用的方法为电镜技术,也可运用超速离心沉淀法、分级滤过法、X 射线晶体衍射分析等技术进行观察。

一、病毒的大小与形态

(一)病毒的大小

病毒大小的测量单位为纳米(nanometer,nm)。球形病毒的大小用直径表示,其他形态的病毒以长度×宽度表示。不同病毒体的大小差别很大,一般为 20~250 nm,如较大的痘病毒直径约为 300 nm,较小的细小 DNA 病毒直径仅为 20 nm。

(二)病毒的形态

病毒的形态多样,可呈球形、杆状、丝状、砖形、弹形、蝌蚪形等。多数感染人和动物的病毒呈球形或近似球形;杆状和丝状病毒多为植物病毒;蝌蚪形为噬菌体的常见形态(图 18-1)。病毒的形态一般较为固定,但有些病毒具有多形性,如流感病毒可呈球形、丝状或杆状。

二、病毒的结构与化学组成

(一)病毒的结构

病毒体的基本结构为核衣壳(nucleocapsid),由核心(core)和衣壳(capsid)组成(图 18-2)。有些病毒体仅由核衣壳构成,称为裸露病毒(naked virus);有些病毒的核衣壳外有包膜(envelope)包裹,称为包膜病毒(enveloped virus)。

1. 核心 位于病毒体中心,由核酸构成病毒基因组(genome)。此外,可能含有少量病毒非结构蛋白,多为病毒编码的酶类。

2. 衣壳 位于核酸外的蛋白质外壳,由一定数量的壳粒(capsomere)聚合组成。根据壳粒排列方式不同,病毒衣壳可分为 3 种对称型结构(图 18-2):二十面体对称型(icosahedral symmetry)、螺旋对称型(helical symmetry)和复合对称型(complex symmetry)。多数球形病毒呈二十面体对称型,壳粒排列成由 20 个等边三角形构成的立体结构。杆状病毒、弹状病毒、正黏病毒及副黏病毒呈螺旋对称型,壳粒沿螺旋形的病毒核酸中空排列。痘病毒和噬菌体呈复合对称型,壳粒排列既有二十面体对称,又有螺旋对称。病毒衣壳的对称结构决定了病毒的形态,可作为病毒鉴定和分类的依据之一。

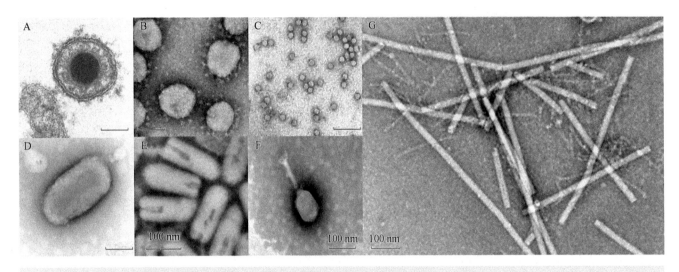

图18-1 代表性病毒的电镜图

A. 疱疹病毒(球形,体积较大);B. 冠状病毒(球形,体积中等);C. 细小病毒(球形,体积较小);D. 痘病毒(砖形);E. 狂犬病病毒(弹形);F. 噬菌体(蝌蚪形);G. 烟草花叶病病毒(杆状);图片标尺为100 nm

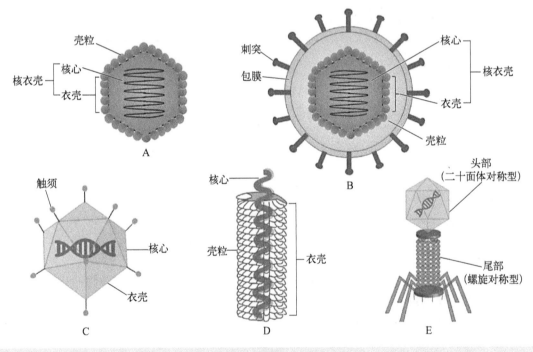

图18-2 病毒的结构示意图

A. 裸露病毒;B. 包膜病毒;C. 二十面体对称型;D. 螺旋对称型;E. 复合对称型

3. 包膜　　指病毒核衣壳外镶嵌有不同形状突起的脂质双层膜。包膜是病毒向宿主细胞外出芽释放时获得的,含有细胞膜、核膜、内质网膜或高尔基体膜等宿主细胞膜成分。包膜表面的突起结构称为刺突(spike),由来源于宿主细胞的多糖分子和病毒基因编码合成的蛋白质组成。

此外,某些病毒还含有其他辅助结构,如联系包膜病毒核衣壳与包膜的基质蛋白(matrix protein)、腺病毒的二十面体顶角上的触须(antennae)等。

（二）病毒的化学组成

1. 核酸　　病毒核酸的主要化学成分为DNA或RNA,承载病毒的全部遗传信息。其存在形式多样,可为线型或环状,可为单链或双链,可以连续排列或分多个节段。不同病毒的核酸分子量大小差异悬殊,一般为$10^6 \sim 10^8$。

2. 蛋白质 病毒蛋白质由病毒基因组编码,约占病毒体总重量的70%,是病毒的主要组成部分。根据功能不同,可将病毒蛋白质分为结构蛋白和非结构蛋白两大类。

(1) 结构蛋白:组成病毒体有形成分的蛋白质,如衣壳蛋白、包膜蛋白、基质蛋白。主要功能有:① 保护病毒核酸;② 参与病毒感染;③ 具有抗原性和免疫原性,可引起机体的免疫反应,也可应用于特异性诊断。

(2) 非结构蛋白:不参与组成病毒体有形成分的功能性蛋白,主要发挥调控病毒增殖或基因表达的作用,包括病毒编码的酶类及具有特殊功能的蛋白。

3. 脂类和糖类 病毒的脂类和糖类来源于宿主细胞,主要存在于病毒包膜。

第二节 病毒的增殖

病毒的增殖指病毒进入宿主细胞,以基因组为模板进行生化合成,最终释放子代病毒的过程,包括吸附、穿入、脱壳、生物合成、装配、成熟与释放6个连续的阶段,又称为复制周期(replication cycle)。

1. 吸附(adsorption) 是病毒启动复制过程的第一步,即病毒体与宿主细胞接触、识别与结合的过程。病毒通过表面的吸附蛋白与易感细胞表面的受体发生特异性、不可逆结合。不同细胞表面受体的差异决定了病毒的嗜组织特性及感染宿主的范围。

2. 穿入(penetration) 指病毒吸附于易感细胞表面后,通过胞饮、融合、直接穿入的方式,穿过细胞膜进入细胞的过程。① 胞饮(viropexis):裸露病毒常见的穿入方式,即细胞膜内陷,将病毒包裹并形成类似吞噬泡的囊泡,使病毒整体进入细胞质中。② 融合(fusion):包膜病毒常见的穿入方式,即病毒包膜在病毒特异性融合蛋白的作用下与细胞膜发生融合,使核衣壳进入细胞质中。③ 直接穿入:少数裸露病毒的穿入方式,即病毒核衣壳表面位点与细胞受体相互作用后,衣壳蛋白的结构和成分发生改变,使病毒核酸直接进入细胞质中。

3. 脱壳(uncoating) 穿入胞质中的病毒核衣壳必须脱去蛋白衣壳,暴露出病毒的核心才能进行后续复制过程。不同病毒的脱壳方式不尽相同,大多数病毒的脱壳在细胞溶酶体酶作用下完成。

4. 生物合成(biosynthesis) 以脱壳释放入细胞中的病毒基因组为模板,复制子代病毒基因组,并经过转录和翻译过程合成病毒的蛋白质,即进入生物合成阶段。不同核酸类型病毒生物合成的方式各不相同,常见的过程分述如下。

(1) 双链DNA病毒:除痘病毒外,双链DNA病毒均在细胞核内复制DNA,在细胞质内合成病毒蛋白。① 在细胞核内RNA聚合酶作用下转录出早期mRNA,再在核糖体上翻译成早期的非结构蛋白;② 以解链后的亲代单链DNA为模板,通过半保留复制生成子代DNA;③ 以子代DNA为模板转录出晚期mRNA,再翻译成晚期的结构蛋白。

(2) 单股正链RNA病毒:① 本身具有mRNA功能的单股正链RNA与核糖体直接结合,翻译出依赖RNA的RNA聚合酶。② 以亲代单股正链RNA为模板,在该酶作用下合成互补的负链RNA,再以负链RNA为模板复制出子代单股正链RNA。③ 以子代单股正链RNA为模板翻译晚期的结构蛋白。

(3) 单股负链RNA病毒:① 在病毒自身携带的依赖RNA的RNA聚合酶作用下,转录出与亲代单股负链RNA互补的正链RNA,继而合成子代单股负链RNA。② 以转录出的正链RNA为模板,翻译病毒的非结构蛋白和结构蛋白。

(4) 逆转录病毒:① 在病毒的逆转录酶作用下,以病毒RNA为模板合成互补的单股负链DNA,形成RNA:DNA中间体;再经病毒携带的RNA酶H水解中间体中的RNA链;以单股负链DNA为模板复制出双链DNA。② 在病毒整合酶作用下,双链DNA整合入细胞染色体DNA,形成前病毒(provirus)。③ 前病毒转录出子代RNA及mRNA,mRNA再翻译成子代病毒的蛋白。

5. 装配(assembly) 指经生物合成的病毒核酸与蛋白质组装成核衣壳的过程。对于二十面体对称型病毒,合成的蛋白亚基首先组装成衣壳,病毒核酸继而从衣壳的裂隙中进入壳内形成核衣壳;对于螺旋对称型病毒,组装好的衣壳围绕病毒的螺旋形核酸形成核衣壳。

6. 成熟(maturation)与释放(release) 达到成熟标准的病毒必须具有完整的形态结构、感染性、抗原性与免疫原性。裸露病毒在装配成核衣壳后即成为成熟的子代病毒;包膜病毒还需在组装的核衣壳外加一层包膜。病毒体成熟后随即以不同方式向细胞外释放。裸露病毒通过破裂宿主细胞的方式,一次性释放子代病毒颗粒,对宿主细胞造成严重影响和破坏。包膜病毒多通过出芽方式,从细胞膜系统获得包膜,最后释放到细胞外,一般不造成宿主细胞的直接死亡。

第三节 病毒的遗传与变异

在病毒增殖的过程中,亲代向子代传递相对稳定的性状称为病毒的遗传;子代与亲代之间出现基因型或表型的改变称为病毒的变异。

1. 基因突变 是指病毒基因组中一个或多个碱基发生置换、插入或缺失,导致病毒遗传特性发生改变的过程。与其他物种类似,病毒在自然条件下可发生一定频率的自发突变,一般为 $10^{-8} \sim 10^{-6}$。运用各种理化因素处理病毒也可诱导突变发生,如温度、紫外线、γ 射线、亚硝酸盐、羟胺等。基因突变导致病毒表型发生改变,常见的病毒变异现象有只能在特定条件下增殖的条件致死突变(conditional lethal mutation)、改变了可感染宿主细胞范围的宿主范围突变(host-range mutation)、降低了对药物的亲和力或失去作用的耐药突变(drug resistance mutation)等。

2. 基因重组与基因重配 当至少两种不同的病毒感染同一宿主细胞时,新合成的病毒核酸可发生多种形式的相互作用。不同病毒的核酸片段发生互换,从而产生具有两个亲代特性及可增殖性的子代病毒,称为基因重组(gene recombination)。具有分节段基因组的 RNA 病毒如流感病毒、轮状病毒等在同一受染细胞中复制时,RNA 节段发生交换的基因重组称为基因重配(gene reassortment)。一般而言,基因重配的发生频率高于基因重组,是分节段 RNA 病毒普遍变异率高的重要原因之一。

3. 基因整合 某些病毒感染宿主细胞时,病毒基因组中的 DNA 片段插入宿主染色体 DNA 中,导致病毒基因变异或引起宿主细胞染色体基因的改变,称为基因整合(gene integration)。多种 DNA 病毒(如乙型肝炎病毒、人乳头瘤病毒)和逆转录病毒均可能整合于宿主细胞染色体,基因整合与这类病毒的致瘤特性密切相关。

当两种病毒感染同一细胞时,也可发生病毒基因产物的相互作用,从而导致子代病毒的表型变异,如表型混合、互补作用、基因型混合等。但由于不涉及遗传物质改变,这类表型变异无法遗传。

第四节 病毒的感染与免疫

病毒感染(viral infection)是指病毒以一定途径侵入机体,在易感细胞中增殖并进一步扩散,从而损伤或影响细胞正常功能的过程。为了清除机体内的病毒,宿主的免疫系统通过固有免疫应答和特异性免疫应答对入侵的病毒产生免疫反应。因此,病毒自身的致病作用与宿主免疫状态的抗衡决定了病毒感染的结果与类型。

一、病毒感染

(一)病毒感染的传播方式

专性细胞内寄生的特性决定了病毒必须从外部环境进入人体细胞后才能感染。病毒侵入机体的途径与细菌相似,主要通过穿越皮肤和黏膜(呼吸道、消化道、泌尿生殖道或眼)屏障感染细胞。每种病毒通常以相对固定的途径感染机体,也有一些病毒可通过多途径感染(表18-1)。

病毒感染的传播方式分为水平传播(horizontal transmission)和垂直传播(vertical transmission)两种。其中大多数病毒是水平传播,指病毒在人群不同个体之间或动物与人之间的传播。垂直传播是指病毒从亲代宿主向子代宿主传播的方式,主要通过胎盘、产道接触或产后哺乳等途径,可导致流产、早产、死胎、先天畸形等严重后果。目前已证实多种病毒可引起垂直传播,如乙型肝炎病毒、巨细胞病毒、风疹病毒等。

表 18-1　人类病毒的感染途径、传播方式与媒介

感　染　途　径	传　播　方　式	媒　　介	代　表　性　病　毒
呼吸道	水平传播	吸入飞沫、气溶胶、痰液、唾液或皮屑等	流感病毒、麻疹病毒、鼻病毒等
消化道	水平传播	食入被污染的水或食物等	脊髓灰质炎病毒、轮状病毒、HAV 等
泌尿生殖道或眼	水平传播,垂直传播	直接或间接接触、性交、共用毛巾等	HIV、巨细胞病毒、HPV、HSV-2 等
破损皮肤	水平传播	动物咬伤、吸血昆虫叮咬等	乙脑病毒、狂犬病病毒等
血液	水平传播,垂直传播	输血或血液制品、注射、器官移植等	HIV、HBV、HCV、巨细胞病毒等
经胎盘、产道或乳汁	垂直传播	子宫内感染、产道分娩、哺乳等	巨细胞病毒、风疹病毒、HBV、HIV 等

（二）病毒感染的类型

1. 隐性感染（inapparent viral infection）　由于病毒毒力弱或机体免疫反应强,病毒侵入机体后不引起临床症状的感染称为隐性感染。隐性感染虽然没有出现临床症状,但病毒仍然可以在隐性感染者体内增殖,并作为传染源向外界释放,这种隐性感染者也称为病毒携带者（viral carrier）,在流行病学上具有重要的意义。

2. 显性感染（apparent viral infection）　由于病毒毒力强,数量多或机体防御能力弱,病毒侵入机体后出现明显临床症状的感染称为显性感染。根据症状出现的时相和病程持续时间,病毒的显性感染可分为急性感染和持续性感染。

（1）急性感染（acute viral infection）：病毒感染机体后,潜伏期短、起病急、病程短,病愈后病毒在体内消失并使机体获得特异性免疫。机体产生的特异性抗体可作为感染证据。

（2）持续性感染（persistent viral infection）：病毒感染后可在机体中持续存在,被感染者可表现出临床症状,也可没有症状但长期携带病毒,从而成为重要传染源。根据致病机制和临床表现不同,持续性感染分为以下 3 种类型：① 慢性感染（chronic infection）,指显性或隐性感染后,机体未能清除病毒,病毒得以持续存在于机体中并不断排出体外。患者的临床症状轻微或无症状,但常反复发作、长期迁徙,如乙型肝炎。② 潜伏感染（latent infection）,病毒基因组潜伏于细胞或组织中,不产生有感染性的病毒体,常规方法也不易检出完整病毒。在一定条件下,如机体免疫功能低下时,病毒可被激活而急性发作,此时可检测出病毒的存在,如水痘-带状疱疹病毒的感染。③ 慢发病毒感染（slow virus infection）,病毒的潜伏期可达数月、数年甚至数十年,潜伏期后出现慢性、进行性、致死性疾病,如麻疹病毒引起的亚急性硬化性全脑炎。

（三）病毒感染的致病机制

病毒的致病从侵入细胞开始,最终导致机体组织器官的损伤和功能障碍,主要致病机制包括对宿主细胞的直接损伤及机体对病毒抗原引起的免疫病理损伤。

1. 对宿主细胞的直接损伤　病毒致病的基础是侵入宿主细胞并在其中增殖,导致细胞结构损伤和功能障碍。裸露病毒增殖成熟后通过溶解细胞的方式一次性释放子代病毒,从而导致细胞立即死亡,这种效应称为杀细胞效应（cytocidal effect）。包膜病毒在宿主细胞内装配后,以出芽方式向细胞外扩散,短时间内不会引起细胞溶解死亡,但病毒的频繁释放最终将导致细胞死亡,称为稳定状态感染（steady state infection）。此外,病毒对细胞的损伤还可表现为诱导细胞发生凋亡、通过基因整合促进细胞增殖与转化、在受染细胞中形成包涵体等。

2. 机体对病毒抗原引起的免疫病理损伤　机体免疫系统在清除体内病毒的过程中,由所诱发的炎症反应和变态反应等免疫应答对机体造成的损伤称为病毒的免疫病理损伤。① 体液免疫病理损伤：病毒具有很强的免疫原性,可刺激机体产生抗体。抗体与病毒抗原结合后可通过激活补体引起 Ⅱ 型超敏反应,或通过抗原-抗体复合物沉积引起 Ⅲ 型超敏反应,造成细胞破坏及组织损伤。② 细胞免疫病理损伤：细胞毒性 T 细胞（CTL）在杀伤表达病毒抗原的受染细胞的过程中造成机体功能紊乱（Ⅳ 型超敏反应）。此外,由于某些病毒蛋白与宿主细胞蛋白之间存在共同的抗原决定簇,在细胞免疫发挥抗病毒效应时可能产生针对自身抗原的免疫反应。

二、抗病毒免疫

人体的抗病毒免疫与其他微生物的抗感染免疫机制规律基本一致,包括固有免疫与特异性免疫两道防线。由于病毒独特的生物学特性,抗病毒免疫又具有特殊性。

（一）固有免疫

固有免疫是机体抵御病毒感染的第一道防御系统,能迅速对病毒的入侵做出免疫应答,继而激活特异性免疫系统。固有免疫中发挥主要作用的有干扰素、巨噬细胞和自然杀伤细胞。

1. 干扰素（interferon,IFN） 是一类具有抗病毒、抗肿瘤和免疫调节活性的细胞因子,可由病毒或其他诱生剂诱导产生。干扰素根据产生细胞的不同分为 IFN-α、IFN-β 和 IFN-γ 三种类型,其中由白细胞产生的 IFN-α 和由成纤维细胞产生的 IFN-β 均属于 I 型干扰素,也是具有更强广谱抗病毒作用的干扰素。干扰素不能直接杀灭病毒,但可以诱导细胞产生抗病毒蛋白,不同的抗病毒蛋白通过抑制病毒蛋白合成或降解病毒核酸等机制发挥抗病毒效应。

2. 巨噬细胞（macrophage） 可以通过吞饮病毒或产生抗病毒细胞因子等方式阻止病毒感染,具有比中性粒细胞更强的杀病毒作用。

3. 自然杀伤细胞（natural killer cell,NK） 可以非特异性地杀伤病毒感染的靶细胞,不受组织相容性抗原的限制,是抗感染固有免疫中主要的杀伤细胞。

（二）特异性免疫

特异性免疫是病毒逃逸了机体固有免疫屏障后面临的第二道防线,包括体液免疫和细胞免疫。

1. 体液免疫 体液免疫产生的特异性抗体可清除细胞外游离的病毒,对病毒感染的细胞也能发挥作用。① 中和抗体（neutralizing antibody）:病毒表面抗原诱生的抗体,通过与细胞外病毒结合,阻止病毒与易感细胞的吸附与穿入,从而消除病毒的感染能力。中和抗体虽不能直接杀伤和灭活病毒,但与病毒形成的免疫复合物可被吞噬细胞吞噬清除。② 补体结合抗体:由病毒表面的非中和抗原或内部抗原诱生的抗体,通过激活补体发挥协同作用或调理作用,最终使受染细胞裂解或被吞噬细胞吞噬。

2. 细胞免疫 病毒具有专性细胞内寄生特性,细胞免疫是清除细胞内病毒的重要免疫应答,其中主要效应细胞是 $CD8^+$ 细胞毒性 T 细胞（CTL）和 $CD4^+$ 辅助性细胞（Th1 细胞）。① CTL:通过表面抗原受体识别受染细胞并与之结合,随后分泌多种细胞因子导致细胞裂解和凋亡,最终直接杀伤靶细胞。② Th1 细胞:处于活化状态的 Th1 细胞通过分泌细胞因子增强细胞免疫,主要机制包括激活巨噬细胞和自然杀伤细胞,诱发炎症,促进 CTL 的增殖和分化等。

第五节　病毒的分类与命名

一、分类依据与原则

病毒的分类一般采用多原则的非系统分类方法。国际病毒分类委员会（International Committee on Taxonomy of Viruses,ICTV）于 1971 年提出按病毒基本性质进行分类的原则,主要分类依据是病毒核酸的类型与结构（DNA 或 RNA、线状或环状、单链或双链、分子量等）,同时还应考虑病毒的大小、形态、结构、核衣壳对称型、对脂溶剂的敏感性、抗原性、宿主范围、传播途径和致病性等生物学和非生物学特性。

二、分类系统与命名

根据分类原则,目前的病毒分类系统由目（order）、科、亚科（subfamily）、属和种分类单元构成。ICTV 于 2017 年公布的第十次国际病毒分类报告将病毒分为 9 个目、131 个科、46 个亚科、803 个属、4 853 个种。其中目、科、亚科和属的认可名称均为斜体,首字母大写;种名为斜体,且首单词首字母大写。各个分类单元英文以固定的词尾表示,如"目"的后缀是"-virales","科"的后缀是"-viridae","亚科"的后缀是"-virinae","属"的后缀是"-virus"。

本章小结

病毒是一类体积微小、结构简单、仅含一种类型核酸、具有严格活细胞内寄生特性的非细胞型微生物,与人类的疾病和健康息息相关。

病毒以自我复制的方式进行增殖,不同结构和核酸类型的病毒在吸附、穿入、脱壳、生物合成、装配、成熟与释放阶段具有各自的特殊性与共性。

病毒基因组的基因数少,复制形式多样化,因此相较于其他微生物具有更强的变异性。研究病毒遗传与变异的规律有助于揭示病毒的进化与致病机制,其还可作为分子遗传学的研究工具和模式生物。

病毒的感染是病毒以一定途径侵入机体,在易感细胞中增殖并进一步扩散,从而损伤或影响细胞正常功能的过程。病毒感染后不仅从细胞水平对宿主造成直接损伤,而且从整体水平诱发机体的免疫病理损伤。因此,抗病毒感染免疫是一把"双刃剑",既是清除病毒的重要防御力量,也参与病毒的致病过程。病毒自身的致病作用与宿主免疫状态的抗衡决定了病毒感染的结果与类型。

病毒分类学是对病毒起源、进化、共性和个性方面系统的归纳,有助于了解病毒的遗传特性,规范未知病毒的鉴定,为病毒性疾病的诊断和治疗提供依据。

(严 沁)

第十九章 病毒检验技术

病毒感染性疾病的诊断、治疗和预后监测都离不开病毒检验技术。通过各种实验手段，从待测标本中获得相关病毒感染的证据，从而确定特定病毒感染与临床疾病之间的因果关系，是病毒检验的目标。病毒检验技术包括病毒的形态学检查、分离培养与鉴定技术和非培养检验技术（包括病毒抗原和抗体的免疫学检测技术及核酸检测的分子生物学技术等）。病毒感染检测结果的临床意义必须结合流行病学资料、临床表现、病毒种类及机体的病理变化等综合分析，才能做出准确判定。

第一节　病毒的形态学检查

一、光学显微镜

大多数病毒形态需借助电镜进行观察，细胞核和（或）细胞质内的包涵体经染色后可用光学显微镜进行观察。常用的染色液有吉姆萨和 H－E 两种。包涵体的产生分为 3 种，在细胞质中复制、装配的病毒（如 RNA 病毒）产生胞质内包涵体；在细胞核中复制、装配的病毒（常见 DNA 病毒）产生胞核内包涵体；有些病毒如麻疹病毒既可在胞质内又可在胞核内形成包涵体。

（一）胞质内包涵体

狂犬病毒、呼吸道合胞病毒感染后包涵体常出现在胞质内。① 狂犬病毒在易感动物体内增殖，取大脑组织海马回部位做病理切片，经吉姆萨或 H－E 染色后，在胞质内可见典型的椭圆形或圆形、边缘清晰的嗜酸性包涵体，称内氏小体（Negri's body），其在诊断上具有参考意义。② 呼吸道合胞病毒的包涵体为轻度嗜酸性，可见于常规的细胞培养中，一般临床标本也可见。

（二）胞核内包涵体

巨细胞病毒、单纯疱疹病毒、水痘-带状疱疹病毒和腺病毒等可产生核内包涵体。① 巨细胞病毒感染的宿主细胞的细胞核周围绕有一轮（晕）的大型嗜酸性包涵体。约 50% 该病毒感染的先天性患儿的尿沉渣中可检出带有明显核内包涵体的巨细胞，该包涵体也可出现于泪液、唾液、乳汁中的细胞内。② 单纯疱疹病毒、水痘-带状疱疹病毒感染的宿主细胞可出现核内嗜酸性包涵体和巨核细胞，两者之间难以通过包涵体鉴别。③ 腺病毒感染后在细胞核内形成嗜酸性包涵体，在早期感染后包涵体呈嗜酸性，逐渐成熟后变成嗜碱性，并填充于核内。

（三）胞质内和胞核内包涵体

麻疹病毒感染细胞后既可在胞质内又可在胞核内形成包涵体。在感染的前驱期遍及全身淋巴组织，可出现多达 100 个核的多核巨大细胞，在这些细胞中包涵体少见，但在黏膜上皮细胞，如呼吸道黏膜上皮细胞，受感染的细胞大多有包涵体。

二、电镜

电镜技术是诊断和研究病毒性疾病的重要方法之一，但由于有些病毒颗粒易于降解或者一种病毒有多种形态而常影响正确诊断，且设备昂贵，操作复杂，故电镜技术的应用受到一定限制。电镜技术可分为以下两种。

（一）直接检查

含有高浓度病毒颗粒（$\geqslant 10^7$颗粒/mL）的样品，可直接在电镜下观察病毒颗粒大小、形态结构及其在组织细胞中的位置。要获取病毒形态学特征的准确信息，除电镜本身的分辨率外，标本制作也十分关键，常用方法有以下几种。

1. 负染色技术　由 Hall 于 1955 年提出，负染色技术用重金属染液里的金属原子作为电子"染料"，包绕密度较低的生物标本（病毒）从而形成明显反差的方法。电子光束能够通过低电子密度的病毒颗粒，而不能通过金属背景，从而使病毒颗粒呈现出明亮清晰的结构，从而凸显病毒的大小、形态和结构，故称负染色技术。负染色技术目前在病毒形态和结构研究中应用最为广泛。

负染色技术具有高度反差、分辨率高、操作简单、标本纯度要求低等优点,染色本身也不改变标本的生物活性,不因染色而造成标本变形,只需要将标本粗提浓缩后直接滴到有膜铜网上,滴上染液,干燥后即可进行电镜观察。但本方法要求标本中病毒含量较高,而且病毒需要游离于组织液或细胞液中,被检的病毒最好有自身的形态特征,适用于腺病毒、轮状病毒、HAV、HBV、单纯疱疹病毒、和巨细胞病毒等的检查。

2. 超薄切片电镜技术　　超薄切片要求切下的组织非常薄,厚度为 $10\sim100$ nm。例如,一个组织细胞经超薄切片可切成几十片甚至上百片,然后进行电镜观察。超薄切片和一般病理切片的制作基本相似,即标本经过固定(锇酸或戊二酸固定)、包埋、切片和染色(铀或铅复染)等一系列操作程序,但与一般病理切片相比,其操作要求更加严格。

超薄切片电镜技术可观察到组织细胞的超微结构和细胞中病毒颗粒及病毒在细胞内的生物合成和装配过程,亦可观察病毒的形态、大小、排列特点及由于病毒的作用引起细胞的超微病理变化,但该技术需要由专业人员操作,而且制作周期较长,操作复杂,从而使其临床应用受到限制。

（二）免疫电镜

由于病毒个体微小,直接电镜观察时如果标本中病毒浓度较低,病毒颗粒形态特征不明显则较难确切辨认。为了提高辨认的准确性,可用免疫电镜技术(immunolectromicroscope,IEM)进行观察,即将病毒与特异性抗体结合,在电镜下即可清晰观察凝聚的病毒颗粒,从而提高病毒的检出率和特异性。利用本技术发现和鉴定了许多病毒,如 HAV、轮状病毒、脊髓灰质炎病毒及乙型肝炎患者血清中的 HBsAg 等。

1. 抗原抗体作用的直接电镜观察　　将病毒标本制成悬液,加入特异性抗体混匀,使标本中病毒颗粒凝集成团,再用电镜观察,可提高病毒检出率,比电镜直接检查法更特异、更敏感。例如,脊髓灰质炎病毒的这种检查比直接电镜检查敏感 100 倍。但所用抗体效价必须高,抗原抗体比例要适合,标本中病毒颗粒需达到一定数量。

2. 酶标记或胶体金标记免疫电镜技术　　酶标记是以酶为抗原抗体反应的标记物,与相应底物作用后形成不溶性产物,在电镜下形成电子散射力极强的终末产物。常用于免疫电镜标记的酶有辣根过氧化物酶和碱性磷酸酶。胶体金标记是以胶体金作为抗原抗体示踪物,当胶体金的直径为 0.8 nm 或 1.0 nm 时,其穿透组织细胞能力增强而不影响观察结果。超小的胶体金经银增强系统处理后,分辨效果更佳,目前已被广泛用于各种电镜检查。

第二节　病毒的分离培养与鉴定技术

病毒的分离培养是病毒性疾病诊断的"金标准",但方法复杂,要求严格且需时间较长,适用于病毒的实验室研究或流行病学调查。一般在下述情况进行病毒的分离培养与鉴定:① 需对疾病进行病原学的鉴别诊断;② 新病毒性疾病或再发性病毒性疾病的诊断;③ 病程长且诊断困难的患者疑似病毒感染时,进行病毒分离培养对诊治疾病有指导意义;④ 监测病毒减毒活疫苗效果(如及时发现恢复毒力的变异株等);⑤ 病毒性疾病的流行病学调查;⑥ 病毒生物学特性研究。

一、病毒的分离培养

病毒是严格细胞内寄生的微生物,必须以活细胞进行培养,故应根据病毒种类选择相应的细胞、鸡胚或敏感动物进行病毒的培养与鉴定。烈性病毒性传染病标本培养必须在临床微生物实验室内进行,并且严格遵循无菌操作和生物安全防护原则。

（一）细胞培养

病毒与细胞间关系有严格的选择性,有的病毒可在多种细胞中增殖,有的细胞适用于多种病毒增殖,这取决于细胞对病毒的敏感性。用于培养病毒的细胞有原代细胞、二倍体细胞和传代细胞系(表 19-1),它们由于具有不同特性,往往应用于不同目的。

表 19-1　常用于病毒培养的细胞

细 胞 种 类	可 分 离 病 毒
原代细胞	
人肾、肺细胞	腺病毒、腮腺炎病毒
非洲绿猴细胞	单纯疱疹病毒、RSV、水痘-带状疱疹病毒、腮腺炎病毒、风疹病毒
恒河猴肾细胞,猕猴肾细胞	腺炎毒、流感病海、副流感病毒、鼻病毒、麻疹病毒、脊髓灰质炎病毒、ECHO、柯萨奇病毒 A 和 B 组
二倍体细胞	
人胚肺细胞(WI-38 细胞)	腺病毒、巨细胞病毒、水痘-带状疱疹病毒
传代细胞	
传代地鼠肾细胞(BHK-21 细胞)	狂犬病毒、口蹄疫病毒、寨卡病毒
人宫颈癌细胞(HeLa 细胞)	RSV、腮腺炎病毒、冠状病毒、腺病毒单纯疱疹病毒
人喉上皮癌细胞(Hep-2 细胞)	腺病毒、RSV、单纯疱疹病毒
非洲绿肾细胞(Vero 细胞)	单纯疱疹病毒、麻疹病毒、RSV、流感病毒、风疹病毒、轮状病毒

1. **原代细胞培养**　　新鲜的组织或器官在胰蛋白酶作用下制成单个细胞悬液,在充足营养条件下,经 37℃培养数天后形成单细胞层的过程,称原代细胞培养。原代细胞具有原组织特性,对病毒最为敏感,常用于直接从标本中分离病毒,如原代恒河猴和猕猴肾细胞是培养正黏病毒、副黏病毒、肠道病毒和腺病毒的常用细胞,但制备较为复杂。

2. **二倍体细胞培养**　　原代细胞在体外分裂 50 代后仍保持染色体的二倍体特征,属正常细胞,称为二倍体细胞株。但这类细胞不能无限制地连续传代,多次传代后会出现细胞老化、敏感性降低现象。常用的二倍体细胞有人胚肺细胞(WI-38 细胞)、人胚肾细胞、猴肾细胞、地鼠肾细胞等,广泛用于病毒分离和疫苗制备。例如,WI-38 细胞可用于水痘-带状疱疹病毒、腺病毒和巨细胞病毒的分离培养。

3. **传代细胞培养**　　传代细胞指来源于肿瘤细胞或二倍体细胞株传代过程中的变异细胞,具有瘤细胞特性,繁殖率高,可无限传代。常用细胞有 HeLa 细胞、BHK-21 细胞、Hep-2 细胞、Vero 细胞等。其不仅可用于病毒的分离鉴定,还可用于病毒抗原的大量生产和抗病毒药物的筛选,如用 HeLa 细胞和 Vero 细胞分离单纯疱疹病毒等。不能用来源于肿瘤的传代细胞生产疫苗。

（二）鸡胚培养

鸡胚培养具有病毒含量高,结果易判断,条件易控制,且来源充足,操作简单,适于病毒分离、疫苗生产、抗原大量制备、抗病毒药物研究等。流感病毒、单纯疱疹病毒、水痘病毒等均可用鸡胚分离培养(表 19-2),一般采用 9~12 日龄鸡胚。根据病毒种类选择接种部位的接种类型有以下几种。

表 19-2　病毒在鸡胚内的培养

病　　毒	胚胎年龄(日龄)	接 种 途 径	表　　现	收 获 材 料
流感病毒	9~12	尿囊腔、羊膜腔	血凝	尿囊液、羊水
水痘病毒	10~13	绒毛尿囊膜	痘疱	绒毛尿囊膜
单纯疱疹病毒	10~13	绒毛尿囊膜	痘疱	绒毛尿囊膜
流行性腮腺炎病毒	9~12	尿囊腔、羊膜腔	血凝	尿囊液、羊水
乙脑病毒	6~8	卵黄囊	死亡	卵黄囊
新城疫病毒	9~11	绒毛尿囊膜、尿囊腔、羊膜腔	死亡、血凝	绒毛尿囊膜

1. **羊膜腔接种**　　用于从临床材料(如患者咽激液)中初次分离流感病毒等。这种接种途径在羊水和尿囊液中均可收获病毒。

2. **绒毛尿囊膜接种**　　用于水痘病毒和单纯疱疹病毒的分离培养。这些病毒在线毛尿囊膜上可形成肉眼可见的斑点状或痘疱状病灶,感染性病毒颗粒的数目可以通过产生的斑点或痘疱状病灶数目来计算,因此该方法还可用于抗病毒血清滴定试验。

3. 尿囊腔接种　　用于流感病毒、流行性腮腺炎病毒和新城疫病毒的分离培养。病毒可在内皮细胞中复制,复制的病毒被释放到尿囊液中,因此,尿囊液可收获大量病毒。

4. 卵黄囊接种　　用于某些嗜神经病毒的分离培养。病毒主要在卵黄的内皮细胞生长,可分离乙脑病毒。

（三）动物接种

动物接种法是病毒分离培养最早使用的方法,现逐渐被细胞培养所代替,但某些病毒仍用此方法。常用动物为豚鼠、家兔、小白鼠和大白鼠等。动物的选择应考虑其对病毒的易感性和动物的健康状况、大小、性别及品系等。接种部位亦随病毒种类而异,可有脑内、鼻内、皮内、皮下、腹腔、静脉等接种部位。例如,用出生24~48 h的乳鼠分离柯萨奇病毒;在小鼠脑内接种乙脑病毒、登革热病毒和出血热病毒。接种后,每日观察和记录动物发病情况,若动物临危死亡,则在死亡前取病变组织继续传代与鉴定。

二、病毒的鉴定

（一）病毒在培养细胞中增殖的鉴定指标

1. 细胞病变　　病毒在敏感细胞内增殖时可引起特有的细胞改变,称细胞病变效应(cytopathic effect,CPE),用光学显微镜即可观察到病变的细胞。常见的病变有:① 细胞圆缩、分散、溶解,系肠道病毒、鼻病毒、披膜病毒、水痘病毒等感染所致;② 细胞融合成多核巨细胞,系疱疹病毒、副黏病毒、RSV 感染迹象;③ 细胞肿胀、颗粒增多、病变细胞聚集成葡萄串状,提示腺病毒感染;④ 形成包涵体。狂犬病毒和巨细胞病毒可致细胞质或核内出现嗜酸性或嗜碱性包涵体。经验丰富的实验人员可通过 CPE 特征判断病毒的种类甚至做初步分型。

2. 红细胞吸附　　带有血凝素刺突的病毒感染细胞后,细胞膜表面可出现血凝素刺突,能吸附鸡、豚鼠或猴红细胞,这个过程称红细胞吸附(hemadsorption)。例如,流感病毒能吸附和凝集鸡红细胞;新城疫病毒能吸附和凝集豚鼠红细胞;风疹病毒能吸附和凝集鸽子、绵羊红细胞。加入相应的血凝素抗体后,红细胞吸附现象可被抑制,这个操作称为红细胞吸附抑制试验,其可作为病毒鉴定的依据。

3. 干扰现象　　某些病毒感染细胞后不出现 CPE,但能干扰在其后感染同一细胞的另一病毒的增殖,从而阻抑后者所特有的 CPE,称为干扰现象(viral interference)。因此,可用不能产生 CPE 的病毒干扰随后接种且可产生 CPE 的病毒,以检测病毒的存在。例如,某些型别的鼻病毒能干扰副流感病毒的感染和增殖,从而阻止后者感染的宿主细胞对红细胞的吸附现象,据此可对病毒进行初步鉴定。

4. 细胞代谢改变　　病毒感染细胞后可使培养液 pH 发生改变,说明细胞的代谢在病毒感染后发生了变化。

（二）病毒感染性测定和病毒数量测定

对于已增殖的病毒,必须进行感染性和数量的测定。在单位体积中测定感染性病毒的数量称为滴定。常用的方法有以下几种。

1. 50%组织细胞感染量测定　　将待测病毒液进行 10 倍系列稀释,分别接种于单层细胞,经培养后观察CPE 等病毒增殖指标,以感染 50% 细胞的最高病毒稀释度为判定终点,经统计学处理计算出 50% 组织细胞感染量(50% tissue culture infectious dose,$TCID_{50}$)。此方法是以 CPE 作为指标,判断病毒的感染性和毒力。

2. 红细胞凝集试验　　亦称血凝试验(red cell agglutination test)。将含有血凝素的病毒接种鸡胚或感染细胞后,收集其鸡胚羊膜腔液、尿囊液或细胞培养液,加入动物红细胞后可出现红细胞凝集。如将病毒悬液稀释成不同浓度,以血凝反应的最高稀释度作为血凝效价,可半定量检测病毒的含量。

3. 空斑形成试验　　将适当稀释浓度的病毒液定量接种于敏感的单层细胞中,经一定时间培养后,覆盖薄层未凝固的低熔点琼脂于细胞上,待其凝固后继续培养,由于病毒的增殖使感染的单层细胞病变脱落,可形成肉眼可见的空斑,即空斑形成试验(plaque formation test)。一个空斑通常由一个感染病毒增殖所致,即一个空斑形成单位(plaque formatting unit,PEU),计数平板中空斑数可推算出样品中活病毒的数量,以 PFU/mL 表示。

4. 中和试验(NT 试验)　　病毒在细胞培养中被特异性抗体中和而失去感染性的一种试验。用已知的抗病毒血清与待测病毒悬液混合,在室温下作用一定时间后接种敏感细胞,经培养后观察 CPE 或红细胞吸附现象是否消失,如果特异性抗体能中和病毒,使之失去感染性,不出现 CPE 或红细胞吸附现象消失,则该病毒为特异性抗体的同型病毒,用于病毒分型鉴定时具有特异性。如用不同浓度的病毒抗血清进行中和试验,还可根据抗体的效价对待测病毒液进行半定量检测。

第三节　病毒的非培养检验技术

免疫学和分子生物学等而非培养检验技术能直接检测标本中的病毒成分(抗原、核酸)和特异性抗体,可以实现病毒性疾病的早期诊断,已成为临床病毒学检验的重要手段。

一、免疫学检验技术

(一) 抗原检测

可用免疫学标记技术直接检测标本中的病毒抗原进行早期诊断,常用免疫荧光法、酶免疫技术(包括酶免疫组化法和 ELISA)、免疫胶体金技术、发光免疫技术、乳胶凝集试验等。这些技术操作简单、特异性强、敏感性高,特别是用标记质量高的单克隆抗体可检测到纳克(ng)甚至皮克(pg)水平的抗原或半抗原。

1. 免疫荧光法　　常用的标本有冰冻切片、组织印片、病损部位刮片和离心沉淀的混悬细胞,以荧光显微镜观察细胞核和细胞质内的荧光,检测抗原在细胞内所处的位置,如流感病毒、腺病毒和疱疹病毒具有细胞核和细胞质内荧光,而 RSV、副流感病毒和腮腺炎病毒、肾综合征出血热病毒仅有细胞质内荧光,麻疹病毒为多核巨细胞内荧光。

免疫荧光法具有快速、实用的优点,要求标本中含有足够量的疑有病毒感染的完整细胞,或在组织细胞培养出现明显细胞病变前检查病毒抗原,以做早期快速诊断。单克隆抗体的应用使免疫荧光法的敏感性和特异性进一步提高,结果也更易判断。

2. 酶免疫技术　　包括酶免疫组化法和 ELISA。

(1) 酶免疫组化法:与免疫荧光法的原理相似,不同的是将荧光标记改为辣根过氧化物酶标记,常使用间接法。酶免疫组化法在检测病毒抗原上的优点是无须荧光显微镜,用普通光学显微镜或肉眼即可观察结果、染色标本能长期保存、制剂可较长期应用,是一种特异、快速、简便的方法,主要用于检测培养细胞中的病毒抗原和组织切片、印片细胞中的病毒抗原,较少用于临床病毒标本检测,原因是临床标本中可能存在的内源性过氧化物酶导致非特异性染色,造成假阳性。

(2) ELISA:该法将病毒特异性抗体(或抗原)吸附到固相支持物(微孔板、试管、有孔小球)上,然后加入待测标本与"固相抗体"培养,再加入酶(如辣根过氧化物酶或碱性磷酸酶)标记的病毒特异性抗体(抗原)来检测病毒抗原(抗体)。该法可用于常规细胞培养难以增殖的病毒如 HAV、HBV、HCV 和轮状病毒的检测。

3. 免疫胶体金技术　　该法是用胶体金作为标记物,胶体金在合适的条件下与病毒抗原或抗体结合形成稳定的标记物,但不影响被标记抗原(或抗体)的免疫活性,胶体金本身带有紫红色,可用肉眼直接观测结果。目前已有检测轮状病毒、流感病毒等病毒抗原的胶体金试剂盒应用于临床诊断。

4. 发光免疫技术　　该法根据标记物的不同,主要有化学发光免疫分析和电化学发光免疫分析。检测时将化学发光物质或酶作为标记物直接标记在抗原或抗体上,经过抗原与抗体反应形成抗原-抗体复合物,随后加入氧化剂或酶的发光底物,经反应形成激发态的中间体,发射光子释放能量,发光强度可以利用发光信号测量仪器进行检测。

发光免疫分析是一种灵敏度高、特异性强、检测快速及无放射危害的分析技术,临床应用已非常成熟,有取代放射免疫分析技术和 ELISA 而成为诊断市场上的主流产品的趋势。其目前常用于 HAV、HBV、HCV、HPV、SARS 病毒及肠道 RNA 病毒抗原的检测。

5. 乳胶凝集试验　　该法分为试管法和玻片法。试管法可进行半定量测定,玻片法操作简单,多为定性测定。乳胶为人工合成的载体,性能稳定,均一性好,可用于测定轮状病毒、巨细胞病毒、HBV 等。

（二）抗体检测

病毒抗体检验方法与前述病毒抗原的检验方法具有通用性,但须根据病毒种类、实验室条件进行选择。

1. IgM 特异抗体检测　　检测病毒 IgM 特异抗体可早期诊断病毒感染,如孕妇羊水中检测到巨细胞病毒或风疹病毒的 IgM 特异抗体可早期诊断胎儿的先天性巨细胞病毒或风疹病毒感染;测定 HAV 感染后产生的 HAV IgM 特异抗体可早期确诊甲型肝炎;抗 - HBc 出现较早,常以抗 - HBc IgM 作为 HBV 感染急性期的指标。IgM 特异抗体的测定有助于早期诊断,但感染机体产生 IgM 抗体有明显的个体差异。

IgM 特异抗体检测常用方法有 ELISA 和免疫荧光法,且 ELISA 无须荧光显微镜,操作简便快速,在临床应用更为广泛。ELISA 中又以 IgM 捕获法最为特异,已应用于多种病毒,如风疹病毒、HAV、巨细胞病毒、单纯疱疹病毒、轮状病毒等的早期诊断。

2. IgG 特异抗体检测　　IgG 抗体虽较 IgM 抗体出现晚,但对尚无病毒分离培养方法或难以分离培养的病毒仍具有辅助诊断价值,同时也是病毒流行病学调查的重要指标,并有助于了解个体既往感染。

IgG 抗体检测常用方法有 ELISA 间接法或捕获法,目前已广泛用于肝炎病毒、风疹病毒、巨细胞病毒、单纯疱疹病毒、EB 病毒等 IgG 抗体或总抗体的检测。化学发光免疫测定法(chemiluminescence immunoassay,CLIA)已应用于临床病毒检验,提高了病毒抗体检测的灵敏度和特异性,且更快速、方便,已成为 HAV、HBV、HCV 检测的临床常用方法。

二、分子生物学检验技术

分子生物学检验技术的快速、简便、特异、敏感等特点为病毒性疾病的诊治提供了新的研究思路和检测手段,在病毒感染个体病毒载量、分析病毒感染类型、检测病毒耐药基因等方面凸显优势,已被广泛应用于 HBV、HCV、HPV、HIV 的直接检测。

（一）核酸杂交技术

1. 斑点杂交(dot blot hybridization)　　将待测的 DNA 或 RNA 直接点样在杂交滤膜上,变性后与标记的探针核酸序列杂交,根据标记物的不同采用放射自显影或酶显色技术等检测杂交产物,可用于大多数病毒核酸和 PCR 产物的检测。

2. 原位杂交(in situ hybridization)　　将病毒感染细胞固定后,在不破坏细胞结构的情况下,在细胞原位释放暴露出病毒的 DNA 或 RNA,加入标记的病毒特异核酸探针进行杂交。通过显色技术可直接观察病毒在细胞内位置和核酸数量。

3. DNA 印迹(southern blot)和 RNA 印迹(northern blot)　　将标本中提取的病毒 DNA 或 RNA 用限制性内切酶切割后,在琼脂糖凝胶电泳中将病毒核酸按分子量大小分开,然后再将琼脂糖凝胶中的核酸条带电转移至硝酸纤维素膜或尼龙膜上,与标记的探针序列进行杂交,可以检测病毒的 DNA 或 RNA 中的特异序列。

（二）PCR 技术

常规 PCR 技术指选择病毒的特异、保守片段作为靶基因,用设计的特异引物在 Taq 酶作用下扩增病毒特异序列,可对病毒感染进行诊断。或选择病毒的易变区,结合限制性片段长度多态性(RFLP)分析、变性梯度凝胶电泳(DGGE)或测序等技术可对病毒进行分型和突变的研究。对 RNA 病毒的 PCR 可采用逆转录 PCR(reverse transcription PCR,RT - PCR),即通过逆转录酶将病毒 RNA 逆转录为 cDNA 后再行 PCR。

荧光定量 PCR 技术(fluorescence quantitative PCR, FQ - PCR)原理是在常规 PCR 中加入一个特异性荧光探针,该探针带有一个荧光发光分子和一个荧光淬灭分子,完整的探针在激光激发下,产生的荧光被淬灭分子完全吸收,则不发荧光。在 PCR 过程中,当 DNA 链延伸时,5'→3' 核酸外切酶作用于模板特异结合的荧光探针,荧光发光分子被从探针上切割下来,与淬灭分子分开,在激光激发下产生荧光,其强度与 PCR 产物量成正比。其通过对反应体系中荧光信号的检测实现对 PCR 过程中产物量的实时监测,并根据参照系统较为精确地计算出 PCR 的初始模板量。FQ - PCR 能准确定量,灵敏度高,污染小,可对感染个体的病毒载量进行动态监测,在抗病毒疗效观察中尤为重要。

PCR 技术具有简便、快速、特异、敏感等许多优点,特别适宜难分离培养病毒的诊断,常用于各种肠道病毒、呼吸道病毒、肝炎病毒等的检测。

（三）基因芯片技术

利用病毒基因测序所获得的生物学信息,可将各种病毒的特异性序列制成探针,这样一次就可检测出多种病毒并能鉴定出病毒的亚型。例如,采用基因芯片技术可以在艾滋病患者出现抗体之前检测到 HPV,对该病的早期诊断具有重大意义。采用基因芯片技术对 HIV－1B 亚型中的逆转录酶和蛋白酶基因的多态性分析发现,该亚型的病毒基因序列存在极大差异,其中蛋白酶的基因片段差异最大,在编码的 99 个氨基酸序列中,有 47.5% 的存在明显突变,从而直接导致了病毒抗药性的不同。

基因芯片技术可一次性完成大规模、高通量样品 DNA 序列的检测,灵敏、准确,不仅免了烦琐而费时的分离培养,而且无须等到抗体出现,在病毒(包括呼吸道的许多病毒、人乳头瘤病毒)检测方面运用广泛,尤其是在病毒分型检测,如流感病毒分型、HBV 基因分型、人乳头瘤病毒分型等方面均具有良好的应用前景。

（四）基因测序技术

1. **第一代测序技术**　　是基于 1977 年 Sanger 发明的双脱氧核苷酸末端终止测序法和同年 Maxam 与 Gilbert 发明的 DNA 化学降解测序法出现的。双脱氧核苷酸末端终止测序法的核心原理是由于 ddNTP 的 2' 和 3' 都不含羟基,在 DNA 的合成过程中不能形成磷酸二酯键,因此可以用来中断 DNA 合成反应。在 4 个 DNA 合成反应体系中分别加入一定比例带有放射性同位素标记的 ddNTP(分别为 ddATP、ddCTP、ddGTP 和 ddTTP),通过凝胶电泳和放射自显影后可以根据电泳条带的位置确定待测分子的 DNA 序列。随后,荧光标记技术的出现将 DNA 测序带入自动化时代。第一代测序技术的测序读长可达 1 000 bp,准确性高达 99.999%,但是测序成本高、通量低,从而影响了其真正大规模的应用。

2. **第二代测序技术**　　也称为下一代测序技术(next generation sequencing,NGS),相比第一代测序技术,其总体往高通量、低成本方向发展。第二代测序技术的核心原理是边合成边测序,即依照第一代测序技术的原理,通过测序仪器捕捉新掺入的末端荧光标记来确定 DNA 序列组成。目前最具代表性的第二代测序平台包括瑞士罗氏公司(Roche)的 454 测序仪、美国因美纳(Illumina)系列测序仪、美国应用生物系统公司(ABI 公司)的 SOLiD 测序仪等。第二代测序技术在大大降低了测序成本的同时,还大幅提高了测序速度,并且保持了高准确性,是目前市场上主流的测序技术。

3. **第三代测序技术**　　以 PacBio 公司的单分子实时测序系统(SMRT)和 Helicos Bioscience 公司的 HeliScope 遗传分析系统为代表的测序技术,被称为第三代测序技术。与前两代测序技术相比,他们最大的特点就是单分子测序,测序过程无须进行 PCR 扩增,减少了基因扩展所导致的误差,具有更高通量、更长读取度、更高准确性、更短测序时间、更低成本等特点。

4. **第四代测序技术**　　第二三代测序技术均是基于光信号的测序技术,都需要昂贵的光学监测系统,并依赖 DNA 聚合酶读取碱基序列,大大地增加了测序的成本。不使用生物化学试剂,直接读取 DNA 序列信息的新型测序方法,就成为第四代测序技术的主要思想。其中的代表当属牛津纳米孔公司(Oxford Nanopore Technologies 公司)推出的纳米孔测序技术。该技术借助纯物理学方法,不再利用光信号,也不再需要生化预处理材料,而是利用不同的碱基通过纳米孔时产生的电信号变化直接对其进行测序。它的特点是单分子测序、测序读取度长(超过 150 kb)、测序速度快、测序数据实时监控、机器方便携带等。

目前,对已发现的病毒的全基因测序已基本完成,故可运用第二代或第三代测序技术将所检测的病毒进行特征性基因测序,并与基因库里的预先定义的病毒标准基因序列进行比对,从而可以迅速识别各类病毒,使诊断更为快速、准确。

随着病毒基因结构的阐明,各种病毒特征序列谱的获得及测序技术的不断改进,基因测序将在临床病毒性疾病诊疗上发挥更大作用。

本章小结

病毒感染性疾病的诊断、治疗和预后监测都离不开病毒检验技术。通过各种实验手段,从待测标本中获得相关病毒感染的证据,从而确定特定病毒感染与临床疾病之间的因果关系,是病毒检验的目标。基本技术包括病毒的形态学检查、分离培养与鉴定技术和非培养检验技术(包括病毒抗原和抗体的免疫学检验技术及核酸检测的分子生物学检测技术等)。病毒感染检测结果的临床意义必须结合流行病学资料、临床表现、病毒种类及机体的病理变化等的综合分析,才能做出准确判定。

(沈　权)

呼吸道病毒(virus associated with respiratory infections)是指能侵犯呼吸道,引起呼吸道或呼吸道以外组织器官病变的病毒。前者如流感病毒、鼻病毒、呼吸道合胞病毒等;后者如麻疹病毒、腮腺炎病毒、风疹病毒等。据统计,90%以上的急性呼吸道疾病是由病毒感染所致,常见呼吸道病毒及所致主要疾病见表20-1。本章主要介绍各种呼吸道病毒的临床意义、生物学特性及实验室检测等内容。

表 20-1 常见呼吸道病毒及所致主要疾病

科(亚科)	属	代表种	所致疾病
正黏病毒科	甲、乙型流感病毒属	甲、乙型流感病毒	流感
	丙型流感病毒属	丙型流感病毒	流感
副黏病毒科	麻疹病毒属	麻疹病毒	麻疹、亚急性硬化性全脑炎
	腮腺炎病毒属	腮腺炎病毒	流行性腮腺炎、睾丸炎、脑膜炎
	副流感病毒属	副流感病毒	普通感冒、支气管炎
	肺病毒属	人呼吸道合胞病毒	婴幼儿支气管炎、肺炎
冠状病毒科	冠状病毒属	传染性支气管炎病毒	上呼吸道感染、普通感冒
		SARS 病毒	严重急性呼吸系统综合征
小 RNA 病毒科	肠道病毒属	鼻病毒 A、B 型	上呼吸道感染、普通感冒
披膜病毒科	风疹病毒属	风疹病毒	风疹、先天性风疹综合征
呼肠病毒科	正呼肠病毒属	哺乳动物正呼肠病毒	上呼吸道感染、腹泻
腺病毒科	乳腺腺病毒属	人腺病毒 C 型	小儿肺炎、上呼吸道感染
	禽腺病毒属	禽腺病毒 A 型	

第一节 正黏病毒科

正黏膜病毒科(orthomyxoviridae)是一大类单股负链分节段的 RNA 病毒,共包括 7 个属,其中,甲、乙和丙型流感病毒属可感染脊椎动物引起流感。流感病毒和高致病性禽流感病毒均属正黏病毒科流感病毒属,该科病毒核酸为分节段的单股负链 RNA。由于其神经氨酸酶、血凝素抗原性极易发生变异,故流感病毒常易引起大规模流行。

一、流感病毒

流行性感冒病毒(influenzavirus)简称流感病毒,是引起流感的病毒总称,其成员均属于正黏病毒科。

(一)分类

正黏病毒科的病毒根据病毒核蛋白(nucleoprotein,NP)和基质蛋白(matrix protein)抗原性的差异分为 7 个属,包括甲型流感病毒属(*Influenzavirus A*)、乙型流感病毒属(*Influenzavirus*)、丙型流感病毒属(*Influenzavirus C*)、索戈托病毒属(*Thogotovirus*)等,其中,甲、乙和丙型流感病毒属可导致人感染发病。甲型流感病毒又根据其包膜上的血凝素(haemagglutinin,HA)和神经氨酸酶(neuraminidase,NA)抗原性的差异,分为多个亚型,其中,依据血凝素分为 16 个亚型,即 H1~H16;依据神经氨酸酶划分 9 个亚型,即 N1~N9。乙型及丙型流感病毒尚未发现新的亚型。

(二)临床意义

流感病毒以呼吸道飞沫传播,具有很强的传染性,极易引起广泛流行,其中以甲型流感病毒引起暴发为主,乙型流感病毒引起局部、中小型流行,而丙型流感多为散发感染。历史上多次暴发世界性流感,其中"1918年西班牙流感"蔓延全世界(除澳大利亚),夺取了近5 000万人的生命。随后1957年、1968年、1976年、1977年及2009年又暴发了不同亚型的甲型流感。

流感多发生于冬季,起病急骤,潜伏期为1~3 d。典型症状有突然发热、头晕、头痛、肌痛、全身酸痛,同时可伴有喉咙痛和咳嗽、鼻塞、流涕、胸痛、眼痛、畏光等症状。发热者体温可达39~40℃,一般持续2~3 d后渐退。小儿患病发热比成人高,可发生抽搐和惊厥。婴幼儿、年老体弱者或有缓慢心肺疾病患者,常在流感后期发生继发性细菌感染,引起继发性细菌性肺炎或混合性病毒细菌性肺炎。

(三)生物学特性

1. **形态结构** 流感病毒颗粒呈球形,直径为50~120 nm,新分离株可呈丝状,直径可达80~120 nm,丝状颗粒长度可达20 μm。丝状颗粒较球状颗粒感染性更强(图20-1)。

流感病毒结构分为核心和包膜两部分。核心为病毒基因组、核蛋白及RNA多聚酶组成的核衣壳。流感病毒基因组为多节段的单股负链RNA,其中甲、乙型流感病毒为8个节段,丙型流感病毒为7个节段,每个节段均编码不同的蛋白。甲型流感病毒基因组总长度为13.6 kb,第1~6节段各编码一种蛋白,依次为RNA多聚酶(PB2、PB1、PA)、血凝素、核蛋白和神经氨酸酶,第7节段编码两个蛋白,即基质蛋白1(M1)和基质蛋白2(M2),第8节段编码两个非结构蛋白,即非结构蛋白1(NS1)和非结构蛋白2(NS2)。核蛋白与每个RNA片段结合,形成核糖核蛋白

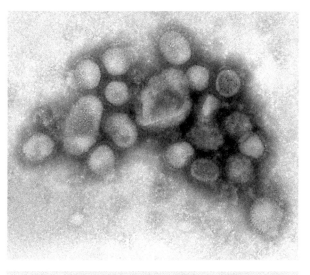

图20-1 流感病毒(电镜,×50 000)

(ribonucleoprotein,RNP)结构,即核衣壳。其直径为9 nm,呈螺旋对称。PB2、PB1和PA结合在RNP上,负责每段RNA的转录和复制(图20-2)。病毒包膜由M1、M2及脂质双层组成,M1参与病毒的包装和出芽,M2镶嵌于脂质双层及M1中形成膜离子通道,具有调节膜内pH的功能。包膜表面镶嵌两种不同类型的糖蛋白刺突,分别为血凝素和神经氨酸酶,其抗原结构极易变异,是甲型流感病毒亚型的主要分类依据。

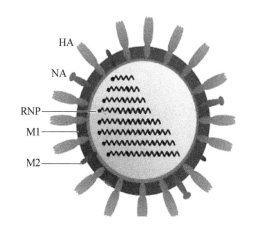
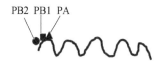

图20-2
彩图

图20-2 甲型流感病毒结构示意图

2. **变异** 甲型流感病毒的血凝素和神经氨酸酶的遗传性不稳定,极易引起抗原变异,变异的方式有两种,即抗原转变和抗原漂移。抗原漂移发生在某个亚型之内,是点突变的积蓄,与未突变株稍有差异。抗原转变是获得一个全新的血凝素或神经氨酸酶基因,从而产生新的亚型,人群缺少对变异病毒的免疫力,因而常引起流感的大流行。

3. **培养特性** 流感病毒能在培养细胞和鸡胚中增殖。常用的培养细胞包括狗肾传代(Madin-Darby

canine kidney,MDCK)细胞、鸡成纤维细胞、人胚肾细胞及猴肾细胞等。用鸡胚初次分离的病毒应接种于羊膜腔,传代培养接种尿囊腔。病毒在鸡胚和培养细胞中生长均不引起明显病变,需用红细胞吸附试验证实病毒的存在。自人体内分离的流感病毒可感染多种动物如雪貂、小鼠、大鼠、地鼠、豚鼠及恒河猴等。

4. 抵抗力　　流感病毒对外界环境抵抗力不强,56℃处理30 min即可灭活,室温下也很快丧失传染性,对干燥、紫外线及甲醛、乙醚、乳酸等化学药物敏感。低温有助于病毒保存,0~4℃可存活数周,-70℃以下或冻干后可长期存活。

（四）微生物学检验

1. 标本采集　　用无菌拭子采集急性期患者(发病3 d内)的鼻腔洗液、鼻拭子、咽拭子及含漱液等,必要时采集支气管分泌物。将采集的标本迅速浸入无菌的肉汤(pH 7.2)或Hanks液、含漱液中,并置于无菌烧杯中,低温保存并迅速送检。不能立即检查的标本应置-70℃低温冻存。标本经处理后可用于涂片镜检、分离培养、抗原及核酸检测。血清学检测需采集双份血清。

2. 直接检查

（1）显微镜检查:电镜观察是快速诊断方法,镜下可见球形或丝状病毒颗粒,球形直径为50~120 nm,丝状颗粒可长至数百至数千纳米。将特异抗体与标本或细胞培养物孵育,离心沉淀后进行免疫电镜观察,可提高检出率。鼻拭子、咽拭子也可制成涂片固定后,用抗流感病毒的特异性抗体共同孵育,然后经荧光标记的二抗染色后在荧光显微镜下观察。

（2）抗原检测:常用方法包括ELISA和免疫层析技术(immunochromatogragphic assay,ICA)等,已有商用试剂盒用于临床检测。

（3）核酸检测:根据不同型的流感病毒基因,设计特异性引物,采用实时荧光定量PCR方法进行分型鉴定。

3. 分离培养和鉴定　　分离培养是诊断的"金标准"。分离培养前应充分振荡标本液,一般在4℃条件下5~10 min待其自然沉淀后,取上清液3 mL,按每毫升加青霉素250 U和链霉素250 μg的比例混匀置4℃条件下2 h后即可接种。分离甲、乙型流感病毒常用9~11日龄的鸡胚,分离丙型流感病毒用7~8日龄鸡胚。初次接种选择羊膜腔,传代培养接种选择尿囊腔,接种后鸡胚置33~34℃条件下孵育2~3 d(丙型需5 d),收获羊水或尿囊液进行血凝试验和鉴定病毒的型别,也可通过抗原或核酸检测进行型别鉴定。阴性者盲传3代后仍为阴性者,证明非流感病毒。细胞培养可采用MDCK细胞、人胚肾细胞或猴肾细胞,但病毒常无明显的CPE。

4. 血清学检测　　检测抗体水平需采集双份血清。采集患者急性期(病初1~5 d)和恢复期(病后2~4周)的双份血清进行检测,只有抗体效价升高4倍以上才有诊断意义。

二、高致病性禽流感病毒

高致病性禽流感病毒(avianinfluenzavirus,AIV)属于正黏病毒科(orthomyxoviridae)甲型流感病毒属成员。

（一）临床意义

高致病性禽流感是由甲型流感病毒感染禽类所致的一种表现出从呼吸系统到严重败血症等多种症状的传染病,民间俗称"鸡瘟"。感染高致病性禽流感病毒的病禽死亡率高达100%,因此,国际兽疫局将其定为甲类传染病。该病毒除感染禽类之外,还可感染人。自1997年以来,不断有禽流感病毒感染人的报道,目前确定能感染人类的禽流感病毒有8种,分别为H5N1、H5N2、H7N2、H7N3、H7N7、H7N9、H9N2及H10N7,其中感染H5N1的患者病情重、病死率高。目前,还没有确切证据证明高致病性禽流感能在人与人之间进行传播,患者通常有密切接触感染的禽类及其分泌物、排泄物的历史。

感染高致病性禽流感病毒患者的临床表现为发热、流涕、鼻塞、咳嗽、咽痛、头痛、全身不适,有些患者可见眼结膜炎,部分患者可有恶心、腹痛、腹泻、稀水样便等消化道症状。

（二）微生物学检验

1. 标本采集　　常规采集全血、死亡动物的肠内容物、肛门或肛门拭子、气管、肺、肠、脾、肾、脑、肝和心脏。

2. 直接检查

（1）抗原检测:采用禽流感病毒快速筛查试剂盒检测鼻拭子、咽拭子、鼻腔洗液等呼吸道标本中的病毒抗原。

（2）核酸检测：用 RT - PCR 法检测标本中的病毒核酸。

3. 分离培养与鉴定　采用鸡胚和细胞培养分离病毒，并用血凝试验及血凝抑制试验鉴定病毒。

第二节　副黏病毒科

副黏病毒科（Paramyxoviridae）成员主要以脊椎动物作为自然宿主，可划分为 7 个属，引起的疾病包括麻疹、腮腺炎和呼吸道感染等。其生物学性状与正黏病毒相似，均为螺旋对称的核衣壳，有包膜的单股负链 RNA 病毒，但其核酸不分节段，不易发生基因重组和变异。

一、麻疹病毒

麻疹病毒（measles virus）是麻疹的病原体。麻疹是儿童常见的急性呼吸道传染病，其传染性很强。临床上以发热、上呼吸道炎症、结膜炎、口腔黏膜斑及全身丘疹为特征。由于疫苗的广泛使用，麻疹的发病率普遍降低，有望成为又一被消灭的传染病。麻疹病毒还可导致亚急性硬化性全脑炎。

（一）分类

麻疹病毒的抗原性较稳定，只有一个血清型。但各国关于麻疹病毒核苷酸序列分析研究表明，病毒的基因漂移导致病毒的抗原发生变异，目前根据基因差异可将麻疹病毒划分为 15 个基因型。

（二）临床意义

人是麻疹病毒的唯一自然储存宿主，传染源为急性期患者。病毒通过飞沫传播，也可通过接触被鼻腔分泌物污染的玩具、用品等感染。经呼吸道侵入的病毒先与呼吸道上皮细胞受体 CD46 结合并在其中增殖，后经局部淋巴组织进入血液，引发第一次病毒血症；病毒随血流侵入全身淋巴组织和单核-巨噬细胞，在细胞内大量增殖后再次进入血液，形成第二次病毒血症；病毒可侵染眼结膜、口腔黏膜、皮肤、呼吸道、消化道、血管等，少数病例侵犯中枢神经系统。麻疹潜伏期为 6~18 d。典型的儿童麻疹分为 3 期，即前驱期、出疹期、恢复期。前驱期指从发病到出疹的时期，一般为 3~5 d，临床表现为流鼻涕、刺激性干咳、高热伴有惊厥、畏光、眼结膜充血等。发病 2~3 d 后，在双侧近臼齿颊黏膜处出现细砂样灰白色小点，周围有红晕，俗称 Koplik 斑。随后 1~2 d 进入出疹期，皮疹从面部开始，24 h 内遍及躯干和四肢，最后达到手掌和脚底。皮疹初为淡红色充血性皮疹，压之褪色，高峰期密集融合成片。此时患者出现全身中毒血症，高热可达 40℃，并可出现嗜睡、抽搐等症状。皮疹出现 3~5 d 后，患者体温逐渐恢复正常，皮疹开始消退，脱屑，全身症状明显减轻，进入恢复期。无并发症者病程一般为 10~14 d。

重症麻疹可表现为中枢神经系统并发症，急性脑炎和感染性脑炎较为常见。亚急性硬化性脑炎（subacute sclerosing panencephalitis，SSPE）是麻疹晚期中枢神经系统并发症，极为少见，可造成患者渐进性精神衰退、不自主运动、肌肉僵硬，最后可因昏迷、强直性瘫痪而死亡。

（三）生物学特性

麻疹病毒属副黏病毒科麻疹病毒属成员，其病毒颗粒呈多形、球形结构，直径为 140~180 nm，长者可达 270 nm。麻疹病毒有双层脂质包膜，从内向外分别是核衣壳和脂蛋白囊膜，核心为单股负链 RNA，基因组约为 16 kb。麻疹病毒共有 6 种结构蛋白，其中，3 种是病毒包膜蛋白，即膜蛋白 M、血凝素 H 蛋白和融合蛋白 F。H 蛋白能使病毒与细胞表面受体 CD46 结合，融合蛋白 F 使病毒与宿主细胞膜融合，穿透到宿主细胞内引起溶血，融合蛋白 F 在血凝素 H 蛋白存在条件下，融合功能才表现为最强。另外 3 种蛋白分别是核蛋白 N、聚合酶蛋白 P 和大蛋白 L，三者与病毒 RNA 结合发挥整合和 RNA 聚合酶功能。

细胞培养可采用原代人胚肾细胞、人羊膜细胞、WI - 38 细胞、传代狗肾细胞、Vero 细胞、HeLa 细胞、Hep - 2 细胞等，新分离株常需盲传后才出现 CPE。该病毒对理化因素抵抗力较弱，加热 56℃ 30 min 和一般消毒剂均可将病毒灭活。

（四）微生物学检验

1. 标本采集　血清标本应于出疹后 28 d 内采集，尿液、鼻拭子、咽拭子或鼻咽分泌物标本应于出疹前后 5~7 d 采集。

2. 直接检查

（1）显微镜检查：采取鼻咽分泌物或尿液沉渣的脱落细胞涂片，用吉姆萨染色或 H－E 染色，普通显微镜下可见到多核巨细胞形成和分布于上皮细胞核内和胞质内的嗜酸性包涵体，电镜下可观察到包涵体内的麻疹病毒颗粒。病程第 1 周检查阳性率可高达 90% 左右，对麻疹诊断有重要参考价值。

（2）抗原检测：应用免疫荧光或 ELISA 检测发病早期患者标本的抗原成分，可作为早期辅助诊断。

（3）核酸检测：可用分子杂交技术或 PCR 技术检测病毒核酸。

3. 血清学检测　　血清特异性 IgM 抗体是新近感染的标志，应用免疫荧光或捕获 ELISA 检测麻疹 IgM 抗体，其可作为辅助性诊断。如果近 1 个月内未接种过麻疹疫苗，而血清麻疹 IgM 抗体阳性，即可确诊。恢复期患者血清中麻疹 IgG 抗体滴度比急性期高 4 倍或 4 倍以上，或急性期抗体阴性而恢复期抗体阳转，也可确诊。

二、腮腺炎病毒

腮腺炎病毒（mumpsvirus）是副黏病毒科副黏病毒属成员，可引起流行性腮腺炎，还可引起脑膜炎、睾丸炎、卵巢炎和胰腺炎等疾病。

（一）临床意义

人是腮腺炎病毒的唯一宿主，学龄期儿童易感。病毒经飞沫传播，先在呼吸道内增殖，随后通过引流的淋巴结入血，引起病毒血症，经血流侵犯靶器官，引起两侧腮腺发炎、肿胀，一般经 7~10 d 消肿而痊愈。儿童感染一般较轻，青壮年感染一般较重，易并发睾丸炎或副睾炎，有时还可引起无菌性脑膜炎。病后可获得牢固的免疫力。

（二）生物学特性

腮腺炎病毒呈球形，直径 100~200 nm，核酸为单股负链 RNA，基因组约 15 kb，由 7 个基因组成，分别编码的蛋白为核蛋白、磷蛋白（P 蛋白）、基质蛋白（M 蛋白）、融合蛋白（F 蛋白）、小输水蛋白（SH 蛋白）、血凝素-神经氨酸酶蛋白（HN 蛋白）、大蛋白（L 蛋白）及非结构蛋白 1（NS1 蛋白）和非结构蛋白 2（NS2 蛋白）。腮腺炎病毒能在鸡胚羊膜腔中增殖，也可感染猴肾细胞、HeLa 细胞、Vero 细胞，使细胞产生 CPE，表现为细胞融合，形成多核巨细胞。

（三）微生物学检验

1. 标本采集　　可采集患者的唾液、尿液或脑脊液，抗体检测要采集感染早期和恢复期两份血清。

2. 直接检查

（1）抗原检测：应用免疫荧光法可检测出发病早期患者标本中的抗原。

（2）核酸检测：应用 RT－PCR 法可在发病早期检测到腮腺炎病毒核酸。

3. 分离培养和鉴定　　采用患者的含漱液、血液、脑脊液或尿液标本，接种鸡胚羊膜腔或接种恒河猴肾细胞或人胚肾细胞进行分离培养。5~7 d 后收取活鸡胚羊水做血凝试验，如为阳性，即可确诊。细胞培养试验中，出现细胞融合及多核巨细胞是腮腺炎病毒增殖的典型特征，再通过红细胞吸附试验和红细胞吸附抑制试验进一步鉴定。

4. 血清学检测　　应用中和抗体试验、补体结合试验、血凝抑制试验、ELISA 和间接免疫荧光试验、放射性免疫法可检测腮腺炎病毒抗体。其中应用 ELISA 检测血清特异性 IgM 抗体可做辅助诊断，若效价在 4 倍或 4 倍以上升高有诊断意义。

三、副流感病毒

副流感病毒为副黏病毒科副黏病毒属的成员，是婴儿和儿童严重呼吸道疾病的主要病原体，也可导致成人出现轻型流感样症状。

（一）临床意义

副流感病毒主要通过飞沫或密切接触传播。儿童感染潜伏期不固定，成人感染潜伏期为 2~6 d。病毒感染通常只局限于鼻咽部，引起普通感冒，有时也能引起广泛的感染，涉及喉部和上呼吸道，导致喉部及周围组织肿胀，引起哮喘。少数情况下，病毒感染也能扩散至下呼吸道和支气管，引起肺炎和支气管炎。副流感病毒分为 4 个血清型，其中 1 型、2 型和 3 型可引起哮喘、下呼吸道感染，4 型只引起轻型上呼吸道感染，不引起严重疾病。

（二）生物学特性

副流感病毒是呈多形性有包膜的病毒，直径 150~250 nm，病毒基因组为单股负链 RNA，约 15 kb，编码 6 种以上结构蛋白，这些结构蛋白与 RNA 的合成和转录有关。包膜表面有 HN 蛋白及融合 F 蛋白。HN 蛋白具有血凝素和神经氨酸酶活性，融合蛋白 F 促进病毒与宿主的细胞融合，最终使病毒核衣壳进入并感染宿主细胞。副流感病毒可凝集鸡、豚鼠、人、绵羊、家兔等红细胞，鸡和绵羊红细胞在 4℃ 条件下、人和豚鼠红细胞在 25~37℃ 条件下可获得最高血凝滴度。

（三）微生物学检验

1. 标本采集理　早期采集患者鼻咽分泌物及鼻咽洗液标本、咽拭子标本，也可用拭子涂擦咽喉壁获得标本，将其放入含水解乳蛋白和青霉素、链霉素的 Hanks 液中。处理好的标本最好立即使用。血清标本应采集双份备用。

2. 直接检查

（1）显微镜检查：副流感病毒在细胞分离培养接种后 3~8 d 会出现细胞病变，各血清型病变出现时间略有差异。细胞变圆聚集，逐渐成不规则的融合。上皮细胞经 H-E 染色可见胞质内的嗜酸性包涵体。

（2）抗原检测：直接免疫荧光法可以检测患者标本中的抗原。

（3）核酸检测：多重 RT-PCR 方法可同时检测不同亚型的副流感病毒。

3. 分离培养和鉴定　副流感病毒可以在原代动物及人二倍体成纤维细胞中生长，如恒河猴肾细胞（如 LLC-MK2）、Vero 细胞、MDCK 细胞等。除 4 型副流感病毒外，其他副流感病毒均可在鸡胚内生长。

4. 血清学检测　特异性抗体抑制红细胞吸附试验可鉴定副流感病毒的血清型，此外，放射免疫测定法和 ELISA 可检测发病早期和恢复期的血清标本，可用于大批量筛查。

四、呼吸道合胞体病毒

呼吸道合胞体病毒（respiratory syncytial virus，RSV）是 1957 年 Chanock 等从患下呼吸道疾病婴儿的鼻咽部分泌物中分离获得的，因该病毒在组织培养中可使细胞发生特征性融合病变，故而得名。呼吸道合胞体病毒属于副黏病毒科肺病毒亚科肺病毒属成员，可引起婴幼儿呼吸道疾病和成人感染，该病在世界范围内均有流行。

（一）临床意义

呼吸道合胞体病毒感染常局限在呼吸道，潜伏期为 4~5 d。婴幼儿易感，引起的临床综合征包括发热性上呼吸道疾病、支气管炎、毛细支气管炎和肺炎，年长儿及成人的感染多表现为感冒等症状。症状轻缓与年龄大小无关，与既往感染有关，随着再感染次数的增加，有症状感染的发生率递减。

（二）生物学特性

呼吸道合胞体病毒是有包膜的负链 RNA 病毒。在电镜下，病毒颗粒呈现不规则的表面粗糙的球形或丝状，直径为 300~500 nm，表面覆盖脂蛋白包膜，上面有融合蛋白（F 蛋白）和黏附蛋白（G 蛋白）刺突。G 蛋白使呼吸道合胞体病毒吸附于宿主细胞上从而导致感染开始；F 蛋白被宿主蛋白酶切割成 F1（48K）和 F2（26K）两个片段后才具有活性，能引起病毒包膜与宿主细胞膜融合，有利于病毒穿入细胞，它可能在呼吸道合胞体病毒感染的免疫病理中起主要作用。在包膜的内面是内膜蛋白，称为 M 蛋白，其具有维持病毒体的结构和完整性的作用。包膜内是螺旋状的核衣壳。呼吸道合胞体病毒能在原代人胚肾细胞、猴肾细胞、HeLa 细胞、Hep-2 细胞、人肺传代细胞（A549 细胞）、人口腔表皮样癌细胞（KB 细胞）等细胞内增殖，细胞出现明显的 CPE，形成融合细胞，胞内含有嗜酸性的包涵体。呼吸道合胞体病毒除感染人之外，还可感染许多动物，但仅在灵长类和大动物（如黑猩猩、小羊、小牛）出现临床症状。小白鼠、地鼠、豚鼠、雪貂、狒狒等用呼吸道合胞体病毒滴鼻后均可被感染，但不出现症状。

（三）微生物学检验

1. 标本采集　无菌采集鼻腔洗液、鼻拭子、咽拭子及含漱液等，必要时采集支气管分泌物。呼吸道合胞体病毒非常不稳定，鼻咽拭子标本运送和保存在 4℃ 条件下不应超过 2 d，若需长时间保存，应迅速冻于 -70℃。

2. 直接检查

（1）抗原检测：应用免疫荧光法或 ELISA 直接检测呼吸道分泌物中的抗原，也可将分泌物接种于敏感细胞,再用免疫荧光法或 ELISA 检测以提高检测灵敏度。免疫荧光法敏感性高,但要求标本中有足够的脱落细胞,通常以低倍镜视野下大于 100 个脱落细胞为理想标本。ELISA 敏感性高、特异性好,能快速检测。

(2)核酸检验:采集患者鼻咽分泌物直接提取病毒 RNA,然后用 RT-PCR 检测病毒的核酸成分,也可将分泌物接种于敏感细胞后再提取病毒 RNA,用 RT-PCR 检验以提高灵敏度。

3.分离培养和鉴定　　病毒分离是呼吸道合胞病毒最重要的实验室诊断方法。采用传代细胞系 HeLa 细胞和 Hep-2 细胞等培养病毒,3~7 d 可出现 CPE,表现为细胞融合形成多核巨细胞,胞质内可见嗜酸性包涵体,可据此做出初步诊断。

4.血清学检测　　采用免疫荧光法、中和试验或 ELISA 检测 IgG 的滴度,抗体滴度升高 4 倍及 4 倍以上具有诊断意义。免疫荧光法和 ELISA 还能检测急性期患者血清中 IgM 抗体及鼻咽分泌物中 sIgA 抗体,以协助早期诊断。

五、其他呼吸道病毒

其他经由呼吸道感染的病毒,分类各异,包括腺病毒、风疹病毒及引起普通感冒的鼻病毒、冠状病毒、呼肠病毒等。这些病毒多数可以引起上呼吸道感染,有的还可引起胃肠道症状和皮疹等其他症状。

(一)腺病毒

腺病毒(adenovirus)属腺病毒科哺乳动物腺病毒属成员,最早是在人体的扁桃体组织中发现并鉴定。腺病毒主要导致人体呼吸系统感染,还可造成消化系统、泌尿系统感染。腺病毒还可通过眼分泌物污染水体导致人群急性结膜炎的流行或暴发。

1.临床意义　　腺病毒主要通过飞沫、粪口和直接接触的方式传播。儿童易感,大多无临床症状,但免疫力低下的婴幼儿感染可引起严重的肺炎或支气管炎。成人感染不常见。

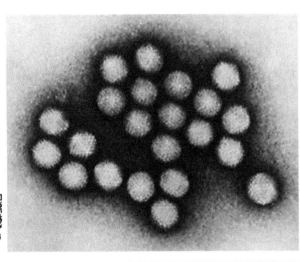

图 20-3
彩图

图 20-3　腺病毒电镜照片(×50 000)

2.生物学特性　　腺病毒是无包膜的球形颗粒,基因组为单链线状 DNA,长度为 32~36 kb。病毒衣壳为二十面体结构,直径为 60~90 nm,由六邻体(hexon)、五邻体(penton)和纤突(fiber)构成。每个五邻体上有 1 条纤突,使病毒体类似通信卫星样构型(图 20-3)。纤突的球体部分能与细胞表面特异性受体结合,使病毒吸附至易感细胞表面,并具有血凝活性,还含有型特异性抗原表位。六邻体蛋白是由基底部的五面体和塔尖的三角形组成,含有血清型特异的抗原决定簇。病毒衣壳内部有 5 个与 DNA 合成相关的蛋白和参与病毒粒子装配的 ATP 蛋白酶。腺病毒在人胚肾和人胚肺原代细胞、多种传代细胞中增殖时可出现细胞肿胀变圆,聚集成葡萄串状的典型 CPE,然后细胞团脱落,细胞核内可见典型的折光包涵体。

3.微生物学检验

(1)标本采集:在患者发病 1~2 d 的急性期采集标本,包括鼻咽洗液、鼻拭子、眼结膜拭子、粪便、肛拭子、尿道或宫颈拭子、脱落细胞刮片、脑脊液和血清等。采集的标本用抗生素处理后迅速接种于敏感细胞或放置 -70℃ 冻存。

(2)直接检查

1)显微镜检查:标本经常规处理后,电镜下观察核内包涵体或结晶排列。鼻咽洗液、尿、粪便悬液等标本可用负染电镜技术观察病毒颗粒,也可用特异性抗血清与标本共孵育,凝集成团后观察。

2)抗原检测:常用免疫荧光法和 ELISA 检测病毒抗原。

3)核酸检测:常规 PCR、多重 PCR、巢式 PCR、荧光定量 PCR 可检测不同血清型的腺病毒。基因芯片技术以高通量、高灵敏度、高特异性、微型化和平行化为特点,逐渐用于病毒的基因分型。

（3）分离培养与鉴定：分离腺病毒的常用细胞有 HeLa 细胞、Hep－2 细胞、A549 细胞、KB 细胞和人胚肾细胞（如 293）等传代细胞。除血清型 40 和 41 外，其他血清型在人上皮细胞系上生长得良好，从而会导致细胞受损，出现核内包涵体聚集成串等典型 CPE。若 2 周内仍无明显 CPE，可盲传或重新分离。若细胞出现大部分死亡脱落时，则将感染细胞冻融 3 次，离心，收集上清液作为抗原，用血清学方法进行鉴定。

（4）抗体检测：ELISA 可用于定性或定量检测人血清和血浆中抗腺病毒的 IgA/IgG 抗体，双份血清抗体效价出现 4 倍或 4 倍以上升高则具有诊断意义。

（二）风疹病毒

风疹病毒（rubellavirus）属于披膜病毒科风疹病毒属。风疹病毒只有一个血清型，人是唯一自然宿主。病毒感染可引起风疹，孕妇在妊娠早期感染后，病毒可在胎盘和胎儿体内生存，引起多系统的慢性进行性感染。

1. 临床意义　　风疹病毒经呼吸道传播，人与人之间密切接触也可传播。风疹病毒感染后可引起风疹和先天性风疹综合征。

（1）风疹：人群对风疹病毒普遍易感，潜伏期为 10~25 d。儿童感染后，前驱期症状有发热、咽痛、咳嗽等，耳后及枕下淋巴结肿大有明显压痛，继而在面部首先出现浅红色斑丘疹，并迅速遍及全身。典型皮疹持续 3 d 后消退，患者症状一般较轻，无须特殊治疗。较大儿童和成人多表现为无皮疹的风疹，只有轻度发热、咽充血、淋巴结肿大，不出现皮疹，但血清中可以测出风疹病毒抗体。

（2）先天性风疹综合征（classicalcongenital rubellasyndrome，CRS）：孕妇在妊娠早期（妊娠 20 周内）感染风疹病毒，病毒可通过胎盘感染胎儿，从而导致新生儿患先天性心脏畸形、白内障、耳聋、智力障碍等，有的还引起孕妇流产或死胎。当孕妇有风疹接触史或临床上有疑似症状时，可检测母亲或胎儿血液中的风疹病毒 IgM 抗体，或胎儿绒毛膜中的风疹病毒抗原或取羊水进行病毒分离培养以确诊。

2. 生物学特性　　风疹病毒呈球形，直径 50~70 nm，核心为单股正链 RNA，除去 3'端多聚腺苷酸尾外，长度约 9.7 kb。病毒表面有包膜，包裹的核衣壳为二十面体立体对称，包膜上有包膜蛋白（E1 蛋白）和包膜蛋白（E2 蛋白），其中 E1 蛋白能凝集禽类和人红细胞，可刺激机体产生中和抗体和 HI 抗体。风疹病毒能在绿猴肾、兔肾、乳田鼠肾和人胚肾细胞内增殖，产生 CPE，可凝集鸡、鸽、鹅及人 O 型红细胞。病毒在体外抵抗力较弱，对紫外线、乙醚、氯仿、甲醛均敏感。56℃ 30 min，37℃ 1.5 h 均可将病毒灭活。在－70~－60℃可保存 3 个月。

3. 微生物学检验

（1）标本采集：早期采取出疹后 4 d 内风疹患者的咽拭子、皮疹液、尿液及先天性风疹综合征患儿的尿、咽拭子、脑脊液等。检测抗体需采集急性期或恢复期双份血清。

（2）直接检查：利用 RT－PCR、荧光定量 PCR 或核酸杂交技术检测病毒核酸。

（3）分离培养与鉴定：采集出疹前 7 d 至出疹后 14 d 的患者咽拭子、鼻咽分泌物；先天性风疹患者采集尿、脑脊液、血液、骨髓等，接种于原代人胚肾、人胚二倍体、Vero、乳兔肾、BHK－21、RK13 等细胞，出现 CPE 后收集病毒，用酶或荧光素标记的单克隆抗体进行鉴定。

（4）血清学检测：常用免疫荧光法、ELISA 检测患者双份血清中的抗体，抗体效价有 4 倍或 4 倍以上升高则有诊断意义。风疹抗体在患者出疹后 0~5 d 就能检出。先天性风疹综合征患儿一般出生时血清中就可检出抗风疹病毒 IgM 抗体和从母体获得的 IgG 抗体。

（三）鼻病毒、冠状病毒、呼肠病毒

1. 鼻病毒（rhinovirus）　　属小 RNA 病毒科、鼻病毒属成员，是普通感冒的病原体。

（1）临床意义：鼻病毒感染最常引起普通感冒和中耳炎。普通感冒常表现为以急性鼻炎为主的轻微的呼吸道感染症状，潜伏期约 2 d，有时伴有鼻窦炎和中耳炎。该病一般呈自限性，病程约 7 d。部分患者不表现任何临床症状。婴幼儿、老年人和免疫低下患者病情相对严重，可发展为下呼吸道感染，如支气管炎、肺炎。病毒感染过程中，手是最主要的传播媒介，其次为飞沫。病毒经鼻、口、眼进入体内，主要在鼻咽腔中复制。该病毒型别多，抗原性易发生变异，故鼻病毒易再次感染。

（2）生物学性状：鼻病毒呈球形，直径为 15~30 nm，核心为正链单股 RNA，基因组长度约 7.2 kb，可编码 11 种蛋白。核衣壳呈二十面体立体对称，无包膜。鼻病毒最适温度为 33~35℃，对乙醚、乙醇的抵抗力较强，但在酸性环境及高温环境下易被灭活。鼻病毒在 4℃能保存数周，室温 24 h 可保持活性不变，在－70℃时可长期存活。鼻病毒能在人二倍体细胞如 WI-26、Hep-2、HeLa、KB 等细胞中生长。鼻病毒通常在接种细胞 2~4 d 后出现 CPE,CPE 出现时间与接种病毒浓度密切相关,CPE 开始于单层细胞边缘出现少数多形态的细胞,大小不等,后来细胞碎裂成碎屑残渣样。

（3）微生物学检验：鼻病毒标本常采集鼻拭子、鼻抽吸物、鼻灌洗液等。病毒感染后 2~3 d 后达高峰,故宜早期采集标本。标本经处理后可用人二倍体细胞系分离培养,2~3 d 后出现病变。可用中和试验、空斑形成试验及分子生物学检测方法进行鉴定和分型。

2. 冠状病毒（coronavirus）　是冠状病毒科冠状病毒属成员,也是引起普通感冒的重要病原体之一,2019 年开始在世界范围暴发的新型冠状肺炎的病原体即属于此类病毒。病毒在电镜下可见花瓣状凸起,外形如日冕或冠状,因而得名。

（1）临床意义：冠状病毒是引起成人普通感冒的主要病原体之一,主要可引起上呼吸道感染,很少波及下呼吸道。患者临床表现为发热、头痛、乏力、寒战、流鼻涕、咽痛及咳嗽等症状。病程一般为 1 周左右,临床症状轻微,没有后遗症。婴幼儿或新生儿感染后还可引起急性肠胃炎。

（2）生物学性状：冠状病毒呈球形,直径 120~160 nm,核心为正链单股 RNA,基因组长度为 15~21 kb。核衣壳螺旋对称,病毒具有包膜,包膜表面覆有纤突,纤突末端呈球形、花瓣状或梨状。该病毒对温度敏感,56℃ 10 min、37℃数小时即可使其丧失感染性;对乙醚、氯仿、乙醇、甲醛、胰酶和紫外线等敏感;耐低温,8℃可存活 10 d,-60℃可存活几十年。该病毒可用人胚气管,原代人胚肾细胞或 WI-38、Vero、Vero-E6 等细胞分离培养。

（3）微生物学检验：普通感冒患者取鼻拭子、咽拭子和洗液,胃肠炎患者取粪便,血清学检测取双份血清。冠状病毒培养周期较长,冠状病毒感染可诱发多种形式的细胞病变,细胞呈现不规则形态,由边缘向细胞层中心处蔓延,逐渐出现小聚集,细胞质颗粒增多,病变通常不涉及整个细胞单层,病变细胞变圆、聚缩、脱落或融合,有病毒生长时可用免疫电镜观察并鉴定病毒。抗体检测可用中和试验、ELISA 等,若双份血清的抗体效价有 4 倍或 4 倍以上升高则可确诊。荧光定量 PCR 可检测病毒核酸成分。

3. 呼肠病毒（reovirus）　是一类既能感染呼吸道,又能感染胃肠道的病毒,在分类上属于呼肠病毒科（Reoviridae）、呼肠病毒属（Reovirus）。该病毒呈球形,直径为 60~80 mn,有双层衣壳,每个核衣壳均为二十面体对称。病毒核心为线状双链 RNA,基因组约为 22 kb,分 10 个节段,这些节段可分为 3 组：大（L）组有 3 个节段,L1、L2 和 L3;中（M）组有 3 个节段,为 M1、M2 和 M3;小（S）组有 4 个节段,为 S1、S2、S3 和 S4,每个双链 RNA 节段一般编码 1 种蛋白。

呼肠病毒可在不同的宿主内增殖,如鸡胚尿囊膜、尿囊腔。在猴、牛、狗、豚鼠、雪貂、地鼠、乳鼠体内也能增殖。病毒可用人、猪、猴、牛、羊、狗等原代细胞培养。大多数人可在儿童期被感染,多呈亚临床状态。在轻型上呼吸道感染和胃肠道疾病患者中均可分离到该病毒。

本章小结

呼吸道病毒是通过呼吸道感染的一类病毒的总称,是指能侵犯呼吸道,引起呼吸道或呼吸道以外组织器官病变的病毒。前者如流感病毒、鼻病毒、呼吸道合胞病毒等;后者如麻疹病毒、腮腺炎病毒、风疹病毒等。本章主要介绍了各种呼吸道病毒的临床意义、生物学特性及其实验室检测等内容。

流感病毒和高致病性禽流感病毒均属正黏病毒科流感病毒属,该科病毒核酸为分节段的单股负链 RNA。由于其神经氨酸酶、血凝素抗原性极易发生变异,故流感病毒常易引起大规模流行。

麻疹病毒可导致亚急性硬化性全脑炎,腮腺炎病毒是腮腺炎的病原体,副流感病毒和呼吸道合胞体病毒常引起成人的上呼吸道感染,以上均属副黏病毒科。

腺病毒是 DNA 病毒,型别较多,以儿童感染多见;风疹病毒属于披膜病毒科,核酸为单股正链 RNA,有包膜,可导致先天和后天感染,先天感染是先天新生儿畸形的主要病因之一;鼻病毒和冠状病毒是普通感冒最主要的病原体。

（杨世兴）

第二十一章 肠道病毒

肠道病毒(enterovirus)属于小RNA病毒科(picornaviridae)中的肠道病毒属成员,肠道病毒属如此命名是因为其成员能在人类的胃肠道中复制。人类是肠道病毒的唯一天然宿主。该病毒主要通过粪-口途径传播,也可在家蝇、污水和污物中分离获得。肠道病毒虽然经胃肠道感染,但很少引起胃肠道疾病,靶器官为神经系统、心脏、肌肉和其他系统器官,可引起脊髓灰质炎、脑膜炎、脑膜脑炎、心肌炎、手足口病等。一种病毒的血清型可引起几种不同的疾病综合征,而几种不同的血清型又可引起同一种疾病。肠道病毒包括:① 脊髓灰质炎病毒3个血清型(Ⅰ~Ⅲ型);② 柯萨奇病毒A、B两组,A组有23个血清型(A1~A22、A24,原A23已归入埃可病毒9型)、B组有6个血清型(B1~B6);③ 埃可病毒31个血清型(1~9、11~27、29~33,埃可病毒10型归呼肠病毒,埃可病毒28型归鼻病毒1A,埃可病毒34型归柯萨奇病毒A24);④ 新型肠道病毒。

根据2016年ICTV的分类,肠道病毒属包含15个种,人肠道病毒有4个种。肠道病毒属目前的物种名称及血清型具体见表21-1。

表 21-1 肠道病毒属目前的物种名称及血清型

目前的物种名称	血 清 型
人肠道病毒 A (HEV-A)	柯萨奇病毒 A2(CVA2),CVA3、CVA4、CVA5、CVA6、CVA7、CVA8、CVA10、CVA12、CVA14、CVA16;肠道病毒 A71(EV-A71)、EV-A76、EV-A89、EV-A90、EV-A91、EV-A92、EV-A114、EV-A119、EV-A120、EV-A121;类人猿肠道病毒 SV19、SV43、SV46;狒狒肠道病毒 A13(BA13)
人肠道病毒 B (HEV-B)	柯萨奇病毒 B1(CVB1)、CVB2、CVB3、CVB4[包含猪水泡病毒2(SVDV-2)]、CVB5(包含 SVDV-1)、CVB6、CVA9;埃可病毒1(E1,包含 E8)、E2、E3、E4、E5、E6、E7、E9(包含 CVA23)、E11、E12、E13、E14、E15、E16、E17、E18、E19、E20、E21、E24、E25、E26、E27、E29、E30、E31、E32、E33;肠道病毒 B69(EV-B69)、EV-B73、EV-B74、EV-B75、EV-B77、EV-B78、EV-B79、EV-B80、EV-B81、EV-B82、EV-B83、EV-B84、EV-B85、EV-B86、EV-B87、EV-B88、EV-B93、EV-B97、EV-B98、EV-B100、EV-B101、EV-B106、EV-B107、EV-B110(分离于黑猩猩)、EV-B111、EV-B112(分离于黑猩猩)、EV-B113(分离于狒狒);类人猿肠道病毒 SA5
人肠道病毒 C (HEV-C)	脊髓灰质炎病毒1(PV1)、PV2、PV3;柯萨奇病毒 A1(CVA1)、CVA11、CVA13、CVA17、CVA19、CVA20、CVA21、CVA22、CVA24;肠道病毒 C95(EV-C95)、EV-C96、EV-C99、EV-C102、EV-C104、EV-C105、EV-C109、EV-C113、EV-C116、EV-C117、EV-C118
人肠道病毒 D (HEV-D)	肠道病毒 D68(EV-D68)、EV-D70、EV-D94、EV-D111(分离于人和黑猩猩)、EV-D120(分离于大猩猩)

第一节 脊髓灰质炎病毒

脊髓灰质炎病毒(poliovirus)是脊髓灰质炎的病原体,是第一个被鉴定的肠道病毒,也是肠道病毒属中最常见和最重要的病毒,主要损害脊髓前角运动神经细胞,引起肢体的迟缓性麻痹,多见于儿童,故脊髓灰质炎亦称小儿麻痹症。1988年脊髓灰质炎病毒曾在125个国家流行,同年WHO提出全球要在2000年消灭脊髓灰质炎病毒野毒株引起的麻痹型病例,这是继消灭天花后被要求消灭的第二个病毒病。2001年其仅在10个国家流行,2006年流行脊髓灰质炎病毒的国家减少到4个(印度、尼日利亚、巴基斯坦和阿富汗),然而小儿麻痹症从这些国家输入周边和远处国家的现象依然存在。

1970年ICTV将脊髓灰质炎病毒归属于小RNA病毒科肠道病毒属,划归于肠道病毒C种,有3个血清型,即Ⅰ、Ⅱ、Ⅲ型,各型间的核苷酸有36%~52%的同源性,各型抗原无交叉。

一、临床意义

1. 传染源和传播途径　传染源是患者或无症状带病毒者,主要通过粪-口途径传播。

2. 临床表现

（1）无症状感染：人群普遍易感，但隐性感染率高达90%～95%。病毒经口腔侵入人体，在咽部扁桃体、颈深淋巴结及肠道淋巴组织内增殖，潜伏期为2～10 d。此时，如有局部抗体产生则形成隐性感染。潜伏期后咽部可排出病毒，可通过呼吸道飞沫传播。

（2）顿挫型脊髓灰质炎：少数人感染后（4%～8%），病毒在上述淋巴组织内增殖并侵入血流，形成第一次病毒血症，出现发热、头痛、恶心呕吐、腹痛腹泻等症状，持续2～3 d，可完全康复，不发生神经系统病变。

（3）无麻痹性脊髓灰质炎：又称无菌性脑膜炎。当体内病毒量大，毒力强或机体免疫功能差时，病毒随血流播散至全身淋巴组织和易感的神经外组织处增殖，然后再度入血，形成第二次病毒血症，病毒可通过血脑屏障，侵入脊髓前角运动神经细胞内增殖，可发展为无菌性脑膜炎，轻者不引起瘫痪或只引起暂时性肌肉麻痹。

（4）麻痹性脊髓灰质炎：在脊髓灰质炎病毒的流行期间有1%～2%的感染者、非流行期间小于0.1%的感染者会出现麻痹性脊髓灰质炎，瘫痪者多见脊髓型，病变在颈部和腰部脊髓，四肢瘫痪以双下肢多见。严重者病变累及延髓和脑桥，出现脑干型和脑神经瘫痪，可见面肌瘫痪引起的口角歪斜等，或有软腭、声带瘫痪引起的吞咽困难和声音嘶哑等。极少数患者出现呼吸中枢瘫痪导致的呼吸衰竭而死亡。

二、生物学特性

1. 形态结构　该病毒近似球形，直径为27～30 nm，核心为单股正链RNA，长度约7.4 kb，基因组两端各有一个非编码区[即5'-末端非编码区（5'-non-coding region，5'-NCR）和3'-末端非编区（3'-non-coding region，3'-NCR）]，中间为连续编码区，约6 600个核苷酸，编码一个约2 200个氨基酸的大分子前体蛋白，经酶切后形成4种结构蛋白（VP1～VP4）和7种非结构蛋白（NS2A～NS2C和NS3A～NS3D）。衣壳蛋白呈二十面体立体对称，无包膜。VP1～VP3位于壳粒的表面，其变异与肠道病毒抗原的多样性有关。中和性抗原在VP1上最为集中，可与中和抗体结合，具有型特异性，据此可将病毒分为Ⅰ、Ⅱ、Ⅲ型。

2. 培养特性　该病毒能在人胚肾细胞、WI-38细胞、人羊膜细胞、猴肾细胞及HeLa、Hep-2、Vero、KB等细胞中进行培养，最适培养温度为36～37℃，培养2～3d可出现CPE。

3. 抵抗力　该病毒抵抗力较强，能在污水和粪便中存活数月；耐酸、耐乙醚，不被胃酸和胆汁灭活；对热敏感，56℃、30 min可被灭活，对紫外线、干燥等敏感，各种强氧化剂、甲醛和氯化汞等也可灭活病毒。

三、微生物学检验

1. 标本采集　采集患者发病早期的咽洗液、粪便制成10%～20%悬液，1 500 r/min离心20 min，取上清液，加抗生素于22℃条件下处理1 h，或将10%悬液于4℃条件下1 000 r/min离心30 min取上清。

2. 直接检查

（1）抗原检验：采用免疫荧光法检测抗原。

（2）核酸检测：采用RT-PCR和核酸依赖性扩增检测技术（NASBA）等方法检测病毒核酸。

3. 分离培养与鉴定　脊髓灰质炎病毒可用HeLa、Vero和Hep-2二倍体细胞分离培养，并能在细胞内快速增殖，24～48 h可出现典型CPE。3 d后全部病变细胞脱落视为培养阳性，收集细胞，并将其保存于4℃条件下或冻存待鉴定。若首次分离阳性不明显，可将悬液再次置于敏感细胞中盲传一代。将收集的病毒液用标准脊髓灰质炎病毒抗血清和分型血清进行中和试验，以鉴定及分型，也可用免疫荧光和ELISA鉴定。

4. 血清学检测　取发病早期和恢复期双份血清进行中和试验或ELISA，检测患者血清抗体效价，若有4倍或4倍以上升高则有诊断意义。

第二节　柯萨奇病毒与埃可病毒

柯萨奇病毒（coxsackie virus）是1948年在美国纽约Coxsackie镇，从一名诊断为脊髓灰质炎的患者粪便中首次分离获得的。埃可病毒（ECHO virus）是1951年在脊髓灰质炎流行期从患者粪便中分离获得的，命名为人类肠道细胞病变孤儿病毒(enteric cytopathogenic human orphan virus,ECHOV),英文缩写拼读为埃可病毒。柯萨奇病毒与埃可病毒的形态结构、生物学性状及感染、免疫过程等与脊髓灰质炎病毒相似,但脊髓灰质炎病毒和埃可病毒对乳鼠无致病性,而柯萨奇病毒对乳鼠有致病性。

一、分类

柯萨奇病毒根据致乳鼠的病理变化不同分为 A、B 两组,A 组病毒可使乳鼠产生广泛性骨骼肌炎,引起迟缓性麻痹,包括 23 个血清型;B 组可引起乳鼠局灶性肌炎,引起痉挛性麻痹,包括 6 个血清型。埃可病毒包括 1~9、11~27 和 29~33 型,第 10 型、28 型和 34 型被重新分类为呼肠孤病毒 1 型、鼻病毒 1 型和柯萨奇病毒 A 组 24 型。

二、临床意义

(一)传染源和传播途径

传染源是患者或无症状带病毒者,主要通过粪-口途径传播,也可以通过呼吸道或眼部黏膜感染。

(二)临床表现

柯萨奇病毒与埃可病毒型别多,分布广泛,粪便中常分离出柯萨奇病毒 A9、A16 型和 B1、B5 型,埃可病毒 6、9、11、16 和 30 型。这些病毒可于世界范围内发现,而且在这些病毒中每年有一种病毒型有成为优势株流行的趋势。病毒经口进入肠道,在咽和肠道淋巴组织增殖,潜伏期为 7~14 d,病毒经过 2 次病毒血症而侵入靶器官(脊髓、脑、脑膜、心肌和皮肤等),产生溶解性感染,使靶器官出现继发性炎症。柯萨奇病毒和埃可病毒以隐性感染为主,隐性感染与显性感染的比例为 100∶1,出现症状者也大多为轻型或顿挫型,严重感染者为极少数。

1. 无菌性脑膜炎和脑炎　几乎所有柯萨奇病毒(B1~B6、A7 和 A9 型等)与大部分埃可病毒(4、6、9、11、14、16、25、30、31 和 33 型)已多次证明与脑膜炎有关。肠道病毒血清型感染相关的无菌性脑膜炎与特定的临床特征有关,如肠道病毒 71 型常引起手足口病并发脑膜炎,埃可病毒 9 型常引起非特异性皮疹并发脑膜炎。

2. 疱疹性咽峡炎(herpetic angina)　最常见的病原体是柯萨奇 A 组病毒。另外,柯萨奇 B 组病毒、埃可病毒,以及编有号码的肠道病毒也可引起疱疹性咽峡炎。其在 1~7 岁的儿童发生率最高。通常出现发热、咽痛,尤以吞咽疼痛、恶心呕吐等症状为主,典型症状是在软腭、悬雍垂周围出现小疱性溃疡,少数病例可见硬腭损伤,持续 1~4 d,通常发病后 7~10 d 可完全康复。

3. 手足口病　主要由柯萨奇 A 组病毒 16 型以和新型肠道病毒 71 型引起,是造成暴发感染的重要病原,特点是患者口腔黏膜和舌上出现红疹与水疱,口腔内形成溃疡等损伤,继而出现手、足部位的水疱,病毒可在水疱液中检出。引起手足口病的病毒还可见于柯萨奇病毒 A4、A5、A9、A10 和 B5 型。

4. 心肌炎和心包炎　柯萨奇病毒与心肌炎有很高的相关性,研究者也逐渐认识到柯萨奇 B 组病毒是原发性心肌疾病的主要原因,病毒可直接破坏感染细胞,宿主的自身免疫应答也可导致心肌组织损伤。该病在医院婴儿室内可引起暴发流行,死亡率高。成人和儿童家属散在发病,并在 6 个月以内的婴幼儿和青壮年中最常见且最严重。

5. 流行性胸痛　常由柯萨奇 B 组病毒引起,症状为突发性发热和单侧胸痛,伴有头痛、全身不适等,有时扩展为双侧胸痛或腹痛。

6. 出血性结膜炎　与埃可病毒 70 型和柯萨奇 A 组病毒 24 型密切相关。后者引起的急性结膜炎曾在新加坡、中国香港引起过流行,柯萨奇病毒 A 组 24 型的变异株在中国台湾和美国也发生过流行,少数人可引起亚急性充血性结膜炎,一般 1~2 周可恢复。

7. 新生儿疾病　新生儿常发生柯萨奇病毒的感染,一方面是医院管理不当出现医院感染,另一方面可能是母亲的感染垂直传播给新生儿。患儿出现嗜睡、喂养困难、发热、呕吐,严重者发生心肌炎、心包炎、呼吸窘迫或胸膜炎、脑膜炎等,死亡率高。这是值得关注的。

此外,柯萨奇 B 组病毒可引发胰腺炎,此与胰岛素依赖型糖尿病相关。

三、生物学特性

柯萨奇病毒与埃可病毒呈球形,直径为 17~30 nm,核心为线状单股正链 RNA,核衣壳呈二十面体立体对称,无包膜。病毒基因组长约 7.5 kb,在基因组的 5'末端是一个病毒编码的共价连接的多肽 VPg,在可读框(open reading frame,ORF)之前有一个长的 5'-NCR,约为基因组总长度的 1/10。ORF 在核苷酸 740~7 370 碱基位置,约 6 600 个核苷酸,编码一个约 2 200 个氨基酸的大分子前体蛋白,经酶切后可形成病毒结构蛋白和各种功能蛋白。ORF 后是一个短的 3'-NCR 和一个末端多聚核苷酸尾。柯萨奇病毒与埃可病毒的抗原性复杂,不仅型别多,型内还有抗原变异,因而给血清学诊断或病毒学鉴定带来困难。

柯萨奇病毒与埃可病毒除少数几个型别必须在乳鼠中增殖外,其余都能在猴肾细胞和人源传代细胞中生长,产生 CPE。两种病毒对热敏感,在 50℃ 条件下迅速被灭活,对酸的抵抗力较其他小 RNA 病毒强,可抵抗 pH3.0 的环境,紫外线和干燥也能使病毒灭活,常用消毒剂如 75% 乙醇、5% 甲酚皂溶液均不能灭活这两种病毒,但 0.3% 甲醛或 0.3~0.5 pmol/L 的游离氯可迅速灭活这两种病毒。

四、微生物学检验

(一)标本采集

发病早期采集粪便、直肠拭子和咽拭子;无菌性脑膜炎患者采集脑脊液;有些患者根据症状可采集水疱液、尿液、结膜拭子等。

(二)直接检测

1. 抗原检验　　可用免疫荧光法检测抗原从而进行快速鉴定。

2. 核酸检测　　埃可病毒的快速直接检测方法中最重要的发展是以 RT-PCR 和 NASBA 为形式的核酸扩增技术的应用。RT-PCR 检测肠道病毒有 3 种策略:① 属特异型方法又称为通用型方法,可以检测肠道病毒的所有血清型;② 种特异型方法可以检测有限数量的血清型;③ 株特异型方法可以检测单一的血清型。普通肠道门诊病毒诊断以属特异型方法最为适用。种和株特异型方法有助于筛查非典型的肠道病毒分离物。1989~1990 年首次报道了适用于肠道病毒的通用型扩增引物和探针,这些引物是根据肠道病毒 5'-NCR 的高度保守序列设计的。种特异型扩增引物是根据 3'-NCR 或 VP1 序列设计的,可以检测人类肠道病毒 A~D 群的成员。RT-PCR 法检测埃可病毒的灵敏度非常高,能检测少至 1~100 个埃可病毒的基因组分子、0.001~1 PFU(空斑形成单位)或 0.003~0.1 的 50% 组织感染量。

(三)分离培养与鉴定

从细胞培养物中分离出埃可病毒仍是大多数临床实验室检测埃可病毒的方法,猴肾细胞对脊髓灰质炎病毒、柯萨奇 B 组病毒和埃可病毒的敏感性都很好,人横纹肌肉瘤、人二倍体成纤维细胞和人胚肺成纤维细胞则比较适合柯萨奇病毒 A 组病毒的分离培养,根据出现 CPE 情况收集病毒液。用中和试验、血凝抑制试验、补体结合试验等进行这两种病毒的鉴定与分型。

第三节　新型肠道病毒

随着肠道病毒型别的增多,又发现了一些与柯萨奇病毒和埃可病毒在性质上重叠的新病毒,即 1969 年以后鉴定的一些小 RNA 病毒,这些病毒的划分难以采用原先区别柯萨奇病毒和埃可病毒的基本标准,因而 ICTV 在 1976 年决定,所有新发现的肠道病毒将不再进行脊髓灰质炎病毒、柯萨奇病毒或埃可病毒的划分,而是统一按发现序号命名。因当时已分类的肠道病毒有 67 个血清型,故新命名的肠道病毒为 68、69、70 和 71 等型,到目前已有 116 型。其中,68 型主要引起儿童毛细支气管炎和肺炎;70 型引起急性出血性结膜炎;71 型主要引起无菌性脑膜炎和手足口病。

一、肠道病毒 70 型

肠道病毒 70 型可引起急性出血性结膜炎(acute hemorrhagic conjunctivitis,AHC),曾在世界范围内发生过多次大流行。病毒可经手、毛巾、眼科器械和昆虫等传播,游泳池水被病毒污染后传染性强。该病潜伏期 1 d,但少数可延至 6 d;起病急,病毒感染者可迅速出现眼睑水肿、结膜充血、眼痛、流泪等,2~3 d 后出现结膜下出血的典型表现。儿童病程较短(2~3 d),成人可延长至 8~10 d。该病预后尚好,一般无后遗症。该病一般仅限于眼,但个别病例可累及神经系统(腰神经根、脑神经),出现神经根脊髓炎,临床表现类似脊髓灰质炎。神经系统症状常在发病后几周出现,好发于青壮年,急性多见,表现为神经根痛和急性不对称性一至多个肢体软瘫,可留有后遗症。

肠道病毒 70 型不同于其他肠道病毒,首先是不具有嗜肠道性,而是存在于眼结膜,其次是病毒最适增殖温度较低,为 33℃。在急性出血性结膜炎的病程早期(1~3 d),患者眼分泌物中病毒分离率达 90% 以上,可用人源培养细胞[如 WI-38 细胞或人胚胎肾细胞(HEK 细胞)]或猴肾细胞分离培养,用补体结合试验和 ELISA 快速鉴定,或用 RT-PCR 扩增特异性 RNA,用酶标记探针检测病毒特异性 RNA 片段。病后约 50% 患者血清抗体阳性,但效价不高。

二、肠道病毒 71 型

肠道病毒 71 型首先于 1969 年在美国加利福尼亚州脑膜脑炎患儿的脑脊液中分离出来。1975 年在保加利亚和匈牙利发生了最大的一次中枢神经系统感染,病例达千人,患者呈脊髓灰质炎样麻痹表现,死亡 44 人。1992 年确定其血清型。

肠道病毒 71 型通过粪-口途径或密切接触传播,可引起多种临床综合征,主要是无菌性脑膜炎、脑膜脑炎,可累及脑神经和延髓。在某些国家和地区如日本、中国台湾、瑞典统计,感染该病毒者大多出现手足口病。患者咽部出现水疱、溃疡,手掌和足底也出现了水疱,并向手臂、腿部扩展,水疱痊愈后不留痂痕。少数患者在肠道病毒 71 型感染后会出现多发性神经根炎、心肌炎或全身斑丘疹等。

肠道病毒 71 型是一种耐热、耐酸的小 RNA 病毒,可在原代细胞上生长,但敏感性差。病毒能引起乳鼠病变。病毒分离可在早期采取粪便、脑脊液、水疱液等,将其接种于乳鼠以分离病毒。用补体结合试验、ELISA 和中和试验进行检测。目前肠道病毒临床血清学 ELISA 测定中出现混乱无序的交叉反应,可用 PCR 法和病毒核酸杂交进行鉴定。

本章小结

肠道病毒颗粒较小,呈二十面体对称,直径 17~30 nm,无包膜,耐酸、耐乙醚和其他脂溶剂,对各种抗生素、抗病毒药、去污剂有抵抗作用。不同肠道病毒可引起相同的症状,同一种病毒也可引起不同临床表现。肠道病毒多见隐性感染,可引起腹部不适和腹泻等症状。脊髓灰质炎病毒、柯萨奇病毒、埃可病毒、新型肠道病毒很少引起明显消化道疾病,主要侵犯神经系统、肌肉、心肌、皮肤等靶器官,引起脊髓灰质炎、脑膜炎、心肌炎、手足口病等。肠道病毒分离主要以粪便标本为主,致病部位标本为辅。常见的肠道病毒均在敏感细胞系分离培养。通过电镜观察标本中的病毒颗粒,可为鉴定病毒提供形态学上的依据,也可通过免疫荧光、ELISA 等免疫学方法、核酸探针、PCR、基因测序等技术可对病毒进行鉴定并分型。除脊髓灰质炎病毒外,本章所学的肠道病毒如柯萨奇病毒、埃可病毒、肠道病毒 71 型均属于危害的程度第三类的病原微生物。

(申红星)

第二十二章 肝炎病毒及检验

肝炎病毒(hepatitis virus)是指一类主要感染肝脏细胞并可导致病毒性肝炎的病原体。肝炎病毒并不是分类学上的名称,已知肝炎病毒分别属于不同的病毒科属。目前已证实,导致人类病毒性肝炎的病毒有 HAV、HBV、HCV、HDV 和 HEV。其中,HAV 和 HEV 经消化道途径传播,可导致隐性感染或急性肝炎,未见慢性感染病例和慢性病毒携带者。HBV 和 HCV 经血液和体液等消化道外途径传播,可导致急慢性感染,多数患者为慢性感染,并与肝硬化和原发性肝癌的发生发展密切相关。HDV 为缺陷病毒,其感染需要 HBV 等嗜肝 DNA 病毒的辅助,传播途径和致病特点与 HBV 相似。肝炎病毒在人群感染率高,是全球性的公共卫生问题,严重威胁人类的健康。

第一节 甲型肝炎病毒

甲型肝炎病毒(hepatitis A virus,HAV)属于小 RNA 病毒科(Picornaviridae)嗜肝病毒属(*Hepatovirus*)。

一、临床意义

HAV 是甲型肝炎的病原体,主要通过消化道途径传播,传染源多为患者或隐性感染者,其感染呈全球性分布,每年新发感染病例大约有 140 万。HAV 随患者粪便排出体外,通过污染水源、食物和食具等传播可造成散发流行或暴发流行。人常见的感染是由于食用被 HAV 污染的贝类海产品。1988 年春季,上海曾有因食用被 HAV 污染的毛蚶导致甲型肝炎的暴发流行的报道,患者多达 30 多万例,造成了 47 人死亡。HAV 多侵犯儿童及青年,发病率随年龄增长而递减。HAV 大多为隐性感染或仅有亚临床症状,但感染者粪便中有病毒排出,是重要的传染源。少数人感染 HAV 后可引起急性肝炎,部分患者可出现黄疸。除重症肝炎外,一般可完全康复,不转为慢性肝炎或慢性携带者,也不导致肝癌。

HAV 的潜伏期为 3~5 周,平均为 28 d,在潜伏期末病毒大量出现在粪便中。发病 2~3 周后,随着肠道中抗-HAV IgA 及血清中抗-HAV IgM 和抗-HAV IgG 的产生,粪便中的病毒逐渐消失。在 HAV 感染初期,患者可出现持续 1~2 周的病毒血症。急性期患者血清转氨酶会显著升高,同时血清中出现抗-HAV IgM 并于 1 周内达到峰值,存在数月后浓度逐渐降低。在急性期末或恢复早期患者血清中会出现抗-HAV IgG,可维持数年,抗-HAV IgG 是中和抗体,使机体对 HAV 的再次感染具有免疫力。

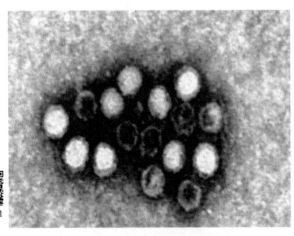

图 22-1 HAV 电镜照片
中间白色为 HAV 实心颗粒,中间黑灰色为 HAV 空心颗粒

二、生物学特性

HAV 颗粒为球形,直径为 27~32 nm,核衣壳呈二十面体立体对称,无包膜。电镜下可见两种不同的 HAV 颗粒(图 22-1):① 实心颗粒为完整病毒体,有感染性和抗原性;② 空心颗粒为缺乏核酸的空心衣壳,无感染性有抗原性。HAV 只有一个血清型。

HAV 基因组为单股正链 RNA,长约 7.5 kb,由 5'-NCR、编码区和 3'-NCR 组成。5'-NCR 序列相对保守,参与基因翻译过程。编码区只有一个开放 ORF,分为 P1、P2 和 P3 区。P1 区编码 VP1、VP2、VP3 和 VP4 四种多肽。VP1、VP2 和 VP3 是病毒衣壳蛋白的主要成分,具有抗原性,可刺激机体产生中和抗体。VP4 含量很少,其功能未知。P2 和 P3 区编码病毒的 RNA 聚合酶、蛋白酶等非结构蛋白,参与病毒的 RNA 复制和蛋白加工等生命过程。3'-NCR 后接多聚腺苷酸尾,此与 HAV RNA 的稳定性有关。根据核苷酸序列差异,将 HAV 分为Ⅰ~Ⅶ7 种不同的基因型。其中Ⅰ、Ⅱ、Ⅲ 又分为两个亚型,即Ⅰ A 和Ⅰ B、Ⅱ A 和Ⅱ B、Ⅲ A 和Ⅲ B。其中Ⅰ、Ⅱ、Ⅲ和Ⅶ型可感染人类,我国主要流行ⅠA 型。

　　HAV 对理化因素抵抗力较强。在淡水、海水、泥沙和毛蚶等水生贝类中可存活数天至数月。60℃ 条件下 12 h 不能完全灭活 HAV。100℃ 条件下 5 min、70％乙醇可灭活 HAV,其对紫外线、甲醛和氯敏感。

三、微生物学检验

(一) 标本采集

依据标准操作流程(standard operation procedure,SOP)进行血清或血浆的采集、运送、处理和保存。采集急性期或恢复期血清或者血浆标本,血清 4℃ 条件下可保存 3 周,−70℃ 条件下可保存 6 个月,抗体滴度水平可保持稳定,但反复冻融可使抗体的滴度降低。唾液和胆汁标本也可用于检测抗体。采集甲型肝炎患者发病前 2 周或者出现症状后数天的粪便标本,4℃ 条件下保存标本以用于检测粪便中的病毒颗粒或者抗原。肝活检组织标本可用于免疫荧光或电镜检测 HAV 颗粒。

(二) 直接检查

1. 显微镜检查　　常规电镜法或免疫电镜法可以检测患者的粪便上清液和肝活检组织标本中的高滴度的 HAV。免疫电镜法通过观察病毒和抗体形成的复合物,可以提高病毒的检出率。电镜技术因为操作流程复杂,需要经验丰富的专业技术人员,因此在临床实验室逐渐被其他检测技术取代。

2. 抗原检测　　临床主要采用 ELISA 检测粪便标本中的 HAV 抗原。ELISA 检测 HAV 抗原时多采用双抗体夹心法。

3. 核酸检测　　HAV - RNA 阳性为 HAV 急性感染的直接证据。可采用:① 核酸分子杂交技术检测 HAV RNA,利用克隆的 HAV cDNA 片段制成探针,采用 cDNA - RNA 分子杂交技术可检测临床标本中 HAV RNA。② RT - PCR 检测 HAV RNA,先用逆转录酶将 HAV RNA 转为 cDNA,然后再进行 PCR 检测。RT - PCR 法敏感度高。PCR 引物根据 5′- NCR 的保守序列设计。

(三) 分离培养与鉴定

HAV 可在多种原代及传代细胞中增殖,如原代狨猴肝细胞、传代恒河猴胚肾细胞(如 FRhk4、FRhk6)、Vero 细胞、人胚肺二倍体细胞(MRC5 或 KMB17)及人肝癌细胞(PLC/PRF/S)等均可用于 HAV 的分离培养。采用细胞分离培养 HAV 需要数周甚至数月,且不形成明显的细胞病变,难以直接判断病毒是否增殖,需要通过检测病毒的核酸或抗原来判断病毒是否增殖。因此,组织细胞分离培养病毒一般不用于 HAV 的常规实验室诊断。

(四) 血清学检测

检测血清抗 - HAV IgM 是目前甲型肝炎最常用的特异性诊断方法。IgM 出现早,在发病数日即可检出,黄疸期达到高峰,1~2 个月后抗体滴度下降,3~4 个月后大部分消失,检测患者血清抗 - HAV IgM 可作为 HAV 早期感染的重要指标,常用 ELISA 进行检测,为急性肝炎患者检测的常规项目。但接种 HAV 疫苗后短时间内也会导致血清抗 - HAV IgM 升高,注意鉴别。急性甲型肝炎患者出现症状时,血清中也可检出抗 - HAV IgG,初期滴度低,以后逐渐升高,病后 3 个月达高峰,1 年内维持较高水平,在血中可低水平维持数十年甚至终身。检测双份血清的抗 - HAV IgG 滴度,若恢复期比急性期血清滴度有 4 倍以上增高,则可诊断为甲型肝炎。但常因患者就诊较晚,采不到早期血清,也得不到抗体滴度增长 4 倍的结果,所以临床上基本不采用此诊断方法。检测抗 - HAV IgG 或者 HAV 总抗体主要用于了解既往感染史或 HAV 疫苗接种效果。

　　甲型肝炎患者血清的抗 - HAV、转氨酶、HAV 及黄疸在感染后不同时间存在及消长情况见图 22 - 2。

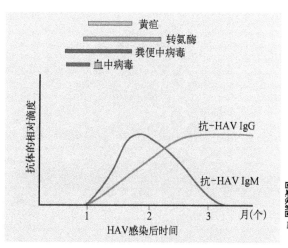

图 22 - 2　彩图

图 22 - 2　HAV 感染后不同时间血清抗 - HAV 的变化、HAV 颗粒在血中及粪便中出现的时间、血中转氨酶出现升高的时间及黄疸出现的时间。

第二节　乙型肝炎病毒

乙型肝炎病毒(hepatitis B virus,HBV)在分类上属于嗜肝 DNA 病毒科(Hepadnaviridae)正嗜肝 DNA 病毒属(*Orthohepadnavirus*)。

一、临床意义

HBV 是乙型肝炎的病原体。HBV 感染是全球性的公共卫生问题。全球 HBV 的携带者高达 4 亿人,每年死亡人数上百万。我国是乙型肝炎的高发区,人群 HBV 携带率约为 7.18%。HBV 的主要的传染源为乙型肝炎患者或 HBV 的无症状携带者。感染者的血液和多种体液均含有 HBV,无论在潜伏期、急性期还是在慢性活动期,患者的血液或体液均有传染性。HBV 主要的传播途径首先是血液传播,包括输血和血制品、血液透析、共用针头、共用牙刷和木梳等。其次是母婴传播,即分娩前后及过程中 HBV 由母亲传染给新生儿,母乳喂养也可导致母婴传播。再次是密切接触传播(包括性途径)。乙型肝炎的潜伏期为 30~160 d,临床表现多样,可为无症状携带、急性肝炎、慢性肝炎或重症肝炎,其中部分慢性肝炎可演变成肝硬化甚至肝癌。

二、生物学特性

在急性乙型肝炎和部分慢性乙型肝炎患者血液中,电镜可以观察到 3 种不同形态的 HBV 颗粒,即大球形颗粒、小球形颗粒和管形颗粒(图 22 - 3A)。大球形颗粒又称为 Dane 颗粒,是具有感染性的完整的 HBV 颗粒,呈球形,直径为 42 nm,具有双层结构。外层相当于病毒的包膜,由脂质双层和包膜蛋白组成(图 22 - 3B)。包膜蛋白主要有 3 种:① 分别为小蛋白(S 蛋白),主要成分为 HBV 表面抗原(hepatitis B surface antigen,HBsAg);② 中蛋白(M 蛋白),由 HBsAg 和前 S2 蛋白(PreS2)组成;③ 大蛋白(L 蛋白)由 HBsAg、PreS2 和前 S1 蛋白(PreS1)组成。内部为 HBV 核衣壳,是二十面体立体对称的球形(图 22 - 3B)。衣壳蛋白为 HBV 的核心抗原(hepatitis B core antigen,HBcAg),衣壳蛋白内部为基因组 DNA 和 DNA 聚合酶。血液中检出 Dane 颗粒标志着肝内病毒复制活跃。小球形颗粒直径约为 22 nm,由过剩的 HBV 包膜蛋白装配而成,主要成分为 HBsAg,不含有 HBV 基因组 DNA 和 DNA 聚合酶,无感染性。管形颗粒直径为 22 nm,长 100~500 nm,由小球形颗粒聚合而成,成分与小球形颗粒相同。

图 22 - 3
彩图

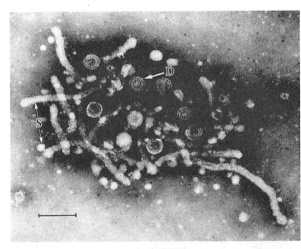

A. 电镜照片

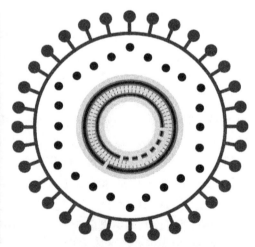

B. Dane颗粒的剖面结构模式图

图 22 - 3　HBV

A 图中 D 箭头为 Dane 颗粒;S 上指向箭头为管形颗粒,下指向箭头为小球形颗粒。图中刻度为 100 nm。B 图外层紫色为病毒的包膜,包膜内侧黑色颗粒为病毒衣壳蛋白,内部绿色为 HBV 不完全双链环状基因组 DNA

HBV 的基因组是不完全双链环状 DNA,长链即负链,长为 3 200 个核苷酸;短链即正链,长度可变,其与长链部分互补,使长链剩余少部分为单链(图 22－3B)。HBV 基因组含有 4 个部分重叠的 ORF,即 S 区、C 区、P 区和 X 区。S 区由 *PreS1*、*PreS2* 和 *S* 基因组成,编码 3 种包含 HBsAg 的不同分子量的蛋白,即 S 蛋白(HBsAg)、M 蛋白(HBsAg+PreS2)和 L 蛋白(HBsAg+PreS2+PreS1);C 区由 *PreC* 和 *C* 基因组成,编码 HBeAg 和 HBcAg。HBeAg 为非结构蛋白,一般不出现在病毒颗粒中,可分泌入血。HBcAg 为衣壳蛋白,一般不出现在血液中,不易从感染者的血液中检出;P 区编码 DNA 聚合酶,该酶还具有逆转录酶和 RNA 酶 H 的活性;X 区编码 HBxAg 蛋白,其可激活细胞内原癌基因,与肝癌的发生发展密切相关。

根据 HBsAg 抗原性的不同,HBV 分为 4 种主要的血清型,即 adr 型、adw 型、ayr 型、ayw 型。不同血清型分布具有地区性和种族差异。我国汉族主要以 adr 型多见,少数民族多见 ayw 型。HBV 基因组根据核苷酸序列的不同分为 8 种基因型,即 A～H 型。其中 A 型见于欧洲、北美洲和非洲,B 型和 C 型见于亚洲,D 型呈世界性分布,E 型流行于非洲,F 型见于南美洲和阿拉斯加,G 型见于北美洲,H 型多见于中美洲。

乙型肝炎主要采用核苷类似物进行治疗,长时间使用此类药物会导致 HBV 发生变异从而产生耐药性,对常用药物拉米夫定、阿德福韦酯、恩替卡韦、恩曲他滨等会产生多种不同的基因位点变异。通过检测已知的 HBV 基因组耐药突变位点能够推测出其对哪种药物具有耐药性,从而避免采用耐受药物进行治疗,有利于合理用药。治疗过程中每 3～6 个月检测 1 次耐药突变位点,有助于及时调整用药,使治疗更合理有效。

HBV 对理化因素抵抗力强,对低温、干燥、紫外线均具有耐受性。HBV 不能被 70% 乙醇灭活,因此 70% 乙醇不能用于 HBV 的消毒。HBV 的常用消毒剂为 0.5% 过氧乙酸、0.5% 次氯酸钠和环氧乙烷。100℃ 加热 10 min 和高压蒸汽灭菌可灭活 HBV。

三、微生物学检验

(一)标本采集

HBV 抗原、抗体的检测需要采集静脉血。静脉血标本应于 24 h 内分离血清或者血浆,血清 4℃ 条件下可保存 5 d,－70℃ 条件下可保存 6 个月。HBV 基因组 DNA 的检测多采用血清,如采用血浆则需用枸橼酸盐或者 EDTA 抗凝,而不采用肝素抗凝,因肝素会与 DNA 结合,导致 PCR 反应结果呈假阴性。肝活检组织标本可用于免疫荧光或电镜检测病毒颗粒。HBV 具有高度的传染性,在标本的采集和运送时需加强防护。

(二)直接检查

1. 显微镜检查　　当 HBV 在标本中大量存在时,常规电镜法可直接观察到病毒颗粒,但病毒浓度低时不容易被检出,阳性率较低,此方法不常用于检出 HBV。肝活检组织标本可采用免疫电镜法在超微结构水平观察 HBV 颗粒的存在,敏感度高于常规电镜,可以增加 HBV 的检出率,但样本制备过程相对复杂,一般临床常规检测不采用此方法。

2. 抗原检测　　可以检测血清中 HBsAg 和 HBeAg 的存在,而 HBcAg 在血液标本中难以检测到。HBsAg 是最先出现的血清学指标,是机体感染 HBV 的标志之一,见于急性乙型肝炎、慢性乙型肝炎、肝硬化或无症状携带者,也是献血员筛选的必检指标。一般发病后 1～4 个月 HBsAg 消失,持续 6 个月以上认为转为慢性感染。HBeAg 的消长与 HBV 的病毒体及 DNA 多聚酶的消长基本一致。HBeAg 阳性表明乙型肝炎病毒处于活动期,并有较强的传染性。检测 HBeAg 有助于判断乙型肝炎病毒携带者传染性的强弱、母婴传播的危险率及急性乙型肝炎的预后等。在潜伏期,HBeAg 可与 HBsAg 同时或可于 HBsAg 出现后数天在血清中检出,持续存在时间一般不会超过 10 周,如果超过 10 周并持续阳性,表明肝细胞损害较重,认为可能转为慢性乙型肝炎或肝硬化。孕妇 HBeAg 阳性可引起垂直传播。肝活检组织标本可采用免疫荧光检测感染肝细胞相应的 HBV 抗原的存在。检测血清中 PreS1 和 PreS2 抗原的存在也具有一定的辅助诊断价值。

3. 核酸检测

(1) HBV DNA 检测:HBV DNA 是 HBV 具有传染性和病毒复制的标志,是诊断的直接证据。血清中 HBV DNA 阳性提示 HBV 复制和有传染性,HBV DNA 浓度越高表示病毒复制越多,传染性越强。常用 PCR 法和

qPCR 法进行 HBV DNA 的定量检测,敏感度高。HBV 基因组 DNA 测序具有更加准确、高效的优点,但技术要求较高。

（2）HBV 基因组变异的检测：HBV DNA 聚合酶 P 基因区存在基因变异。目前主要采用基因测序的方法来检测 HBV 基因组的耐药突变位点,预测核苷酸类药物的耐药情况,从而选择敏感药物,避免使用耐受的药物,提高疗效。

（3）HBV 基因分型：基因测序能准确确定 HBV 病毒株的基因型、亚型,同时还能发现其他方法很难鉴别的重组病毒株,是检测病毒基因变异公认的"金标准",但是技术要求高,价格昂贵。

（三）分离培养与鉴定

HBV 的体外培养困难,目前主要采用人原代肝细胞或病毒 DNA 转染的肝癌细胞系培养 HBV,后者可长期稳定表达 HBV 抗原成分或产生 Dane 颗粒。分离培养 HBV 一般不用于临床试验及诊断。

（四）血清学检测

HBV 抗体的检测对 HBV 感染的诊断和预后有极其重要的意义。通常检测血清中 3 种 HBV 的抗体：表面抗体（抗-HBs）、e 抗体（抗-HBe）、核心抗体（抗-HBc）。

抗-HBs 是患者针对 HBsAg 所产生的一种抗体。抗-HBs 一般在发病后 3~6 个月出现,可持续多年。抗-HBs 是 HBV 的特异性中和抗体,它的出现表明机体具有免疫力,见于乙型肝炎恢复期。注射乙肝疫苗或抗-HBs 免疫球蛋白者,抗-HBs 也可呈阳性。抗-HBe 是经 HBeAg 刺激机体产生的特异性抗体。抗-HBe 出现于 HBeAg 阴转后。抗-HBe 阳性表示机体已获得一定的免疫力（出现变异株者除外）,大部分乙型肝炎病毒被消除,复制减少,传染性减低,病变趋于静止。抗-HBc 是 HBcAg 刺激机体产生的特异性抗体,抗-HBc 早期以 IgM 型为主,随后产生 IgG 型抗体。抗-HBc IgM 阳性提示 HBV 复制,多见于乙型肝炎急性期,但慢性乙型肝炎也可以持续低效价阳性,尤其是病变活动期。抗-HBc IgG 型抗体阳性一般表示感染过 HBV,不论病毒是否被清除,此抗体均为阳性,可持续数十年甚至终身。抗-HBc 不是保护性抗体,不能中和 HBV。PreS1-Ab 和 PreS2-Ab 也逐步应用于临床,可以作为 HBV 感染、复制或清除的指标。

乙肝抗体的检测分为定性和定量两种。定性检查只能提供阴性或阳性结果;定量检查则可提供各项指标的精确数值,对乙型肝炎患者的监测、治疗评估和预后判断等方面具有重要的意义,动态监测可作为临床医师制订治疗方案的依据。目前 HBV 抗体定性检测多采用 ELISA,定量检测多采用化学发光法（CIA）。

HBV 感染的实验室诊断主要依靠检测患者血清中的免疫标志物,主要包括 HBsAg、抗-HBs、HBeAg、抗-HBe、抗-HBc IgM 和抗-HBc IgG,通过综合分析这些指标可推测 HBV 感染的阶段及临床疾病的预后,具体见表 22-1 及图 22-4。

表 22-1　HBV 抗原、抗体检测结果及临床分析

HBsAg	抗-HBs	HBeAg	抗-HBe	抗-HBc IgM	抗-HBc IgG	结果分析
+	-	-	-	-	-	HBV 感染者或无症状携带者
+	-	+	-	+	-	急性或慢性乙型肝炎（传染性强,俗称"大三阳"）
+	-	-	+	-	+	急性感染趋向恢复（俗称"小三阳"）
-	-	-	+	-	+	既往感染
-	-	-	-	-	+	既往感染
-	+	-	-	-	+	既往感染或接种过疫苗
-	-	-	-	-	-	未感染 HBV 的易感者

注：+,阳性;-,阴性。

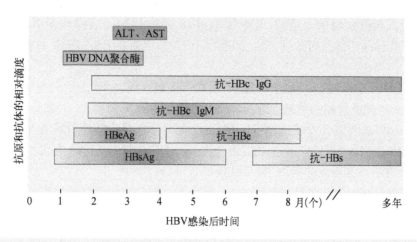

图22-4
彩图

图 22-4　HBV 感染后不同时间点 HBV 抗原(紫色渐变)、抗体相对滴度的变化(蓝色渐变)、
HBV DNA 聚合酶出现的时间段(橙色)及转氨酶升高的时间段(绿色)
ALT 即丙氨酸转氨酶(谷丙转氨酶),AST 即天冬氨酸转氨酶(谷草转氨酶)

第三节　丙型肝炎病毒

丙型肝炎病毒(hepatitis C virus,HCV)属于黄病毒科(Flaviviridae)丙型肝炎病毒属(*Hepacivirus*)。

一、临床意义

HCV 是丙型肝炎的病原体。全球约有 1.7 亿人感染 HCV,每年新发感染者有 300 万~400 万,每年约有 50 万人死于 HCV 相关肝脏疾病。不同国家和地区人群 HCV 感染率差异较大,英国发病率仅为 0.04%~0.09%,而埃及发病率可达 22%。我国 HCV 发病率相对较高,人群感染率可达 0.7%~3.1%。HCV 的主要传染源为患者或慢性 HCV 携带者。HCV 通过多种途径传播:① 血液传播,如输血或者血制品、注射毒品、血液透析和器官移植等;② 母婴传播;③ 性接触传播。HCV 感染可引起急慢性肝炎,其感染慢性化率高(60%~70%),慢性丙型肝炎与肝硬化及原发性肝癌发生发展密切相关。

二、生物学特性

HCV 呈球形,直径为 30~60 nm,由核心、衣壳和包膜 3 部分组成。核心含有基因组单股正链 RNA,全长约为 9.6 kb,由 5'-NCR、编码区和 3'-NCR 构成。5'-NCR 主要参与病毒转录和翻译的调控,核苷酸序列相对保守,是设计诊断用 PCR 引物的首选位置。编码区只有 1 个 ORF,能编码 1 个长为 3 014 个氨基酸的多聚蛋白前体,在病毒蛋白酶和宿主信号肽酶的作用下裂解成各自独立的病毒蛋白,包括 4 种结构蛋白,即核衣壳蛋白 C、包膜蛋白 E1、包膜蛋白 E2 和离子通道蛋白 p7,及 6 种非结构蛋白 NS2、NS3、NS4a、NS4b、NS5a、NS5b。核衣壳蛋白 C 有很强的抗原性,可刺激机体产生抗体,并长时间存在于患者的血清中,有助于感染的诊断。包膜蛋白 E1 和 E2 变异度高,这种变异引起的免疫逃逸作用是导致丙型肝炎慢性化的主要原因。6 种非结构蛋白主要为一些酶类,参与病毒的复制。3'-NCR 功能尚不清楚,可能参与病毒的复制。根据 HCV 核苷酸序列的差异,HCV 可分为 11 个基因型,1~3 型分布于全世界,4 型分布于中东、埃及和中非地区,5 型见于南美洲,6~11 型见于亚洲。

HCV 对理化因素抵抗力不强。60℃条件下 30 min 可使 HCV 失去传染性。100℃条件下 5 min、紫外线、20% 次氯酸、2% 戊二醛等可灭活 HCV。

三、微生物学检验

(一) 标本采集

采集血液,及时分离血清或血浆。检测 HCV 抗原或抗-HCV 的样品可以冷藏保存 5 d 或-70℃保存半年。

检测 HCV RNA 一般分离新鲜血液的血清后，及时提取 RNA 并进行逆转录得到 cDNA，cDNA 相对稳定，可在 -20℃ 保存较长时间。如样品不能及时处理，应立即保存于 -70℃ 以避免 RNA 降解，样品应避免反复冻融。

（二）直接检查

1. 显微镜检查　　HCV 在宿主外周血中含量低，很难直接观察到。

2. 抗原检测　　HCV 抗原检测的敏感度低，临床一般不检测 HCV 抗原。

3. 核酸检测　　HCV 基因组 RNA 的检测对于丙型肝炎的诊断及疗效评价具有非常重要的价值。一般采用 RT - PCR 和 RT - qPCR 法检测 HCV RNA，方法敏感性高。HCV 基因组 RNA 是丙型肝炎早期诊断的最有效指标。如 HCV RNA 检测结果为阳性的病例，结果可报告为"确诊病例"。

4. 基因分型　　序列分析是 HCV 基因分型的"金标准"。HCV 的基因分型可以指导临床治疗及流行病学的研究。

（三）分离培养与鉴定

HCV 体外培养困难，至今仍缺乏稳定高效的细胞培养模型。

（四）血清学检测

由于丙肝病毒抗原检测的敏感度低，一般临床实验室主要检测抗 - HCV。主要采用 ELISA 对样品进行初筛。ELISA 试剂盒主要采用重组或合成的 HCV 多肽作为抗原，敏感性和特异性高，但是存在假阳性的干扰，需要确证实验来排除假阳性反应。按照美国疾病预防与控制中心 2003 年出版的《抗 - HCV 的实验室检测及其结果报告指南》的要求，ELISA 检测抗 - HCV 时，样本吸光度与临界质控吸光度比值（S/CO）≥3.8 时才是真阳性，而对于 S/CO≤3.8 者需要做重组免疫印迹试验（recombinant immunoblot assay，RIBA，或称 Western Blot），即确证实验才能明确诊断。18 个月及以下的婴儿或幼儿，抗 - HCV 阳性并不一定代表感染 HCV，应以 HCV RNA 阳性作为其 HCV 感染报告的依据。

第四节　丁型肝炎病毒

丁型肝炎病毒（hepatitis D virus，HDV）属于沙粒病毒科（Arenaviridae）的 δ 病毒属（*Deltavirus*）。

一、临床意义

HDV 是一种缺陷病毒，HDV 的感染需要有 HBV 或其他嗜肝 DNA 病毒的辅助。正常人同时发生 HDV 与 HBV 的感染称为联合感染（coinfection）；已受 HBV 感染的乙型肝炎患者或无症状 HBV 携带者继发 HDV 感染称为重叠感染（superinfection）。许多临床病例表明，HDV 感染常可导致乙型肝炎患者病情加重与恶化，因此 HDV 在暴发型肝炎的发生中起着重要的作用。例如，HBV 携带者重叠感染 HDV 后，常表现为急性发作，病情加重，且病死率高。HDV 传染源为丁型肝炎患者和 HDV 携带者。HDV 传播方式与 HBV 相似，主要通过输血、血制品传播或母婴垂直传播，也可通过密切接触等方式传播。HDV 感染呈世界性分布，意大利、地中海沿岸国家、非洲和中东等地区为 HDV 感染的高发区。

二、生物学特性

HDV 呈球形，有包膜，直径为 35~37 nm。病毒核心为单股负链基因组 RNA 包被丁型肝炎抗原（HDAg），最外层的包膜为 HBV 编码的 HBsAg。HDAg 是 HDV 编码的蛋白，仅有一个血清型，能刺激机体产生抗 - HDV，可从感染者血清中检测到抗 - HDV，但抗 - HDV 是非保护性抗体，不能中和病毒。

三、微生物学检验

（一）标本采集

HDV 的标本采集参考 HBV 相应部分。

（二）直接检查

1. 电镜检查　　HDV 的电镜检测并未应用于临床。

2. 抗原检测　　可以直接检测血液或肝脏活组织中的 HDAg，HDAg 是 HDV 感染的早期诊断指标。标本一般先用去垢剂处理去除其表面的 HBsAg，然后采用免疫荧光或者 ELISA 检测 HDAg。

3. 核酸检测　　血清或肝组织内 HDV RNA 的检出是 HDV 感染的直接可靠证据。HDV RNA 阳性提示 HDV 正在复制，常用 RT-PCR 和核酸杂交法检测。

（三）分离培养与鉴定

HDV 体外培养困难，临床一般不进行 HDV 的体外分离培养。

（四）血清学检测

采用 ELISA 检测血清中抗-HDV 是目前诊断 HDV 感染的常规方法。HDV IgM 于 HDV 感染后 2 周出现，4~5 周达到高峰后开始下降，检测抗-HDV IgM 有早期诊断价值。抗-HDV IgG 出现时间晚，如持续高效价提示 HDV 慢性感染。

在急性 HDV 感染时，早期血液中 HDV 抗原阳性、抗-HDV IgM 阳性。在慢性 HDV 感染中，HDV 抗原可呈现反复阳性，HDV 总抗体持续出现高滴度，并可存在数年。血清和肝组织内 HDV RNA 的检出是诊断 HDV 感染的可靠方法。

第五节　戊型肝炎病毒

戊型肝炎病毒（hepatitis E virus，HEV）属于戊肝病毒科（Hepeviridae）戊肝病毒属（*Hepevirus*）。

一、临床意义

HEV 是戊型肝炎的病原体。HEV 主要通过肠道传播，易通过污水传播从而导致大规模暴发流行。HEV 的传染源为患者或亚临床感染者。HEV 传播具有季节性，多发于雨季或洪水后。HEV 主要感染青壮年，潜伏期一般 2~9 周，感染后表现为临床显性感染或隐性感染。临床表现多为急性肝炎，部分患者会出现黄疸，少数急性肝炎患者可发展成淤胆型肝炎或重症肝炎。孕妇感染 HEV 后常病情较重，可导致流产或死胎，病死率达 10%~20%。该病为自限性疾病，发病 6 周后可自然康复，不发展为慢性肝炎或者病毒携带者。多数患者抗-HEV IgG 抗体在发病 4 周左右转为阳性，于 5~6 个月后消失，因此人可以再次感染 HEV。

二、生物学特性

HEV 为球形颗粒，直径 32~34 nm，无包膜。HEV 基因组为单股正链 RNA，基因组全长为 7.2 kb，含有 3 个互相重叠的 ORF，即 ORF1、ORF2、ORF3，不同地区来源的基因组结构基本相似，但基因序列有一定差异。ORF1 主要编码病毒复制所需的依赖 RNA 的 RNA 聚合酶等非结构蛋白。ORF2 主要编码衣壳蛋白。ORF3 编码的蛋白产物可能具有型特异性抗原的表位。

三、微生物学检验

（一）标本采集

采集患者血清标本、胆汁或者粪便标本，低温条件下运送和保存标本。

（二）直接检查

1. 电镜检查　　电镜或免疫电镜检测患者粪便中 HEV 颗粒。电镜观测患者粪便中的病毒颗粒是一种特异性的诊断技术，但是由于敏感性低同时操作技术难度高，临床难以常规展开。

2. 抗原检测　　HEV 抗原的检测技术还不成熟。

3. 核酸检测　　采用 RT-PCR 检测患者血清、胆汁和粪便中的 HEV 基因组 RNA，是诊断急性戊型肝炎的特异性方法。急性期血清中 HEV RNA 的检出率达 70%。

（三）分离培养与鉴定

HEV 分离培养困难，一般临床不做病毒的分离培养鉴定。

（四）血清学检测

采用 ELISA 检测抗-HEV。血清抗-HEV IgM 出现早、消失快，可作为早期感染的诊断依据。若恢复期血清抗-HEV IgG 比急性期血清高 4 倍以上则提示 HEV 感染。

本章小结

目前已证实，导致人类病毒性肝炎的病毒主要有 HAV、HBV、HCV、HDV 和 HEV。

HAV 通过消化道传播，患者多为隐性感染，少数引起急性肝炎。HAV 基因组为单股正链 RNA。实验室诊断主要检测抗-HAV。血清抗-HAV IgM 升高具有早期诊断价值。检测血清抗-HAV IgG 或 HAV 总抗体，主要用于了解既往感染史及评估疫苗接种效果。

HBV 主要通过血液传播、母婴传播和密切接触传播，从而导致急慢性肝炎，与肝硬化、肝癌发生发展密切相关。患者血清中含有大球形颗粒、小球形颗粒和管形颗粒。大球形颗粒是有感染性的、完整的病毒颗粒。HBV 基因组为不完全双链环状 DNA。HBV 感染的诊断主要依靠检测 HBV 的 5 种不同的抗原和抗体，即 HBsAg、抗-HBs、HBeAg、抗-HBe 和抗-HBc。同时，血清中 HBV DNA 的存在是 HBV 感染的最直接证据。

HCV 感染多为慢性肝炎，此与肝硬化及肝癌密切相关。HCV 主要通过血液传播、母婴传播和性接触传播。HCV 基因组为单股正链 RNA。实验室诊断主要通过免疫学法检测抗 HCV 和 RT-PCR 及 RT-qPCR 法检测 HCV 基因组 RNA。

HDV 是一种缺陷病毒，需要在 HBV 或者其他嗜肝 DNA 病毒辅助下才能复制。传播途径和 HBV 相似。HDV 基因组为单股负链 RNA。HDV 感染的诊断主要依靠检测抗-HDV 及 HDV RNA。

HEV 经过肠道传播，通过污水可以引起暴发流行，导致急性肝炎。HEV 基因组为单股正链 RNA。实验室诊断主要依靠检测抗-HEV 和 HEV RNA。

（刘晓秋）

第二十三章 逆转录病毒

逆转录病毒科（retroviridae）的病毒因带有以 RNA 为模板合成 DNA 的逆转录酶（reverse transcriptase，RT）而得名。2016 年国际病毒分类委员会（International Committee on Taxonomy of Viruses，ICTV）的分类系统将其分为 2 个亚科 11 个属，具体见表 23-1。本章以人类免疫缺陷病毒为例学习逆转录病毒。

表 23-1 逆转录病毒科的分类

属　　名	种的数目	种　名　举　例
正逆转录病毒亚科（Orthoretrovirinae）		
α 逆转录病毒属（Alpharetrovirus）	9	禽白血病病毒
β 逆转录病毒属（Betaretrovirus）	5	小鼠乳腺瘤病毒
γ 逆转录病毒属（Gammaretrovirus）	4	小鼠白血病病毒
δ 逆转录病毒属（Deltaretrovirus）	3	牛白血病病毒
ε 逆转录病毒属（Epsilonretrovirus）	18	大眼梭鲈皮肤肉瘤病毒
慢病毒属（Lentivirus）	10	人类免疫缺陷病毒 1 型
泡沫病毒亚科（Spumaretrovirinae）		
牛泡沫病毒属（Bovispumavirus）	1	牛泡沫病毒属
马泡沫病毒属（Equispumavirus）	1	马泡沫病毒
猫泡沫病毒属（Felispumavirus）	2	猫泡沫病毒
猿猴泡沫病毒属（Prosimiispumavirus）	1	灰色粗尾婴猴泡沫病毒
猴泡沫病毒属（Simiispumavirus）	14	罗洲猩猩猿泡沫病毒

人类免疫缺陷病毒（human immunodeficiency virus，HIV）属于逆转录病毒科（retroviridae）的慢病毒属，是获得性免疫缺陷综合征（acquired immunodeficiency syndrome，AIDS，艾滋病）的病原体。HIV 是 1981 年由美国疾病控制中心在美国首先发现的，1983 年由 ICTV 统一命名为人类免疫缺陷病毒，也称艾滋病病毒。

HIV 属慢病毒属中的灵长类免疫缺陷病毒亚属。已经发现，HIV 有 HIV-1 和 HIV-2 两型。两型病毒的核苷酸序列相差超过 40%。HIV-1 是引起全球艾滋病流行的病原体，HIV-2 主要局限于西部非洲，HIV-1 包括 3 个不同的病毒组（M、N 和 O）11 个亚型，其中 M 组含 9 个亚型（A~D，F~H，J，K），N 和 O 组各含一个亚型。而 HIV-2 含 6 个亚型（A~F）。各地流行的亚型不同，非洲主要流行的是 A、C、D 等亚型，泰国经性传播的主要是 CRF-01AE 亚型，静脉吸毒者传播的主要是 B 型，我国已发现有 A、B（欧美 B）、B'（泰国 B）、C、D、E、F 和 G 这 8 个亚型，还有不同流行重组型，主要以 B' 和 B'/C 亚型流行为主。该亚属的另一个成员是猴免疫缺陷病毒（simian immunodeficiency virus，SIV），其感染猕猴可导致与人艾滋病相似的疾病。

一、临床意义

HIV 感染的主要靶细胞为 CD4$^+$T 细胞，可引起 CD4$^+$T 细胞的不断下降，从而导致感染者细胞免疫功能缺损，并继发体液免疫功能缺损，最终进入艾滋病期，因各种机会性感染及肿瘤死亡。

（一）传染源与传播途径

艾滋病的传染源是 HIV 无症状携带者和艾滋病患者。其传播途径主要有以下 3 条。

1. **性接触传播**　包括阴道、肛门和口腔性交，是最为常见的传播途径，同性恋及性乱者为高危人群。

2. **血液传播**　包括输入被 HIV 污染的血液或血制品，使用被 HIV 污染的注射用具、手术器械等，以及移植被 HIV 污染的组织器官等，吸毒和麻醉药成瘾者，常接受输血和用血液制品的血友病患者等为高危人群。

3. **母婴传播**　包括经胎盘、产道或经哺乳等方式传播。

（二）致病机制

目前,艾滋病的致病机制尚不完全清楚,主要有以下几种。

1. HIV 对 CD4$^+$T 细胞的损伤　　HIV 感染和致病主要是使 CD4$^+$T 细胞在数量和功能上受损,从而引起机体免疫功能的全面障碍。患者主要表现是为以 CD4$^+$T 细胞减少所致的细胞免疫功能低下。由于 CD4$^+$T 细胞减少,CD8$^+$T 细胞则相对增多,导致 CD4$^+$T 细胞/CD8$^+$T 细胞比例倒置,从而使免疫调节功能紊乱,包括巨噬细胞的活化功能降低及 CD4$^+$T 细胞对细胞毒性 T 细胞、自然杀伤细胞及 B 细胞的诱导功能降低等。

HIV 损伤 CD4$^+$T 细胞的机制:① 病毒复制后期,病毒包膜糖蛋白插入细胞膜或病毒的出芽释放,导致细胞膜的通透性增加而损伤 CD4$^+$T 细胞。② HIV 增殖时可产生大量未整合的病毒 cDNA,其对细胞的正常生物合成活性有干扰作用。③ T 细胞的胞膜上所表达的 gp120 与非感染细胞表面 CD4 分子结合,介导细胞融合而产生大量多核巨细胞,使 CD4$^+$T 细胞死亡。④ 受染细胞膜上表达的包膜糖蛋白抗原,通过激活特异性 CTL,介导细胞毒作用或与特异性抗体结合,介导 ADCC 作用而破坏 CD4$^+$T 细胞。⑤ HIV 的 gp120 与细胞膜上的 MHC－Ⅱ类分子有一同源区,抗 gp120 抗体能与这类 T 细胞发生交叉反应,即病毒诱导的自身免疫使 T 细胞造成免疫病理损害或功能障碍。

2. HIV 对其他细胞组织的损伤

（1）B 细胞:HIV 感染后机体 B 细胞功能出现异常,表现为多克隆活化,出现高丙球蛋白血症,循环血中免疫复合物及自身抗体含量增高。

（2）单核细胞:HIV 包膜糖蛋白与某些单核细胞亚群表达的 CD4 分子结合,导致某些单核细胞亚群损伤。单核细胞与 CD4$^+$T 细胞不同,感染 HIV 不引起细胞病变,病毒不但能在这些细胞内存活,而且能转运至机体的各器官(如肺、脑等)。

（3）神经细胞:HIV 感染可致神经细胞损害。有 40%～90% 的艾滋病患者出现不同程度的神经系统异常,包括 HIV 脑病、脊髓病变、周围神经炎和严重的艾滋病痴呆综合征等。HIV 通过感染单核细胞进入脑组织,并使单核细胞释放对神经元有毒性作用的单核细胞因子和使炎性细胞浸润脑组织的趋化因子。一种常见的神经系统糖脂——半乳糖神经鞘氨醇作为 gp120 的受体介导 HIV 进入神经胶质细胞,gp120 可活化巨噬细胞、小神经胶质细胞和星形细胞,并释放可损害邻近神经细胞的细胞因子与神经毒素。

（4）淋巴结:是 HIV 感染的建立与播散的理想场所。HIV 感染后,淋巴结的组织结构开始衰退,使病毒大量释放于外周血中而产生典型的病毒血症。

3. 机体对 HIV 感染的免疫应答　　机体感染 HIV 后可产生多种抗体,包括抗 gp120 等中和抗体,但中和活性较低,主要在急性感染期降低血清中的病毒抗原量,但不能控制病情的发展。HIV 感染也可刺激机体产生细胞免疫应答,包括抗体依赖性细胞介导的细胞毒作用、CTL 及 NK 细胞的杀伤反应等,但细胞免疫依然不能清除有 HIV 潜伏感染的细胞。这与病毒能逃逸免疫作用有关。HIV 逃逸免疫作用机制:HIV 损伤 CD4$^+$T 细胞,使整个免疫系统的功能低下甚至丧失;病毒基因整合于宿主细胞染色体中,细胞不表达或少表达病毒结构蛋白,使宿主长期呈"无抗原"状态;病毒包膜糖蛋白的一些区段的高变性,导致不断出现新抗原而逃逸免疫系统的识别;HIV 损害各种免疫细胞,并诱导这些细胞凋亡。

（三）临床表现

2004 年,中华医学会颁布了《艾滋病诊疗指南》,其在 2011 年进行了更新,更新后的《艾滋病诊疗指南》将艾滋病的全过程分为急性期、无症状期和艾滋病期。

1. 急性期　　通常发生在初次感染 HIV 后 2～4 周。部分感染者出现 HIV 的病毒血症和免疫系统急性损伤所产生的临床症状。大多数患者临床症状轻微,持续 1～3 周后缓解。临床表现以发热最为常见,可伴有咽痛、盗汗、恶心、呕吐、腹泻、皮疹、关节痛、淋巴结肿大及神经系统症状。

2. 无症状期　　可从急性期进入此期,或无明显的急性期症状而直接进入此期。此期持续时间一般为 8～10 年(无症状感染期持续时间变化较大,数月至数十年不等,平均约 8 年)。其时间长短与感染病毒的数量、型别,感染途径,机体免疫状况的个体差异,营养条件及生活习惯等因素有关。在无症状期,由于 HIV 在感染者体内不断复制,免疫系统受损,CD4$^+$T 细胞计数逐渐下降,具有传染性。

3. 艾滋病期　　为感染 HIV 后的最终阶段。患者 CD4$^+$T 细胞计数明显下降,多<200/mm^3,HIV 血浆病毒

载量明显升高。此期主要临床表现为 HIV 相关症状、各种机会性感染及肿瘤。HIV 相关症状:主要表现为持续一个月以上的发热、盗汗、腹泻;体重可减轻 10% 以上。部分患者表现为神经精神症状,如记忆力减退、精神淡漠、性格改变、头痛、癫痫及痴呆等。另外,还可出现持续性全身性淋巴结肿大。机会性感染及肿瘤可累及全身各系统器官。

(四)HIV 抗病毒治疗

病毒变异及体内存在病毒庇护所等多种原因使艾滋病尚无法治愈,目前标准化治疗为高效抗逆转录病毒治疗(highly active antiretroviral therapy,HAART),可有效抑制病毒在体内的繁殖,延长存活时间、提高生活质量和降低传染性。HAART 不同于其他疾病的治疗,必须明确患者治疗的时机、方案,并对治疗效果、副作用及病毒耐药性等进行检测及监测,才能确保其治疗的疗效。不合理的治疗将导致治疗失败及耐药病毒的传播,这将会极大地阻碍艾滋病防控工作的进展。

依据美国疾病控制与预防中心 2006 年颁布的成人及青少年抗病毒治疗指南规定,对急性感染期患者 HIV 血清阳转 6 个月之内和所有出现艾滋病临床症状的患者应给予抗病毒治疗,无症状期感染者应结合 $CD4^+T$ 细胞、病毒载量等实验室检测指标综合判定。现有抗病毒药物 4 类:核苷类逆转录酶抑制剂、非核苷类逆转录酶抑制剂、蛋白酶抑制剂、融合抑制剂。HAART 治疗必须多药联合应用,单一用药可引起 HIV 耐药性产生从而导致病毒反弹及治疗失败。其药物方式如下:① 基于蛋白酶抑制剂的 HAART 治疗(不含非核苷类逆转录酶抑制剂),为经典的 HAART 治疗,常用一种蛋白酶抑制剂与 2 种非核苷类逆转录酶抑制剂联合应用。② 基于非核苷类逆转录酶抑制剂的 HAART 治疗(不含蛋白酶抑制剂):通常为一种核苷类逆转录酶抑制剂与两种非核苷类逆转录酶抑制剂联合应用。③ 3 个非核苷类逆转录酶抑制剂类药物联用,但该方案对于高病毒载量(>100 000 拷贝/mL)的患者,长期抗病毒效果不满意。有效的 HAART 治疗应达到如下目标:血浆中 HIV - RNA 的水平 4 周内应下降 1 个 log 以上,4~6 个月病毒降至血浆中检测不到的水平(HIV - RNA<50 拷贝/mL),$CD4^+T$ 细胞计数应逐渐上升。HAART 治疗的药物常具有明显的毒副作用,因此,必须严格监测药物副作用。

二、生物学特征

1. 形态结构　　　HIV 为 RNA 病毒。电镜下病毒颗粒呈球形,直径为 100~120 nm。核心为棒状或截头圆锥状。病毒体外层为脂蛋白包膜,其中镶嵌有 gp120 和 gp41 两种特异的糖蛋白。前者构成包膜表面的刺突,后者为跨膜蛋白。病毒内部为二十面体对称的核衣壳,病毒核心含有 RNA、逆转录酶和核衣壳蛋白。

2. 基因组结构及其编码产物　　　HIV 基因组是由两条拷贝的单股正链 RNA 在 5' 末端通过氢键结合而形成的二聚体,全长约为 9.7 kb,在其 5' 末端有一帽结构($m^7G^5ppp^5'GmpNp$),3' 末端有多聚腺苷酸尾。在基因组两端各有一段相同的核苷酸序列,称为长末端重复(long terminal repeat, LTR)序列。HIV 基因组的结构和组合形式与其他逆转录病毒相同,包含 3 个结构基因,即 *gag* 基因、*pol* 基因、*env* 基因。但是,HIV 较其他逆转录病毒复杂,还有 6 个调节基因,即 *tat* 基因、*rev* 基因、*nef* 基因、*vif* 基因、*vpr* 基因、*vpu/vpx* 基因。

3. 病毒的复制　　　HIV 的复制和其他逆转录病毒一样,是一个特殊而复杂的过程。HIV 包膜糖蛋白刺突(gp120)首先与细胞上 CD4 受体结合,然后病毒包膜与细胞膜发生融合。核衣壳进入细胞质内脱壳,释放其核心 RNA 进行复制。在逆转录酶作用下,病毒 RNA 为模板,以宿主细胞 tRNA 作为引物,经逆向转录产生互补的负链 DNA,构成 RNA:DNA 中间体。中间体中的亲代 RNA 链由 RNA 酶 H 水解去除,再由负链 DNA 产生正链 DNA,从而组成双链 DNA。此时,基因组的两端形成 LTR 序列,并由胞质移行到胞核。在病毒整合酶的协助下,病毒基因组整合入细胞染色体中。这种整合的病毒双链 DNA 即前病毒(provirus)。当前病毒活化而进行自身转录时,LTR 序列有启动和增强病毒转录的作用。在宿主细胞的 RNA 多聚酶作用下,病毒 DNA 转录形成 RNA。有些 RNA 经拼接而成为病毒 mRNA;另一些 RNA 经加帽、加尾则可作为病毒的子代 RNA。mRNA 在细胞核糖体上先转译成多蛋白。在病毒蛋白酶的作用下,多蛋白被裂解成各种结构蛋白和调节蛋白。病毒子代 RNA 与一些结构蛋白装配成核衣壳,并从宿主细胞膜获得包膜组成完整的有感染性的子代病毒。最后以出芽方式释放到细胞外。

4. 病毒的变异　　　HIV 是一种高度变异的病毒,但其各基因间的变异程度不一样,较多集中在 *env* 基因和 *nef* 基因。比较不同的 HIV - 1 毒株间各主要基因 *pol*、*LTR*、*gag* 和 *env* 的变异率依次为 3%、5%、6% 和 22%,

HIV-1 毒株基因平均每年的变异速率为 0.5%~1%。HIV 的核心抗原和各种酶蛋白是很恒定的,即使是在 HIV-1、HIV-2 及猴免疫缺陷病毒之间也有很高的同源性。其变异主要是包膜糖蛋白。不同地区分离的 HIV-1 毒株间的 gp160 蛋白氨基酸序列 20% 以上可发生变异。根据各区段氨基酸的变异程度,gp160 蛋白被分为 5 个变异区(V_1~V_5)和 6 个恒定区(C_1~C_6)。位于 gp120 的依次为 C_1(38~134)、V_1(135~154)、V_2(163~203)、C_2(204~279)、V_3(300~330)、V_4(396~414)、C_3(415~458)、V_5(459~468)和 C_4(470~510)。位于 gp41 的则为 C_5(511~616)和 C_6(654~745)区。HIV 抗原的变异性是病毒逃避宿生免疫反应的主要机制。

5. 病毒受体与细胞亲嗜性　　HIV 的主要靶细胞是 CD4$^+$T 细胞和单核-巨噬细胞亚群。皮肤的朗格汉斯细胞、淋巴结滤泡的树突状细胞、脑小胶质细胞等也是其感染的对象。细胞表面的 CD4 分子是 HIV 的主要受体。当 HIV 与靶细胞接触时,病毒体的包膜糖蛋白 gp120 与 CD4 分子的 V_1 区结合,引起 gp41 分子构型的改变,其疏水性 N 端伸入靶细胞胞膜内,导致病毒包膜与细胞膜发生融合,从而使病毒核心导入细胞。HIV 为使病毒包膜与细胞膜产生有效的融合,除 CD4 分子外,还需一些辅助受体。现已发现趋化因子受体 4(CXCR4)和 CCR5 两种辅助受体,前者是 HIV 的 T 细胞病毒株的辅助受体;后者是 HIV 的巨噬细胞病毒株的辅助受体。HIV 包膜 gp120 肽链的某些区段(特别是 V_3 环)决定病毒的细胞嗜性。V_3 环基因的变异可以改变 HIV 的细胞嗜性。一般在艾滋病的早期,血液中的巨噬细胞病毒株占优势,随着疾病的发展,T 细胞病毒株逐渐增多,在过渡期间可出现双嗜性的病毒株,最后以 T 细胞的病毒株为主。其结果是大量 CD4$^+$T 细胞受病毒感染而破坏。

6. 理化性状与抵抗力　　HIV 对理化因素的抵抗力较弱,56℃ 条件下 30 min 可被灭活,0.1% 漂白粉、70% 乙醇、0.3%H_2O_2 或 0.5% 甲酚皂溶液等对病毒均有灭活作用。

三、微生物学检验

目前,临床检测内容包括 HIV 抗体、P24 抗原、HIV 载量、CD4$^+$T 细胞计数等。值得注意的是,上述检测中,HIV 抗体检测是诊断 HIV 感染的唯一标准,其他各项检测不能作为诊断 HIV 感染的标准。对于成人及 18 个月龄以上儿童,符合下列一项者即可诊断:① HIV 抗体筛查试验阳性和 HIV 补充试验阳性(抗体补充试验阳性或核酸定性检测阳性或核酸定量大于 5 000 kb/mL)。② 分离出 HIV。对于 18 个月龄及以下儿童,符合下列一项者即可诊断:① 为 HIV 感染母亲所生的婴儿和 HIV 分离试验结果阳性;② 为 HIV 感染母亲所生的婴儿和两次 HIV 核酸检测均为阳性(第二次检测需在出生 4 周后进行)。

(一)标本采集

用于检测的标本主要有血液、唾液和尿液标本。

(二)直接检查

1. 抗原检测　　主要针对 HIV-1 P24 抗原检测,HIV 初次感染人体后,出现一段短暂的病毒血症,患者会出现轻度发热、咽痛、皮疹及一过性淋巴结肿大等症状,数周后患者血清中出现抗体,从 HIV 感染到人体血清中出现抗体的这段时期称为"窗口期"。此外,由于 HIV 感染母亲所生的婴儿在 18 个月内可携带从母体中获得的 HIV 抗体,因此 HIV 抗体检测不能判断是否为婴儿自身感染 HIV 所导致。在上述情况下,可用 HIV-1 P24 抗原进行"窗口期"与 HIV-1 抗体阳性母亲所生婴儿早期的辅助鉴别诊断;此外,还可用于 HIV-1 抗体检测结果不确定或 HIV-1 抗原/抗体 ELISA 检测呈阳性,但 HIV-1 抗体确认阴性者的辅助诊断。HIV-1 P24 抗原检测的敏感性为 30%~90%,该结果仅作为 HIV 感染的辅助诊断依据,不能据此确诊;HIV-1 P24 抗原检测阴性只表示在该试验中无反应,不能排除 HIV 感染,临床中一般不作为常规诊断项目。

2. 核酸检测　　包括定性及定量检测,用于 HIV 感染的辅助诊断、病程监控、指导治疗方案及疗效判定、预测疾病进展等。临床常用病毒载量检测,即测定感染者体内游离病毒的 RNA 含量。常用检测标本为血浆,也可用体液及组织作为检测样品。HIV 的病毒载量检测方法包括 RT-PCR 试验、NASBA、分支 DNA 杂交试验(bDNA),每种方法均由核酸提取、扩增或信号放大、定量检测 3 部分组成。值得注意的是,每一种 HIV-RNA 定量系统都有其最低检测限,即可以测出的最低拷贝数,RNA 定量检测时未测出不等于样品中不含有病毒 RNA,因此 HIV 核酸定性检测阴性,只可报告本次试验结果阴性,但不能排除 HIV 感染;HIV 核酸检测阳性,可作为诊断 HIV 感染的辅助指标,不能单独用于 HIV 感染的诊断。报告 HIV 核酸定量检测结果时应按照仪器读数报告结果,注明使用的试验方法、样品种类和样品量,当测定结果小于最低检测限时,应注明最低检测限水平。

HIV核酸定性检测可用于HIV感染的辅助诊断,目前多在分析HIV的基因亚型和变异等基础研究中应用。通常使用PCR或RT-PCR技术,使用分子生物学实验室通用的扩增试剂,引物可来自文献或自行设计,应尽量覆盖所有或常见的毒株,也可使用复合引物。报告定性检测结果时应注明反应条件和所使用的引物序列。

(三)分离培养

HIV感染的宿主范围和细胞范围较窄。在体外仅感染表面有CD4受体的T细胞、巨噬细胞。故实验室常用新鲜分离的正常人T细胞或用患者自身分离的T细胞培养病毒。HIV亦可在某些T细胞株(如H9、CEM)中增殖。感染后细胞出现不同程度的病变,培养液中可检测到逆转录酶活性,培养细胞中可检测到病毒的抗原。HIV-1及HIV-2都有严格的宿主范围。黑猩猩和恒河猴虽可作为HIV感染的动物模型,但其感染过程与产生的症状与人不同。

HIV培养及分离可用于HIV-1感染的辅助诊断及HIV-1抗体阳性母亲所生婴儿早期的辅助鉴别诊断。方法为取新鲜分离的正常人淋巴细胞或脐血淋巴细胞,用植物凝集素刺激并培养3~4 d后,接种患者的血液单个核细胞、骨髓细胞、血浆或脑脊液等标本进行培养。培养过程中需定期换液和补加经植物凝集素处理的新鲜正常人淋巴细胞。培养2~4周后,如有病毒生长,则出现不同程度的细胞病变,最明显的是出现融合的多核巨细胞。细胞病变出现后,可用HIV P24抗原检测方法检测培养上清中的病毒抗原,或用生化方法检测培养液中的逆转录酶活性,以确定HIV的存在。因HIV分离需要在P3级临床微生物实验室进行,实验条件及技术要求较高,目前多用于HIV相关的科学研究。

(四)血清学检测

HIV抗体检测分为筛查试验和确认试验,可用于诊断(确定个体HIV感染状况)、监测(了解不同人群HIV感染率及其变化趋势)及血液筛查(防止输血传播HIV)。HIV抗体检测不同于其他病原微生物的检测,任何错误的诊断包括假阳性或假阴性,都会对被检者甚至他人产生十分重要的影响。因此,HIV抗体检测必须严格按照国家制定的《艾滋病检测工作管理办法》和《全国艾滋病检测技术规范》(以下简称《规范》)要求,由接受过专门技术培训并获合格证书的技术人员在当地卫生行政部门审批合格的实验室中进行。

1. 筛查试验　根据检测原理不同分为ELISA、凝集法和层析法,其可对血液、唾液和尿液标本进行常规或快速检测。临床用于血液筛查常用的方法为ELISA。在尚未建立艾滋病筛查实验室的偏远地区或大医院急诊手术前可由经过培训的技术人员在规定的场所用快速试剂进行筛选,快速试剂包括明胶颗粒凝集试验、斑点ELISA、斑点免疫胶体金快速试验、艾滋病唾液检测卡。用ELISA试剂进行的筛查试验如呈阴性反应,即报告HIV抗体阴性;对呈阳性反应的标本,筛查实验室应用原有试剂和另外一种不同原理或不同厂家的试剂进行重复检测,如两种试剂复测均呈阴性反应,则报告HIV抗体阴性;如均呈阳性反应,或一阴一阳,需送艾滋病确认实验室进行确认,也可出具HIV抗体待确定报告,不能出具阳性报告。筛查试剂必须是HIV-1/2混合型、经国家药品监督管理局注册批准、批检合格、在有效期内的试剂。推荐使用经临床质量评估敏感性和特异性高的试剂。

2. 确认试验　HIV抗体筛查呈阳性反应的标本由于存在假阳性的可能,必须做确认试验。其方法包括免疫印迹试验、条带免疫试验、放射免疫沉淀试验及免疫荧光试验,目前以免疫印迹试验最为常用。其原理为将提纯的HIV处理后,经聚丙烯酰胺凝胶电泳使病毒蛋白质按分子量大小分开,然后在电场力作用下转移到硝酸纤维膜上。进行测定时,膜条需先用含动物血清蛋白的封闭液封闭膜上无蛋白部位,然后将待检血清与带有HIV蛋白的膜条反应。若血清中含有HIV抗体即可结合到相应的蛋白质部位,洗涤后加入酶标记的抗人IgG。反应后加入酶作用底物进行显色,若在相应的蛋白质部位出现色带,表明为阳性,提示待检血清中含有抗该种蛋白的抗体。膜条与无HIV抗体的血清反应后,不出现色带,表明为阴性。该试验敏感性和特异性均较高。免疫印迹试剂有HIV-1/2混合型和单一型,先用HIV-1/2混合型试剂进行检测,无HIV抗体特异带出现的报告HIV抗体阴性;出现HIV抗体特异带,符合HIV-1抗体阳性判定标准,则报告HIV-1抗体阳性。如出现HIV-2型的特异性条带,需用HIV-2型免疫印迹试剂再做HIV-2型抗体确认试验,呈阴性反应,则报告HIV-2抗体阴性;呈阳性反应的则报告HIV-2抗体血清学阳性,如需鉴别应进行核酸序列分析。如果出现HIV抗体特异带,但不足以判定为阳性,则判为HIV抗体不确定。对HIV抗体不确定者应进行随访,必要时可做HIV-1 P24抗原或核酸测定,但检测结果只能作为辅助诊断依据,确认报告要依据血清学随访结果。

（五）CD4⁺T 细胞检测

CD4⁺T 细胞是人体免疫系统最重要的细胞之一。HIV 以 CD4⁺T 细胞为靶细胞,感染后可导致 CD4⁺T 细胞进行性下降,使机体免疫功能受损,最终因机会性感染及肿瘤而死亡。CD4⁺T 细胞绝对值的检测在了解机体的免疫状态以确定疾病分期,监测疾病进程,评估疾病预后,制订抗病毒治疗、机会性感染预防性治疗方案及评估抗病毒治疗疗效等方面均具有重要作用。目前用于 CD4⁺T 细胞检测的方法分为自动检测方法和手工操作法。自动检测方法包括流式细胞仪、专门的细胞计数仪,手工操作方法则需要显微镜或 ELISA 设备。目前检测 CD4⁺T 细胞数的标准方法为应用流式细胞仪技术检测,从中可得出 CD4⁺T 细胞的绝对值及占淋巴细胞的百分率。为确保检测的准确性,应制订质量保证计划,建立内部质量控制制度,并参加室间质量评价。

（六）耐药检测

HIV-1 是 RNA 病毒,具有高度的遗传变异性。HIV-1 的逆转录酶是参与 HIV-1 复制的一个主要酶,它具有 DNA 聚合酶的合成功能,但不具有 DNA 聚合酶的校正功能,因此,在 HIV-1 的复制过程中,病毒核酸表现出高频度的碱基错配。致使对作用于 HIV-1 逆转录酶和蛋白酶这两种关键酶的抑制剂不再表现出敏感性。进一步在临床上表现为病毒对治疗药物产生耐药性。HIV-1 耐药性毒株的出现将降低抗病毒治疗中一种或几种联合方式的药物的效果,造成疗效的下降或丧失,进而导致治疗失败,并可能造成耐药株的传播,可能成为将来遏制艾滋病流行的主要障碍。

HAART 为目前针对 HIV 最有效的治疗,但由于 HIV 可产生自发性高频率的基因突变,在抗病毒药物选择性压力下 HIV 的突变可促使耐药 HIV 株的产生,并进一步引起多种药物交叉耐药,可能成为将来遏制艾滋病流行的主要障碍。因此近年来各国相继建立起耐药的检测方法,目前常用的方法包括基因型 HIV 耐药检测和表型 HIV 耐药检测。

目前,我国进行的耐药性检测主要为基因型耐药检测,基因型 HIV 耐药性检测方法是通过从患者血液标本中分离到的 HIV 基因,应用核酸序列分析等技术确定病毒变异的位点,并可参考已有数据库按不同亚型进行比较。在确认变异后,与既往耐药或交叉耐药研究比较,间接估计药物耐药情况。这种方法优点简单快速、费用低;缺点是无法指出药物耐药的程度。

本章小结

HIV 是艾滋病的病原体,主要通过性接触、输血、注射、垂直传播等途径传播。HIV 选择性侵犯 CD4⁺T 细胞,引起以 CD4⁺T 细胞缺陷和功能障碍为主的严重免疫缺陷。典型 HIV 感染病程包括急性感染期、无症状期和艾滋病期。

HIV 为有包膜的,基因组大小为 9.7 kb,是由 2 条相同的单股正链 RNA 在 5'-末端通过氢键互相连接形成的二聚体,有 *gag*、*pol*、*env* 3 个机构基因和 *tat*、*rev*、*nef*、*vif*、*vpr*、*vpu/vpx* 6 个调控基因。HIV 的复制是一个特殊且复杂的过程。HIV 具有高度的变异性,对理化因素抵抗力弱。

HIV 感染的实验室检查包括病原学检查、血清学诊断两方面。病原学检查可取患者的外周血单核细胞进行共培养分离 HIV,通过检测培养液中反转录酶活性或 p24 抗原判断分离培养结果;p24 出现于抗体出现之前,抗体出现后转阴。血清学诊断主要指 HIV 抗体检测,可用于诊断、血液筛查、监测等。临床常以 HIV 抗体检测结果作为 HIV 感染者诊断和术前筛查依据。HIV 抗体检查分为筛查实验和确认实验。筛查试验阳性,须做确认实验。目前临床针对 HIV 感染的检查项目有 HIV 抗体、p24 抗原、HIV 载量、CD4⁺T 细胞计数和耐药监测。

（申红星）

疱疹病毒科(herpesviridae)病毒体呈球形,其衣壳二十面体立体对称,直径 120~300 nm,衣壳外具有脂质包膜,病毒基因组为线性双链 DNA,长度 124~235 kb。疱疹病毒可以感染人及多种动物,已经鉴定或者部分鉴定的有 100 余种。其根据生物学特性又分为 α、β 和 γ 3 个亚科(图 24 - 1)。HHV 已发现有 8 种,包括 HSV - 1、HSV - 2、VZV、EB 病毒、HCMV、HHV - 6、HHV - 7 及 HHV - 8。HHV 引起的感染类型包括显性感染、潜伏感染、整合感染和先天性感染。

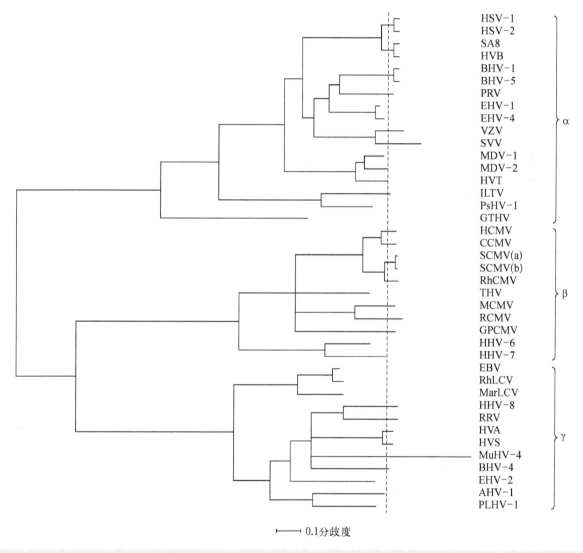

图 24 - 1 基于疱疹病毒蛋白序列的系统进化分类

第一节 单纯疱疹病毒

人类是人疱疹病毒(human herpes virus,HHV)唯一的宿主,人群中感染 HHV 十分普遍。单纯疱疹病毒(herpes simplex virus,HSV)感染主要通过接触传播,通过破损的皮肤或黏膜进入感染者体内引起疱疹性疾病。根据其抗原性将 HSV 分为单纯疱疹病毒 1 型(herpes simplex type - 1,HSV - 1)和单纯疱疹病毒 2 型(herpes simplex type-2,HSV-2)两种血清型。人群中 HSV-1 的感染率从儿童期开始随着年龄的增长而不断升高,在成人中可达 70%~80%,最常见的感染部位为口腔和唇,HSV-1 也可侵犯其他任何器官。典型的 HSV-2 感染主要通过性传播,从青少年开始到成人的感染率不断升高,成人中有 15%~50% 以上的人感染 HSV-2。病毒感染后,在有症状的个体中通常表现为唇疱疹或者生殖器疱疹。

一、临床意义

HSV-1 初次感染的典型症状是疱疹龈口炎,表现为口腔黏膜广泛的水疱样损伤,伴随发热和明显的颌下淋巴结炎,并有剧烈疼痛。当口腔黏膜再次被病毒感染时,有溃疡出现,HSV-1 感染的其他症状包括结膜炎和角膜炎,在稍大儿童或成人中还可有散发性脑炎。HSV-2 感染的典型症状是生殖器疱疹,在生殖器区域形成密集并双边分布的疱疹,伴随有发热及腹股沟淋巴结炎。有症状的生殖器 HSV 感染约有 85% 是由 HSV-2 引起的,其余的 15% 由 HSV-1 引起。多数 HSV 原发性感染者往往没有任何临床症状,但在一些恶性肿瘤、免疫缺陷患者(如艾滋病)及采用免疫抑制治疗的患者中,无论是初次感染或复发感染都会形成有症状的 HSV-1 或 HSV-2 感染,如病毒侵犯的是免疫损伤患者,则会引起病毒血症,出现全身性感染。HSV 感染可导致多种感染部位的疱疹性疾病,其常见的临床病症如下。

1. 口咽部疱疹　　主要由 HSV-1 感染所致。原发性感染常见于儿童,多无明显症状,部分患者出现发热、咽痛、口腔黏膜水疱性病变及溃疡等。复发感染常发生于唇部皮肤与黏膜交界处,起初表现为疼痛感、烧灼感、麻刺感等,后局部出现水疱并破溃形成溃疡,1 周左右痊愈。

2. 生殖器疱疹　　多由 HSV-2 感染所致,多发生于成人。急性感染时症状较重,感染部位出现斑疹或丘疹,进而形成水疱、脓疱和溃疡,可伴有发热和淋巴结肿大等,病程约 3 周。生殖器疱疹易复发,但症状一般较轻或不出现任何临床症状,但是可作为传染源将病毒传播给性伴侣。

3. 疱疹性角膜结膜炎　　两型 HSV 均可引起,以 HSV-1 为多见,新生儿多由 HSV-2 引起。原发性感染可发生在眼部,引起严重的疱疹性角膜结膜炎。眼部的复发感染多见,表现为树枝状角膜炎或角膜溃疡。严重者炎症可波及结膜基层,从而导致角膜混浊影响视力。新生儿可从 HSV-2 感染的孕妇分娩时获得感染,发生 HSV-2 疱疹性结膜角膜炎或新生儿疱疹。HSV 感染是角膜失明的一个重要病因。

4. 皮肤感染　　完整的皮肤能够抵御 HSV 感染,因此健康人群皮肤 HSV 感染较少见。HSV 的皮肤感染多发生于皮肤破损者,如湿疹、烧伤或外伤,引起疱疹性湿疹、疱疹性甲沟炎等。疱疹性湿疹是原发感染,通常由 HSV-1 引起,多发生在慢性湿疹患者,严重者可威胁生命。

5. 脑炎　　HSV-1 感染是散发性致死病毒性脑炎的最常见病因之一。主要临床表现包括发热、神志改变、行为异常、局部神经系统异常等局灶性脑炎的症状。该病病程进展较快,如不及时救治,死亡率可达 70%,只有 2.5% 的可以恢复正常的神经功能。

6. 子宫颈癌　　HSV-2 感染与子宫颈癌有一定的相关性,依据包括:① 子宫颈癌患者血清内 HSV-2 抗体效价较高;② 子宫颈癌组织细胞内可检测到 HSV-2 抗原;③ 子宫颈癌组织细胞内可检测到 HSV-2 核酸;④ *HSV-1* 基因和 *HSV-2* 基因可使地鼠细胞转化为肿瘤细胞。

二、生物学特性

HSV-1 和 HSV-2 的病毒核衣壳为二十面体衣壳,由 162 个壳粒蛋白组成,内含线性双链 DNA。完整的 HSV 颗粒直径为 110~120 nm,病毒外壳蛋白位于病毒衣壳与包膜之间,HSV 的基因组可编码 100 多个多肽,包括多个病毒糖蛋白(glycoprotein A~glycoprotein K,gA~gK)、外壳蛋白(超过 6 种)、病毒蛋白激酶、病毒 DNA 聚合酶及病毒复制相关的 DNA 结合蛋白等。在 HSV 的糖蛋白中,gB、gD 含主要的抗原表位,其中 gD 是病毒中和抗体的强诱生剂,gC 是补体 C3b 结合蛋白,gE 是抗体 IgG Fc 片段的受体,gG 具有病毒型特异性,根据 gG 的抗原性不同,将病毒分为 HSV-1(gG-1)和 HSV-2(gG-2)两种。

HSV 的病毒复制周期较短,为 8~16 h,病毒复制完成后可导致培养的宿主细胞裂解,病毒可在敏感的神经节中建立潜伏感染。HSV-1 和 HSV-2 的基因组有约 40% 的序列相似度,两种类型的病毒核酸序列的相似度是两型病毒血清学抗原交叉反应的分子生物学基础。但临床上分离的不同 HSV 毒株,其限制性核酸内切酶位点也具有多样性,可以用于 HSV 感染的分子流行病学调查与研究。

HSV 可被脂溶剂灭活,该病毒处于 pH 小于 4 或温度大于 56℃的环境中超过半小时即失去传染性。

三、微生物学检验

(一) 标本采集

一般采集患者破损皮肤黏膜拭子。无临床症状感染者可在既往感染的部位采集拭子。当临床样本准备用来病毒分离培养时,应使用棉拭子采集。有水疱症状的患者可以用注射器抽取水疱液,其含有高浓度的病毒,抽取后用预湿的棉拭子采集剩余的液体,该样本对上皮细胞具有极强的感染性。拭子标本应直接放入病毒保存液,新鲜采集的样本内病毒感染性强,须尽快送达实验室,在 4~22℃条件下,HSV 能够在病毒保存液中存活 1~2 d,但不能在-20℃条件下保存。

疑似中枢神经系统 HSV 感染的患者,可采集患者脑脊液进行病毒分离;疑似病毒血症的感染患者,可采集外周血的淋巴细胞进行病毒的分离。外周血采集时,不宜用肝素作为抗凝剂,否则会干扰病毒分离。HSV 也可从组织样本中获得(如脑炎患者的脑组织),用胰蛋白酶处理这些组织样本会有利于病毒的分离。HSV-2 有时可从伴随有尿道炎或膀胱炎的生殖器疱疹患者尿中获得,而用棉拭子采集的直肠样本很少含有 HSV。

(二) 直接检查

对于严重的 HSV 感染,包括 HSV 引起的脑炎、新生儿感染、免疫缺陷患者的严重皮肤黏膜感染或者播散性感染,应进行病毒快速诊断和及时的抗病毒治疗,临床上急需快速准确的 HSV 诊断方法。

1. 显微镜检查　从疑似为 HSV 感染的病灶内收集细胞并制片,固定染色,显微镜检查显示存在多核巨细胞、胞质气球样病变等。虽然这些细胞病变对于临床诊断很有价值,但该类型细胞病变不仅限于 HSV 感染,因此不能单纯作为 HSV 感染的依据。

2. 抗原检查　目前临床最常用的抗原快速检测方法是用荧光素或酶标记的单克隆抗体对感染组织样品进行免疫染色,然后用荧光显微镜或光学显微镜检查组织细胞内的 HSV 抗原。如果存在皮肤黏膜的破损病灶,可采集病变脱落的细胞。对于疑似 HSV 感染所致脑炎患者,临床上诊断比较困难,脑组织活检检测 HSV 抗原是明确病原学诊断唯一有效的方法。对于 HSV 无破损病灶的口腔或生殖器感染,这种快速诊断检查方法不敏感,一般不采用。

3. 病毒核酸检测　临床 HSV 感染亦可采用 DNA 杂交或者 PCR 法检测临床样本中的 HSV 核酸,其敏感性和特异性均较高,但在以 PCR 检测结果作为临床诊断时应注意假阳性或假阴性结果对诊断的影响。放射性核素或生物素标记的探针在病理学标本中直接检测 HSV 核酸,灵敏度较高,但临床上应用并不广泛。

(三) 分离培养与鉴定

HSV 分离培养是实验室诊断最为直接可靠的方法,且易于对 HSV 分离株进行病毒分型。HSV 可以在多种培养细胞内产生 CPE。易感细胞常用人原代胚细胞和人二倍体细胞。当与临床样本共同孵育后,如出现单层培养细胞肿大、破碎等细胞病变现象,则可以判断 HSV 的存在。有的 HSV 分离株也会导致细胞膜融合成多核巨细胞。若临床样本中内含高滴度的病毒,则在接种后 18~24 h 可出现 CPE,对病毒滴度较低的标本则需要 3~5 d 才有 CPE 出现。在培养液中添加地塞米松,可使 CPE 的出现加快或使病变细胞数量增加。

分离培养细胞病变出现后需对病毒分离株进行鉴定。常采用病毒特异性的单克隆抗体对病毒进行免疫组化检查,从而达到对 HSV 分离株的分型鉴定。此外,可以运用标记探针进行 Southern 杂交检测 HSV-1 或 HSV-2 的特异性核酸序列,核酸限制性内切酶图谱分析及非放射性探针标记技术在 HSV 鉴定和分型中也有应用前景。

采用盖玻片细胞培养法,以病毒特异性抗体进行免疫组化染色,或者采用 HSV 特异性核酸探针,也能够进行 HSV 感染的早期诊断。

(四) 血清学检测

HSV 血清学检测可常检测 HSV 的 IgG 和 IgM 两种抗体。宿主对 HSV 复发感染的抗体应答可产生 HSV 的特异性 IgM 抗体,而对抗 HSV IgM 检测方法进行质控比较困难,很难避免假阳性结果的出现,因此 HSV IgM 抗体的检测不能用于区分 HSV 的原发感染和复发感染。另外,HSV 复发感染时并不伴随血清中特异性抗体滴度的显著升高,因此血清学检测也无法用于诊断复发感染。单份血清 HSV IgG 抗体阳性表明个体曾经被 HSV 感染过,血清学检测只能作为以前或现在感染 HSV 的依据。

第二节　水痘-带状疱疹病毒

水痘-带状疱疹病毒(varicella-zoster virus,VZV)是一种可引起水痘和带状疱疹的病原体,又被称为人疱疹病毒 3 型(human herpes virus－3,HHV－3),属于 α 疱疹病毒亚科、水痘病毒属,只有一种血清型。VZV 在世界范围内流行,人类对其普遍易感,感染后以致皮肤黏膜疱疹为特征。初次感染症状为水痘,感染后病毒可在感染者体内终生潜伏。复发感染时,潜伏在脊髓后根神经节中的 VZV 被激活,从而引起带状疱疹。

一、临床意义

人是 VZV 的自然宿主,皮肤是 VZV 的主要靶器官,病毒感染后有两种不同的临床表现,即原发感染水痘(varicella)和复发感染带状疱疹(zoster)。

1. 水痘　　由初次感染 VZV 所致,多见于儿童群体,好发年龄为 3～9 岁,是一种常见的儿童呼吸道传染病,具有较强的传染性。病毒感染后的临床特征包括全身性皮肤和黏膜疱疹常伴有发热。水痘病情一般较轻,但成人或细胞免疫缺陷、白血病或长期使用免疫抑制剂治疗的患者病情严重。病毒借助飞沫经呼吸道或接触感染性疱疹液传播。VZV 侵入机体后,先在局部淋巴结增殖,后进入血流到达单核-巨噬细胞系统大量增殖,病毒再次入血形成第二次病毒血症,随血流散布到全身。VZV 感染后潜伏期约为 2 周,前驱期为 1～2 d。发病初期症状包括头痛、乏力、发热等,继而开始出疹,先是斑疹,随后变为丘疹、水疱疹,数小时后疱浆干缩成痂。儿童水痘预后良好,机体可产生终生免疫力。但若儿童期患水痘后体内病毒不能全部被机体清除,则部分病毒可潜伏在脊髓后根神经节或者脑神经的感觉神经节中,成年后,引发带状疱疹。

成人水痘症状较重,且易产生多种并发症,20%～30% 并发病毒性肺炎,死亡率可达 10%～40%。免疫功能缺损的水痘患者易发生各种并发症,如脑炎、肺炎、角膜炎等。患有白血病的儿童,易于发展成严重的播散性的 VZV 感染,死亡率高达 20%。

孕妇妊娠早期若发生 VZV 原发感染,病毒可通过胎盘感染胎儿,引起胎儿畸形或发生水痘。

2. 带状疱疹　　由潜伏在体内的 VZV 复发感染所致,多见于成人和免疫力低下人群。当机体免疫力低下时,潜伏在脊神经后根神经节或脑神经感觉神经节中的 VZV 被激活,病毒沿神经轴突传播至所支配的皮肤细胞内增殖,引起所支配的皮肤疼痛、局灶性疱疹。疱疹常成簇,沿神经分布,串联成带状,故称带状疱疹。病情可迁延数月,疼痛难忍。当面神经分布区出现带状疱疹时可发生面瘫及视盲。孕妇妊娠后期感染 VZV,其所生婴儿可在婴幼儿期发生带状疱疹。

二、生物学特性

VZV 的生物学特性与 HSV 基本相似,具有疱疹病毒科的典型形态特征。其基因组核酸为线性双链DNA,全基因组大小约为 125 kb。病毒颗粒整体上呈球形,病毒颗粒直径为 150～200 nm,内层核衣壳呈二十面体对称,包含 162 个壳粒蛋白,衣壳外有一层外膜和双层类脂膜包被,表面有突起。

VZV 基因组可编码 30 种结构和非结构蛋白,其中至少有 6 种糖蛋白(gB、gE、gH、gI、gC 和 gL)与 HSV 的糖蛋白部分相似,因此与 HSV 抗原有部分交叉。糖蛋白在 VZV 吸附和穿入宿主细胞中起重要作用,免疫系统通过识别糖蛋白和病毒其他成分引发体液和细胞免疫,如 gB 是最主要的与感染及中和抗体靶抗原有关的成分,gE 有高度免疫原性,gE－gI 复合物在感染细胞上作为 Fc 受体存在,gH 与细胞膜融合后病毒的细胞间扩散有关,gH－gL 复合物介导细胞融合,gC 与毒力有关。

VZV 能够在多种细胞中培养增殖,人二倍体细胞和人原代培养细胞是分离 VZV 最敏感的宿主细胞。VZV 在人二倍体细胞中增殖后很少释放到细胞外,而是向周围相邻的正常细胞扩散。感染后细胞肿胀变圆形成一堆堆局灶性细胞病变,细胞核内有嗜酸性包涵体。与 HSV 比较,VZV 所产生的 CPE 较局限,而且扩散十分缓慢感染病毒与细胞相连,释放到培养液中的病毒量少,因此用感染细胞比细胞培养液更适合病毒传代培养。

VZV 抵抗力不强,仅在 pH 6.2~7.8 时相对稳定,水疱液中的病毒体及游离的病毒体均容易失活。病毒的类脂膜对脂溶剂如乙醚、氯仿及蛋白酶类均极为敏感,易被灭活。病毒的感染性在−70℃条件下可维持 18 个月以上,在液氮中保存效果更好。

三、微生物学检验

水痘和带状疱疹的临床症状比较典型,一般可不依赖实验室诊断。但临床症状不典型或者特殊病例则需要采集临床样本,进行病原学、血清学和分子生物学检查。

(一)标本采集

用于检测的标本主要有疱疹损伤部位的涂片、皮肤刮取物、疱疹液、脑脊液、尸检组织和血清等多种临床样品。

(二)直接检查

直接检查包括直接显微镜检测、直接抗原检测及病毒核酸检测。

1. 显微镜检查　　从新鲜疱疹基部收集细胞材料制备涂片。经甲醇固定后,在 pH 7.0~7.2 条件下进行吉姆萨染色。镜检显示存在上皮多核巨细胞,但不能区分 VZV 与 HSV。此外,疱疹液可以使用电镜进行检测。

2. 抗原检测　　采集疱疹损伤部位细胞制备涂片、尸检组织涂片进行免疫荧光染色,是确认 VZV 并将其与 HSV 区别的既快速又灵敏的方法。获取疱疹损伤部位细胞标本时,需用浸湿的无菌拭子用力刮取受损部位基部,获取大量的病毒感染的上皮细胞。涂片室温干燥后,经丙酮固定,采用荧光标记的抗 VZV 糖蛋白单克隆抗体进行直接染色,也可以采用间接免疫荧光染色法,即先加不经荧光素标记的单克隆抗体,再加经荧光素标记的抗鼠免疫球蛋白。这种方法可使患者在数小时内得到确诊。

3. 病毒核酸检测　　PCR 技术可有效地检测 VZV 感染,可以采用皮肤拭子、疱疹液、呼吸道分泌物、外周血白细胞及脑脊液等。PCR 技术的缺点是样品易被既往扩增的 VZV 的基因扩增子污染而导致假阳性,商业化的 PCR 检测试剂市场没有销售,因此在临床中没有作为常规应用。

(三)分离培养与鉴定

VZV 的分离培养可使用人二倍体细胞和人原代培养细胞。用于病毒分离培养的临床样本最好为早期水疱液,根据样品中病毒滴度不同,于 3~7 d 后出现特征性细胞病变,即局灶性细胞圆缩、肿胀及多核巨细胞形成。使用胰酶消化细胞,吹散后重新在同一培养皿中培养,可以加快病毒在细胞间的传播,加速细胞病变。根据典型的病毒 CPE 可做出初步鉴定,进一步确诊可采用特异性单克隆抗体对所分离病毒进行鉴定,常用直接免疫荧光检测,也可以采用间接免疫荧光染色法。对于诊断 VZV 感染,病毒分离培养比较慢,且疱疹中病毒的感染性很不稳定,容易被破坏,使得病毒分离培养比较困难。不如对损伤部位材料进行免疫荧光染色或病毒核酸 PCR 检测敏感。

(四)血清学检测

目前常采用 ELISA 作为 VZV 感染的常规血清学检测方法。进行血清学诊断时,必须同时分析急性期和恢复期血清样本。IgG 抗体滴度升高 4 倍或更高时具有诊断价值。水痘患者出疹后数天即可检出抗体,2~3 周达高峰;带状疱疹患者抗体升高更快,一般出疹时即可检出抗体。VZV 急性感染时,检测会受到一定程度的限制,由于 VZV 与 HSV 存在共同抗原,因此以前感染过 VZV 的患者感染 HSV 时,VZV 抗体滴度会有不同程度的增加。在缺少明确临床资料的情况下,仅仅依靠血清学方法很难鉴别诊断 VZV 和 HSV 急性感染,需结合病毒抗原检测或进一步鉴定出病毒,以明确诊断。

第三节　人巨细胞病毒

人巨细胞病毒(human cytomegalo virus,HCMV)是巨细胞包涵体病(cytomegalic inclusion disease,CID)的病原体,由于其感染的细胞肿大并具有巨大的核内包涵体而得名。HCMV 属于 β 疱疹病毒亚科、巨细胞病毒属成员,人类是 HCMV 的唯一宿主。HCMV 感染多为隐性感染或潜伏感染,但也可引起显性症状,如 HCMV 先天感染的婴儿会在成长过程中逐渐表现出听觉障碍或智力发育迟缓。HCMV 通过显性或隐性感染者的唾液、血液、初乳、尿液、子宫颈分泌物和精液等排出体外,直接或间接接触感染他人。此外,HCMV 还可发生垂直传播,对胎儿危害较大,是引起先天性畸形的重要病原菌之一。HCMV 感染也是器官移植、肿瘤、艾滋病患者死亡的重要病因。HCMV 感染后,病毒潜伏在人粒细胞内,一旦机体免疫力减弱,病毒就可能再度复制引起复发感染。

一、临床意义

HCMV 感染多数为无症状的隐性感染,而且患者一旦感染即成为长期的 HCMV 携带者。流行病学研究显示,正常人群各年龄段具有一定的 HCMV 携带率。我国属于 HCMV 感染率和带毒率偏高的国家。HCMV 虽多数引起无症状的感染,但有时表现为严重的症状。

1. 先天性感染   HCMV 是先天性感染最常见的病原体。母体在妊娠期感染 HCMV 或因妊娠致潜伏的 HCMV 复发感染,均可通过胎盘将病毒传播给胎儿。病毒可侵犯胎儿的神经系统、心血管系统、肺、脾、肝、肾等多种器官,严重者可导致死胎或流产。部分患儿在出生后有明显症状,表现为肝大、脾大、持续性黄疸、皮肤瘀点、小头畸形、脉络膜视网膜炎、智力低下和运动障碍等。上述各症状均可单独存在,亦可伴有生长缓慢、烦躁、时有发热等症状。出生后数月至数年才出现症状的患者,亦可表现为听力丧失、轻度神经系统症状及发育障碍。先天性巨细胞包涵体病患儿可出现各种先天畸形,可有痉挛状态、两侧瘫痪、癫痫样抽搐、视神经萎缩、耳聋等。有的无症状先天性 HCMV 感染的患儿,虽体格发育正常,仍可有先天畸形及听力损害。

2. 儿童或成人 HCMV 感染   免疫功能正常的青少年和成人感染后多为隐性感染,偶有单核细胞增多症样表现。早产新生儿通过输血感染该病毒的发病率很高,可出现肝大、脾大、非典型的淋巴细胞增多症、溶血性贫血等症状。在青少年和成人中,性交会导致 HCMV 的传播,感染者可出现发热、嗜睡、非典型的淋巴细胞增多症及传染性单核细胞增多症等症状。

3. 免疫功能缺陷个体的感染   具有先天性或获得性细胞免疫功能缺陷的患者,如艾滋病、恶性肿瘤和器官移植患者,发生 HCMV 感染后,症状通常很严重,包括发热、视网膜炎、血小板减少症、白细胞减少症、肺炎、脑炎、肝炎,并且常因细菌或真菌感染引起的并发症而死亡。HCMV 感染所致的间质性肺炎是骨髓移植受者的重要死因。艾滋病患者感染 HCMV 的机会很高,常出现播散性疾病,以肺、中枢神经系统和胃肠道感染最为常见,HCMV 感染可加重患者的免疫功能损害,进而加速 HIV 感染的进程。

二、生物学特性

HCMV 核衣壳为一种二十面体立体对称的球形颗粒,病毒颗粒被外膜包被,直径为 120～200 nm,其核酸为双链 DNA。HCMV 的基因组是 HHV 中最大的,长度为 240 kb。

HCMV 具有严格的种属特异性,即只能感染人而不能感染其他动物,许多动物都有其各自的巨细胞病毒(CMV)。HCMV 只能感染人及在人纤维细胞中增殖。病毒在细胞培养中增殖缓慢,复制周期长,初次分离培养需要 30～40 d 才出现细胞病变,其特点是细胞肿大变圆,核变大,核内出现周围绕有一轮"晕"的大型嗜酸性包涵体。

HCMV 对理化因素的抵抗力较弱,易被脂溶剂如乙醚、氯仿所灭活,对紫外线敏感,不耐酸,pH 5 以下很快被灭活,不耐热,56℃条件下加热 30 min 即可被灭活,在 4℃条件下只能存活数天,但可在液氮环境中保存数年。

三、微生物学检验

(一) 标本采集

人体多种标本可以用于 HCMV 的分离培养、直接抗原检测及核酸检测,常用的临床样本有尿液、唾液、咽喉洗液及抗凝全血等。在先天性感染患者中,出生后 3 周内采集新生儿尿液、呼吸道分泌物或者其他体液,进而分离出 HCMV 是诊断先天性感染的确诊依据。尿液为首选的标本,因为尿液中病毒含量较高,培养时容易较快出现 CPE。新生儿的血液、组织及羊水样本亦可用于病毒分离检测。免疫受损患者的 HCMV 的诊断和监测最好采集血液。由于 HCMV 会在样本冻融过程中失去活性,用于分离培养的临床样本最好在标本采集后的几小时内进行。用于血清学检测的样本最常用的是血清。脑脊液和唾液也可用于血清学检测。

（二）直接检查

1. 显微镜检查　　活检或尸检等病理组织常规切片，唾液、尿液、子宫颈分泌液等标本离心沉淀，将脱落细胞经 H－E 染色等常规染色后，显微镜观察可见的特征性结构为巨大细胞的胞核内具有嗜碱性包涵体或者胞质内具有嗜酸性包涵体，其中含包涵体的核被清晰亮环环绕，形似猫头鹰眼睛（图 24－2），此形态学改变提示 HCMV 感染。该法可用于 HCMV 感染的快速初步诊断，但敏感性较低，阴性结果也不能排除 HCMV 感染。

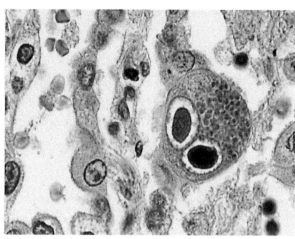

图 24－2
彩图

图 24－2　细胞核内 HCMV 的嗜碱性包涵体

2. 抗原检测　　常用免疫荧光法或酶免疫法，以 HCMV 单克隆抗体检测临床样本内病毒特异性抗原。该法适用的标本包括活检或尸检组织样本、支气管肺泡洗液样本、尿液沉积物、脱落细胞、外周血白细胞、接种标本的盖玻片细胞培养物等。该法敏感、特异、快速，用于 HCMV 感染的早期诊断。

3. 病毒核酸检测　　近年来，HCMV 的核酸检测逐渐取代其他技术，PCR 的应用最为广泛，该法被广泛用于检测和定量临床标本中 HCMV 基因组 DNA 及病毒基因组转录的 mRNA，该法敏感性高，可检测潜伏感染时的低水平 HCMV 的核酸，可以用于 HCMV 感染的早期诊断。利用巢式 PCR 扩增 HCMV 单个基因，或者用多重 PCR 同时扩增 HCMV 的早期基因和晚期基因，可以提高 PCR 检测方法的灵敏度和特异性。但 PCR 检测到 HCMV 的核酸不能确认患者体内病毒是潜伏感染还是活动性感染。定量 PCR 通过检测标本中 HCMV 的核酸载量，判断病毒复制的活跃程度，对 HCMV 感染的早期诊断、预测发病危险性和病情严重性、指导抗病毒治疗及治疗效果评价更具有价值。

（三）病毒分离和鉴定

HCMV 分离鉴定是诊断病毒感染最可靠的方法。人类成纤维细胞是 HCMV 最敏感的细胞。分离的常规方法是将临床标本接种于人胚肺成纤维细胞，观察细胞病变。HCMV 致 CPE 的特征是使细胞肿胀变圆，形成巨大细胞，病变细胞呈局灶性分布，其病变灶的长轴与成纤维细胞的长轴平行，依此可做出初步诊断。被怀疑为 HCMV 感染的细胞分离物经过 HCMV 单克隆抗体免疫荧光染色检测，典型的核荧光现象可证实 HCMV。病毒分离培养的改良快速诊断法通过低速离心将标本接种于人胚肺成纤维细胞，培养 24 h 后用荧光素标记的针对 HCMV 早期抗原的单克隆抗体直接检测 HCMV 感染后表达的早期抗原，既保持了特异性和敏感性，又缩短了检出时间，一般在标本接种后 24 h 即可检出。

HCMV 感染培养细胞所产生的 CPE 与某些病毒如腺病毒、VZV 等类似，需要进一步对病毒培养物通过抗原或核酸检测以确认。

（四）血清学检测

血清抗体阳转是一种诊断原发性 HCMV 感染的可靠方法，可用于献血人员和器官捐献者是否感染 HCMV 的筛查。血清学检测方法目前最常用 ELISA 检测 HCMV 特异性 IgM 和 IgG 抗体。HCMV 特异性 IgM 抗体的检测在判断近期感染和活动性感染期有一定的作用，但是对检测结果的分析应慎重。例如，新生儿特异性 IgM 抗体阳性可判断其感染了 HCMV，但是新生儿可能不产生或延迟产生特异性 IgM，所以特异性 IgM 抗体可出现在初次感染和再次感染的新生儿患者中。HCMV 特异性 IgG 抗体一般用于感染率的调查，用于诊断需同时检测疾病初期和恢复期血清样本，当恢复期特异性 IgG 抗体滴度是疾病初期抗体滴度的 4 倍或更高时才有诊断价值。HCMV 抗体检测在器官移植之前对供者和受者的评价方面具有应用价值。HCMV 抗体阴性的受者，如果接受 HCMV 抗体阳性供者的器官或者血液制品，发生 HCMV 原发感染或严重疾病的危险性很高。因此查明供者和受者的 HCMV 抗体状况，可作为决定预防措施、治疗方案及考虑供者和血液制品的重要参考。

第四节 EB 病毒

EB 病毒(Epstein-Barr virus,EBV)又称为人疱疹病毒4型(human herpes virus-4,HHV-4),属于γ疱疹病毒亚科、淋巴滤泡病毒属成员。EB 病毒根据核抗原基因的不同可以分成 A、B 两型。A 型和 B 型在世界范围内均有分布,A 型比 B 型流行广,两型的双重感染也很常见。EB 病毒在世界范围内广泛分布,人类是 EB 病毒的储存宿主,超过90%的成年人感染过 EB 病毒。90%以上感染者间歇性地终生释放病毒。EB 病毒是一种重要的致病因子,它是传染性单核细胞增多症的病原体,此外,它与我国南方发病率特别高的鼻咽癌及非洲儿童伯基特淋巴瘤(Burkitt's lymphoma)的发生有密切相关性。

一、临床意义

EB 病毒感染人类,首先在口咽部上皮细胞、唾液腺管及颊部黏膜上皮细胞增殖,增殖后释放的病毒感染局部淋巴组织中的 B 细胞,B 细胞入血导致全身性 EB 病毒感染。EB 病毒感染者唾液中可含有大量病毒,因此唾液是 EB 病毒传播的主要方式,EB 病毒也可通过空气、器官移植及血液传播。EB 病毒初次感染一般发生在儿童期,通常通过共用 EB 病毒污染的用具获得感染,没有明显的临床症状。但初次感染发生在青春期时,50%~75%的感染者可发生传染性单核细胞增多症。EB 病毒与人类多种疾病密切相关,主要包括以下几种疾病。

1. **传染性单核细胞增多症** 是由 EB 病毒感染引起的急性自限性传染病,为急性全身淋巴细胞增生性疾病,典型临床三联征为发热、咽峡炎和淋巴结肿大,可合并肝大、脾大及外周淋巴细胞及异型淋巴细胞增高。病毒进入口腔后先在咽部淋巴组织内增殖,后侵入血液导致病毒血症,继之累及淋巴系统和各组织器官。B 细胞表面具有 EB 病毒受体,故极易受累。B 细胞感染后增生活跃,其抗原性发生改变,后者可引起 T 细胞防御反应,形成细胞毒性效应细胞而直接破坏受感染的 B 细胞。这种细胞免疫反应是该病病程呈自限性的重要因素。B 细胞受破坏后释放自身抗原,激发自身抗体的产生,从而引起一系列并发症。病程常呈自限性,可持续数周,多数预后良好,少数可出现嗜血综合征等严重并发症。

2. **非洲儿童恶性淋巴瘤** 是一种可能来源于滤泡生发中心细胞的高度恶性的 B 细胞肿瘤。在非洲乌干达地区儿童恶性肿瘤中占近50%。现在世界各地都有类似病例的报道。我国也有少数病例报道,患者主要为儿童和青年人。病变特点为肿瘤常发生于颌骨、颅面骨、腹腔器官和中枢神经系统等。目前有关研究认为,该病的发病与 EB 病毒感染密切有关,瘤细胞核内可查出 EB 病毒基因组,血清中有抗 EB 病毒抗体。

3. **鼻咽癌(nasopharyngeal carcinoma,NPC)** 是与 EB 病毒密切相关的一种常见的上皮细胞恶性肿瘤,多发生于40岁以上中老年人,我国南方地区(广东、广西、福建等)及东南亚地区是鼻咽癌高发区。鼻咽癌的活检组织可检出 EB 病毒的 DNA 及核抗原;其血清中亦含有较高滴度的 EB 病毒特异的衣壳抗原(VCA)IgA 或早期抗原(EA)IgA 抗体。

二、生物学特性

EB 病毒的形态与其他疱疹病毒相似,病毒颗粒为圆形,直径为180 nm,其结构包括核样物、衣壳和囊膜3部分。核样物为直径45 nm 的致密物,主要含双股线性 DNA,其长度随不同毒株而异,平均长度为172 kb。衣壳呈二十面体立体对称,由162个壳粒蛋白组成。囊膜由感染细胞的核膜组成,其上有病毒编码的膜糖蛋白,有识别淋巴细胞上 EB 病毒受体及与细胞融合等功能。此外,在囊膜与衣壳之间还有一层蛋白被膜。EB 病毒仅能在 B 细胞中增殖,可使其转化,能长期传代。被病毒感染的细胞具有 EB 病毒的基因组,并可产生各种抗原,已确定的有 EB 病毒核抗原(EBNA)、EA、膜抗原(MA)、衣壳抗原(VCA)、淋巴细胞识别膜抗原(LYDMA)。除 LYDMA 外,鼻咽癌患者的 EBNA、MA、VCA、EA 均可产生相应的 IgG 和 LgA 抗体,研究这些抗原及其抗体,对阐明 EB 病毒与癌症关系及早期诊断均有重要意义。EB 病毒长期潜伏在淋巴细胞内,以环状 DNA 形式游离在胞质中,并可整合到宿主细胞染色体内。

三、微生物学检验

（一）标本采集

5~10 mL 肝素抗凝血可用于病毒细胞培养、EB 病毒转化 B 细胞、B 细胞中 EB 病毒抗原的免疫检测等,标本采集后应尽快检测。EB 病毒抗原检测标本可在 4℃ 条件下保存 24 h。核酸检测标本主要包括血液、脑脊液和活检组织等。病毒培养可采集含漱液、唾液及血液等,以含漱液为主。含漱液应在无血清的病毒保存液中运送。用与核酸检测的活检组织采集后应放入低温生理盐水或病毒保存液中。

（二）直接检查

1. 抗原检测　　应用免疫荧光法在病变组织中检测 EB 病毒抗原是 EB 病毒感染诊断的重要方法。目前已知,大部分 EB 病毒相关的病变组织中存在 EB 病毒的核蛋白和膜蛋白等病毒产物,很多小鼠单克隆抗体可用来检测 EB 病毒特异的潜伏期和裂解期抗原。例如,在传染性单核细胞增多症患者的外周血淋巴细胞中,EBNA 的检出率在第 1 周时能够达到 20% 左右,而鼻咽癌活检组织中 EBNA 的阳检率超过 50%。

2. 核酸检测　　利用核酸杂交和 PCR 法可以在病变组织中检出 EB 病毒基因组核酸,核酸检测在 EB 病毒感染及其相关疾病的诊断中发挥重要作用。

（三）分离培养与鉴定

可用于 EB 病毒分离的标本是唾液或咽部漱洗液。将唾液或咽部漱洗液接种于新鲜分离的人脐带血淋巴细胞,连续观察培养 4 周。无病毒感染的培养物通常在 2 周后出现坏死,而病毒阳性的培养物应出现大的呈簇状增殖生长的类淋巴母细胞。可通过免疫荧光法检测转化后细胞中的 EB 病毒核抗原从而进行鉴定。EB 病毒分离鉴定比较耗时且需要特殊的组织培养条件,因而不适宜常规检测。

（四）血清学检测

血清学检测是确定 EB 病毒感染及其相关疾病常用的实验室诊断方法。典型的传染性单核细胞增多症患者在病程第 1 个月内可产生高水平的异嗜性抗体,之后抗体水平会很快下降,因此异嗜性抗体试验阳性可以做出明确诊断而不需要进一步验证。

应用一系列的 EB 病毒相关抗原检测不同疾病患者体内产生抗体的组成及水平可以为疾病诊断提供参考指标。例如,根据急性期血清中针对 VCA、EA 和 EBNA 的抗体种类,可进行如下分类: ① 易感者,VCA 抗体阴性。② 原发感染,VCA 抗体阳性、EBNA 抗体阴性。③ 既往感染,VCA 抗体和 EBNA 抗体均阳性。活动性 EB 病毒感染中,约 80% 的患者可产生 EBV 早期弥散型抗原(EA/D)抗体,可将 EA/D 抗体作为当前感染或者复发感染的有用指标,即当 EBNA 抗体和 EA 抗体均阴性时为原发感染,二者均阳性时为既往感染复发。

传染性单核细胞增多症患者血清中 VCA IgM 抗体的阳检率约为 85%。EA/D IgA 抗体和 VCA IgA 抗体滴度≥1∶20 或者持续上升者,应考虑鼻咽癌的可能,需进一步进行病理活检或者密切观察。

第五节　人疱疹病毒 6、7、8 型

一、人疱疹病毒 6 型

人类疱疹病毒 6 型(human herpes virus-6,HHV-6)是 1986 年从淋巴增殖异常患者及艾滋病患者外周血单核细胞首先分离到的一种具有疱疹病毒形态和嗜淋巴细胞的新病毒,它与疱疹病毒科其他 5 个型病毒的抗原性和酶切图谱不同,故名 HHV-6。HHV-6 属于 β 疱疹病毒亚科、玫瑰疹病毒属成员。通过对 HHV-6 各分离株的相互比较发现,HHV-6 病毒形成在分子生物学和生物学性质上存在两组。根据 HHV-6 基因组的限制性酶切位点多态性的差异,HHV-6 分离株被分为 HHV-6 变异 A 组(HHV-6A)和 HHV-6 变异 B 组(HHV-6B)。有研究显示,几乎所有来自玫瑰疹和相关发热性疾病患者的分离株均属 HHV-6B。在卡波西肉瘤、艾滋病患者中,HHV-6A 比 HHV-6B 更为常见。目前尚无区分两组病毒的血清学方法。

（一）临床意义

1. 儿童感染　　HHV-6 感染在儿童中十分普遍,90% 的儿童在 6 个月至 2 岁时发生 HHV-6 原发感染,30% 的儿童初次感染 HHV-6 表现为玫瑰疹。玫瑰疹是年幼儿童的一种常见传染病,其临床表现为患儿体温突

然升高至 40℃,2~4 d 后迅速下降,同时出现红色斑丘疹,首先在颈部、耳后和背部,之后可迅速波及身体其他部位,持续 1~3 d。如果病程中有发热而未出现惊厥,那么多数儿童呈轻症,很少并发其他的神经症状和脑炎。儿童初次感染也可出现出疹而不发热或者发热而不出疹的现象。

2. 成人感染　　成人初次感染 HHV-6 很罕见,感染后临床症状可表现为淋巴结炎、单核细胞增多样疾病,偶有肝炎报道。接受器官移植或免疫功能缺陷患者(如艾滋病)可发生 HHV-6 重症感染,如脑炎、间质性肺炎等。

（二）生物学特性

HHV-6 被外膜包被,外膜内核衣壳由 162 个壳粒构成,呈二十面体对称,衣壳中心含有 161~170 kb 的双链 DNA。HHV-6 在活化的脐带血淋巴细胞或成人外周血淋巴细胞中增殖得良好。病毒应保存在脱脂牛奶等富含蛋白的环境,反复冻融不能存活。HHV-6 能被乙醚和脂溶剂灭活。

（三）微生物学检验

HHV-6 感染的实验室诊断方法包括核酸检测、分离培养和鉴定和血清学检测。

1. 核酸检测　　采用核酸杂交和 PCR 法可检出 HHV-6 DNA。可用于检测的临床标本包括患者的血液、唾液、脑脊液和组织等。

2. 分离培养与鉴定　　采集和分离患者外周血单个核细胞,并与活化的脐带血淋巴细胞或成人外周血淋巴细胞共同培养,每周观察 2 次有无 CPE,若出现肿大的气球样细胞则提示存在 HHV-6 感染,可进一步采用补体法免疫荧光试验检测 HHV-6 抗原。采用商业化的 HHV-6 单克隆抗体或特异性探针可做出准确的 HHV-6 种特异性鉴定。从患者外周血中检出病毒或者病毒 DNA 是 HHV-6 活动性感染的强有力的诊断依据,但仍无法区别原发感染和潜伏感染复发。

3. 血清学检测　　常用的有间接荧光抗体试验、补体法免疫荧光试验、ELISA 等。检测患者血清中 HHV-6 特异性 IgM 和 IgG 抗体。IgM 抗体通常在感染后 5~7 d 出现,IgG 抗体通常在感染后 7~10 d 出现。在急性期和恢复期双份血清中检出抗体滴度 4 倍或 4 倍以上升高具有诊断价值。血清学检验结果较难解释,存在病毒特异性 IgM 抗体则提示活动性感染,但复发感染或者再感染也可存在低水平的 IgM 抗体。发热和皮疹患儿,以免疫荧光法检出血清中的抗体有 4 倍以上的增高即可确诊 HHV-6 感染,皮疹为感染所致玫瑰疹。但在大龄儿童和成人患者中,HHV-6 抗体升高的同时常伴有 HCMV 或 EB 病毒抗体的升高。当存在二重感染时,就难以判断哪一种病原体与疾病的关系更为密切。

二、人疱疹病毒 7 型

人类疱疹病毒 7 型(human herpes virus-7,HHV-7)是继 HHV-6 之后于 1970 年从正常人外周血单核细胞分离的新型 HHV,其在体外对 CD4$^+$T 细胞具有亲和性,可以在佛波肉豆蔻醋酸刺激的人脐带血淋巴细胞中增殖。HHV-7 属于 β 疱疹病毒亚科玫瑰疹病毒属成员。

（一）临床意义

HHV-7 在人类疾病中的作用,仅有的临床依据是从幼儿玫瑰疹样疾病的患儿分离到 HHV-7,而未分离到 HHV-6。从 35% 健康成人的唾液中能够分离到 HHV-7。目前认为,HHV-7 是一种普遍存在的 HHV,但除了幼儿玫瑰疹样疾病外,还没有发现其他任何疾病和 HHV-7 存在着必然的联系。近年来发现,器官移植和免疫功能缺陷患者中 HHV-7 的检出率明显高于正常人,表明这一人群是容易感染 HHV-7 或者易发生 HHV-7 潜伏感染复发的高危人群,HHV-7 的感染会进一步加重这些疾病的进程。

（二）生物学特性

HHV-7 有典型的二十面体核衣壳结构,内含 DNA,衣壳周围有明显的包被层,类似于 HHV-6。其在活化的脐带血淋巴细胞和成人外周血淋巴细胞中增殖良好。

（三）微生物学检验

HHV-7 的病原学检查方法尚处于研究阶段,目前可供检测的方法有以下几种。

1. 核酸检测　　研究人员已经鉴定出一个 HHV-7 特异的 DNA 克隆片段,与 HHV-6A 及 HHV-6B 两组均无交叉反应,应用该片段可进行原位杂交从而检测组织中的 HHV-7。也可根据 DNA 片段设计 PCR 引物,扩增 HHV-7 DNA。

2. 分离培养与鉴定 与 HHV-6 分离方法基本相同。患者唾液或外周血单个核细胞与活化的脐带血淋巴细胞或成人外周血淋巴细胞共同培养，每周观察 2 次 CPE，若出现肿大的气球样细胞则提示存在 HHV-7 或 HHV-6 感染，必须进一步采用 HHV-7 特异反应物，如 PCR 引物、病毒 DNA 克隆片段、DNA 限制性核酸酶图谱、特异性单克隆抗体等区分二者，从而做出准确的 HHV-7 特异性鉴定。若在唾液、外周血单个核细胞或其他组织样本中分离出 HHV-7 或检测到 HHV-7 病毒核酸，则表明存在 HHV-7，但并不能说明疾病是由 HHV-7 活动性感染引起的。因为许多经口感染的 HHV-7 感染者无任何临床症状而呈持续感染状态，HHV-7 初次感染除引起幼儿玫瑰疹样疾病外，目前还不清楚 HHV-7 还可引起哪些疾病。

3. 血清学检测 研究发现，以 HHV-7 感染细胞制备的抗原，存在 HHV-7 与 HHV-6 两型病毒间抗原交叉反应。因此，对血清流行病学研究的解释需谨慎。HHV-6 抗体阴性或滴度稳定的幼儿或成人中，HHV-7 抗体滴度显著升高提示可能存在 HHV-7 活动性感染。但如果存在双重感染证据，很难确定每种病毒在疾病中的相对作用。

三、人疱疹病毒 8 型

基于核酸序列系统进化分析表明，人疱疹病毒 8 型(human herpes virus-8，HHV-8)是 γ 疱疹病毒亚科、细长病毒属(*Rhadinovirus*)成员。HHV-8 主要存在于艾滋病卡波西肉瘤组织和艾滋病患者淋巴瘤组织中。HHV-8 与卡波西肉瘤的发生、血管淋巴细胞增生性疾病及一些增生性皮肤疾病的发病有关。

（一）临床意义

目前，有关 HHV-8 原发感染的临床资料很不完全。采用 PCR 法几乎可以在所有形式卡波西肉瘤组织中检出 HHV-8 DNA。临床上，卡波西肉瘤是一种组织发生不明确、病理组织学复杂的皮肤血管多病灶恶性肿瘤。此外，在表现为与 HIV-1 免疫失调有关的 B 细胞呈增生状态的原发性渗出性淋巴瘤患者中也能检测到 HHV-8 DNA。

（二）生物学特性

HHV-8 具有典型的疱疹病毒颗粒的形态和结构。病毒基因组为双链 DNA，长度约为 165 kb。HHV-8 在体内感染的细胞包括原发性渗出性淋巴瘤细胞、小结状卡波西肉瘤损害的内皮细胞及梭形细胞。HHV-8 在这 3 类细胞中呈持续性潜伏感染。在外周血 CD19$^+$ B 细胞中，HHV-8 也能增殖。

（三）微生物学检验

HHV-8 目前尚不能以现有的细胞培养系进行病毒分离。常采用 PCR 法在各种组织和外周血 B 细胞中检测到 HHV-8 DNA，是确定存在 HHV-8 感染的最可靠证据。血清学检测目前还在不断积累资料，各种检测方法的功效有待确定。

对于无 HIV-1 感染的个体，组织中检出 HHV-8 DNA 的意义还不明确，此类个体极少发展为卡波西肉瘤。在 HIV-1 感染的同性恋男性的外周血中检测到 HHV-8 DNA，表明患者有发生卡波西肉瘤的危险。

本章小结

HHV 目前发现有 8 种，分别为 HSV-1、HSV-2、VZV、EB 病毒、HCMV、HHV-6、HHV-7 和 HHV-8。其中，HSV、VZV 和 CMV 能够在人二倍体细胞增殖，并产生明显的细胞病变，形成多核巨细胞。EB 病毒、HHV-6、HHV-7、HHV-8 只能在淋巴细胞中增殖。HHV 感染的特征是初次感染后会建立潜伏感染，病毒在宿主体内长期持续存在，潜伏感染者一旦机体免疫力减弱，病毒就可能再度复制引起复发感染。

8 种 HHV 检验方法很多，各种病毒检验方法不尽相同。整体而言，显微镜形态学检查操作简单但特异性低，仅作为辅助性诊断。抗原检测法灵敏度和特异性较高，应用比较广泛。PCR 法特别是定量 PCR 法速度快，灵敏度和特异性高，在疱疹病毒检测中应用最多，广泛用于早期诊断和监测患者预后。病毒培养分离法虽然是病毒检测的"金标准"，但耗时费力，对硬件和技术要求较高，且有些病毒的易感细胞不易获取，因此在临床病毒检测中使用较少。

（张 文）

第二十五章　其他病毒检验

第一节　流行性乙型脑炎病毒

流行性乙型脑炎病毒(epidemic encephalitis B virus)属黄病毒科、黄病毒属成员,是流行性乙型脑炎(简称乙脑)的病原体,简称乙脑病毒。该病毒首先于1953年在日本从患者脑组织中分离获得,因此,又称日本脑炎病毒(Japanese encephalitis virus, JEV)。我国除西部地域外,各地均有病例发生,年发病人数为2.5万,病死率为10%,大约15%的患者留有不同程度的后遗症,是我国夏秋季流行的主要传染病之一。

一、临床意义

流行性乙型脑炎(epidemic encephalitis B)是由乙脑病毒引起的以中枢神经系统病变为主的急性传染病。我国乙脑病毒的传播媒介主要为三带喙库蚊,猪是主要中间宿主和扩散宿主。蚊体因可携带病毒越冬及经卵传代,故是病毒的长期储存宿主。带病毒蚊叮咬易感动物(猪、牛、羊、马等家畜或禽类)而形成蚊—动物—蚊的不断循环。人对乙脑病毒普遍易感,但绝大多数为隐性或轻型感染,只有少数感染者可发生脑炎。乙脑病毒侵入人体后,先在皮下毛细血管内皮细胞和局部淋巴结中增殖,继而少量入血,形成第一次病毒血症,患者出现发热症状。病毒随血流播散至肝、脾单核-巨噬细胞并在其中大量增殖,经10 d左右潜伏期,再次入血,引起第二次病毒血症,出现发热、寒战等症状。绝大多数感染者不再继续发展,成为顿挫感染,数日后可自愈。但少数患者(0.1%)体内的病毒可通过血脑屏障进入脑内增殖,造成脑实质病变,引起显性感染,从而出现高热、头痛、呕吐等症状。该病毒主要侵袭15岁以下学龄儿童,病死率达30%,且可使50%的患者留下不同程度的神经系统和精神方面的后遗症。近年来儿童普遍进行疫苗接种,患者相对减少。

二、生物学特性

乙脑病毒呈球形,直径为40 nm,内有衣壳蛋白(C蛋白)与核酸构成的核心,外披含脂质的囊膜,表面有囊膜糖蛋白(E蛋白)刺突,即病毒血凝素,在pH 6.0~6.5时能凝集雏鸡、鸽及鹅红细胞。囊膜内尚有内膜蛋白(M蛋白),参与病毒的装配。病毒基因组为单股正链RNA,全长为11 kb,自5'末端至3'末端依次编码结构蛋白C蛋白、M蛋白、E蛋白及非结构蛋白NS1~NS5,病毒RNA在细胞质内直接起mRNA作用,翻译出结构蛋白和非结构蛋白,在胞质粗面内质网装配成熟,出芽释放。乙脑病毒能在地鼠肾、鸡胚等原代细胞、白纹伊蚊传代细胞(C6/36细胞)、Vero细胞及BHK-21细胞等多种传代细胞中增殖并引起明显的细胞病变,最易感动物为乳鼠。乙脑病毒抵抗力弱,56℃ 30 min即可被灭活,对乙醚、氯仿及蛋白酶等化学因子敏感。

三、微生物学检验

(一)标本采集

采集发病早期患者血液、脑脊液或尸检脑组织、蚊等常规处理后分离病毒。标本应低温保存并迅速送检。血清学诊断需采集双份血清检测抗体水平。

(二)直接检查

1. 抗原检测　　应用免疫荧光法和ELISA检测发病初期患者血液及脑脊液中乙脑病毒抗原,阳性结果有早期诊断意义。

2. 核酸检测　　应用RT-PCR检测病毒核酸,此法特异性和敏感性较高,用于早期快速诊断。

(三)分离培养与鉴定

取病尸脑组织研磨成10%悬液,接种于1~3日龄乳鼠脑内,待发病濒死时,取脑组织制成悬液,用单克隆抗体做中和试验进行鉴定,也可将其接种于敏感细胞(如 C6/36 细胞系)分离培养。

(四) 血清学检测

常用血凝抑制试验、补体结合试验、中和试验检测血清中 IgG、IgM 等。

第二节　森林脑炎病毒

森林脑炎病毒(forest encephalitis virus)简称森脑病毒,由硬蜱传播,在春夏季节流行于俄罗斯及我国东北森林地带,故又称蜱传播脑炎病毒(tick-bome encephalitis virus)或俄国春夏型脑炎病毒(Russia spring-summer encephalitis virus)。

一、临床意义

森林脑炎是由森林脑炎病毒引起的以侵犯中枢神经系统为主要表现的自然疫源性疾病。森林脑炎病毒在自然界的存在需要相应的森林环境、哺乳动物及可以作为传播媒介的蜱。病毒主要通过带毒蜱叮咬而感染人体;饮用生或未煮熟的被病毒感染的牛、羊奶也可导致人体感染。感染者多为隐性感染,少数感染者经 10~14 d 潜伏期后,出现高热、头痛、颈项强直及昏迷等症状。森林脑炎的病死率为 20%~30%。感染后无论是否发病均可获持久免疫力。森林脑炎病毒属于生物安全 4 级的高致病性病原微生物。

二、生物学特性

森林脑炎病毒为直径 40~70 nm 的球形颗粒,核心为单股正链 RNA,外层包裹着二十面体立体对称的核衣壳,有包膜。其形态结构、培养特性及抵抗力与乙脑病毒相似,但嗜神经性较强,接种至成年小白鼠腹腔、地鼠或豚鼠脑内时易使其发生脑炎而致死;接种至猴脑内时可致猴四肢麻痹。该病毒也可凝集鹅和雏鸡的红细胞。

三、微生物学检验

分离病毒及血清学检验方法与乙脑病毒相同。在疫区内调查森脑病毒时,可将小白鼠、小鸡、地鼠或猴关在笼内,置于森林中,引诱蜱来叮咬从而使动物感染。动物感染后虽可能不发病,但可根据测定血中有无产生特异性抗体而加以验证。

第三节　登革病毒

登革病毒(dengue virus)属于黄病毒科、黄病毒属成员。其感染在世界范围内散播,我国于 1978 年在广东佛山首次发现登革病毒感染,之后在海南及广西等地均有发现。

一、临床意义

登革热(dengue fever,DF)是由登革病毒引起的一种呈季节性的急性传染病,全球每年约有一亿多病例发生。登革病毒储存于人和猴体内,埃及伊蚊和白纹伊蚊为主要传播媒介。登革病毒通过伊蚊叮咬进入人体后,先在毛细血管内皮细胞和单核细胞中增殖,然后入血,形成病毒血症。登革热病情较轻,以发热、头痛、肌痛及关节痛为主要临床表现,部分患者伴有皮疹、淋巴结肿大等。后两者常发生于曾感染登革病毒的成人或儿童,初期有典型的登革热症状,随后病情迅速发展,出现高热、出血及休克,该病死亡率高。

二、生物学特性

登革病毒呈哑铃形、球形、杆状,直径为 17~25 nm,核心为单股正链 RNA,核衣壳呈二十面体立体对称,有包膜,包膜表面镶嵌有多个蘑菇状凸起,具有凝血活性。病毒有 3 种结构蛋白:衣壳蛋白、膜蛋白及包膜蛋白。在各地流行登革病毒的至少有4种血清型或亚型,其中2型传播最广泛,各型之间有交叉免疫性。病毒能在蚊体内及C6/36细胞、猴肾细胞、地鼠肾原代细胞和传代细胞中增殖,并产生明显的细胞病变。登革病毒抵抗力弱,50℃条件下30 min或54℃条件下10 min可被灭活,对乙醚、氯仿、胆汁及去氧胆酸盐等敏感。

三、微生物学检验

(一)标本采集

因患者常在发病1~3 d出现病毒血症,故可采集患者及可疑感染者的血清、血浆及白细胞等标本;死亡病例采集肝脏、淋巴结等标本。培养接种时可适当稀释血清,一般组织及蚊虫标本需经研磨制成1:10混悬液后再进行接种。标本应低温保存和运送,尽快接种。血清学诊断需采集双份血清检测抗体水平。

(二)直接检查

1. 抗原检测　　应用ELISA、免疫荧光法及放射免疫法等检测标本中的病毒抗原。

2. 核酸检测　　应用RT-PCR、基因芯片技术检测病毒核酸,并可鉴定型别。

(三)分离培养与鉴定

1. 细胞培养　　常用C6/36、Vero及BHK-21等细胞株培养病毒,人单核-巨噬细胞系统及鼠单核-巨噬细胞系也可分离培养。接种后5~7 d,无论是否产生CPE,均可直接进行病毒检测。

2. 动物接种　　选用1~3日龄的小白鼠,脑内(0.01~0.02 mL)和腹腔(0.03 mL)联合接种,饲养观察21 d,若出现行动迟缓、耸毛、弓背、共济失调、抽搐或瘫痪等表现则提示可能有病毒增殖。

3. 蚊虫胸腔接种　　用白纹伊蚊和埃及伊蚊做胸腔接种,将接种蚊在28~30℃培养8~10 d后,剖取蚊的脑及唾液腺压碎涂片,或直接用蚊头压碎涂片,用免疫荧光法、酶免疫技术检测病毒。

(四)血清学检测

患者感染登革病毒7 d后血清中出现血凝抑制抗体,稍后出现补体结合抗体。常用中和试验、血凝抑制试验和补体结合试验检测上述抗体。

第四节　出血热病毒

病毒性出血热(viral hemorrhagic fever)主要由5个不同病毒科的出血热病毒(hemorrhagic fever virus)引起(表25-1),在我国已发现的有汉坦病毒、新疆出血热病毒、登革病毒及基孔肯雅热病毒。

表25-1　人类出血热病毒分类

病毒科、属	病 毒	媒 介	疾 病	地 区 分 布
布尼亚病毒科				
汉坦病毒属	汉坦病毒	啮齿动物	肾综合征出血热	亚洲、欧洲、美洲、非洲地区
内罗病毒属	新疆出血热病毒	蜱	新疆出血热	中国新疆地区
	Rift山谷热病毒	蚊	Rift山谷热	非洲地区
黄病毒科				
黄病毒属	登革病毒	蚊	登革出血热	东南亚地区、南美洲地区
	黄热病毒	蚊	黄热病	非洲、南美洲地区
	Kyasanur森林热病毒	蜱	Kyasanur森林热	印度地区
	Omsk出血热病毒	蜱	Omsk热	西伯利亚地区
披膜病毒科				
甲病毒属	Chkungunya病毒	蚊	Chkungunya热	非洲地区、东南亚地区
砂粒病毒科				
砂粒病毒属	Lassa病毒	啮齿动物	Lassa热	非洲西部地区
	Junin病毒	啮齿动物	阿根廷出血热	南美洲地区

续　表

病毒科、属	病　毒	媒　介	疾　病	地区分布
	Machupo 病毒	啮齿动物	玻利维亚出血热	南美洲地区
丝状病毒科				
丝状病毒属	Marburg 病毒	未确定		非洲、欧洲地区
	Ebola 病毒	未确定		非洲地区

一、汉坦病毒

汉坦病毒（Hantavirus）属于布尼亚病毒科（Bunyaviridae）、汉坦病毒属（*Hantavirus*）。根据抗原性及基因结构特征的不同，汉坦病毒属至少可以分为 23 个种，其中可引起人类疾病的至少有 11 种（表 25 – 2）。人类感染后可导致两种疾病：肾综合征出血热（hemorrhagicfever with renal syndrome，HFRS）和汉坦病毒肺综合征（Hantavirus pulmonary syndrome，HPS）。

表 25 – 2　汉坦病毒属种型别

病　毒　种	原始宿主	人类疾病	地区分布
汉坦病毒种（*Hantavirus*）	黑线姬鼠	肾综合征出血热	亚洲东部地区、欧洲东部地区
多不拉伐 贝尔格莱德病毒种（*Dobrava-Belgrade virus*）	黄颈姬鼠	肾综合征出血热	欧洲东部地区（巴尔干半岛）
萨雷马病毒种（*Saaremaa virus*）	黑线姬鼠	肾综合征出血热	欧洲地区
汉城病毒种（*Seoul virus*）	褐家鼠	肾综合征出血热	亚洲东部地区、世界各地海港
普马拉病毒种（*Puumala virus*）	棕背鼠	肾综合征出血热	欧洲北部及东部地区
安第斯病毒种（*Andes virus*）	长尾矮小稻鼠	汉坦病毒肺综合征	阿根廷地区、智利地区
牛轭湖病毒种（*bayou virus*）	稻鼠	汉坦病毒肺综合征	美国地区
污黑小河沟病毒种（*Black Creek Canal virus*）	刚毛棉花鼠	汉坦病毒肺综合征	美国地区
拉古纳内格拉病毒种（*Laguna Negra virus*）	草原暮鼠	汉坦病毒肺综合征	阿根廷、巴西等国家地区
辛诺柏病毒种（*Sin Nombre virus*）	鹿鼠	汉坦病毒肺综合征	美国西南部及西部地区
纽约病毒种（*New York virus*）	白足鼠	汉坦病毒肺综合征	美国地区

（一）临床意义

肾综合征出血热是由汉坦病毒、多不拉伐-贝尔格莱德病毒、汉城病毒及普马拉病毒引起的，由鼠类等传播的自然疫源性急性病毒性传染病。其在不同国家名称各异，在中国和日本曾称为流行性出血热、在朝鲜和韩国称为朝鲜出血热、在俄罗斯称为远东出血热和出血性肾炎、在斯堪的纳维亚地区国家称为流行性肾病。1980 年WHO 将其统一命名为肾综合征出血热。世界上已有 30 多个国家发现该病，主要分布在欧亚大陆，我国每年感染肾综合征出血热的人数占世界报道病例的 90% 以上，肾综合征出血热已成为一个严重的世界性的公共卫生问题。汉坦病毒肺综合征是由辛诺柏病毒、安第斯病毒和牛轭湖病毒等引起的自然疫源性传染病，1993 年首次暴发于美国。

肾综合征出血热潜伏期一般为 7~21 d，是以高热、出血及肾损害为主的综合征，典型的肾综合征出血热可以分为发热期、低血压休克期、少尿期、多尿期及恢复期。汉坦病毒肺综合征发病早期表现为发热、肌肉疼痛、头痛等非特异性症状，之后出现进行性加重的咳嗽和呼吸困难。

（二）生物学特性

汉坦病毒颗粒呈球形或椭圆形，直径为 90~110 nm。基因组为分节段单股负链 RNA，分为 3 个片段（L、M、S），可编码 4 种蛋白，即 N 蛋白、G1 蛋白、G2 蛋白和 L 蛋白。N 蛋白为核蛋白，由 S 片段编码，其主要功能是包裹病毒 RNA 的 3 个片段。G1 蛋白和 G2 蛋白均为糖蛋白，由 M 片段编码，上面有中和抗原位点和血凝活位点。这两种抗原位点可独立存在，也可部分重叠。L 蛋白为 RNA 多聚酶，由 L 片段编码，在病毒复制中起重要作用。病毒的成熟方式为芽生成熟，其成熟过程与细胞的高尔基体和内质网有关。病毒在 pH 5.6~6.4 时可凝集鹅红细胞。

汉坦病毒可在 A549、Vero－E6、人胚肺二倍体细胞(2BS)及地鼠肾等细胞中生长,增殖缓慢,一般不引起明显的细胞病变,感染细胞仍可生长繁殖。病毒增殖时细胞质内细胞核周围可出现特殊形态的包涵体,包涵体由病毒核衣壳蛋白构成,并含病毒 RNA。动物中以黑线姬鼠、小鼠及乳鼠等最为易感,实验感染后在鼠肺、肾等组织中可检出大量病毒。

汉坦病毒对脂溶剂乙醚、氯仿等敏感,对酸、热的抵抗力弱,在 60℃条件下 1 h 可被灭活,在 4~20℃条件下相对稳定,可较长时间维持其传染性。

（三）微生物学检验

1. 标本采集　　采集患者血液、尸体标本或疫区鼠肺标本。血清学诊断需采集双份血清检测抗体水平。

2. 直接检查

(1) 显微镜检查:新分离到的汉坦病毒可通过电镜观察鉴定其形态特征。

(2) 抗原检测:用已知恢复期患者血清,采用免疫荧光法、ELISA 检测抗原。

(3) 核酸检测:用 S 或 M 片段特异探针与待检标本进行核酸杂交试验,或用 RT－PCR 法检测病毒阳性则可辅助确诊汉坦病毒感染。

3. 分离培养与和鉴定　　患者急性期血液、尸检组织或感染动物的肺、肾等组织均可用于病毒分离,组织需研磨成悬液。常用 Vero－E6 细胞分离培养 7~14 d 后,用免疫荧光法检查细胞内是否有病毒抗原,胞质内出现黄绿色颗粒荧光为阳性;也可取检材接种至易感动物而分离病毒,常用小白鼠乳鼠腹腔或脑内接种,接种后逐日观察动物有无发病或死亡,并定期取动物脑、肺等组织,冰冻切片或将组织研磨成悬液后分别用免疫荧光法或 ELISA 检查是否有病毒抗原。细胞或动物分离培养阴性者继续盲传,连续 3 代阴性者方能确定为阴性。此外,在进行动物实验时应采取严格的隔离及防护措施,以防止发生实验室感染。

4. 血清学检测

(1) 特异性 IgM 抗体检测:此抗体在发病后 1~2 d 即可检出,急性期阳性率可达 95% 以上,因此,检测此抗体具有早期诊断价值。可选用间接免疫荧光法和 ELISA 进行检测。

(2) 特异性 IgG 抗体检测:病后特异性 IgG 抗体出现较早,维持时间很长,因此,需检测双份血清(间隔至少 1 周),恢复期血清抗体滴度比急性期升高 4 倍及 4 倍以上即可确诊。常用检测方法为间接免疫荧光法和 ELISA。

(3) 血凝抑制抗体检测:采用血凝抑制试验检测患者血清中的特异性血凝抑制抗体,在辅助诊断和流行病学调查中常用该法。

二、新疆出血热病毒

新疆出血热病毒在分类上属于布尼亚病毒科、内罗病毒属(*Nairovirus*)的克里米亚-刚果(Crimean-Congo)出血热病毒血清组成员。在我国因是从新疆塔里木盆地出血热患者的血液,尸体的肝、脾及肾,以及在疫区捕获的硬蜱中分离获得,故得名新疆出血热病毒。

（一）临床意义

新疆出血热是荒漠牧场的自然疫源性疾病,有严格的地区性和明显的季节性,牛、羊、马、骆驼等家畜及野兔、刺猬和狐狸等野生动物是储存宿主,硬蜱为传播媒介。病毒侵入人体后,经 2~10 d 潜伏期后发病,表现为发热、全身肌肉疼痛、中毒症状及出血,但无肾综合征,病死率为 10%~30%。病后机体能产生多种抗体,可获得持久免疫力。

（二）生物学特性

新疆出血热病毒颗粒呈球形,直径 90~120 nm,核酸为单股正链 RNA,核衣壳呈二十面体立体对称,外有包膜,表面有血凝素刺突,可用鸡胚、1~4 日龄乳鼠分离培养。其形态结构和抵抗力等与汉坦病毒相似,但抗原性、传播方式和致病性等与汉坦病毒不同。

（三）微生物学检验

患者病后第 6 天血清中可出现中和抗体,第 14 天达高峰,并可维持 5 年以上;补体结合抗体于第 2 周出现,且上升缓慢,滴度低。病后免疫力持久。

第五节　狂犬病毒

狂犬病毒(rabies virus)是弹状病毒科(Rhabdoviridae)、狂犬病毒属(*Lyssavirus*)的一种嗜神经性病毒。该病毒可引起家养动物(狗、猫、牛等)及多种野生动物(狼、狐狸、鼬鼠、蝙蝠等)自然感染,通过动物咬伤、抓伤及密切接触等形式在动物间和动物与人之间传播,从而导致狂犬病(rabies)。狂犬病目前尚无有效的治疗方法,一旦发病,死亡率近100%。

一、临床意义

狂犬病是人畜共患性疾病,人常通过被感染狂犬病毒的犬、猫、野生肉食动物、吸血蝙蝠等的咬伤、挠抓、舔舐皮肤或黏膜破损处而感染。狂犬病毒主要通过破损的皮肤或黏膜侵入人体,经神经末梢上行进入中枢神经系统。临床表现主要为急性、进行性、几乎不可逆的脑脊髓炎,因其有恐水的临床特征,又称恐水症(hydrophobia)。患病动物唾液中含大量狂犬病毒,发病前5 d就具有传染性。人被患病动物咬伤后发病率为30%~60%,潜伏期一般为1~3个月,但也有短至1周或长达数年病例。被咬伤部位距离头部越近、伤口越深及伤者年龄越小,则潜伏期越短。此外,潜伏期长短还与伤口内感染的病毒数量、宿主免疫力等有关。患者的早期症状有不安、发热、头痛、乏力、流泪及流涎等,继而出现的典型的症状为极度兴奋、狂躁不安及恐水症。典型症状持续3~5 d后转入麻痹、昏迷状态,最后因呼吸及循环衰竭而死亡。

二、生物学特性

狂犬病毒颗粒呈子弹状,长约180 nm,直径为75 nm,由包膜和核衣壳组成。核心为长约12 kb的单股负链RNA,从3'末端到5'末端依次为编码N、M1、M2、G、L蛋白的5个基因,各个基因间还含非编码的间隔序列。5种蛋白都具有抗原性,M1、M2蛋白分别是构成衣壳和囊膜的基质;L蛋白为聚合酶;G蛋白在囊膜上构成病毒刺突,与病毒致病性有关;N蛋白为核蛋白,有保护RNA的功能。G蛋白和N蛋白是狂犬病毒的主要抗原,刺激机体诱导生成相应抗体和细胞免疫。

狂犬病毒宿主范围广,可感染所有温血动物。狂犬病毒可侵犯中枢神经细胞(主要是大脑海马回的锥体细胞)并增殖,于胞质内形成嗜酸性包涵体,称为内氏小体,其具有诊断价值(图25-1)。狂犬病毒在人二倍体细胞、地鼠肾细胞、鸡胚细胞、鸭胚细胞中能够增殖,借此可用于制备疫苗。狂犬病毒对热、紫外线、日光、干燥的抵抗力弱,加温50℃ 1 h、60℃ 5 min即可被灭活,对强酸、强碱等化学因子也敏感。

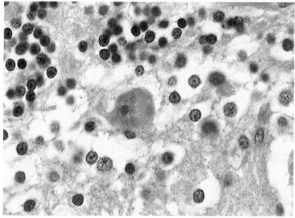

图25-1
彩图

图25-1　狂犬病毒感染神经细胞质中的内氏小体(×1 000,H-E染色)

三、微生物学检验

根据动物咬伤史和(或)典型的临床症状即可诊断狂犬病,但对于发病早期或咬伤不明确的可疑患者应及时进行微生物学检验进行确诊。

(一)标本采集

检验标本应无菌采集患者唾液、脑脊液、尿沉渣、角膜印片、皮肤切片(含毛束)及血清。

(二)直接检查

1. 显微镜检查　死亡患者可制备脑组织印片和病理切片,染色观察内氏小体,阳性率为70%~80%。

2. 抗原检测　通过荧光抗体染色技术检测患者唾液、尿沉渣、角膜印片及皮肤切片(含毛束)中的病毒抗原,也可应用ELISA检测脑脊液、唾液标本中的病毒核蛋白。

3. 核酸检测 应用 RT - PCR 法检测标本中狂犬病毒 RNA,此法敏感、快速及特异性高。

(三) 病毒分离和鉴定

取患者唾液、脑脊液或死后脑组织接种易感动物分离病毒培养,经中和试验鉴定可确诊。该法时间长,阳性率低。

(四) 血清学检测

病毒感染 1 周左右,患者血清中的中和抗体效价开始上升,采用 ELISA 检测患者血清中的中和抗体。接种过疫苗的可疑患者中和抗体效价必须在 1∶5 000 以上才能诊断。

第六节 人乳头瘤病毒

人乳头瘤病毒(humanpapillomavirus,HPV)属于乳多空病毒科(Papovaviridae)、乳头瘤病毒属成员,能引起人类皮肤和黏膜的多种良性乳头状瘤或疣,某些型别感染还具潜在的致癌性。

一、临床意义

人类是 HPV 的唯一自然宿主,主要通过直接或间接接触污染物品或性传播而被感染。新生儿可在分娩过程中被感染。HPV 侵入人体后,停留于感染部位的皮肤和黏膜中,不产生病毒血症。不同型别的 HPV 侵犯部位和所致疾病不同(表 25 - 3),其中以尖锐湿疣(condylomata acuminatum,CA)和子宫颈癌危害最大。尖锐湿疣又称生殖器疣、性病疣,通过性接触传播,占我国性病的第二位。病毒主要侵犯男性阴茎、肛门及周围皮肤和女性外阴、阴道等部位,病损部位可产生粉红色软质团块,突出于表皮,表面粗糙,有肉质的蒂柄,常融合成大团块。90%子宫颈癌患者可检出 HPV,其中 HPV16 检出率为 40%~60%。现国内 HPV 疫苗已上市,可有效预防 HPV 感染。

表 25 - 3 HPV 主要型别、侵犯部位及所致人类疾病

HPV 型别	侵犯部位	相 关 疾 病
1、4	皮肤	跖疣
2、4、26、27、29、54	皮肤	寻常疣
3、10、28、41	皮肤	扁平皮肤疣
7、40	皮肤	屠夫寻常疣
5、8、9、12、14、15、19~25、36	皮肤	疣状表皮增生异常
6、11	黏膜	尖锐湿疣
6、11	黏膜	喉乳头瘤、口腔乳头瘤
16、18	黏膜	子宫颈上皮内瘤变及子宫颈癌密切相关
31、33、35、45、51、52、56、58	黏膜	子宫颈上皮内瘤变及子宫颈癌中度相关

二、生物学特性

HPV 是一类小 DNA 病毒,颗粒呈球形,直径 52~55 nm,衣壳呈二十面体立体对称,无包膜,病毒基因组为双链环状 DNA,长度为 7.8~8.0 kb。目前无法进行体外分离培养,实验室多用 PCR 法检测病毒 DNA 以进行诊断。它具有宿主和组织特异性,只能感染人的皮肤和黏膜,不能感染动物。HPV 感染后在细胞核内增殖,细胞核着色深,核周围有一不着色的空晕,此种病变细胞称为空泡细胞(koilocytotic cell)。

三、微生物学检验

根据病史及典型临床表现即可做出诊断。不典型者需进行微生物学检验进行确诊。

（一）标本采集

将疣状物做组织切片或生殖道局部黏膜液涂片,用帕尼科拉染剂染色后,光镜下观察到特征性空泡细胞或角化不良细胞和角化过度细胞,可初步进行 HPV 诊断。

（二）直接检查

1. 显微镜检查　　将疣状物做组织切片或生殖道局部黏膜液涂片,用帕尼科拉染剂染色后,光镜下观察到特征性空泡细胞或角化不良细胞和角化过度细胞,可初步进行 HPV 诊断。

2. 抗原检测　　采用免疫组化法检测病变组织中的 HPV 抗原。

3. 核酸检测　　采取病变组织或可疑部位标本,提取 DNA,利用特异引物对目标 DNA 予以扩增。引物可以是 HPV 通用引物,亦可针对某一型的特异引物。该法敏感性高,特异性强。

（三）血清学检测

应用重组技术表达抗原检测患者血清中 IgG 抗体;用免疫血清或单克隆抗体检测组织或局部黏膜液中 HPV 抗原。

本章小结

乙脑病毒又称日本脑炎病毒,为单股正链 RNA 病毒,有包膜,在我国主要通过三带喙库蚊传播,可引起中枢神经系统病变的人畜共患病。人群中主要侵袭 15 岁以下儿童。

森林脑炎病毒为单股正链 RNA 病毒,有包膜。病毒通过硬蜱传播,主要侵犯人和动物的中枢神经系统,引发自然疫源性疾病森林脑炎。

登革病毒为单股正链 RNA 病毒,埃及伊蚊和白纹伊蚊为主要传播媒介,可引起登革热、登革出血热和登革休克综合征。

汉坦病毒为单股负链 RNA 病毒,归属于布尼亚病毒科、汉坦病毒属。人类感染后可导致两种疾病:肾综合征出血热和汉坦病毒肺综合征。

新疆出血热病毒是新疆出血热的病原体,以硬蜱为传播媒介,可引起自然疫源性疾病——新疆出血热。

狂犬病毒为单股负链 RNA 病毒,有包膜。病毒通过破损的皮肤和黏膜侵入人体,进入中枢神经系统,引起狂犬病(又称恐水症),其为人、畜共患的自然疫源性疾病,一旦发病,死亡率几乎 100%。

HPV 是一类小 DNA 病毒,无包膜,主要侵犯人的皮肤和黏膜,从而引起不同程度的增生性病变,其中以尖锐湿疣和子宫颈癌危害最大。临床医生常根据病史及典型的临床表现可做出诊断,目前无法进行体外分离培养,实验室多用 PCR 技术检测病毒 DNA 进行诊断。

（张潇丹）

第三篇
临床真菌检验

第二十六章 真菌概述

真菌(fungus)是一类具有典型细胞核、核膜和核仁,胞质内含有完整的细胞器,不含叶绿素,无光合色素,细胞壁含有几丁质和β-葡聚糖的真核细胞型微生物。真菌分布广泛,种类繁多,目前已经命名的真菌至少有十万种,其中大多数对人体无害甚至有利。与人类和动物疾病相关的真菌不足 500 种,而能够感染正常人体的不足 50 种。近年来,随着抗菌药物、糖皮质激素、免疫抑制剂及抗肿瘤药物等的广泛应用,以及人工导管等侵入性操作技术、器官移植等有创诊疗技术的应用,由真菌引起的感染在临床上越来越多。

第一节 分类与命名

一、分类

真菌分类系统较多,目前尚未统一。真菌分类主要依据有性生殖结构、无性菌丝和孢子及菌落形态等特征。《真菌学词典》(*Ainsworth and Bisby's Dictionary of Fungi*)第 10 版真菌界分为 7 个门,即担子菌门(Basidiomycota)、子囊菌门(Ascomycota)、壶菌门(Chytridiomycota)、微孢子菌门(Microsporidia)、芽枝菌门(Blastocladiomycota)、瘤胃真菌门(Neocallimastigomycota)和球囊菌门(Glomeromycota)。随着基因组学和系统发生学的发展,真菌界的定义也发生了变化。最新的真菌分类把真菌界分为 4 个亚门,即担子菌门(Basidiomycota)、子囊菌门(Ascomycota)、壶菌门(Chytridiomycota)、接合菌门(Zygomycota)。与临床关系较为密切的真菌有接合菌门中的毛霉亚门和虫霉亚门,以及担子菌门和子囊菌门(表 26-1)。

表 26-1 真菌界中重要医学真菌的分类及所致疾病

门或亚门	纲	目	代 表 属	所 致 疾 病
毛霉亚门	—	毛霉目	横梗霉属、毛霉属、根毛霉属、根霉属	毛霉菌病
虫霉亚门	—	虫霉目	蛙粪霉属、耳霉属	皮下感染
担子菌门	银耳纲	线黑粉菌目	丝黑粉菌属、线黑粉菌属(隐球菌的有性型)	隐球菌病
	伞菌纲	伞菌目	裂褶菌属	蘑菇中毒
子囊菌门	肺孢子菌纲	肺孢子菌目	肺孢子菌属	肺孢子菌病
	酵母纲	酵母目	克鲁维酵母菌属(念珠菌种的有性型)、酵母属	许多真菌病
	散囊菌纲	爪甲团囊菌目	节皮菌属(小孢子菌属和癣菌属的有性型)、阿耶罗霉属(芽生菌和组织胞浆菌的有性型)	皮肤真菌病、全身性真菌病
		散囊菌目	裸胞壳菌属、散囊菌属、新萨托菌属(曲霉属的有性型)	曲霉菌病、淡色菌丝真菌病
	粪壳菌纲	肉座菌目	赤霉菌属、丛赤壳菌属(镰刀菌属的有性型)	镰刀菌病
		小囊菌目	假霉样真菌属(赛多孢的有性型)	假霉样真菌病

二、命名

真菌的命名遵循国际命名法规,以拉丁语"双名制"的形式命名,即采用拉丁词属名加种名。属名描述真菌的主要特征,种名描述真菌的次要特征,如烟曲霉(*Aspergillus fumigatus*)。双命名系统是根据显微镜观察以形态学为基础的分类,其缺点是多种形态的真菌在有性期和无性期有多个名称,两者没有被互相联系起来。2011 年《阿姆斯特丹宣言》(*Amsterdam Declaration on Fungal Nomenclature*)修改命名规范,改变以传统形态为基础的原则,规定一种真菌只能用一个名称。从此,真菌命名彻底转变为以核苷酸序列为基础的命名和分类,主要的转变是基于系统进化的基因型比较鉴定和分子分类。

第二节　生物学特性

一、形态特征

真菌是一类独立的真核生物群,形态多种多样,一般比细菌大几倍至几十倍,普通光学显微镜能清晰观测到。真菌按形态分为单细胞和多细胞两类。前者主要由酵母菌和类酵母菌组成,菌体为圆形或卵圆形,临床常见的隐球菌和念珠菌属于此类。多细胞真菌又称霉菌(mold)或丝状菌(filamentous fungus),由菌丝(hypha)和孢子(spore)组成,菌落呈棉花状、绒毛状或粉末状,临床常见的皮肤癣菌和曲霉菌属于此类。此外,还有一类真菌随温度等环境的变化,既能以酵母相又能以菌丝相存在,35~37℃条件下培养或宿主组织内为酵母相,而菌丝相(霉菌相)见于25~28℃的培养物内,称为二相性真菌。真菌菌落形态、色素、特殊结构是正确鉴定真菌的重要依据。

(一) 镜下形态

真菌的基本结构为菌丝和孢子,不同种类的真菌菌丝和孢子形态各异,此成为分类鉴定真菌的主要依据。

1. 菌丝　　呈管状,是由成熟的孢子以出芽方式繁殖形成。在适宜的环境条件下,孢子长出芽管,逐渐延长呈丝状即菌丝(hyphae)。许多菌丝交织成团,称为菌丝体(mycelium)。菌丝按形态不同分为螺旋状菌丝、球拍状菌丝、结节状菌丝、鹿角状菌丝、梳状菌丝和关节状菌丝(图26-1)。菌丝按结构不同分为有隔菌丝(septate hypha)和无隔菌丝(nonseptate hypha),大多数致病性真菌的菌丝为有隔菌丝。菌丝按功能不同分为营养菌丝、气生菌丝、生殖菌丝和匍匐菌丝。其中伸入培养基的菌丝为营养菌丝,露出培养基表面的菌丝为气生菌丝,产生孢子的菌丝为生殖菌丝,沿着培养基表面生长的菌丝为匍匐菌丝。菌丝的这些结构有助于真菌的鉴别。另外,念珠菌菌丝、马拉色菌菌丝及曲霉菌菌丝形态见图26-1。

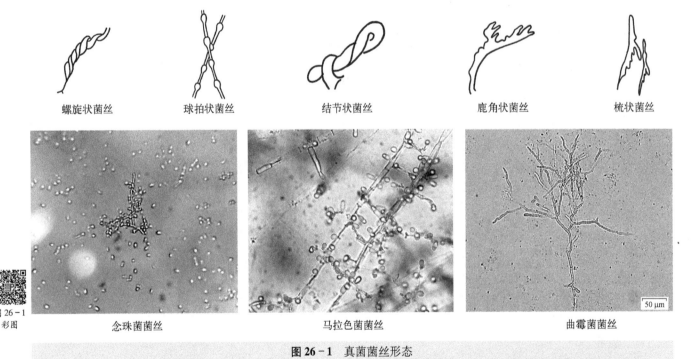

螺旋状菌丝　　　　　球拍状菌丝　　　　　结节状菌丝　　　　　鹿角状菌丝　　　　　梳状菌丝

50 μm

图26-1
彩图

念珠菌菌丝　　　　　　　　马拉色菌菌丝　　　　　　　　曲霉菌菌丝

图26-1　真菌菌丝形态

2. 孢子　　　是真菌的繁殖体,根据繁殖方式分为有性孢子和无性孢子两类。不同性别细胞或性器官接合后产生的孢子称有性孢子,有性孢子是由同一菌体或不同菌体上的两个细胞融合经减数分裂形成。真菌的有性孢子分为卵孢子、子囊孢子、接合孢子和担孢子4种。不经过两性细胞的结合而形成的孢子为无性孢子,无性孢子由菌丝上的细胞直接分化或出芽形成,病原性真菌大多是通过形成无性孢子延续后代的。无性孢子按形态不同分为分生孢子、叶状孢子和孢子囊孢子。

（1）分生孢子：是真菌中最常见的一种无性孢子,由生殖菌丝末端的细胞分裂或收缩形成,也可由菌丝侧面出芽形成。按照形态和结构分为小分生孢子和大分生孢子两种。单细胞的分生孢子称为小分生孢子,体积较小,有圆形、梨形和卵圆形等。各种真菌都能产生小分生孢子,其对真菌的鉴别意义不大。多细胞的分生孢子称为大分生孢子,体积较大,可分成较多细胞,有镰刀形、纺锤形、棒形等;其大小、细胞数和颜色是鉴定真菌的主要依据。

（2）叶状孢子：由菌丝细胞转变形成,有芽生孢子、关节孢子、厚壁孢子3种类型。芽生孢子由菌细胞出芽形成,如隐球菌。芽生孢子长到一定大小即与母体脱离,若不脱离,便延长呈丝状,被称为假菌丝（pseudohyphae）。念珠菌易形成假菌丝。关节孢子（arthrospore）是由菌丝生长到一定阶段后,出现很多横隔膜,然后从横隔膜处断裂形成矩形、圆筒形或短柱状的孢子,如毛孢子菌、球孢子菌等。厚垣孢子（chlamydospore）由菌丝内胞质浓缩、胞壁增厚形成,是真菌抵抗不利环境而形成的一种休眠细胞。在条件适宜时又可出芽繁殖。大多数真菌在不利环境下都能形成厚垣孢子。

（3）孢子囊孢子（sporangiospore）：菌丝末端膨大形成囊状结构,内含许多孢子,即孢子囊。孢子成熟后则破囊而出。毛霉菌、根霉等可产生此类孢子,真菌孢子的形态见图26-2。

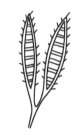 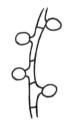

纺锤形大分生孢子　　卵圆形小分生孢子　　梨形小分生孢子　　细长棒状大分生孢子

图26-2　真菌孢子形态

（二）菌落形态

多数真菌的培养条件要求不高,在培养基上大量生长繁殖形成肉眼可见的、具有一定形态结构的子细胞群体,被称为菌落（colony）。真菌菌落一般有3种类型。

1. 酵母型菌落　通常为单细胞,圆形或卵圆形,以出芽方式繁殖,不形成真、假菌丝,菌落外观光滑、湿润、柔软、边缘整齐,似奶酪样。新型隐球菌属于此型。

2. 类酵母型（酵母样）菌落　外观似酵母菌落,以出芽的方式繁殖,芽管延长不与母细胞脱离,形成假菌丝,假菌丝由菌落向培养基深部生长,这种菌落称为类酵母型（或酵母样）菌落,如白念珠菌。

3. 丝状型菌落　是多细胞真菌的菌落形式,是由许多菌丝体组成的疏松菌落,菌落呈棉花状、绒毛状或粉末状,菌落的正、反面呈现不同的颜色。光镜下菌丝有些有隔,有些无隔,有些呈鹿角状、球拍状、螺旋状等特殊形状。这些特征常作为鉴别丝状真菌的依据。

有些真菌既能以酵母相又能以菌丝相存在,35~37℃培养或宿主组织内为酵母相,而菌丝相（霉菌相）见于25~28℃培养物内,这类真菌称为双态真菌（dimorphic fungus）。荚膜组织胞浆菌（Histoplasma capsulatum）、皮炎芽生菌（Blastomyces dermatitidis）、马尔尼菲蓝状菌（Talaromyces marneffei）、粗球孢子菌（Coccidioides immitis）和申克孢子丝菌（Sporothrix schenckii）就是这种二相型形态改变的最典型的例子,真菌在血琼脂平板或沙氏培养基中的菌落形态具体见图26-3。

二、分离培养

（一）培养特性

真菌对营养要求不高,在一般培养基上都能生长,最常用的培养基为沙氏培养基（SDA）,临床上常用显色平板、马铃薯葡萄糖琼脂（PDA）等培养基分离或鉴别真菌。为防细菌污染常在真菌培养基中加入一定量的氯霉素。真菌生长最适pH为4.0~6.0,需要保持较高的氧气环境。浅部真菌最适生长温度为22~28℃,深部真菌

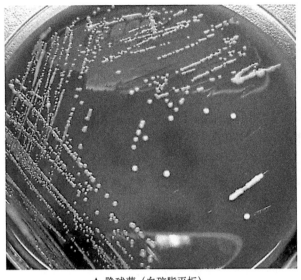

A. 隐球菌（血琼脂平板）

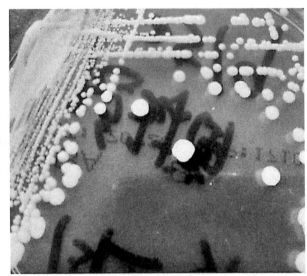

B. 隐球菌（沙氏培养基）

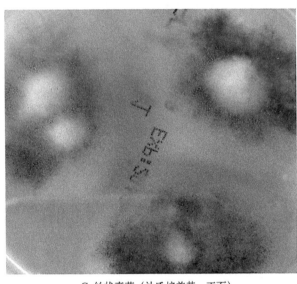

C. 丝状真菌（沙氏培养基，正面）

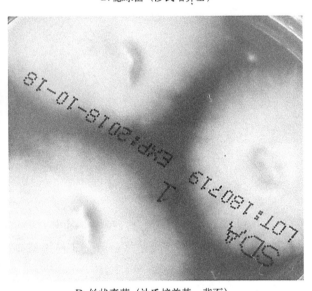

D. 丝状真菌（沙氏培养基，背面）

图 26-3
彩图

图 26-3　真菌菌落形态

37℃可生长得好好。念珠菌属的培养需要孵育72 h、筛查皮肤癣菌需要8 d、筛查所有病原体需要4周。为防止培养基干燥开裂，培养基要保持一定的湿度，如使用琼脂平板培养真菌时，可将平板单独密封或放置塑料袋内，这样既有利于保持一定湿度又可避免环境污染。

（二）繁殖方式

真菌经过营养阶段后，便进入繁殖阶段，依靠孢子和菌丝进行繁殖。真菌的繁殖方式通常分为无性繁殖和有性繁殖两类。

1. 无性繁殖　　没有经过性细胞结合，直接由营养体转变而成的生殖方式。病原性真菌大多以出芽、分枝和断裂或形成无性孢子等无性生殖方式进行繁殖。无性繁殖包括以下几种形式：酵母菌繁殖主要包括出芽繁殖和分裂繁殖。分裂繁殖也是马尔尼菲蓝状菌和着色芽生菌等双态真菌在组织内繁殖方式。丝状菌繁殖主要包括产生孢子囊孢子、发芽形成分生孢子、隔膜断离形成关节孢子。许多真菌的繁殖不止一种方式。

2. 有性繁殖　　是指真菌经过两性细胞结合的方式繁殖，通常经过质配、核配和减数分裂3个过程。质配指两个细胞的原生质结合在同一个细胞中；核配指两个细胞的细胞核进行配合。核配后的二倍体细胞发生减数分裂，细胞核内染色体数目减半，恢复为单倍体状态。

本章小结

真菌是一种真核细胞型微生物。与临床关系较为密切的真菌有担子菌门、子囊菌门和球囊菌门中的毛霉亚门、虫霉亚门。2011年真菌命名彻底转变为以核苷酸序列为基础的命名和分类。真菌与细菌相比，其大小、形态、结构和化学组成均有很大的差异。真菌的细胞是典型的真核细胞，具有细胞壁、细胞膜、细胞质、细胞核及细胞器。真菌细胞壁主要化学成分为几丁质和 β -葡聚糖。真菌按形态可分为单细胞和多细胞两类，单细胞真菌主要为酵母菌和类酵母菌，多细胞真菌由菌丝和孢子组成。菌丝和孢子随真菌种类不同而形态不同，是鉴别真菌的重要依据。

真菌的营养要求不高，在一般的细菌培养基上能生长，常用沙氏培养基培养，pH 4.0~6.0，培养温度需较高的湿度与氧气。在人工培养基上形成的菌落形态主要有酵母型和丝状型两种。

真菌依靠孢子和菌丝进行繁殖。真菌的繁殖方式通常分为无性繁殖和有性繁殖两类。

（郑礼杰　陈建国）

第一节　真菌的形态学检查

一、直接镜检

直接镜检是指从人体直接采集标本制片后,显微镜下观察真菌菌丝和孢子的方法,相对于培养,直接镜检更加直观、快速。镜下见到:① 假菌丝和芽孢提示念珠菌;② 不分隔的短粗如"香蕉""腊肠"样的菌丝及圆形、卵圆形的孢子提示马拉色菌;③ 透明有隔、分枝丰富似"鹿角"状、呈45°分枝菌丝提示曲霉;④ 菌丝宽大、不分或少分隔且扭曲折叠、分枝常呈直角提示毛霉菌。隐球菌在未经染色直接镜检时可见大小不均、球形或卵圆形厚壁菌体,菌体外有一宽厚的、无色透明的荚膜。真菌直接镜检常用方法及临床意义见表 27-1。

表 27-1　真菌直接镜检常用方法及临床意义

常用方法	临床意义
氢氧化钾湿片法	用 10% KOH 溶液制备湿片,用于区分厚黏液状标本内的真菌和角质蛋白成分,适于皮屑、甲屑、毛发、活检组织及痰、粪、脓液、分泌物等多种标本的检测
生理盐水涂片法	用生理盐水制备湿片,适用于溶于水的阴道、尿道、脓液、黏膜拭子分泌物等标本的检测
透明胶带法	用于检测真菌的产孢结构、生长方式、孢子的排列方式

二、染色镜检

染色镜检是指标本涂片经过染色后显微镜下观察真菌菌丝和孢子的方法,染色方法和镜检特征见表 27-2 及图 27-1。

表 27-2　真菌染色方法和镜检特征

染色方法	镜检特征
革兰染色法	酵母菌和假菌丝为紫色,菌丝(有隔膜和无隔膜)为红色,隐球菌染色很弱
甲苯胺蓝染色法	主要用于检测肺活检标本和肺泡灌洗液中的卡氏肺孢菌。菌体可以染成红蓝色或深紫色而背景呈浅蓝色。卡氏肺孢菌的包囊常成群分布,并可有穿孔,呈月牙形
六胺银染色法(GMS)	检测组织内真菌的方法。真菌被染成黑色,背景为淡绿色或黄色。菌落由于着色太深,无法观察细密结构
吉姆萨染色法	主要用于检测骨髓和血液标本中白细胞层的荚膜组织胞浆菌的胞内酵母形态,还可用于检测卡氏肺孢菌的滋养体。真菌和细菌都染成蓝紫色。镜下可见巨噬细胞内小的椭圆形酵母细胞染成蓝色,细胞壁很难着色而表现为透明晕圈
过碘酸-雪夫(PAS)染色法	用于检测临床标本中的真菌,尤其是组织内酵母细胞和菌丝。若使用苦味酸复染,真菌染成亮粉红色或紫色,背景呈橙色;若使用品绿复染,背景呈亮绿色
H-E染色法	真菌胞质为粉色,胞核为蓝色。该染色法能较好地显示组织结构和细胞形态,可观测宿主组织对真菌的反应
墨汁负染法	用于观察包裹在荚膜内的微生物,尤其是隐球菌属,适用于检查脑脊液、痰、支气管灌洗液、各种组织或分泌物涂片中的隐球菌
乳酚棉蓝染色法	真菌检测的基础染液,适于观察真菌细胞结构,菌丝和孢子被染成蓝色
荧光染色法	用于检测所有真菌和卡氏肺孢菌的包囊,适用于皮屑、甲屑、毛发、活检组织及痰、肺泡灌洗液尿液、脓液、胸腔积液等标本的检测

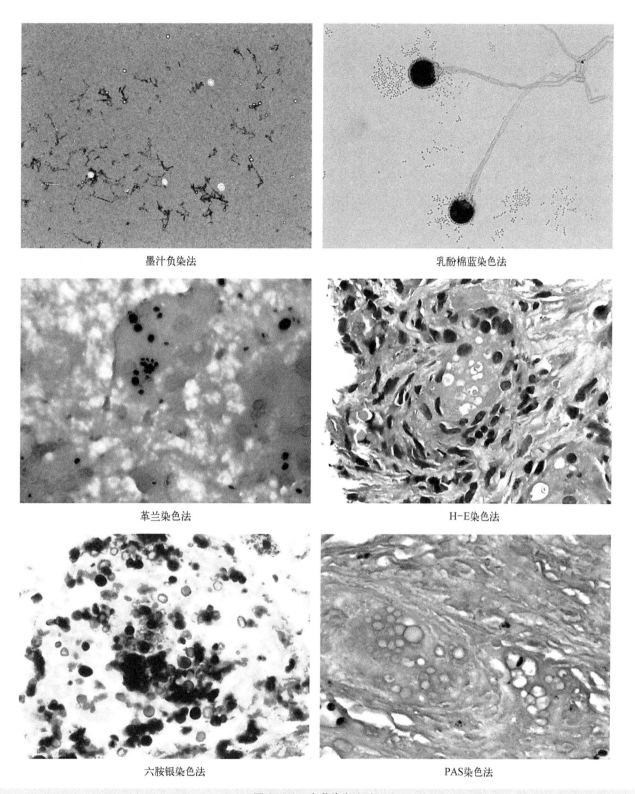

墨汁负染法

乳酚棉蓝染色法

革兰染色法

H-E染色法

六胺银染色法

PAS染色法

图 27-1
彩图

图 27-1 真菌染色方法

第二节 真菌的分离培养与鉴定技术

一、分离培养

真菌培养方法根据培养介质的不同分为平板培养法、斜面培养法及玻片培养法（小培养法）（图 27-2）。

（一）平板培养法

平板培养法是大多数实验室采取的方法,主要用于酵母及酵母样菌的分离培养及研究,因可获取单个菌落,还适用于霉菌的菌落观察。平板培养法的缺点是:① 长时间培养后,培养基容易脱水变干,影响培养效率;② 有霉菌生长的平板打开后,孢子极易飞出而污染实验室环境。因此疑为传染性强的真菌感染时禁止使用平板培养法。为防止培养基干燥开裂而影响真菌生长,可以将平板单独密封或放置塑料袋内,用透气的胶布封口后进行培养,这样既保持了一定湿度又可避免环境污染。

（二）斜面培养法

斜面培养法主要用于临床标本的初代培养、丝状真菌的次代培养和菌种保藏。最常用于霉菌培养,与平板培养基相比,斜面培养基的表面积相对较小,密封性好,安全性高,不易干燥,适合霉菌的长期培养,但斜面培养不适合用于菌落的观察,且不易挑取菌落。

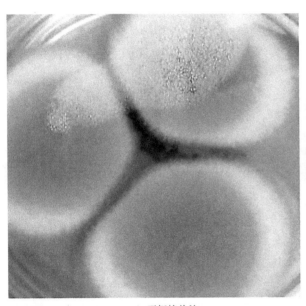
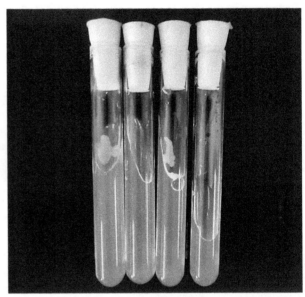

图 27-2
彩图

A.平板培养法　　　　　　　　　　　　　　　B.斜面培养法

图 27-2　真菌培养方法

（三）玻片培养法

玻片培养法又称小培养法,是观察丝状真菌结构的最好方法,主要用于丝状真菌的鉴定。此法培养出的真菌直接沿盖玻片生长,无须转移菌体,可直接进行染色观察。但怀疑有组织孢浆菌、芽生菌、球孢子菌或马尔尼菲蓝状菌等传染性和致病性强的真菌感染时禁止使用玻片培养法。实验室常用的玻片培养法有琼脂方块法和钢圈法。

1. 琼脂方块法　　用接种刀将培养基中的固体培养琼脂按 1 cm³ "井"字划线,取一块置于无菌载玻片中央,在小方块的四边中间位置点植待检霉菌,盖上盖玻片,放无菌平板中的 U 形玻棒上,平板中加入少量无菌水保湿,孵育。待菌落生长后,揭下盖玻片,在无菌玻片上滴一滴乳酚棉蓝染液,将盖玻片盖在染液上,用吸水纸吸去周边溢出的多余染液,置于显微镜下观察。

2. 钢圈法　　用无菌镊子取出载玻片,再夹住小钢圈在火焰上灼热后浸入石蜡,立即取出置于载玻片上,取出一片无菌盖玻片盖在小钢圈中,稍冷却固定。将培养基加热溶解,吸取 2 mL 液体注入小钢圈中 1/3～1/2 位置处,钢圈孔口向上冷却,用接种针挑取待检菌落深入小钢圈孔口刺入培养基中。注意要接种在贴近盖片的琼脂上。U 形玻棒置于平板中,在接种完成后载玻片置于 U 形玻棒上,平板中倒入适量灭菌水孵育即可。制片观察与染色同琼脂方块法。

二、鉴定试验

（一）酵母样真菌鉴定

酵母菌通过念珠菌显色平板初步鉴定,不典型菌株可以结合糖同化和糖发酵试验等进行鉴定。大多数酵母菌(马拉色菌属除外)在普通真菌培养基和细菌培养基上生长得良好,通常培养48~72 h后即可见菌落。其菌落形态从光滑到皱褶不一,菌落显示奶油色外观。有些菌株可观察到产生的色素,并且有些菌株随着培养时间的延长而更加明显。厚荚膜酵母菌菌落为湿润黏液样。在二氧化碳中培养后,白念珠菌的菌落边缘呈尖峰状。

当怀疑临床标本中分离出来的菌株为酵母菌时,首先做一个菌落的湿片镜检,观察酵母菌的大小与形状、芽附着方式及是否有假菌丝、真菌丝和关节孢子。任何一个圆形或略椭圆形的少见或没有假菌丝的出芽酵母菌都需要进一步检测其是否存在荚膜。不典型的菌株可通过生化反应试验、DNA测序或采用基质辅助激光解吸电离飞行时间质谱技术(MALDI - TOF MS)进行确认。

(二)丝状真菌鉴定

一般丝状真菌的鉴定以菌落形态和镜检特征为主要依据。观察沙氏琼脂平板或马铃薯葡萄糖琼脂平板上菌落生长速度、质地、高度、边缘形态、正反面的颜色和色素、渗出液和气味,镜下菌丝的颜色、隔的有无、菌丝形态(球拍、螺旋、鹿角、关节、匍匐)、附着结构(假根、附着孢)、产孢方式以及孢子的形态、大小、颜色、聚集方式、是否为厚壁孢子等方面来鉴定丝状真菌。镜检前取菌落时间和方法特别关键,首先推荐用透明胶带粘取法,其次是L形接种针刮取法,最后是玻片培养法,无特征性结构时,延长培养时间,再次镜检。

大多数的皮肤癣菌通过表型可以鉴定,有时需要特殊培养基来刺激色素产生,刺激产孢与生理学实验联合鉴定,其中大分生孢子的特征尤为重要。毛癣菌属的大分生孢子呈(圆柱形)棒状,壁光滑;表皮癣菌属的大分生孢子呈杵状,壁稍粗糙,无小分生孢子;小孢子菌属的大分生孢子呈纺锤形(梭形),壁粗糙。孢子丝菌镜下小分生孢子呈"花朵"样排列在孢子梗顶端。暗色真菌菌落形态相似,重点镜下观察分生孢子梗和分生孢子。曲霉属主要依据镜检找到分生孢子头,再根据菌落生长速度、颜色和镜下顶囊形状、梗基为双层或单层等鉴定到种,毛霉目是依据镜下找到孢子囊形状、假根着生位置等进行鉴定;青霉菌属是以菌落颜色和镜下找到帚状枝等为依据;组织胞浆菌镜下有特征性的齿轮状大分生孢子,其上布满小刺。

用传统的形态学方法鉴定真菌最常出现的问题是无法对形态不典型、不能形成孢子的微生物进行鉴别与分类。可以获取分离株以进行DNA序列分析,这能够对大多数真菌进行鉴定与分类。

(三)双态真菌的鉴定

双态真菌的主要特征是酵母相与菌丝相可相互转化。

1. 菌丝相转化为酵母相　　将待鉴定菌分别接种于沙氏培养基与脑心浸液(BHI)琼脂培养基斜面上,BHI管置37℃培养箱、沙氏培养基置26℃培养箱中,培养4周。每周观察菌落形态与镜下形态结构的变化。若37℃为酵母相,26℃为菌丝相,酵母相又可恢复为菌丝相,即可判定待鉴定菌为双态真菌。

2. 酵母相转化为菌丝相　　将待鉴定菌同时接种于两管沙氏培养基斜面,26℃培养2~4周,每周观察菌落形态,若镜检发现均为菌丝相,则转化成功。

3. 放线菌酮耐受试验　　将待鉴定菌分别接种于含放线菌酮(0.5 mg/mL)和不含放线菌酮的沙氏培养基上各两管,各取一管置26℃培养箱,另两管置37℃培养箱。若两种培养基上均有真菌生长,说明该菌能耐受放线菌酮,若含放线菌酮管比不含放线菌酮管的生长差甚至真菌无生长,说明该菌不耐受放线菌酮。大部分双态真菌室温时可耐受放线菌酮,大部分37℃也可耐受(荚膜组织胞浆菌与皮炎芽生菌则被抑制)。

三、药敏试验

20世纪90年代起,CLSI首次将标准的肉汤稀释法引入抗真菌药敏试验中,标准的肉汤稀释法至今仍然是抗真菌药敏试验的基本参考方法。目前,国际上CLSI和欧洲抗真菌药物敏感度试验委员会(European Committee on Antimicrobial Susceptibility Testing,EUCAST)两大机构各自建立和发布了抗真菌药敏试验参考方法。根据形态学划分,真菌分为酵母菌和丝状菌,由此分别形成了抗酵母菌的药敏试验和针对抗丝状菌的药敏试验参考标准。本章主要介绍CLSI相关文件的标准。

抗酵母菌药敏试验,目前参考标准有肉汤稀释法和药敏纸片法。肉汤稀释法只适用于念珠菌属和新型隐球菌;药敏纸片法只适用于念珠菌属对氟康唑、伏立康唑和卡泊芬净敏感性检测。因此,在方法选择和判断标准上应严格按照标准,确保结果可靠。

抗丝状真菌药敏试验比酵母菌复杂,原因在于试验使用的是丝状菌的分生孢子或包囊孢子,因此,试验中必须取得足够量的分生孢子或包囊孢子。快速生长的丝状真菌如曲霉、根霉,很快能获得足量的孢子,而生长慢的丝状真菌甚至还需要诱导产孢。另外,试验过程中由于产生大量分生孢子或包囊孢子,极易造成实验室污染甚至实验人员感染,须格外重视生物安全,严格遵守真菌实验室有关规定。抗丝状真菌药敏试验目前的参考标准有肉汤稀释法和纸片扩散法。肉汤稀释法适用于曲霉菌、镰刀菌、根霉菌、波氏假阿利什霉(尖端赛多孢)、多育赛多孢、申克孢子丝菌的菌丝相及暗色霉菌,还包括引起皮肤感染的毛癣菌属、小孢子菌属和表皮癣菌属真菌等。纸片扩散法适用于曲霉属、镰刀霉属、链格孢霉属、拟青霉属、米根霉、离蠕孢霉属及其他毛霉目、波氏假阿利什霉复合群、多育赛多孢真菌,不包括双相真菌的菌丝相和皮肤癣菌。

目前,用于治疗真菌感染的抗真菌药物主要包括多烯类的两性霉素 B 的 4 种脂质体剂型,唑类的氟康唑、伊曲康唑、酮康唑、泊沙康唑和伏立康唑,棘白菌素类的阿尼芬净、卡泊芬净和米卡芬净,氟化嘧啶类的氟胞嘧啶,烯丙胺类的特比萘芬。常用抗真菌药物对不同真菌的抗菌活性谱见表 27-3。

表 27-3 常用抗真菌药物对不同真菌的抗菌活性谱

真 菌	两性霉素 B	氟康唑	伊曲康唑	泊沙康唑	伏立康唑	棘白菌素类
白念珠菌	+++	+++	+++	+++	+++	+++
光滑念珠菌	++	±	±	+	+	+++
热带念珠菌	+++	+++	+++	+++	+++	+++
近平滑念珠菌	+++	+++	+++	+++	+++	++
克柔念珠菌	++	-	+	++	++	+++
葡萄牙念珠菌	++	+	+	++	++	++
隐球菌属	+++	+++	+	+++	+++	-
毛孢子菌属	-	±	+	++	++	-
烟曲霉	+++	-	++	+++	+++	++
黄曲霉	+++	-	++	+++	+++	++
土曲霉	-	-	++	+++	+++	++
毛霉	+++	-	-	++	-	-
镰刀菌属	-	-	±	++	++	-
粗球孢子菌	+++	+++	++	++	++	-
皮炎芽生菌	+++	+	+++	++	++	-
荚膜组织胞浆菌	+++	+	+++	++	++	-

注:-,无活性;±,可能有活性;+,有活性,三线治疗药物(临床上活性最低);++,有活性,二线治疗药物(临床上活性不够高);+++,有活性,一线治疗药物(临床上通常有较高活性)。

第三节 其他非培养检验技术

一、免疫学技术

1. 念珠菌抗体检测 念珠菌为人群携带的正常菌群,正常人体内存在低水平抗体,因此特异性抗体作为念珠菌感染的诊断工具尚不确定。所用的抗原主要是细胞壁组分的甘露聚糖,可检测 IgG、IgM 和 IgA 等免疫球蛋白。

2. 隐球菌荚膜多糖抗原(GXM)检测 是近年来用于隐球菌早期诊断和治疗监测的新指标,与传统的墨汁负染相比,隐球菌荚膜多糖抗原有更高的灵敏度和良好的病程相关性,且简单、方便、快速,已经逐渐代替墨汁染色成为隐球菌脑膜炎的主要检测方法。常见的检测隐球菌荚膜抗原技术包括乳胶凝集法、免疫层析法和 ELISA。

（1）乳胶凝集法：是利用包被有抗隐球菌抗体的乳胶颗粒与含有隐球菌荚膜多糖抗原的样本发生凝集反应,对血清和脑脊液中的隐球菌荚膜多糖抗原进行定性或半定量检测的方法。正常情况下凝集反应为阴性,滴度≥1∶8时表明患有隐球菌感染,且抗原滴度一定程度上与感染程度成正比。

（2）免疫层析法：用于血清、血浆、全血（静脉血和指血）和脑脊液中的隐球菌荚膜多糖抗原的定性和半定量检测,是诊断隐球菌感染的一种简单而有效的实验室方法。免疫层析法分为胶体金免疫层析法和乳胶免疫层析法。

（3）ELISA：多使用ELISA竞争法,采用特异性酶标抗体检测新型隐球菌荚膜多糖抗原。将待检脑脊液或处理后的血清与酶标抗体混合并孵育,再加入至预先包被新型隐球菌荚膜多糖的酶标板中,经孵育并洗涤,加入四甲基联苯胺（TMB）底物显色,颜色的深浅和待检样本中荚膜多糖抗原浓度呈负相关。用酶标仪在450 nm波长下测定其吸光度（OD值）,根据标准曲线计算出待检样本中荚膜多糖抗原的浓度,实现对新型隐球菌荚膜多糖抗原的定量测定。脑脊液样本≥10 μg/L为阳性;血清≥8 μg/L为阳性。

二、核酸检测

目前常见的检测技术有PCR、DNA测序法、单链构象多态性（SSCP）、PCR－RFLP、多重PCR、巢式PCR、实时PCR、PCR－酶联免疫吸附法（PCR－ELISA）、Luminex微球杂交技术、真菌病原体芯片检测技术,以及基于蛋白质或者PCR扩增产物的基质辅助激光解吸电离飞行时间质谱技术等。

此类技术最明显的优势就是快速,通常24 h内就可以得到某一菌株的结果,而传统的方法至少需要48 h。其可有效弥补传统形态学上的不足,也能较好地提高检测阳性率。然而,任何一种方法在广泛应用前必须建立相应的分子数据库及标准并不断完善,目前来说这仍然是个问题,并且大多数测试需要验证和监管机构的批准,然后才能被广泛实施。

目前序列分析最常选用的目的片段是核糖体DNA（rDNA）,18S rDNA和28S rDNA序列相对保守,故多用于设计真菌通用引物,而内转录间隔区1（internal transcribed spacer 1,ITS1）和内转录间隔区2（internal transcribed spacer 2,ITS2）则多用于设计种特异性引物。目前,应用于临床检测的目的片段有5S rRNA、18S rRNA、ITS、P450、gp43和26S ITS等。

三、半乳甘露聚糖试验和1,3－β－D－葡聚糖检测试验

（一）半乳甘露聚糖检测试验（GM试验）

半乳甘露聚糖是含甘露糖骨架的糖分子,由体外生长的曲霉菌细胞壁中释放,侵入血管后才能在患者血清中检测到。半乳甘露聚糖可在感染患者的血清、支气管肺泡灌洗液和尿液中检出。2003年5月美国FDA批准BioRad实验室研制的商品化半乳甘露聚糖检测试剂盒在临床使用。国内近几年才开展半乳甘露聚糖试验,大多采用上述检测试剂盒。BioRad实验室研制的半乳甘露聚糖检测试剂盒采用一步法,即酶联免疫夹心微孔板法,用鼠EB－A2单克隆抗体,直接和曲霉菌半乳甘露聚糖结合进行检测。标本中半乳甘露聚糖含量由标本光密度值与对照光密度值的比值表示,半乳甘露聚糖指数>0.5为阳性。曲霉菌在环境中广泛存在,主要通过呼吸道吸入其孢子进入人体,所以深部曲霉感染主要发生在肺部,支气管肺泡灌洗比血清半乳甘露聚糖试验具有更高的敏感性。尽管生产商目前推荐半乳甘露聚糖指数0.5为试剂盒检测支气管肺泡灌洗标本的临界值,很多实验室仍以1作为临界值以提高敏感度。半乳甘露聚糖为侵袭性曲霉菌病的实用标志物,但也有许多因素会导致试验假阳性。哌拉西林/他唑巴坦或阿莫西林/克拉维酸、血液透析、食用可能含有半乳甘露聚糖的牛奶等高蛋白食物都会造成试验假阳性。此外,一些微生物如青霉菌、铜绿假单胞菌也会造成试验假阳性。

有关研究表明,半乳甘露聚糖试验阳性是侵袭性曲霉菌感染诊断的重要微生物学依据,侵袭性曲霉病患者血清半乳甘露聚糖阳性的出现时间常常早于临床表现,具有早期诊断价值;由于曲霉菌定植时极少释放入血,因此血清半乳甘露聚糖能区分侵袭性肺曲霉感染与白念珠菌、毛霉菌、肺炎链球菌感染和烟曲霉口咽定植;半乳甘露聚糖释放量与菌量成正比,可以反映感染程度;连续检测半乳甘露聚糖可作为治疗疗效的监测,抗真菌治疗后血清半乳甘露聚糖升高者提示预后不良,连续的血清半乳甘露聚糖检测可能有助于监测病情。动态监测高危人群（血液系统恶性肿瘤、中性粒细胞减少、同种异体干细胞移植）的血清半乳甘露聚糖水平非常必要。

该试验的操作环节多而复杂,精密度要求高。要求操作人员手法熟练,加样准确以保证结果的稳定性。另外,试验对环境要求高,应减少样本在空气中的暴露,防止空气中的曲霉菌孢子污染样品。

(二)1,3-β-D-葡聚糖检测试验(G试验)

1,3-β-D-葡聚糖是存在于多种真菌(包括曲霉菌、念珠菌、镰刀菌)细胞壁的多糖,但在隐球菌、芽生菌和毛霉菌中极少见或不存在。侵袭性真菌进入体内血液或深部组织被机体吞噬细胞吞噬、消化处理后,1,3-β-D-葡聚糖从细胞壁中释放入血或其他体液中,通过检测血液或其他体液中的1,3-β-D-葡聚糖就可以辅助诊断侵袭性真菌感染及侵袭性真菌病。而在真菌定植情况下,真菌不接触机体吞噬细胞故不能释放1,3-β-D-葡聚糖。因此,血清1,3-β-D-葡聚糖检测试验是区别定植和感染的重要依据。

1,3-β-D-葡聚糖检测试验是建立在鲎试验基础之上的检测1,3-β-D-葡聚糖的方法。鲎是一种古老的海洋生物,血液为蓝色,其中含有多种因子和凝固酶原类物质,1,3-β-D-葡聚糖可特异性激活鲎变形细胞裂解物中的G因子,引起裂解物凝固,整个反应使用光谱仪测量其光密度变化来进行量化,可精确至pg/mL的水平。该试验主要应用于念珠菌、曲霉菌、刀菌、丝孢酵母和卡氏肺孢菌引起的侵袭性真菌感染的早期辅助诊断和疗效观察。但也有许多因素会导致试验假阳性,如静脉注射免疫球蛋白或白蛋白、使用纤维素膜进行血液透析、使用含葡萄糖的纱布或拭子、菌血症、黏膜炎症或移植物抗宿主疾病及使用各种抗生素。也有些因素会导致试验假阴性。例如,新型隐球菌由于细胞壁较厚,1,3-β-D-葡聚糖难于释放入血又如,接合菌(毛霉菌、根霉菌、犁头霉菌等)细胞壁中1,3-β-D-葡聚糖的含量较低。因此,对于隐球菌和接合菌感染,1,3-β-D-葡聚糖检测试验阴性,1,3-β-D-葡聚糖检测试验和半乳甘露聚糖试验联合检测可以显著提高检测的特异性和阳性预测值,也有助于真菌属的鉴别(表27-4)。

表27-4 真菌属的鉴别

种 属	1,3-β-D-葡聚糖检测试验	半乳甘露聚糖试验
念珠菌属	+	-
镰刀菌属	+	-
隐球菌属	-	-
曲霉菌属	+	+
青霉菌/拟青霉	+	-
接合菌纲		

四、质谱鉴定技术

基质辅助激光解吸电离飞行时间质谱技术已广泛应用于细菌和真菌的鉴定,与传统方法比较,其具有适应范围广、快速、准确、高通量、经济、操作方便等明显优势,鉴定真菌的总体正确率为70%~90%,随着数据库的不断完善,真菌鉴定的正确率将进一步提高。

本章小结

真菌的形态学检查有直接镜检和染色镜检两种方式。直接镜检有氢氧化钾湿片法、生理盐水涂片法、墨汁负染法、乳酚棉蓝染色法、透明胶带法、荧光染色法等。染色镜检有革兰染色法、甲苯胺蓝染色法、六胺银染色法、吉姆萨染色法、改良抗酸染色法、PAS染色法、H-E染色法等。

根据培养介质形态的不同,真菌培养的方法大体可分为平板培养法、斜面培养法及玻片培养法。各方法有各自适用范围。

酵母菌通过念珠菌显色平板初步鉴定,不典型菌株可以结合糖同化和糖发酵试验等进行鉴定。大多数常见的酵母菌通过酵母菌鉴定系统进行鉴定。一些疑难菌株采用DNA测序或是采用质谱技术进行确认。一般丝状真菌的鉴定以菌落形态和镜检特征为主要依据。通过菌落生长速度、质地、高度、边缘形态、正反面的颜色和色素、渗出液和气味,镜下菌丝的颜色、隔的有无、菌丝形态、附着结构、产孢方式及孢子的形态、大小、颜色、聚集方式、是否为厚壁孢子等方面来鉴定丝状真菌。双态真菌的主要特征为酵母相与菌丝相可相互转化。真菌药敏参照 CLSI 标准。

通过免疫学技术、核酸检测、半乳甘露聚糖试验和 1,3-β-D-葡聚糖检测试验进行真菌的非培养检验。近年来质谱鉴定技术在真菌鉴定上越来越普及,随着技术的提高,其作用会进一步完善。

（郑礼杰　陈建国）

第二十八章 常见感染性真菌检验

真菌分布广泛,种类繁多,大多数对人体无害,甚至有利。与人类和动物疾病相关的真菌不足 500 种,按其侵犯部位不同分为浅部真菌和深部真菌两大类。

第一节 皮肤黏膜感染真菌

浅部真菌主要侵犯人体皮肤、毛发和指(趾)甲,寄生或腐生于表皮、毛发和甲板的角质层中引起浅部真菌感染。临床上最多见的浅部真菌为皮肤癣真菌,包括毛癣菌属、表皮癣菌属、小孢子菌属。

一、分类

(一)毛癣菌属

毛癣菌属属于子囊菌门、子囊菌亚门、真子囊菌纲、散囊菌目、裸囊菌科。目前已知感染人的毛癣菌有十余种,临床上常见的有红色毛癣菌、须癣毛癣菌(又称石膏样毛癣菌)、紫色毛癣菌、疣状毛癣菌、断发毛癣菌、许兰毛癣菌(又称黄癣菌)、同心性毛癣菌等。

(二)表皮癣菌属

表皮癣菌属包括絮状表皮癣菌和斯托克表皮癣菌两个种。

(三)小孢子菌属

小孢子菌属属内有 17 种,对人和动物致病的有 8 种,我国常见的有铁锈色小孢子菌、石膏样小孢子菌和犬小孢子菌等。

二、临床意义

(一)毛癣菌属

毛癣菌属是一类主要引起浅部真菌感染的皮肤丝状真菌,具有角蛋白酶,主要侵犯含角蛋白的皮肤、毛发和指甲,可造成体股癣、头癣和甲癣。此外,毛癣菌还可侵犯皮下组织及深部组织,造成皮下脓肿、肉芽肿、血液播散等深部感染。毛癣菌属引起的人类感染通常发病较慢,症状较轻。其中疣状毛癣菌、断发毛癣菌、许兰毛癣菌是头癣的致病菌;红色毛癣菌、须癣毛癣菌等是体股癣、手足癣的常见致病菌。只要反复接触,不论男女老幼均可感染皮肤癣菌。

(二)表皮癣菌属

表皮癣菌属中唯一具有致病性的是絮状表皮癣菌,主要引起手足癣、体股癣和甲癣,也可导致深部感染。一般不侵犯毛发,但可累及头皮。足癣是絮状表皮癣菌最常见的表现,其次是体股癣。

(三)小孢子菌属

铁锈色小孢子菌可引起头白癣,多见于儿童,成人极为少见,也可引起体癣,还可以感染皮肤和指甲。石膏样小孢子菌可引起人类头白癣、脓癣和体癣等,在光滑皮肤上可引起"黄癣痂"样损害。犬小孢子菌可引起人类头发和皮肤的感染,导致脓癣、白癣及体股癣,但侵犯指甲的病例罕见。

三、微生物学检验

(一)标本采集

皮屑采集:用 70%乙醇消毒病变部位,以钝手术刀刮取新发生的皮肤损害边缘皮屑;甲屑采集:乙醇消毒后刮去表层,采集病甲边缘下的较深层(贴近甲床)的甲屑或剪下的病甲;毛发采集:先在伍德灯下初筛,仅采集有荧光的、根部折断的、脆而松动的病发。将采集好的标本置于无菌平皿或清洁纸袋内送至实验室。

（二）直接显微镜检查

皮屑标本用 10% KOH 溶液处理制片，指甲标本用 25%KOH 溶液或复方氢氧化钾溶液处理制片。镜下可见透明、有隔，常有分枝的菌丝及成链的关节孢子，3 个癣菌属难以鉴别。在病发中可见发外型孢子、发内型孢子，不同皮肤癣菌属感染后有所不同，如毛癣菌属有发外型孢子和发内型孢子，而小孢子菌属感染病发只有发外型孢子。

（三）分离培养与鉴定

皮屑、甲屑或病发标本，用 70% 乙醇或在青霉素、链霉素混合液内处理 5 min，再生理盐水洗 3 次，然后接种至沙氏琼脂平板或斜面，25℃ 培养，每周观察菌落形态与颜色，挑取菌落镜检菌丝和孢子，也可做乳酚棉蓝染色后镜检或做玻片培养后镜检。必要时做补充试验，如毛发穿孔试验、尿素分解试验和特殊营养需求试验等进行鉴定。常见浅部真菌的鉴定见表 28-1。

表 28-1 常见浅部真菌的鉴定

常见浅部真菌(癣菌)	菌 落 形 态	镜 检 特 征	其他鉴定方法结果
红色毛癣菌	菌落呈白色绒毛状或微细粉末状，常有放射状沟纹，背面呈暗红色或葡萄酒色	球形小分生孢子丰富；光滑、棒状或腊肠样大分生孢子较少，多数菌缺乏	毛发穿孔试验阴性，尿素分解试验阴性
须癣毛癣菌	菌落呈粉末、颗粒或绒毛状，扁平或圆盘状等，菌落中心有结节状隆起，背面淡黄、棕色、棕红或淡红色	小分生孢子丰富；棒状或腊肠样大分生孢子在粉末状菌落中较多，在绒毛状菌落中较少或无	毛发穿孔试验阳性，尿素分解试验阳性
紫色毛癣菌	生长速度慢，菌落呈紫色绒毛或蜡状，背面无色至深紫色	厚壁孢子较多，偶见大、小分生孢子	维生素 B_1 可促进生长和孢子形成
疣状毛癣菌	生长速度慢，菌落小，扁平隆起，绒毛状或蜡样。菌落色微黄，明显下沉	成串的厚壁孢子及粗细不一的菌丝	生长需要维生素 B_1 和肌醇
断发毛癣菌(图 28-1)	生长速度慢，菌落呈黄、奶油、白、粉红等颜色，中央隆起或扁平，绒毛状至粉状菌落，背面棕黄色或棕红色	大分生孢子少，有棒状小分生孢子和厚壁孢子	维生素 B_1 可促进生长
许兰毛癣菌	生长速度慢，菌落似蜡状，球形隆起，起初白色，继而淡黄色或棕色，有沟纹，下沉现象明显	常无大、小分生孢子，有厚壁孢子、鹿角状菌丝和二分叉菌丝	直接镜检可见鹿角状菌丝
同心性毛癣菌	生长速度慢，菌落似蜡状，中央不规则折叠，外围放射状沟纹，表面光滑或绒毛状，白色、棕色，背面白色、棕色	大小分生孢子缺失，鹿角样菌丝、厚壁孢子很多	维生素 B_1 可促进某些菌株生长
絮状表皮癣菌	生长速度快，初为蜡状、白色鹅毛状，后转为黄色粉末状菌落。背面黄褐色	杵状壁光滑大分生孢子，无小分生孢子，陈旧培养基中可见厚壁孢子	—
铁锈色小孢子菌	生长速度慢，菌落呈蜡状、起皱、金黄色，边缘下沉，陈旧培养呈白色绒毛状	常无分生孢子，有厚壁孢子、球状菌丝、梳状菌丝	营养培养基上可产生大分生孢子
石膏样小孢子菌	生长速度快，菌落浅黄褐色、呈粉末状或绒毛状，背面红棕色	梭形，薄壁大分生孢子，有小分生孢子、结节器官等	毛发穿孔试验阳性
犬小孢子菌	生长速度快，菌落扁平，白色至黄色绒毛状、羊毛状生长，背面黄橙色	纺锤形大分生孢子，小分生孢子稀少	米饭培养基上生长良好，颜色鲜艳

图 28-1
彩图

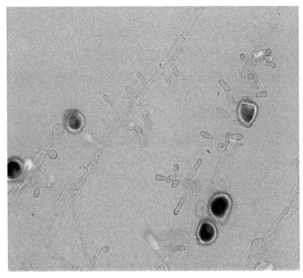
A. 镜下形态

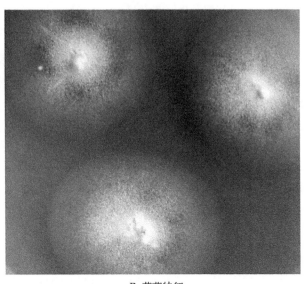
B. 菌落特征

图 28-1　断发毛癣菌

第二节　侵袭性感染真菌

深部感染真菌是指能侵袭深部组织和内脏及全身的真菌,主要有念珠型真菌、丝状真菌、卡氏肺孢菌和双态真菌等。荚膜组织胞浆菌为双态真菌,念珠菌、曲霉菌、毛霉菌和卡氏肺孢菌等为条件致病性真菌。

一、酵母型真菌

(一)念珠菌属

1. 分类　　假丝酵母菌俗称念珠菌,生物学上属于半知菌亚门、芽孢菌纲、隐球菌目、隐球酵母科。念珠菌属种类繁多,至少有 200 多种,与临床有关的常见念珠菌属菌有白念珠菌(*C. albicans*)、热带念珠菌(*C. tropicalis*)、光滑念珠菌(*C. glabrata*)、克柔念珠菌(*C. kruse*)、近平滑念珠菌(*C. parapsilosis*)、季也蒙念珠菌(*C. guilliermondii*)、葡萄牙念珠菌(*C. lusitaniae*)、都柏林念珠菌(*C. dubiniensis*)等。其中以白念珠菌最为常见。

2. 临床意义　　念珠菌属菌是临床常见的条件致病菌,广泛分布于自然界,也是人体体表、上呼吸道、胃肠道和阴道的定植菌。通常不致病,机体免疫力下降或长期使用广谱抗生素、激素、免疫抑制剂,导管插管,化疗、放射治疗及肠外营养或烧伤等容易导致念珠菌属菌的感染。念珠菌属菌能侵袭人体的皮肤、黏膜及深部组织器官,导致全身播散性感染。

3. 微生物学检验　　其在沙氏琼脂平板上 25~37℃生长得良好,2~3 d 可形成乳白色、奶油色、隆起、柔软、表面湿润、光滑的乳酪样菌落。显微镜下可见革兰染色阳性(着色不均匀)、圆形或卵圆形菌体或孢子,有的孢子出芽形成芽孢、芽管或假菌丝。在玉米粉吐温-80 培养基 37℃条件下孵育 1~2 d 后,顶端可产圆形厚壁孢子。其在血琼脂平板、巧克力琼脂平板、麦康凯琼脂平板上的菌落常不规则,边缘生出"触角",称为"伪足样"生长。临床常用商品化的产色培养基如科玛嘉(CHROMagar)念珠菌属显色平板区分常见念珠菌属菌,白念珠菌菌落呈翠绿色。白念珠菌在血清中 37℃条件下孵育 2~3 h,芽管试验阳性,其他念珠菌一般不形成芽管。

白念珠菌既有真菌丝、假菌丝,又有芽生孢子,其中菌丝相更易黏附和入侵宿主组织,是该菌在体内的主要致病形式。白念珠菌的致病机制与多种因素如黏附、芽管、水解酶、生物膜、群体感应等有关。

目前用于鉴定念珠菌属菌的商品试剂主要有 API(anolytic products INC)和生物梅里埃公司 VITEK 系列全自动微生物分析系统 YST 卡,也可以通过激光解吸电离飞行时间质谱技术和分子生物学等方法鉴定。现在临床商品化的产色培养基可快速鉴定白念珠菌和其他念珠菌。

（二）隐球菌属

1. 分类　　隐球菌属菌中已有 70 多个种,但引起人类感染并致病的主要是新型隐球菌格鲁比变种、新型隐球菌新型变种和格特隐球菌,浅黄隐球菌、浅白隐球菌和罗伦隐球菌等也可引起人类感染,但很少见。

2. 临床意义　　隐球菌属菌主要作为土壤、禽类及牛乳、水果等的腐生菌而广泛存在于自然界,鸽粪是新型隐球菌重要的环境储存库,而格特隐球菌则常见于桉树等树木。隐球菌属菌感染最初是隐球菌孢子和小荚膜菌体经呼吸道吸入肺,透过肺泡间隙进入循环系统,逃逸机体免疫识别及巨噬细胞吞噬杀伤后,再穿过血脑屏障进入中枢神经系统,引起中枢神经系统感染致隐球菌病,该病约占隐球菌属菌感染的 80%,其致病物质主要是荚膜。另外,该菌属菌还可累及肺、皮肤、前列腺、泌尿系统、心肌、眼睛、骨和关节等组织器官。近年来,新型隐球菌的发病率越来越高,尤其好发于免疫功能低下者,在国外已成为艾滋病最常见的并发症之一,是艾滋病死亡的首要原因。新型隐球菌不仅能感染免疫抑制人群,还能感染正常人群,如有养鸽史及鸽粪接触史者。

3. 微生物学检验　　新型隐球菌在普通的真菌和细菌培养基上均能生长,培养 2~5 d 后可形成酵母样菌落,菌落呈白色至奶油色,黏稠,不透明,边缘光滑。新型隐球菌镜下呈圆形或卵圆形,直径一般为 4~6 μm,外周有宽厚的荚膜,荚膜较菌体大 1~3 倍,折光性强,一般染色法不易着色。常采用墨汁负染法观察黑色背景下透亮的菌体和宽厚荚膜,菌细胞常有出芽,但无菌丝或假菌丝。新型隐球菌革兰染呈紫色、PAS 染色呈红色,六胺银染色呈黑色(图 28 - 2)。乳胶凝集法、ELISA 和单克隆抗体法等检测隐球菌属菌荚膜多糖特异性抗原,已成为临床常规诊断方法,其中以乳胶凝集试验最常用,此法简便、快速。特别对直接镜检和分离鉴定阴性者更有诊断价值。此外,商品化鉴定系统,如 API - 20C、ID32C、VITEK2 系列 YST、激光解吸电离飞行时间质谱技术可将隐球菌属菌鉴定到种水平。核酸检测也为鉴定新型隐球菌提供了新方法。

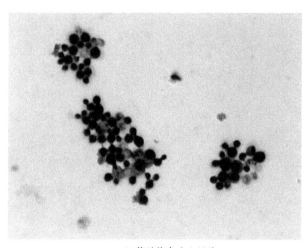

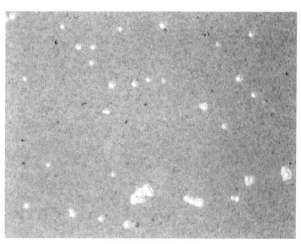

图 28 - 2
彩图

A. 革兰染色 (×1 000)　　　　　　　　　　　B. 墨汁负染 (×400)

图 28 - 2　隐球菌染色方法

二、丝状真菌

（一）分类

常见的丝状真菌包括曲霉菌属、毛霉菌属和镰刀菌属。曲霉菌属包括 132 个种和 18 个变种,临床常见的有烟曲霉属菌、黄曲霉属菌、黑曲霉属菌、土曲霉属菌、构巢曲霉属菌、杂色曲霉属菌等。毛霉菌属主要是毛霉科,毛霉科中的毛霉菌属、横梗霉菌属、根霉菌属、根毛霉菌属、共头霉菌属是常引起毛霉病的真菌,其中以根霉菌属最为常见,尤其以少根根霉菌和米根霉菌最为多见。镰刀菌属包括 20 多个种,人类感染的镰刀菌主要有茄病镰刀菌、串珠镰刀菌、层生镰刀菌、尖孢镰刀菌和半裸镰刀菌等。

（二）临床意义

曲霉菌属菌为条件致病菌,绝大多数为空气中的污染菌,人类的消化道、呼吸道、眼、耳和皮肤等于外界相通的部位中可分离出曲霉菌,因此,对培养阳性的结果需要综合分析。正常人体对曲霉菌有极强免疫力,只有在人体免疫功能低下时才能致病。例如,长期使用广谱抗生素、免疫抑制剂、肾上腺皮质激素,放疗、化疗、移植、各种恶性肿瘤、糖尿病及艾滋病等均可诱发曲霉病。曲霉菌属菌主要侵犯支气管和肺,还可感染皮肤、耳、眼等器官,除直接感染和变态反应引起曲霉病外,还可产生毒素引起食物中毒,其中黄曲霉毒素与人类原发性肝癌发生有关。

　　毛霉菌属菌为条件致病菌,可感染脑、肺、皮肤和胃肠,易侵袭血管,可穿透血管壁,形成血管栓塞。毛霉病是一种发病急、进展快、病死率极高的系统性真菌感染,诊断常在病死后尸检才明确。

　　镰刀菌属菌可由于创伤、隐形眼镜污染引起角膜炎、甲真菌病、糖尿病足、外科伤口感染、导管相关性血流感染、肺炎、鼻窦炎、关节炎、静脉炎、心内膜炎、骨髓炎等。其还可引起免疫抑制患者脑脓肿、真菌血症和全身播散性感染。

　　(三)微生物学检验

　　1. 曲霉菌属　　传统的鉴定方法主要是依靠其形态学特征,主要是因为其具有特征性结构,如顶囊、分生孢子梗、小梗、分生孢子、分生孢子头。有些曲霉菌如构巢曲霉菌能产生壳细胞、有的种则伴随闭囊壳产生。根据这些特征易于将曲霉菌属鉴定到种。临床标本直接镜检可见较粗的分生孢子头,顶端膨大形成顶囊,顶囊上有小梗,小梗上有许多小分生孢子,透明二叉分枝型(即分枝呈45°角)有隔菌丝是曲霉菌的特征性表现(图28-3,图28-4)。用沙氏培养基、28~30℃条件下培养该菌属菌,通常生长较快,3 d内可成熟,如烟曲霉菌、黑曲霉菌、黄曲霉菌和土曲霉菌;黄柄曲霉菌和焦曲霉菌生长速度则中等;聚多曲霉菌、杂色曲霉菌和亮白曲霉菌等则生长较慢。表28-2列出了部分种曲霉菌属菌的特性。

图28-3
彩图

图28-4
彩图

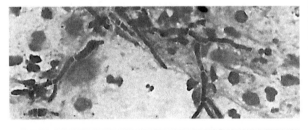

图 28-3　曲霉菌菌丝(烟曲霉菌丝)

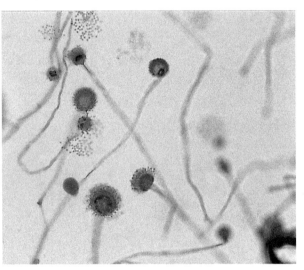

图 28-4　曲霉菌(烟曲霉)

表 28-2　曲霉菌属菌的特性

菌群	菌落形态	镜检特征					所致疾病
		分生孢子梗	顶囊	小梗	分生孢子	分生孢子头	
烟曲霉菌	生长快,菌落呈蓝绿色或烟绿色、粉末状	无色或绿色,壁光滑	呈烧瓶状	单层,分布在顶囊上半部分,排列呈木栅状	球形,绿色,有小棘	短柱状,长短不一	肺曲霉病
黄曲霉菌	生长快,菌落呈黄色、羊毛状或絮状	梗壁粗糙,尤其是靠近顶囊部位	呈球形、近球形、烧瓶状	单层、双层,以双层居多	球形,表面粗糙,链状排列	疏松放射状	肺、外耳道、皮肤、鼻窦、心肌等组织器官曲霉病
黑曲霉菌	生长快,菌落初为白色羊毛状,继而呈黑色或黑褐色	壁光滑,较厚	呈球形、近球形	双层,密生于顶囊全部表面	棕黑色,球形或近球形,厚壁,明显粗糙	球形放射状	外耳道、眼角膜、肺和脓皮症样曲霉病

菌群	菌落形态	镜检特征					所致疾病
		分生孢子梗	顶囊	小梗	分生孢子	分生孢子头	
土曲霉菌	生长快,菌落表面绒毛状,呈肉桂色或褐色	无色、光滑、微弯曲,近顶囊处稍膨大	呈半球形	双层,平行密生于顶囊表面的2/3处	球形或近球形,棕色,光滑呈链状	长而紧密的直柱状	外耳道、脑、肺曲霉病
构巢曲霉菌	生长快,菌落呈橄榄绿色,成熟后中心出现黄色颗粒	短,壁光滑,棕色,常有肘状弯曲	呈半球形或烧瓶状	双层,分布于顶囊上半部	球形,表面粗糙,有小刺或小皱褶	短圆柱形	外耳道、甲癣、咽喉曲霉病
杂色曲霉菌	生长慢,菌落呈绒毛状或絮状,绿色、黄色、浅棕色和粉色	光滑,无色或微黄	呈卵形至椭圆形	双层,分布于顶囊1/2至全部	球形,有小棘	球形、半球形,呈疏松辐射状	肺、皮肤曲霉病
棒曲霉菌	生长快,菌落初为白色丝绒状,后中心出现蓝绿色颗粒,呈同心环状排列	梗壁较薄,光滑无色	呈棒状	单层,紧密相挤,分布于顶囊的全部表面	椭圆形,表面光滑,可呈绿色	棒状、火柴头状、蝴蝶结状	肺、耳曲霉病

2. 毛霉菌属　　毛霉菌属菌感染的病变组织的镜下可见宽而不规则、不分隔的菌丝(图 28-5)。标本接种沙氏培养基、马铃薯葡萄糖琼脂,室温或 37℃条件下生长得良好,菌落生长快速,呈棉花或绒毛状,初始为白色,稍久呈暗色、灰色或褐灰色。毛霉菌属菌鉴定需要根据菌落形态和色泽,分枝状态,有无结合孢子及结合孢子的特点,孢子囊的形态,有无囊轴、囊领和囊托,生长温度,有无厚壁孢子等。表 28-3 列出了毛霉菌属与相关菌属的鉴别要点。

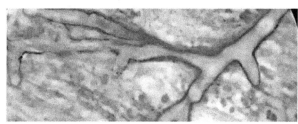

图 28-5　毛霉菌菌丝

图 28-5
彩图

表 28-3　毛霉菌属与相关菌属的鉴别要点

特 性	毛霉菌属	根霉菌属	横梗霉菌属	根毛霉菌属	共头霉菌属
假根	无	有,孢囊梗与假根对生	有,孢囊梗立于匍匐菌丝间,不与假根对生	有,孢囊梗立于气生菌丝或节间枝间,不与假根对生	有,孢囊梗立于匍匐菌丝间,不与假根对生
孢子囊	大球形	球形	梨形或球形	球形或卵形	球形或卵形,表面指状柱孢子囊
囊轴	多形态	近球形	近球形或圆锥形	球形或卵形	近球形
囊托	无	有,不明显	有,明显,漏斗形	无或少数菌种有	有,明显,锥形
包囊梗	直立,单轴分枝或假单轴分枝,常透明	单根或成串,常不分枝,常棕色	伞状分枝,常透明	总状分枝或假单轴状分枝,暗棕色	分枝多呈匍匐串状或梳状,无色
孢子囊孢子	卵形或椭圆形	近球形或不规则形,表面有条纹	球形或卵形,多数光滑	球形或卵形,较小,表面光滑	球形或卵形

3. 镰刀菌属　　镰刀菌属菌在马铃薯葡萄糖培养基上 25℃条件下培养 10 d 后生长,大多数镰刀菌属菌可产生大量分生孢子和分生孢子梗,其形态接近与自然条件下所见的形态,表型变异小。镰刀菌属菌的鉴定主要依据形态学特征、菌落形态及镜下大型分生孢子的特征,有或无小分生孢子是镰刀菌属分类的主要特征,茄病镰刀菌的具体形态见图 28-6。表 28-4 列出了镰刀菌属菌的鉴定要点。

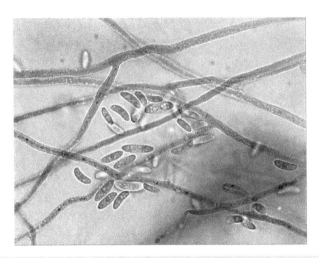

图 28 - 6
彩图

图 28 - 6　茄病镰刀菌

表 28 - 4　常见镰刀菌属菌的鉴定要点

特　　点	茄病镰刀菌	串珠镰刀菌	尖孢镰刀菌	半裸镰刀菌
菌落形态	主要呈乳脂状,羊毛状,生长迅速	白色、淡紫色,羊毛状,生长迅速	白色、淡紫色,羊毛状,生长迅速	白色、肉色、淡粉红色,絮状,生长迅速
大分生孢子	较多,粗壮	较少,披针形、细长	细长,顶细胞似喙状	纺锤形
小分生孢子	假头状着生	串状,假头状着生	假头状着生	较少
瓶梗类型	简单瓶梗,瓶梗较长	简单瓶梗	简单瓶梗,瓶梗较粗	多出瓶梗和简单瓶梗
厚壁孢子	顶生或间生	无	顶生或间生	丰富,间生

三、卡氏肺孢菌

卡氏肺孢菌旧称卡氏肺孢子虫,又称耶氏肺孢子菌,广泛寄生于人体肺组织,机体免疫功能低下时可引起卡氏肺孢子菌肺炎。近年来,卡氏肺孢子菌肺炎已成为艾滋病患者最常见的机会性感染并发症,并是其致死的主要原因。

(一)临床意义

肺孢子菌广泛分布于自然界,如土壤和水中,也可寄生于多种动物,寄生于人体的肺孢子菌被命名为卡氏肺孢菌。肺孢子菌主要通过空气传播,生活史有包囊和滋养体两种形态,其中包囊为感染型,滋养体为繁殖型;其在健康人体内,多为无症状的隐性感染。当宿主免疫力下降,如长期使用免疫抑制剂、器官移植、肿瘤、艾滋病等,潜伏的卡氏肺孢菌会在患者肺内大量繁殖扩散,损伤肺泡上皮细胞,导致间质性浆细胞肺炎,又称卡氏肺孢菌肺炎。卡氏肺孢菌肺炎是艾滋病最常见、最严重的机会感染性疾病,病死率高达 70% ~ 100%。

(二)微生物学检验

从患者痰液、支气管肺泡灌洗液和肺活检组织中检出卡氏肺孢菌是确诊卡氏肺孢菌肺炎的重要依据。痰液检查简便安全而且无损害,易被患者接受,但检出率仅 30% 左右;肺活检阳性率较高,但对患者有较大损伤,并发症较多,一般不作为首选。目前应用最广泛的是经纤维支气管镜肺活检和支气管肺泡灌洗液检查,阳性率可达 70% 以上。

肺孢子菌至今仍不能在哺乳动物体外进行培养,检测肺孢子菌常用的染色方法有吉姆萨染色、六胺银染色和甲苯胺蓝染色等。吉姆萨染色能同时检出包囊和孢子,后两种染色方法只能检出肺孢子菌包囊。六胺银染色是检查包囊的最好方法。染色后镜检,包囊呈圆形、椭圆形或月牙形,囊壁染成褐色或黑色,多呈塌陷形空壳或"乒乓球"样外观。若囊内小体逸出,空囊则形成括弧样结构,这是肺孢子菌特征性标志。

近年来,DNA 探针、rDNA 探针和 PCR 技术等已试用于肺孢子菌肺炎的诊断,显示出较高的敏感性和特异性,可检出 10 kb 的靶 DNA,对常见的呼吸道病原体无假阳性。

四、双态真菌

双态真菌在 37℃ 培养时表现为酵母菌,而在室温培养时表现为霉菌,包括荚膜组织胞浆菌、粗球孢子菌、副球孢子菌、申克孢子丝菌和马尔尼菲蓝状菌等。国内以申克孢子丝菌和马尔尼菲蓝状菌较为多见。

双态真菌菌丝相菌落在揭开培养皿盖子后,常释放大量菌丝或孢子,操作必须十分小心,并在生物安全柜中完成。

（一）申克孢子丝菌

1. 分类　申克孢子丝菌主要由4个种组成,即巴西孢子丝菌、球形孢子丝菌、新月孢子丝菌、申克孢子丝菌局限型。

2. 临床意义　申克孢子丝菌广泛分布于自然界,其中以土壤和腐败植物中多见,主要经破损的皮肤接触感染,可在皮肤、皮下引起以慢性结节性或溃疡性损害为特点的孢子丝菌病;少数患者因呼吸道吸入而引起气管、肺孢子丝菌病,该菌可沿血行播散至其他器官如骨、眼、脑等。

3. 微生物学检验　培养是诊断的"金标准"。在沙氏培养基上,25℃条件下培养,生长较慢,2~3 d可见菌落,菌落颜色从白色到奶油色再到黑色渐变,可以产生短气生菌丝。镜下可见纤细的直径约为2 μm的分隔分枝菌丝,分生孢子梗位于菌丝两侧呈直角关系,分生孢子在孢子梗的顶端通过合轴产孢,并聚集成群,排列呈梅花状。由于菌龄不同,分生孢子随后沿孢子梗和菌丝,在菌丝侧面排列呈"袖套样"。35℃条件下培养时可见酵母样菌落,镜下为球形或卵圆形的出芽的酵母样细胞。患者病理组织可见多核巨细胞内吞噬有卵圆形的真菌孢子,通常没有菌丝体。

（二）组织胞浆菌

1. 分类　组织胞浆菌属只有荚膜组织胞浆菌1个种,其包括3个变种:荚膜变种（*H. capsulatum* var. *capsulatum*）、杜波变种（*H. capsulatum* var. *duboisii*）和鼻疽变种（*H. capsulatum* var. *farciminosum*）。

2. 临床意义　荚膜组织胞浆菌荚膜变种是主要的人类致病菌,主要侵犯网状内皮系统。一般正常人吸入少量的荚膜组织胞浆菌荚膜变种的孢子并不引起任何症状。吸入大量孢子或免疫缺陷或低下的患者,会产生不同程度的肺部或全身性播散性感染,预后凶险。

3. 微生物学检验　组织胞浆菌是一种双态真菌,传染性强,试验操作需要在3级生物安全（BSL-3）实验室中进行。该菌在25℃条件下培养时呈典型菌丝体,菌落生长缓慢,呈白色或黄棕色,山羊皮样外观。镜下有特征性的圆形、单细胞、较大的齿轮状大分生孢子（直径8~14 μm）,其上布满小刺。在37℃条件下培养时为酵母型,镜下可见大量小的、卵圆形、出芽的酵母样细胞。患者外周血涂片镜下可见位于单核细胞内圆形或卵圆形、直径2~4 μm的孢子,一端较尖,一端较圆,周围有似荚膜的亮圈。

（三）马尔尼菲蓝状菌

1. 分类　马尔尼菲蓝状菌原名马尔尼菲青霉,是蓝状菌中唯一的双态真菌,在自然界中以菌丝形式存在,在组织中则可形成小圆形到椭圆形细胞。

2. 临床意义　马尔尼菲蓝状菌是一种致病性真菌,最初通过呼吸道吸入而使肺部感染,孢子在肺泡巨噬细胞内增殖,免疫力强者可引起肉芽肿,在CD4⁺T细胞计数<50个/mL的艾滋病患者中可引起全身播散性感染。该菌在艾滋病患者机会感染病原菌中位列第三。在疾病过程中有些患者的临床表现为脸部、躯干和四肢出现粉刺样皮肤丘疹。马尔尼菲蓝状菌常侵犯单核-巨噬细胞系统,可造成相应组织器官的损伤。

3. 微生物学检验　在沙氏培养基上室温培养为霉菌相,一般生长较快,初为灰白色蜡样、膜状平坦菌落,不久逐渐变成淡黄、黄绿色,背面红色,2周左右表面成淡红色绒毛状,整个培养基被染成玫瑰红色,镜下可见无色透明分隔菌丝,分生孢子梗光滑而无顶囊,帚状枝,双轮生,少数为单轮生。该菌的分生孢子光滑,呈卵圆形或球形,并且从瓶梗的基部可连续产生分生孢子,呈链状排列。37℃体外培养或在人体内,酵母样细胞球形或卵圆形（2~6 μm）,呈裂殖而不是芽殖,形成腊肠细胞或长方形的关节孢子（图28-7）,同时也可见大量短的菌丝体。血培养涂

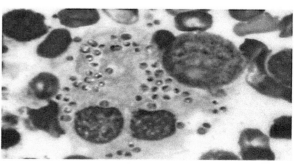

图28-7
彩图

图28-7　马尔尼菲蓝状菌孢子

片可见有隔菌丝。骨髓涂片、皮肤印片或淋巴结活体组织瑞氏染色后,镜下可见到典型圆形或卵圆形有明显横隔的细胞,常在巨噬细胞内。

本章小结

临床上最多见的引起皮肤黏膜感染的真菌为皮肤癣真菌,包括毛癣菌属、表皮癣菌属和小孢子菌属。皮屑标本用10%KOH溶液处理制片,指甲标本用25%KOH溶液或复方氢氧化钾溶液处理后镜检可见菌丝和孢子,病发中可见发外型孢子或发内型孢子。将标本接种至沙氏培养基,25℃条件下培养,每周观察菌落形态与颜色,挑取菌落镜检菌丝和孢子,也可乳酚棉蓝染色后镜检或做小培养后镜检。必要时做毛发穿孔试验、尿素分解试验和特殊营养需求试验等进行鉴定。

引起侵袭性感染的真菌主要有酵母型真菌、丝状真菌、卡氏肺孢菌及双态真菌等,其中以酵母菌感染较常见,常见的酵母型真菌包括念珠菌属和隐球菌属。现在临床用商品化的产色培养基可快速鉴定白念珠菌和其他念珠菌。新型隐球菌的致病物质是荚膜。新型隐球菌在组织中呈圆形或卵圆形,直径一般在$4\sim6\ \mu m$,外周有宽厚荚膜,荚膜较菌体大$1\sim3$倍,折光性强,一般染色法不易着色。用患者脑脊液做墨汁负染色检查和乳胶凝集试验是诊断隐球菌脑膜炎最简便、快速的方法。

常见的丝状真菌包括曲霉菌属、毛霉菌属及镰刀菌菌属。曲霉菌属菌是条件致病菌。标本接种至沙氏培养基,室温培养后菌落形成快,呈毛状,一般为黄绿色。根据不同的曲霉菌属菌的形态和菌落特征确定菌种。毛霉病发病凶险,而毛霉菌属菌又常污染痰及环境,故直接镜检往往较培养更有意义。镰刀菌属菌在马铃薯葡萄糖培养基上25℃条件下培养10 d后生长,大多数镰刀菌属菌可产生大量分生孢子和分生孢子梗,其形态接近与自然条件下所见的形态,表型变异小。

卡氏肺孢菌生活史有包囊和滋养体两种形态。六胺银染色及吉姆萨染色后可检查有无卡氏肺孢菌。双态真菌中组织胞浆菌,在25℃培养时呈典型菌丝体,在35℃培养时见酵母样菌落。马尔尼菲青霉在室温培养为霉菌相,37℃条件下酵母相可见圆形、椭圆形长形酵母样细胞,可见关节孢子。

(郑礼杰　陈建国)

第四篇
临床标本微生物检验

第二十九章 血液标本的细菌学检验

血流感染(bloodstream infections,BSl)指病原微生物在机体血流中短暂、间歇或持续存在,可对所有器官造成损害,是引起患者多器官衰竭、休克和急性死亡的原因之一。此时,可通过血培养(blood culture)在血液中检测出相应的病原微生物。血培养是诊断血流感染的"金标准",对指导血流感染的临床治疗具有重要参考价值。

第一节 标本采集、运送和验收

一、标本采集

(一)采集指征

可疑感染患者出现下列任一指征时,可考虑采集血液标本进行血培养:① 体温>38℃或<36℃;② 寒战;③ 外周血白细胞计数增高(>$10×10^9$/L,尤其伴"核左移"时)或减低(<$4×10^9$/L);④ 呼吸频率>20 次/min 或动脉血二氧化碳分压<32 mmHg;⑤ 心率>90 次/min;⑥ 皮肤黏膜出血;⑦ 昏迷;⑧ 多器官功能障碍;⑨ 血压降低;⑩ 炎症反应指标(如降钙素原、C 反应蛋白、1,3 - β - D -葡聚糖等)升高。

(二)采集时间

应于寒战或发热初起时采集,在使用抗菌药物前采集最佳,怀疑急性感染性心内膜炎者应立即采集。

(三)标本类型

静脉血,仅在评估导管相关性血流感染时采集导管血或导管尖端(需同时采集至少 1 套外周静脉血);与其他项目合并采血时,应先将其接种至血培养瓶以减少污染。

(四)采集量

成人每瓶采血 8~10 mL,婴幼儿及儿童每瓶(儿童瓶)采血 1~4 mL(采血量不应超过其总血量的 1%),血液与肉汤比例为 1:5~1:10,或按培养瓶说明书采集。采血量充足时,使用蝶形针采集的血液先注入需氧瓶,后注入厌氧瓶,使用注射器采集的血液注入顺序则相反;采血量不足时,优先注入需氧瓶。

(五)采集套数

成人建议每次从不同部位采集 2 套血培养,每套包括 1 个需氧瓶和 1 个厌氧瓶;怀疑亚急性感染性心内膜炎者,自不同部位采集 3 套血培养(每隔 0.5~1 h 采集 1 套),若 24 h 培养阴性,宜再加采 2 套。儿童一般仅采集需氧瓶。

(六)采集方法

1. 血培养瓶消毒　　去除瓶帽,使用 75%乙醇(或 70%异丙醇)消毒,自然干燥 60 s。

2. 皮肤消毒

(1)三步法:① 75%乙醇擦拭静脉穿刺部位皮肤,待干 30 s 以上;② 1%碘伏作用 60 s(或 1%~2%碘酊作用 30 s),自穿刺点向外画圈擦拭,直径 3 cm 以上;③ 75%乙醇擦拭碘伏(或碘酊)作用过的区域以脱碘。对碘过敏的患者,可在第一步后再用 75%乙醇消毒 60 s,待干后采血。

(2)一步法:0.5%葡萄糖酸洗必泰作用 30 s(不适用于 2 个月以内的新生儿),或 70%异丙醇消毒后自然干燥(适用于 2 个月以内的新生儿)。

3. 接种　　无菌穿刺采血,将血液注入血培养瓶,轻轻颠倒混匀以防血液凝固。

二、标本运送

应于 2 h 内将已接种的血培养瓶送至实验室孵育;若不能及时送检,应于室温保存(忌冷藏或冷冻)。应采用硬质防漏的容器运送标本。

三、标本验收

实验室收到已接种的血培养瓶,对标本质量进行评估合格后应立即孵育。若标本不合格(如标识不全或错误、培养瓶破损或渗漏等),应退回标本并及时联系临床医护人员。

第二节 细菌检验程序与方法

一、检验程序

血液标本的细菌学检验程序见图 29 - 1。

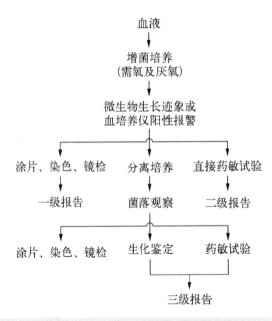

图 29 - 1 血液标本的细菌学检验程序

二、检验方法

(一)手工培养法

1. 一般情况 35~37℃孵育 7 d,有些苛养菌(如诺卡菌菌属、李斯特菌属细菌、巴尔通体等)和双相真菌需要更长的孵育时间;应在明亮的光线下每天观察浊度、产气、溶血、菌落形成等现象;发现微生物生长迹象应涂片革兰染色,同时转种至血琼脂平板、巧克力琼脂平板、麦康凯琼脂平板(或中国蓝琼脂平板),厌氧菌应转种至厌氧血琼脂平板。

2. 真菌 多数酵母菌孵育 2~5 d 可检出,少数酵母菌(如新型隐球菌)需延长孵育时间。双相真菌和丝状真菌需延长孵育时间至 2~4 周,27~30℃和 35~37℃同时孵育。

3. 分枝杆菌 至少孵育 6 周。

(二)自动化仪器培养法

1. 一般情况 35~37℃孵育 5 d,有些苛养菌(如诺卡菌属、李斯特菌属细菌、巴尔通体等)和双相真菌需更长孵育时间。血培养仪阳性报警后应涂片并进行革兰染色,同时转种至血琼脂平板、巧克力琼脂平板、麦康凯琼脂平板(或中国蓝琼脂平板),厌氧菌应转种至厌氧血琼脂平板。

2. 真菌 宜采用真菌培养瓶。

3. 分枝杆菌 宜采用分枝杆菌培养瓶。

临床怀疑感染性心内膜炎者,如果培养 5 d(仪器法)或 7 d(手工法)仍为阴性,应将其转种至不含抗菌药物的巧克力琼脂平板,5%二氧化碳条件下孵育。

第三节 报告与解释

一、阳性结果报告

（一）一级报告（初步报告）

血培养阳性者应立即涂片,进行革兰染色后镜检,尽量在 1 h 内报告给临床医护人员,包括患者姓名、血培养瓶类型、瓶数、涂片革兰染色特性及形态。记录报告时间、报告者和接收报告者信息,同时转种至适当的培养基。实验室可根据实际需求,决定是否基于涂片结果用培养液进行直接药敏试验。

（二）二级报告（补充报告）

将初步鉴定结果及时报告给临床医生;如进行直接药敏试验,应同时报告药敏结果。

（三）三级报告（终报告）

正式报告,包括鉴定的菌种名称和标准药敏试验结果。

二、阴性结果报告

（一）报告内容

报告内容为"血培养经××天培养阴性"。

（二）报告时间

手工培养法周期一般设定为细菌 7 d,真菌 14 d,分枝杆菌 60 d;自动化仪器培养法为细菌 5 d,真菌 14 d,分枝杆菌 42 d。

（三）盲传

手工培养法在报告培养阴性前,宜将血培养液盲传至血琼脂平板和巧克力琼脂平板,于 5%二氧化碳条件下孵育 24 h,平板上无微生物生长后再报告。

三、血培养污染

在严格消毒和无菌操作的情况下,仍可自 3%~5%的血培养瓶中培养出皮肤寄生菌(如凝固酶阴性葡萄球菌、类白喉棒状杆菌等),这些菌大部分为污染菌,但下列情况应考虑可能为致病菌:① 不同采集部位培养出同一种菌;② 多次分离出药敏结果相同的同一种菌。污染菌无须做药敏试验,但应向临床报告并提示可能污染。

本章小结

血培养是诊断血流感染的"金标准",对指导血流感染的临床治疗具有重要参考价值。于寒战或发热初起时采集,在使用抗菌药物前采集最佳。从不同部位采集多套血培养(双侧双瓶)有助于提高血培养阳性率和鉴别血培养污染。血培养阳性结果(一级报告)宜作为危急值来处理,及时报告临床,可供临床经验用药参考。

（罗欲承）

第三十章 尿液标本的细菌学检验

尿路感染(urinary tract infections,UTI)指由各种病原微生物直接侵袭尿路所引起的感染。根据感染部位分为上尿路感染(肾盂肾炎、输尿管炎)和下尿路感染(尿道炎、膀胱炎);根据有无尿路解剖结构和功能异常(如梗阻、结石、畸形、膀胱输尿管反流等)分为复杂性尿路感染和非复杂性尿路感染。尿培养是临床诊断尿路感染的常用检测项目,其相应的药敏试验可指导临床选用合适的抗菌药物。

第一节 标本采集、运送和验收

一、标本采集

(一)采集指征
疑似尿路感染的患者出现下列任一指征时,可考虑采集尿标本进行细菌培养:① 尿频、尿急、尿痛;② 肉眼脓尿或血尿;③ 尿常规白细胞酯酶阳性或亚硝酸盐阳性;④ 留置导尿管的患者出现发热;⑤ 不明原因发热,无其他局部症状;⑥ 膀胱排空不全;⑦ 泌尿系统疾病手术前。

(二)采集时间
宜采集晨尿,嘱患者睡前减少饮水,使尿液在膀胱内潴留 4 h 以上。

(三)采集方法
1. 清洁中段尿　清晨起床后用肥皂水清洗会阴部,女性应分开大阴唇,男性应上翻包皮,仔细清洗,再用清水清洗尿道口周围。将前段尿排去,10 mL 左右中段尿直接排入无菌容器中。尿液不畅、包皮过长或卫生条件不好的患者易造成标本污染。

2. 耻骨上膀胱穿刺　使用无菌注射器直接从耻骨联合和脐部中线部位经皮肤消毒穿刺入膀胱,吸取约 20 mL 尿液。此法是评估尿路感染的"金标准",可用于诊断尿路厌氧菌感染,是儿科患者、脊柱损伤患者和未获得明确培养结果患者的常用方法。

3. 留置导尿管　消毒导尿管采样口,按无菌操作用注射器穿刺导尿管吸取尿液。不可经收集袋引流管口采集。

4. 膀胱导尿　局部消毒后,按无菌操作用导尿管经尿道插入膀胱收集尿液,弃去最开始导出的 15~30 mL,再收集用于培养的尿液。注意避免将下尿道细菌经导尿管引入膀胱,导致继发性感染。

5. 婴幼儿尿液收集袋　对于无自控能力的婴幼儿,可采用收集袋收集尿液。此法很难避免受会阴部正常菌群污染,从而易出现假阳性,因此该法尿培养结果阴性更有意义。

二、标本运送
尿液标本应采集于无菌含盖子的防漏容器中,采集后应尽快送达实验室,于 0.5 h 内接种。若不能及时送达,应 4℃冷藏,但不得超过 24 h。

三、标本验收
实验室收到尿培养标本后,对标本质量进行评估合格后应立即接种。若标本不合格,应退回标本并及时联系临床医护人员。

标本拒收情况包括:① 标本标识与申请单不符,标识错误或无标识;② 未提供采集时间与采集方法;③ 标本采集时间超过 2 h 而未 4℃冷藏或添加防腐剂;④ 标本 4℃冷藏或添加防腐剂超过 24 h;⑤ 导尿管尖端培养;⑥ 标本取自导尿患者尿袋;⑦ 容器破损、尿液渗漏;⑧ 申请做厌氧菌培养但未采用耻骨上膀胱穿刺法采集尿液。

第二节　细菌检验程序与方法

一、检验程序

尿液标本的细菌学检验程序见图 30-1。

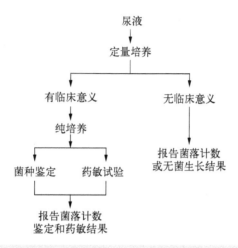

图 30-1　尿液标本的细菌学检验程序

二、检验方法

（一）显微镜检查

标本经革兰染色后观察有无细菌、多形核白细胞和鳞状上皮细胞。女性尿液标本中如果存在许多鳞状上皮细胞,提示标本很可能受阴道分泌物污染,应重新送检。

（二）分离培养与鉴定

1. 普通培养　　1 μL 或 10 μL 尿液分别接种于血琼脂平板和麦康凯琼脂平板(或中国蓝琼脂平板),35~37℃条件下孵育 18~24 h,若无菌生长,则延长培养至 48 h。接种方法:轻轻摇匀尿液,将定量接种环垂直浸入尿液表面下 3~5 mm,在血琼脂平板上划"十"字后再密集均匀涂布;麦康凯琼脂平板或中国蓝琼脂平板采用分区划线法接种。

2. 特殊培养　　10 μL 尿液分别接种血琼脂平板、巧克力琼脂平板、麦康凯琼脂平板(或中国蓝琼脂平板),5% 二氧化碳,35~37℃条件下孵育 48 h。怀疑厌氧菌、淋病奈瑟菌、结核分枝杆菌等特殊病原菌感染时,应分别将其接种至厌氧培养基、GC 琼脂及罗氏培养基。

挑选菌落计数结果有意义的菌株进行后续鉴定和药敏试验。

第三节　报告与解释

采用 1 μL 接种量的标本,菌落计数结果为菌落数×10^3 CFU/mL;采用 10 μL 接种量的标本,菌落计数结果为菌落数×10^2 CFU/mL。清洁中段尿标本,单种细菌菌落计数 ≥10^5 CFU/mL 可能为感染,<10^4 CFU/mL 可能为污染,介于两者之间的需要结合患者临床表现进行评估。不同方法采集的尿培养结果评价见表 30-1。

一、阳性结果报告

1. 有明确临床意义　　报告菌落计数、细菌种名及药敏试验结果。

2. 无明确临床意义　　报告菌落计数、革兰染色形态特征,注明纯培养或混合菌生长。

表 30-1 不同方法采集的尿培养结果评价

采 集 方 法	菌落计数 CFU/mL(≤2 种病原菌)	结 果 解 释
清洁中段尿	$\geq 10^5$	尿路感染,对 $\geq 10^5$ CFU/mL 的菌株进行鉴定和药敏试验
	$<10^4$	无尿路感染或定植;可能为污染
导 尿	$\geq 10^5$	尿路感染
	$\geq 10^3$	定植
	$<10^3$	无尿路感染或定植
耻骨上膀胱穿刺	≥ 10	尿路感染
	<10	无尿路感染或定植

二、阴性结果报告

培养 48 h 无菌生长,应报告"接种 1 μL 尿液,培养 48 h 无菌生长($<10^3$ CFU/mL,无临床意义)"或"接种 10 μL 尿液,培养 48 h 无菌生长($<10^2$ CFU/mL,无临床意义)"。

本章小结

尿培养是临床诊断尿路感染的常用检测项目(其中中段尿培养最为简便、常用),对尿路感染的临床诊疗具有重要参考价值。标本采集后及时送检有助于减少污染。菌落计数结合尿常规结果及患者的临床表现有助于尿路感染的诊断和鉴别诊断。

(罗欣承)

第三十一章 粪便标本的细菌学检验

腹泻(diarrhea)指排便频率增加,粪质稀薄或带有黏液、脓血或未消化的食物等症状的总称。由细菌、真菌、病毒或寄生虫感染引起肠道炎症所致的腹泻称为感染性腹泻(infectious diarrhea);其中由细菌引起的腹泻称为细菌性腹泻(bacterial diarrhea),常见病原菌包括沙门菌属细菌、志贺菌属细菌、弯曲菌属细菌、弧菌属细菌、气单胞菌属细菌、耶尔森菌属细菌、致泻性大肠埃希菌、金黄色葡萄球菌、艰难梭菌等。粪便培养是临床查找细菌性腹泻病原的常用方法,对感染性腹泻的临床诊疗具有重要参考价值。实验室常规筛查沙门菌和志贺菌,可根据临床需求,加做其他特定病原菌的筛查。

第一节 标本采集、运送和验收

一、标本采集

(一)采集指征

当患者出现下列任一指征时,可考虑采集粪便标本,进行细菌培养:① 腹痛、腹泻(水样便、黏液便、脓血便);② 发热、恶心、呕吐;③ 粪便常规镜检异常。

(二)采集方法

1. 自然排便　　尽可能在应用抗菌药物治疗前采集标本。嘱患者在干燥清洁的便盘(避免使用马桶)内自然排便,挑取有黏液、脓血部分的粪便2~3 g(液体粪便取絮状物2~3 mL)放入无菌便盒内送检;若无黏液、脓血,则粪便应多点采集送检。

2. 直肠拭子　　用肥皂水将肛门周围洗净,将蘸有无菌生理盐水的无菌拭子由肛门插入6~7 cm(儿童2~3 cm),轻轻旋动取出少许粪便,将拭子插入运送培养基,加盖封口送检。此法适用于排便困难的患者或婴幼儿。

二、标本运送

粪便标本采集后应尽快送达实验室,于2 h内接种。若不能及时送达,可使用运送培养基于4℃冷藏(用于艰难梭菌培养的标本除外),送达时间可延长至24 h。常用的运送培养基有改良卡-布运送培养基(适用于保护大多数病原菌)和pH 7.0磷酸盐甘油缓冲液(不适用于弧菌属和弯曲菌属)。

三、标本验收

实验室收到合格标本后应立即接种。若标本不合格,应退回标本并及时联系临床医护人员。

标本拒收情况包括:① 标本标识与申请单不符,标识错误或无标识;② 未提供采集时间;③ 标本采集时间超过2 h且未使用运送培养基;④ 标本使用运送培养基于4℃冷藏超过48 h;⑤ 含钡粪便;⑥ 黄软成形便、干便;⑦ 明显污染的粪便;⑧ 干燥的拭子;⑨ 24 h内重复送检的标本。

第二节 细菌检验程序与方法

一、检验程序

粪便标本的细菌检验程序见图31-1。

二、检验方法

(一)显微镜检查

1. 生理盐水湿片镜检　　观察有无白细胞、红细胞、酵母样真菌、孢子和假菌丝及细菌动力特征(暗视野显

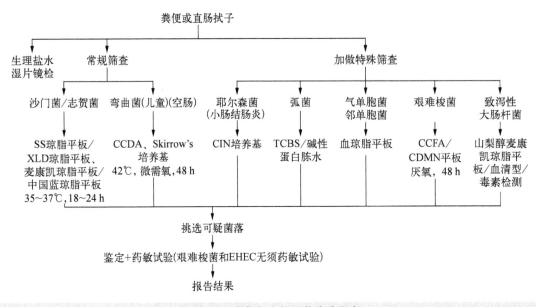

图 31-1 粪便标本的细菌检验程序

微镜)。若发现呈流星状或穿梭样活泼运动的弧菌则提示为霍乱弧菌,若加入霍乱弧菌血清后原运动活泼现象中止,即为制动试验阳性,可初步鉴定为霍乱弧菌。若发现投镖样或螺旋式运动的"S"形、螺旋形或海鸥展翅状弯曲杆菌则提示为弯曲菌。

2. 革兰染色镜检 若查见革兰阴性呈鱼群状排列的弧菌则提示为霍乱弧菌;若查见革兰阴性"S"形、螺旋形或海鸥展翅状小杆菌则提示为弯曲菌;若查见革兰阳性瓜子状孢子及假菌丝,可初步报告检出酵母样真菌。

(二)分离培养与鉴定

腹泻患者常规筛查沙门菌和志贺菌,儿童患者应加做空肠弯曲菌检测;根据临床需求加做特定病原菌检测。

1. 沙门菌、志贺菌 接种至 SS 琼脂平板/XLD 琼脂平板、麦康凯琼脂平板/中国蓝琼脂平板各 1 块,35~37℃条件下孵育 18~24 h,挑取无色透明的可疑菌落转种至克氏双糖铁琼脂培养基,再进一步进行生化鉴定和血清学鉴定。

2. 空肠弯曲菌 接种至碳-头孢哌酮-去氧胆酸盐琼脂(charcoal - cefoperazone - deoxycholate agar, CCDA)、Skirrow 培养基,42℃条件下微需氧孵育 48 h,挑取可疑菌落进行镜检、生化鉴定。

3. 小肠结肠炎耶尔森菌 接种至头孢磺啶-氯苯酚-新生霉素(cefsulodin - irgasan - novobiocin, CIN)培养基,25℃条件下孵育 24~48 h,挑取可疑菌落镜检,观察动力,再进一步进行生化鉴定和血清学鉴定。

4. 霍乱弧菌 接种至碱性蛋白胨水,37℃条件下孵育 6~8 h 增菌后转种至庆大霉素琼脂平板或 TCBS 琼脂平板,37℃条件下孵育 18~24 h,挑取可疑菌落分别与 O_1 群和 O_{139} 群霍乱弧菌诊断血清进行凝集试验,阳性反应(排除生理盐水自凝)可证明分离株为霍乱弧菌。

5. 艰难梭菌 接种至 CCFA 或难辨梭菌拉氧头孢诺氟沙星选择平板(clostridium-difficile-moxalactam norfloxacin agar, CDMN 平板),厌氧培养 48 h,同时做耐氧试验,挑取耐氧试验阴性的可疑菌落(直径 3~5 mm、圆形、边缘不齐、紫外线照射下可见黄绿色荧光)进行生化鉴定。

6. EHEC O_{157}:H_7 接种至山梨醇麦康凯琼脂平板(SMAC),37℃条件下孵育 18~24 h,挑取无色透明菌落转种至血琼脂平板传代,分别与大肠埃希菌 O_{157} 和 H_7 抗血清进行凝集试验,呈阳性反应(排除生理盐水自凝)者将菌株送至 CDC 或参考实验室进行确证。

第三节 报告与解释

1. 报告标本外观 水样便、黏液便、脓血便等。

2. 报告标本湿片检查结果　　细菌有无动力及动力特征如穿梭样运动等;有无白细胞、红细胞、酵母样真菌、孢子和假菌丝,并对菌量进行描述如偶见、少量、大量等。

一、阳性结果报告

1. 沙门菌、志贺菌　　根据抗血清凝集结果报告血清型(伤寒沙门菌、甲/乙/丙型副伤寒沙门菌、猪霍乱沙门菌、沙门菌血清群 A/C/D、痢疾志贺菌、福氏志贺菌、鲍氏志贺菌、宋氏志贺菌);若检测出沙门菌属的其他种,则报告具体种名。

2. 弯曲菌属　　若标本生理盐水湿片镜检观察到呈投镖样或螺旋式运动的"S"形、螺旋形或海鸥展翅状弯曲杆菌,可报告"疑似弯曲杆菌属";经生化鉴定后最终鉴定结果可报告空肠弯曲菌或弯曲杆菌属,同时报告环丙沙星和红霉素药敏试验结果。

3. 霍乱弧菌　　报告 O_1 群霍乱弧菌诊断血清凝集试验阳性或阴性;O_{139} 群霍乱弧菌诊断血清凝集试验阳性或阴性;将疑似菌株提交 CDC,由 CDC 报告具体分型和药敏结果。

4. 特定病原菌　　根据临床需求筛查的特定病原菌,报告具体病原菌种名,如小肠结肠炎耶尔森菌、艰难梭菌、弧菌属细菌、气单胞菌、类志贺邻单胞菌、迟钝爱德华菌、EPEC、EIEC、ETEC、金黄色葡萄球菌、炭疽芽孢杆菌、蜡样芽孢杆菌;艰难梭菌应检测是否产毒株;EHEC 应报告血清型,如 EHEC O_{157}：H_7,不报告药敏结果(报告中应注明"该病原菌治疗不建议使用抗菌药物")。

二、阴性结果报告

申请单为"粪便培养"或"沙门菌、志贺菌培养",报告"沙门菌、志贺菌培养阴性";申请单为特定病原菌筛查者,报告"某种细菌培养阴性"。

本章小结

粪便培养是临床查找细菌性腹泻病原的常用方法,对感染性腹泻的临床诊疗具有重要参考价值。实验室常规筛查沙门菌和志贺菌,可根据临床需求,加做其他特定病原菌的筛查。

(罗欲承)

第三十二章　痰液标本的细菌学检验

人类口咽部定植着大量正常菌群,口腔菌群总数可达 $10^{10} \sim 10^{12}$ CFU/mL。健康宿主吸入口咽部定植菌后,细菌可被黏液、柱状纤毛清除;在机体免疫力低下、呼吸道防御功能减弱、定植菌种类趋向于侵袭性细菌(如肺炎链球菌或流感嗜血杆菌等)等状态下,肺泡内吸入口咽部定植菌可引起下呼吸道感染。另外,吸入含微生物的气溶胶亦可引起下呼吸道感染(如呼吸机相关性肺炎)。痰培养是临床查找下呼吸道感染病原的常用方法,对下呼吸道感染的临床诊疗具有一定参考价值。痰标本易受口咽部正常菌群的污染,留样时应规范操作,实验室收到痰培养标本后,应做好标本的筛查工作。下呼吸道感染时,痰液的性状可发生相应变化(脓痰、血痰、胶胨样等),痰涂片和痰培养可检测到相关病原菌。

第一节　标本采集、运送和验收

一、标本采集

(一) 采集指征

当患者出现下列任一指征时,可考虑采集痰标本进行细菌培养:① 咳嗽、咳痰(脓痰、铁锈色痰、胶胨样痰等)伴发热;② 影像学检查有肺部感染证据;③ 气道开放患者出现脓痰或血性痰。

下呼吸道感染患者送检痰培养时,建议同时送检血培养标本。

(二) 采集方法

1. 咳痰　　尽可能在应用抗菌药物治疗前采集标本,以晨痰为佳。用清水漱口 2~3 次,用力咳出深部痰液(避免被口咽部菌群污染),将痰液咳入无菌痰杯内,拧紧杯盖,2 h 内送达实验室。

2. 气管吸出物　　从气管中吸痰,用无菌痰杯留取送检。

3. 支气管肺泡灌洗液　　用纤维支气管镜向小支气管和肺泡中注入无菌生理盐水,在回收的 40~80 mL 灌洗液中包含约 1 mL 支气管末梢和肺泡中的分泌物,弃去前段液体,收集其余部分后立即送检。

4. 防污染样本毛刷标本　　将纤维支气管镜插入亚段支气管可疑感染部位,经支气管镜刷检孔推出双层套管中的毛刷(远端填塞聚乙二醇),刷取脓性分泌物,采样后将毛刷回收入双层套管退出支气管镜,剪断毛刷,置于含 1 mL 生理盐水的无菌痰杯中立即送检。

二、标本运送

使用无菌带盖防漏容器收集标本,采集后尽快送达实验室,于 2 h 内接种。若延迟送检,则将导致非苛养的口咽部定植菌过度生长,从而掩盖有临床意义的病原菌。

三、标本验收

实验室收到合格标本后应即时接种。若标本不合格,应退回标本并及时联系临床医护人员。

标本拒收情况包括:① 标本标识与申请单不符,标识错误或无标识;② 未提供采集时间;③ 唾液;④ 鼻冲洗液和分泌物、鼻拭子;⑤ 咽部标本;⑥ 未经保护套管收集的支气管刷培养标本;⑦ 痰厌氧菌培养;⑧ 诱导痰;⑨ 质量不合格标本:显微镜下细胞学检查发现鳞状上皮细胞>10 个/低倍视野;⑩ 24 h 内重复送检的痰细菌培养标本。

第二节　细菌检验程序与方法

一、检验程序

痰液标本的细菌学检验程序见图 32-1。

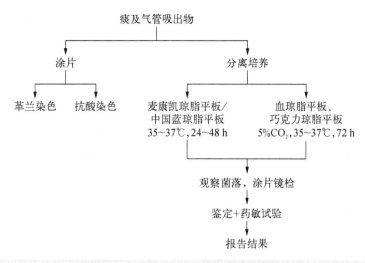

图 32 - 1 痰液标本的细菌检验程序

二、检验方法

（一）显微镜检查

1. 革兰染色镜检　　低倍镜下观察鳞状上皮细胞和白细胞的数量、判断标本是否适合培养（合格痰培养标本鳞状上皮细胞<10 个/低倍视野,白细胞>25 个/低倍视野）,油镜下观察细菌染色性、形态、排列特征及有无酵母样真菌、真菌丝和假菌丝。

2. 抗酸染色镜检　　观察 300 个油镜视野,查找有无抗酸杆菌并计数。

（二）分离培养与鉴定

1. 一般细菌培养　　用接种环挑取脓性痰或无血部位痰或气管吸出物,分别分区划线接种至血琼脂平板、巧克力琼脂平板、麦康凯琼脂平板（或中国蓝琼脂平板）,血琼脂平板、巧克力琼脂平板置于 5%二氧化碳、35～37℃条件下孵育至 72 h,麦康凯（或中国蓝）平板于 35～37℃条件下孵育 24～48 h。

2. 结核分枝杆菌培养　　将标本用 4%NaOH 溶液消化处理后接种至罗氏培养基,35～37℃条件下孵育 6～8 周,每周观察 1 次。

第三节　报告与解释

痰、气管吸出物标本涂片革兰染色结果解释如下:

1. 大于 10 个鳞状上皮细胞/低倍视野　　标本被唾液和上呼吸道分泌物污染,报告"大于 10 个鳞状上皮细胞/低倍视野,提示标本被唾液污染,不继续培养"。

2. 小于 10 个鳞状上皮细胞/低倍视野、大于 25 个白细胞/低倍视野　　提示标本合格,可培养。

3. 小于 25 个鳞状上皮细胞/低倍视野、大于 25 个白细胞/低倍视野或白细胞与鳞状上皮细胞比例大于 2.5、单一形态细菌量达 3+以上　　可接收标本并培养。

4. 大量多形核白细胞,大量革兰阴性小杆菌、球杆菌、革兰阳性链球菌及其他不同形态细菌　　报告中提示"吸入性肺炎",培养结果会显示正常菌群生长。

5. 出芽的酵母样孢子和假菌丝　　通常提示鹅口疮（并非肺炎）,仅当为所见主要菌时报告。

一、阳性结果报告

1. 应报告的病原菌　　① 肺炎链球菌,同时报告药敏结果;② 流感嗜血杆菌,常规检测 β-内酰胺酶;③ 化脓性链球菌;④ B 群 β-溶血性链球菌;⑤ 鲍特菌属;⑥ 诺卡菌属;⑦ 新型隐球菌;⑧ 弗朗西斯土拉菌（高致病菌);⑨ 鼠疫耶尔森菌(高致病菌);⑩ 炭疽芽孢杆菌(高致病菌);⑪ 丝状真菌(排除污染);⑫ 结核分枝杆菌。

2. 报告有临床意义数量的非优势菌　　当培养的某种细菌达到有临床意义的数量时(平板 2 区大量生长、培养中少量生长且涂片可见此形态细菌与炎症细胞相关联、1 区纯度达 90% 以上同时涂片可见此形态细菌与炎症细胞相关联),应报告的病原菌包括:① 卡他莫拉菌、脑膜炎奈瑟菌,常规检测 β-内酰胺酶;② 铜绿假单胞菌,同时报告药敏结果;③ 不动杆菌属,同时报告药敏结果;④ 嗜麦芽窄食单胞菌,同时报告药敏结果;⑤ 洋葱伯克霍尔德菌,同时报告药敏结果。

3. 报告有临床意义数量的优势菌　　当培养的某种细菌达到有临床意义的数量并呈优势菌时,应报告的病原菌包括:① 金黄色葡萄球菌,同时报告药敏结果;② 肺炎克雷伯菌,同时报告药敏结果;③ 棒状杆菌(脲酶阳性或分离自 ICU 患者);④ 马红球菌。

二、阴性结果报告

若未分离到致病菌,报告"分离到口咽部正常菌群";若接种的所有平板上均无细菌生长,报告"无细菌生长"。

本章小结

痰培养是临床查找下呼吸道感染病原的常用方法,对下呼吸道感染的临床诊疗具有一定参考价值。痰标本易受口咽部正常菌群的污染,留样时应规范操作,实验室收到痰培养标本后,应做好标本的筛查工作。下呼吸道感染患者送检痰培养时,建议同时送检血培养标本。

(罗欲承)

第三十三章 脑脊液标本的细菌学检验

脑脊液(cerebrospinal fluid,CSF)是存在于脑室系统、蛛网膜下腔和脊髓中央管内的无色透明液体,主要由脑室中的脉络丛主动分泌和超滤形成,具有保护脑和脊髓免受外力振荡损伤、调节颅内压力、为中枢系统提供营养物质并运送其代谢废物、参与神经内分泌调节等功能。正常脑脊液是无菌透明的,当出现中枢系统感染、肿瘤或其他相关疾病累及中枢系统导致感染时,脑脊液标本涂片和微生物培养是直接诊断中枢系统感染的有力证据。

脑脊液培养是诊断中枢感染的"金标准",对指导临床治疗具有重要参考价值,正常脑脊液是无菌的,脑脊液采集后应置于无菌容器内立即送检,不可置于冰箱保存。临床怀疑隐球菌、分枝杆菌及慢性脑膜炎时需多次采集脑脊液标本以提高培养的阳性检出率。尤其对于免疫力低下的患者(如艾滋病、糖尿病、血液病及肿瘤患者等)应重视涂片检查,同时加做其他免疫学实验辅助诊断,以免耽误治疗,一旦发现阳性应做危急值处理,立即报告临床,以供临床进行用药参考。

第一节　采集、运送和验收

一、标本采集

(一)采集指征

脑脊液是诊断中枢系统感染最主要的标本。临床出现原因不明的头痛、发热、喷射状呕吐、脑积水、脑膜刺激征(颈强直、克氏征及布氏征阳性)等症状及怀疑中枢系统感染时应送检脑脊液培养标本。如怀疑存在颅内压增高、脑疝时应先行头颅 CT 检查,必要时应先行脱水治疗后再穿刺。

(二)采集方法

一般由临床医生采用腰椎穿刺术获得脑脊液标本,此法操作简单且危险性小,较为常用。采集的脑脊液分别放入 3 个无菌螺帽管中,分别用于生物化学检验、微生物学检验、细胞学及核酸检验等。临床怀疑细菌性脑膜炎时,应在抗菌药物使用前同时采集脑脊液及血液,应避免脑脊液凝固及混入血液。

(三)采集量

脑脊液采集量的要求:细菌≥1 mL,分枝杆菌≥5 mL,真菌≥2 mL,病毒≥2 mL。怀疑隐球菌、分枝杆菌感染及慢性脑膜炎时需多次采集脑脊液以提高培养的阳性检出率。

二、标本运送

脑脊液采集后应置于无菌容器中 15 min 内送检,不可置于冰箱保存,室温保存不超过 24 h。培养脑膜炎奈瑟菌、流感嗜血杆菌等苛养菌时,应将标本置于 35℃ 保温送检,检测病毒的脑脊液标本时应放置冰块,可 4℃ 保存 72 h。

三、标本验收

标本应标识清晰,有唯一标识码或条码。标注患者基本信息、标本来源、采集时间、送检目的、临床诊断及申请医生等。特殊病原菌检查如奴卡菌、隐球菌、分枝杆菌等应注明。同时应注明是否已经使用抗生素。若标本不合格,应退回标本并及时联系临床医护人员。

标本拒收情况包括:① 标识不清,或标签与申请单不符;② 标本外漏容器破损等标本明显受到污染;③ 标本量少、送检延迟或未按规定保存等。

第二节　细菌检验程序与方法

一、检验程序

脑脊液标本的细菌检验程序见图 33－1。

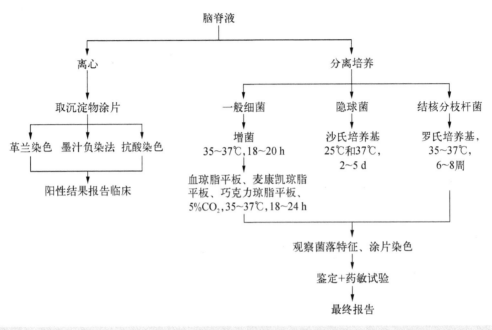

图 33－1　脑脊液标本的细菌检验程序

二、检验方法

（一）显微镜检查

1. 一般细菌检测　　实验室收到标本后应尽快离心涂片检查,避免时间过久增加污染以影响检测结果。不同外观脑脊液处理方法见表 33－1。

表 33－1　不同外观脑脊液处理方法

脑脊液外观	量	处　理　方　法
无色透明	>1 mL	2 000 r/min 离心 10～15 min 后取沉淀物涂片进行革兰染色
红色或混浊	—	直接进行革兰染色
表面有薄膜形成	—	取薄膜涂片培养,必要时进行抗酸染色

2. 结核分枝杆菌检测　　取脑脊液离心沉淀物涂片,抗酸染色后镜检,若脑脊液表面有薄膜形成,则取薄膜涂片。

3. 隐球菌检测　　取脑脊液离心沉淀物涂片,墨汁负染镜检。

（二）分离培养与鉴定

1. 一般细菌培养　　取混浊脑脊液或离心沉淀物分别接种血琼脂平板、巧克力琼脂平板、麦康凯琼脂平板和增菌肉汤中,置于 5%～10% 二氧化碳、35～37℃ 环境中培养 18～24 h,若无肉眼可见生长,继续培养 48 h,增菌肉汤需转种血琼脂平板及巧克力琼脂平板做次代培养。根据菌落特点、形态、染色性、生化反应等鉴定或上机鉴定〔根据菌落和涂片结果,选择合适的鉴定卡片,制成适合的麦氏菌液浓度(0.5～3.0 麦氏单位),用自动化微生物鉴定及药敏分析仪鉴定或选用质谱鉴定仪进行鉴定〕。

2. 真菌培养　　取混浊脑脊液或离心沉淀物接种沙氏培养基,35℃条件下培养2~5 d,根据菌落特征、涂片染色镜检结果做初步鉴定,必要时做进一步鉴定,怀疑隐球菌感染的脑脊液标本,宜同时选择墨汁负染色、隐球菌荚膜多糖抗原检验和隐球菌培养。

3. 分枝杆菌培养　　无色透明或毛玻璃状脑脊液3 000 r/min,离心30 min取沉淀物接种罗氏培养基,35~37℃条件下培养6~8周,如脑脊液表面有薄膜形成,则取薄膜接种培养。根据菌落特点、形态及抗酸染色镜检结果做初步鉴定,怀疑分枝杆菌感染的标本宜同时选择抗酸染色、分枝杆菌培养和分枝杆菌核酸检验。

注意事项:采集的标本如怀疑脑膜炎奈瑟菌等对环境敏感菌感染时,应尽快送检,不能用商品化的血培养瓶进行增菌,因其含有的聚茴香脑磺酸钠对脑膜炎奈瑟菌有毒性,影响检出率;脑膜炎很少由厌氧菌引起,因此不需要对脑脊液进行常规厌氧菌培养,但如果有脑脓肿、硬脑膜外脓肿等形成,则需要做厌氧菌培养。

第三节　报告与解释

正常人脑脊液无菌,在排除污染的前提下,无论涂片还是培养,一旦脑脊液标本检出细菌或真菌,均应做危急值处理,登记并通知临床,报告初步鉴定结果,待最终鉴定及药敏结果出来后出具正式报告。

一、阳性结果报告

1. 显微镜检查　　根据染色特性、细菌形态及排列等初步报告"找到革兰阴性或革兰阳性球菌或杆菌""找到抗酸杆菌""找到隐球菌"等。若形态典型则具有提示作用,可做推断性报告,如"找到革兰阴性双球菌,凹面相对,疑似脑膜炎奈瑟菌"。直接涂片结果宜在30 min内报告给临床医生。

2. 培养结果　　对于脑脊液分离的病原菌均需要做细菌鉴定及药敏试验,仪器报告鉴定结果后,应对照原始平板上的菌落特征,判断是否吻合,同时根据临床表现等排除污染情况,报告菌名和药敏试验结果。临床上化脓性脑膜炎最常见的病原菌是脑膜炎奈瑟菌,其次是肺炎链球菌。3个月~5岁儿童脑膜炎多由流感嗜血杆菌引起,新生儿特别是早产儿脑膜炎多由大肠埃希菌、B群溶血性链球菌和脑膜败血黄杆菌引起。大多数脑脓肿患者脑脊液可培养出厌氧菌或厌氧菌与需氧菌的混合菌。绝大多数脑膜炎由单一细菌感染引起,少数可发生2种以上混合感染。结核分枝杆菌可引起结核性脑膜炎。新型隐球菌、念珠菌、马尔尼菲蓝状菌可导致真菌性脑膜炎,常发生在免疫低下或免疫缺陷患者,如艾滋病、恶性肿瘤、严重糖尿病等。临床常见引起脑膜炎的病原菌如表33-2。

表33-2　临床常见引起脑膜炎病原菌

疾病名称	常 见 病 原 菌
成人脑膜炎	新型隐球菌、肺炎链球菌、脑膜炎奈瑟菌
儿童脑膜炎	脑膜炎奈瑟菌、大肠埃希菌、流感嗜血杆菌、溶血性链球菌、结核分枝杆菌
免疫缺陷、老年(>60岁)	新型隐球菌、流感嗜血杆菌、脑膜炎奈瑟菌、铜绿假单胞菌、肠杆菌科细菌、产单核李斯特菌
脑外伤后感染	金黄色葡萄球菌、铜绿假单胞菌、肠杆菌科细菌、肺炎链球菌、化脓链球菌
脑脓肿	厌氧链球菌、草绿链球菌、拟杆菌属细菌、肠杆菌科细菌

二、阴性结果报告

1. 显微镜结果　　根据染色镜检结果进行报告,如"未查见细菌""未见真菌""未见抗酸杆菌"。

2. 培养结果　　培养48 h未见细菌生长时,可进行阴性报告,如"培养48 h无细菌生长"或"培养2 d无菌生长"。

本章小结

　　脑脊液培养是诊断中枢感染的"金标准",对指导临床治疗具有重要参考价值,正常脑脊液是无菌的,脑脊液采集后应置于无菌容器内立即送检,不可置于冰箱保存。临床怀疑隐球菌、分枝杆菌及慢性脑膜炎时需多次采集脑脊液标本以提高培养的阳性检出率。尤其对于免疫力低下的患者(如艾滋病、糖尿病、血液病及肿瘤患者等)应重视涂片检查,同时加做其他免疫学实验辅助诊断,以免耽误治疗,一旦发现阳性应做危急值处理,立即报告临床,以供临床进行用药参考。

（余　敏　邵　晨）

第三十四章 脓液及创伤感染分泌物的细菌检验

皮肤是人体最大的器官,它能保护体内各种组织和器官免受物理性、机械性、化学性和病原微生物的侵袭。机体完整性一旦遭受破坏,病原微生物便会侵入、定植,释放毒素,导致局部出现红肿热痛和不同程度的功能障碍等化脓性感染指征或全身轻重不一的发热、寒战、头痛乏力等症状,严重者出现脓毒血症、感染性休克等。脓液及创伤感染分泌物的涂片及细菌培养结果为临床合理用药提供依据,应根据感染部位的不同选择合适的培养方式,在培养接种前做涂片染色镜检,初步判断细菌类型,为分离培养和初步诊断提供依据。最好同时送两份标本,分别用于涂片与培养检查,确保检验结果准确可靠。

第一节 标本采集、运送和验收

一、标本采集

(一)采集指征

机体损伤后,局部出现红肿热痛及不同程度的功能障碍或者出现发热、寒战、头痛、脓毒血症、感染性休克等全身症状时应及时送检其脓液及创伤感染分泌物做细菌培养鉴定,尤其注意局部出现肿胀、脓性分泌物、有恶臭味等症状时应加做厌氧菌的培养。根据感染部位不同,化脓性感染可分为浅表组织器官的化脓性感染,如疖、痈、丹毒、蜂窝组织炎、甲沟炎、脓性指头炎及手掌侧化脓性腱鞘炎等,深部组织器官的化脓性感染,如化脓性骨髓炎、化脓性扁桃体炎、肛周脓肿、肝脓肿等。应根据感染部位及症状等不同选择合适的培养方式。

(二)标本类型

1. 浅表组织器官化脓标本 无菌生理盐水冲洗病灶表面,灭菌棉拭子采取脓液或分泌物置于无菌试管中。采集部位应选择化脓组织与正常组织交界处,因为此处活菌较多,可提高阳性率;或用无菌注射器穿刺抽取脓液 2~5 mL,脓液标本可同时涂片染色镜检和培养。

2. 深部组织器官及封闭性脓肿标本 消毒局部皮肤及黏膜后,无菌注射器穿刺抽取脓液或用无菌手术刀切开粟粒状脓肿后,用无菌注射器或灭菌棉拭子采集脓液、引流液送检。疑似厌氧菌感染的标本用无菌注射器抽取脓液后,应立即刺入无菌橡皮塞中或直接接种至培养基送检。胸腔、腹腔、心包腔和滑液腔等深部组织器官化脓标本,应由专科医生按照专业规范程序采集送检。

3. 其他特殊类型化脓性炎症标本采集

(1)中心静脉置管标本:用无菌镊子将导管尖端或近心端置于血琼脂平板中送检,怀疑菌血症者同时采血培养。

(2)蜂窝组织炎、坏疽:无菌生理盐水冲洗,75%乙醇消毒病灶表面,用注射器注入少量无菌生理盐水,自病灶中心抽取标本,疑似厌氧菌感染时,应做床边接种或置厌氧培养基中送检。

(3)烧伤感染部位:大面积烧伤的创面分泌物用灭菌棉拭子取多部位的脓液或分泌物(标明采集部位),置灭菌试管中送检。

(4)手术切口感染部位:用注射器抽取脓液或将拭子插入伤口深处采集标本。

(5)褥疮溃疡:尽量切取化脓组织与正常组织交界处的组织块,难以获得活检标本时则用拭子用力采集损伤底部,或用注射器抽取脓液或冲洗液。

(6)瘘管:以无菌方法采取脓壁组织碎片,置于无菌试管中送检。疑为放线菌、奴卡菌感染时,常用无菌棉拭子挤压瘘管,若脓汁中有"硫磺样颗粒"则优先选取。也可将无菌纱布塞入瘘管中,次日取出送检。

二、标本运送

标本采集后应立即送检,2 h 内送至实验室。若不能及时送检,可于 4℃ 条件下保存,但一般不超过 24 h;特殊低温敏感标本(如淋病奈瑟菌、脑膜炎奈瑟菌),应立即接种至预温的培养基中,或35℃条件下保温运送。厌氧培养的标本应及时接种,一般应在30 min 内处理完毕,最迟不得超过2 h。

三、标本验收

一般标本至少采集0.5 mL 或者0.5 g(特殊标本除外),胸腔积液和腹水应采集10 mL;支气管肺泡灌洗液(bronchoalveolar lavage fluid,BALF)应采集10~20 mL(≥5 mL);脓液应采集2~5 mL;羊水、胆汁、关节穿刺液、心包液、胸腔积液、滑膜液应采集大于1 mL。应用专用容器或灭菌容器盛装,不得有渗漏、破裂或污染。标本应标识清晰,有唯一标识码或条码。标注患者基本信息、标本来源、采集时间、送检目的、临床诊断及申请医生等。特殊病原菌如放线菌、奴卡菌等的检查应注明。不合格标本应拒收,并通知临床医生重新取材送检,侵入性操作等取样难度大的不合格标本,与临床医生协商后可按常规处理,但须在报告单上注明"怀疑标本污染,结果仅供参考"。

标本拒收情况包括:① 标识不清,或标签与申请单不符的标本;② 标本外漏、容器破损等明显受到污染的标本;③ 标本量少、送检延迟或未按规定保存运送等。

第二节 细菌检验程序与方法

一、检验程序

脓液及创伤感染分泌物标本的细菌检验程序见图34-1。

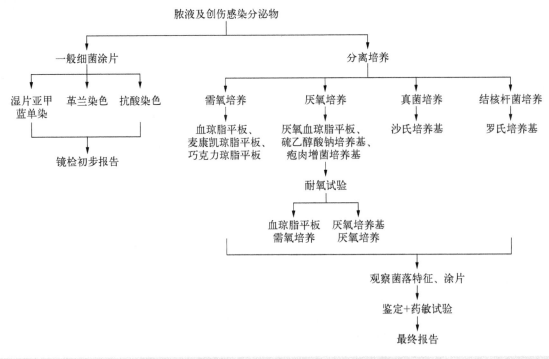

图34-1 脓液及创伤感染分泌物标本的细菌检验程序

二、检验方法

脓汁及创伤感染分泌物应在培养接种前做涂片染色镜检,初步判断细菌类型,为分离培养和初步诊断提供依据。怀疑厌氧菌感染的标本,宜同时选择革兰染色和厌氧培养,不能排除需氧菌时,宜同时做需氧培养。

(一)显微镜检查

1. 湿片检查 取脓液标本或生理盐水稀释标本一滴于载玻片上,加一滴复方碘或0.1%的亚甲蓝单染,加盖盖玻片,高倍镜观察细胞细菌分布、细菌数量及运动特性等情况。

2. 革兰染色或抗酸染色　　取脓液或伤口分泌物标本直接涂片,待自然干燥或烘片机烘干后革兰染色或抗酸染色。油镜观察细菌形态结构及染色特征。

3. 疑似放线菌感染标本检查　　对于临床上来自瘘管或窦道的标本,如肉眼或放大镜发现直径 1 mm 以下灰白色或"硫磺样颗粒",挑取颗粒置于载玻片上,加 50 g/L KOH 溶液消化,低倍镜及高倍镜观察颗粒中的菌丝,随后分别涂片进行革兰染色和抗酸染色,油镜观察细菌形态及染色特性。

4. 特定感染宜进行厌氧培养　　例如,肝脓肿等封闭脓肿、腹膜炎、腹腔感染和糖尿病足感染等。厌氧菌感染的特征性表现包括:① 局部有气体产生为重要指征之一;② 发生在黏膜附近的感染;③ 深部外伤,如枪伤、人或动物咬伤后的继发感染;④ 分泌物有恶臭或呈暗红血色或在紫外光下发出红色荧光,或脓汁中有"硫磺样颗粒"等。

（二）分离培养与鉴定

1. 需氧菌培养　　将标本分别接种于血琼脂平板和麦康凯琼脂平板(中国蓝琼脂平板),置于 5%二氧化碳环境中 35~37℃ 条件下培养 18~24 h,特殊标本如眼、耳、扁桃体等则加种巧克力血琼脂平板,以利于苛氧菌的检出。观察各固体培养基上细菌生长情况,根据菌落特点、形态、染色性等确认革兰阳性/阴性菌后,挑取菌落制成菌悬液,选择合适的鉴定卡片,用微生物鉴定仪或传统生化试验等进行鉴定,同时做药敏试验。

2. 厌氧菌培养

（1）无芽孢厌氧菌培养:将标本分别接种于合适的液体培养基(硫乙醇酸盐增菌培养基、疱肉增菌培养基)及厌氧血琼脂平板,厌氧环境培养 18~24 h。根据菌落特点、染色结果等按程序做细菌鉴定及药敏试验。

（2）芽孢厌氧菌培养:怀疑炭疽芽孢杆菌、破伤风芽孢梭菌及产气荚膜梭菌感染时,取患部脓液接种于血琼脂平板,对于污染严重的标本,可将标本先接种至液体培养基,然后置于 80℃ 水浴 20 min 杀灭非芽孢细菌,再移种于血琼脂平板,厌氧环境 35~37℃ 培养 18~24 h,根据菌落特点、染色结果等按程序做细菌鉴定及药敏试验。

3. 分枝杆菌培养　　临床怀疑结核分枝杆菌感染的标本,将脓汁直接接种于罗氏培养基,组织脏器标本应先切碎乳化再培养,如有杂菌污染的标本应先预处理再接种,35~37℃ 条件下培养 6~8 周,根据菌落特征、抗酸染色结果做初步鉴定,同时选择分枝杆菌核酸检验。

4. 真菌培养　　将标本接种至沙氏培养基,35℃ 条件下培养 2~5 d,根据菌落特征、涂片染色镜检做初步鉴定,必要时做进一步鉴定。怀疑侵袭性真菌感染的标本,宜同时选择 10% KOH 溶液压片、真菌培养和真菌抗原检验。另可进行乳酚棉蓝染色或荧光染色等。

5. 放线菌培养　　以无菌蒸馏水洗涤溶解红细胞,挑取可疑"硫磺样颗粒"压碎,并接种至血琼脂平板或BHI 琼脂平板,置于 5%二氧化碳厌氧环境中 37℃ 条件下培养 24 h,观察微菌落特点,再经 7~14 d 培养,观察大菌落特点。同时接种硫乙醇酸盐增菌培养,37℃ 条件下培养 3~7 d 观察其生长情况。根据菌落特征、生化反应等做细菌鉴定及药敏实验。

第三节　报告与解释

一、阳性结果报告

（一）显微镜结果

（1）显微镜下观察细菌形态、染色性、形态特点及排列方式,如查见革兰阳性或阴性球菌,应报告"查见革兰阳性或阴性球菌"。镜下找到革兰阳性杆菌,注意是否有芽孢及其所在位置,如革兰阳性细长杆菌,芽孢为正圆形,在菌体顶端,呈鼓槌状,可报告"找到革兰阳性芽孢杆菌,疑似破伤风梭菌"。如无芽孢应加做抗酸染色。

（2）如在患者病灶脓汁中找到肉眼可见的"硫磺样颗粒"、革兰染色阳性、有分支、抗酸染色阴性,无芽孢、无荚膜的细菌,应报告"找到革兰阳性杆菌,疑似放线菌"。

（二）培养结果

脓液及创伤感染分泌物培养出细菌均有临床意义,应报告细菌名称及药敏结果。但应注意结核分枝杆菌、放线菌及真菌等病原体生长较慢,培养时间一定要足够,同时加做其他免疫学实验辅助诊断,以免耽误治疗。常见脓液与创伤感染分泌物的病原体见表34-1。

表 34-1 脓液及创伤感染分泌物常见病原体

革兰阳性球菌	革兰阳性杆菌	革兰阴性球菌	革兰阴性杆菌	其 他
金黄色葡萄球菌、凝固酶阴性葡萄球菌、肺炎链球菌、肠球菌	破伤风梭状芽孢杆菌、产气荚膜梭菌、炭疽芽孢杆菌	脑膜炎奈瑟菌、淋病奈瑟菌、卡他莫拉菌	肺炎克雷伯菌、大肠埃希菌、变形杆菌、铜绿假单胞菌、流感嗜血杆菌、拟杆菌、梭杆菌	结核分枝杆菌、非结核分枝杆菌、白念珠菌、放线菌、诺卡菌

二、阴性结果报告

(一)显微镜结果

根据镜下染色结果进行报告,未发现则报告"未查见细菌""未见真菌""未见抗酸杆菌"。

(二)培养结果

当培养足够时间未见细菌生长时,可进行阴性报告"未见细菌生长"。

本章小结

脓液及创伤感染分泌物的细菌检验为临床精准合理用药提供依据,应根据感染部位等不同选择合适的培养方式,在培养接种前做涂片染色镜检,初步判断细菌类型,为分离培养和初步诊断提供依据。最好同时送两份标本,分别用于涂片与培养检查,确保检验结果准确可靠。

(余 敏)

第三十五章 生殖道标本的细菌学检验

生殖道标本培养对生殖道细菌感染的诊断具有重要意义,正常情况下,内生殖道是无菌的,而外生殖器(包括男性尿道口和女性阴道)有许多正常菌群寄生,根据部位和培养目的不同,注意鉴别与区分正常菌群与致病菌。生殖道感染的病原体种类多样,包括细菌、真菌、病毒、寄生虫等,其主要通过性传播,常见的有白念珠菌、淋病奈瑟菌、阴道加德纳菌、杜克嗜血杆菌、厌氧菌、沙眼衣原体、解脲支原体、梅毒螺旋体、人乳头瘤病毒、疱疹病毒等。不同来源的标本应当根据临床症状及部位注意鉴别与区分正常菌群与致病菌,同时按标准操作规程取样避免污染,确保检验结果准确可靠。

第一节 标本采集、运送和验收

一、标本采集

(一)采集指征

女性患者出现外阴瘙痒、白带异常(颜色或气味改变)、下腹疼痛、月经失调、子宫颈糜烂溃疡等症状,以及男性患者出现尿频、尿急、尿痛、尿道分泌物增多、龟头红肿溃疡、阴囊潮湿疼痛、性功能障碍等症状时应采集患处分泌物及时送检。

(二)标本类型

1. 尿道分泌物　　患者排尿后,清洗外阴部,用无菌棉拭子采集尿道口溢出的脓性分泌物送检。一般采集两份,一份用于细菌涂片,另一份用于细菌培养。怀疑支原体、衣原体感染或无脓液流出时,可将无菌棉拭子插入尿道2~4 cm,旋转拭子并停留20 s后取出送检。

2. 生殖器溃疡标本　　用无菌生理盐水清洗溃疡面,暴露溃疡面,用无菌拭子或吸管采集标本并送检。

3. 阴道标本　　清洗外阴,无菌棉拭子采集阴道后穹分泌物,如B群链球菌筛查则需要在阴道口和直肠肛门部位分别采集。

4. 子宫颈标本　　怀疑急性宫腔感染时,原则上不采集子宫颈分泌物,以免细菌逆行引起感染扩散,必须采集时用内窥镜暴露子宫颈,清除阴道和子宫颈分泌物,轻压子宫颈使分泌物流出并用拭子采集,或用拭子插入子宫颈口1~2 cm,旋转拭子并停留20 s后取出送检;怀疑淋病奈瑟菌时,可以同时采集直肠拭子与子宫颈标本。

5. 子宫内膜标本　　清除阴道和子宫颈分泌物后,用真空吸引器或无菌棉拭子采集标本并送检。

6. 输卵管标本　　需要在腹腔镜或剖宫产术下将拭子插入输卵管采集;羊水标本则需要无菌操作下经腹壁羊膜腔穿刺抽吸获取。

7. 前列腺标本　　清洗尿道口,由专科医生经前列腺按摩获取,无菌容器收集。

8. 精液标本　　患者须禁欲5 d,清洗尿道口,采用体外排精法,射精于无菌容器中送检。

注意事项:无菌棉拭子采集标本时,一般采集两份,一份用于细菌涂片,一份用于细菌培养;无菌操作采集的抽吸物一般>1 mL;采集时间应在患者应用抗生素之前采集;标本重复采集每日最多一次。

二、标本运送

标本采集后应立即送检,2 h内送至实验室。特殊低温敏感标本(如淋病奈瑟菌、脑膜炎奈瑟菌),应立即接种于预温的培养基中,35℃保温运送。厌氧培养的标本应及时接种,一般应在30 min内处理完毕,最迟不得超过2 h。怀疑病毒感染时,标本可置2~8℃冷藏运送;用于病毒核酸检验的标本,采集后2~4 h送到实验室。血液标本室温运送,其他标本在2~8℃条件下转运,若运送时间超过24 h,标本宜在-70℃或更低的温度下保存和转运。

注意应使用人造纤维拭子采集分离淋病奈瑟菌等苛养菌,因棉拭子中含有甲醛等对细菌有害的物质,应避免使用其采集,以免影响检出率。

三、标本验收

标本应用专用容器或灭菌拭子采集,标本量要足够,不得有渗漏、破裂或污染。标本应标识清晰,有唯一标识码或条码。标注患者基本信息、标本来源、采集时间、送检目的、临床诊断及申请医生等。

第二节 细菌检验程序与方法

一、检验程序

生殖道标本的检验程序见图35-1。

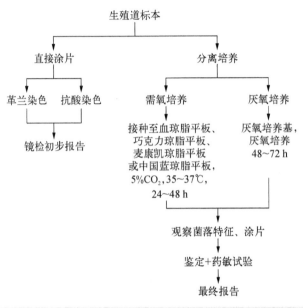

图35-1 生殖道标本的检验程序

二、检验方法

(一)显微镜检查

生殖道标本直接涂片、革兰染色或抗酸染色后镜检。镜下细菌特征:① 淋病奈瑟菌,一般上皮细胞少见,白细胞内外见凹面相对、成对出现的肾形革兰阴性双球菌。② 念珠菌,呈卵圆形、瓜子样的革兰阳性孢子或出芽相连接的假菌丝。③ 结核分枝杆菌:抗酸染色阳性、分散或聚集的杆状或点状细菌。④ 阴道加德纳菌,如见上皮细胞内有大量革兰阴性杆菌,则为线索细胞,提示可能是阴道加德纳菌阴道炎。

临床上常根据阴道分泌物内上皮细胞、白细胞、乳酸杆菌和杂菌的数量多少来判定阴道清洁度。阴道分泌物清洁度判定标准见表35-1。

表35-1 阴道分泌物清洁度判定表

清洁度	杆 菌	球 菌	上皮细胞	白细胞(个/HP)
Ⅰ	多	少见或不见	满视野	0~5
Ⅱ	中	少	1/2视野	5~15
Ⅲ	少	多	少量	15~30
Ⅳ	少见或不见	大量	极少量或不见	>30

注:清洁度在Ⅰ~Ⅱ为正常,Ⅲ提示有阴道炎、子宫颈炎等;Ⅳ提示炎症较重,如霉菌性阴道炎、滴虫性阴道炎、淋球菌性阴道炎等。

(二)分离培养与鉴定

1. 一般细菌 将标本接种至血琼脂平板、巧克力琼脂平板、麦康凯琼脂平板等5%二氧化碳,35℃条件下培养24~48 h,根据菌落特征及生化反应等进行鉴定。

2. 淋病奈瑟菌　　标本采集后应立即接种于预温的巧克力培养基或 TM(Thayer - Martin)淋球菌培养基中 35℃保温运送,置于 35~37℃、70%湿度、5%二氧化碳条件下培养 24~48 h,观察菌落形态、染色性及生化反应结果进行鉴定。

3. 厌氧菌　　将标本分别接种于合适的液体培养基(硫乙醇酸盐增菌培养基、疱肉增菌培养基)及厌氧血琼脂平板,厌氧环境培养 18~24 h。根据菌落特点、染色性等按程序做细菌鉴定及药敏试验。

4. 真菌　　将标本接种至两块沙氏培养基,分别置于 37℃ 及 22℃ 条件下培养,必要时接种显色平板培养 48 h,菌落为绿色的为白念珠菌;灰蓝色的为热带念珠菌;粉红色的为克柔念珠菌,紫色的为光滑念珠菌。

5. 结核分枝杆菌　　将标本接种至罗氏培养基 35℃ 条件下培养 6~8 周。

6. 解脲脲原体和人型支原体　　将标本接种至添加胆固醇及酵母浸液的牛心消化液和固体培养基,并置于 95%N_2、5%二氧化碳环境中 37℃ 培养 2~3 d,同时加做核酸检测,如培养结果为阳性,且液体培养时菌落计数>10^4 CFU/mL,具有临床意义。

7. 衣原体　　为专性细胞内寄生,不能使用人工培养基培养,需用鸡胚卵黄囊、HeLa - 299、BHK - 21、McCoy 等活体细胞培养。将接种标本细胞管离心促进衣原体黏附进入细胞,或在培养液中加入乙二胺乙基葡萄糖,以增强衣原体的吸附,提高培养率。

第三节　报告与解释

一、阳性结果报告

(一)显微镜结果

根据染色及镜下观察进行报告如"细胞内外查见革兰阴性双球菌""查见真菌""查见抗酸杆菌"等。

(二)培养结果

正常的内生殖道是无菌的,而外生殖器(包括男性尿道口和女性阴道)有许多正常菌群寄生,尿道口常见的细菌有葡萄球菌、类白喉棒状杆菌和非结核分枝杆菌等,阴道常见的细菌有乳酸杆菌、双歧杆菌和消化球菌等。通常外生殖道标本检出的肠杆菌科细菌、金黄色葡萄球菌、肠球菌等均无临床意义,而内生殖道脓肿或抽吸标本分离出肠杆菌科细菌、葡萄球菌属细菌、肠球菌属细菌及厌氧菌时可考虑其是病原菌。而任何部位只要检出淋病奈瑟菌、化脓链球菌、杜克嗜血杆菌、β-溶血性链球菌、沙眼衣原体及白念珠菌生长,均应视为致病菌,报告"××细菌生长"及相应的药敏结果。

二、阴性结果报告

(一)显微镜结果

根据镜下结果进行报告,如"未见革兰阴性双球菌""未见真菌""未见抗酸杆菌"。

(二)培养结果

生殖道来源的标本应根据其部位不同、培养目的不同来进行报告,当培养足够时间仍未见目的菌生长时,可进行阴性报告,如"未见淋病奈瑟菌生长""未见真菌生长"等。

本章小结

生殖道标本培养对生殖道细菌感染的诊断具有重要意义,正常的外生殖器(包括男性尿道口和女性阴道)有许多正常菌群寄生,不同来源的标本应当根据临床症状及部位的不同而注意鉴别、区分是正常菌群还是致病菌,同时应按标准操作规程取样避免污染,确保检验结果准确可靠。

(余　敏)

第三十六章　眼、耳、口腔分泌物标本的细菌检验

正常人的眼、耳、口腔存在一定数量与种类的正常菌群,当出现外伤、免疫力低下时正常菌群亦可移行至感染部位而致病,不同来源的标本应当根据培养目的及临床症状区分是正常菌群还是致病菌。尤其应注意耐药菌株、条件致病菌引起的疾病。

第一节　标本采集、运送和验收

一、标本采集

（一）采集指征

1. 眼部感染　　当眼部或眼睑出现红、肿、畏光、流泪、眼部异物感、分泌物增多等怀疑有眼部感染的疾病时,应采集眼部分泌物进行细菌检验。

2. 耳部感染　　当出现外耳炎、中耳炎及内耳炎时均应采集耳部标本进行细菌检验。

（1）外耳炎:耳郭牵引疼痛、耳屏压痛或咀嚼疼痛;外耳道破溃溢脓,耳道肿胀、阻塞导致听力减退;外耳道前壁、后壁疖肿,严重时累及腮腺、乳突部肿胀。

（2）中耳炎:主要为耳痛和化脓性中耳炎;以耳内间断或持续性流脓、鼓膜穿孔、听力减退为主要临床表现,严重时可引起颅内、颅外并发症。

（3）内耳炎:严重眩晕,频繁呕吐,头部及全身活动加剧,听力完全丧失,可有耳深部疼痛。

3. 口腔感染

（1）牙周脓肿:牙龈充血、水肿、表面光亮,患牙四周出现椭圆形或半球形肿胀凸起,疼痛剧烈或伴有搏动性疼痛。牙龈表面有针尖样窦道开口,或肉芽组织增生的开口,按压有少许脓液流出。

（2）口腔炎:口腔黏膜充血、水肿,可有疱疹,之后出现大小不等的糜烂或溃疡,创面覆盖灰白色或黄色假膜,边界清楚,易于擦去,但不久又会重新出现假膜。患者还表现为局部疼痛、淋巴结肿大、拒食、烦躁、高热。

（二）标本类型

1. 眼部标本

（1）眼结膜标本:将植绒拭子用病原体保存液或无菌生理盐水预湿,由内眦部开始从内到外旋转,轻拭下方结膜囊和下睑结膜表面(注意内眦部),采集标本后应立即接种至培养基或立即转运;接种后制备涂片,将拭子在载玻片上自内而外滚动涂成直径为 1.0~1.5 cm 的近圆形。

（2）眼角膜标本:由麻醉下专科医生在溃疡或创面边缘采集标本,角膜刮片推荐用 15 号手术刀片刮取溃疡基底部、溃疡边缘或损伤部位,将刮取物直接接种于培养基;睑结膜刮片时宜翻转上睑暴露睑结膜,固定后,垂直刮擦组织。将刮取物直接涂抹于载玻片上,尽量均匀涂开。由于标本量少,最好取样后直接接种。

（3）房水及玻璃体液:由眼科专业人员采集,将无菌注射器中的标本直接接种于培养基或液体增菌培养基,常规进行苛养菌、真菌及厌氧菌培养,同时直接制片或甩片制片。

2. 耳部标本

（1）外耳道:用湿拭子将耳道的碎屑或硬皮除去,再用一新拭子在外耳道用力旋转取样。

（2）中耳:取中耳标本时,若鼓膜完整,先用肥皂水清洁耳道,再行鼓膜穿刺术,用注射器抽出中耳内液体;若鼓膜穿孔,通过耳镜用软杆的采样拭子收集液体(仅限于需氧培养)。

3. 口腔标本　　清水漱口,人造纤维拭子在溃疡面或创面采集标本,或按压窦道底部取脓液送检。口咽部标本应用压舌板固定舌头,用涤纶或藻酸钙拭子越过舌根到咽后壁及扁桃体隐窝、侧壁等处反复擦拭 3~5 次,收集黏膜细胞,轻轻取出拭子,避免触及舌头、悬垂体、口腔黏膜和唾液,再将拭子插回采样装置中或适宜的转运装置中。

注意事项：眼结膜刮取物、房水及玻璃体液抽吸量很少，宜在诊室或患者床边直接接种培养涂片；结膜感染时，即使只有一只眼睛感染，也应对两眼的结膜均进行取样，从而有助于正常定植菌与致病菌的判断；结膜刮片采样可在使用不含防腐剂的表面麻醉剂后进行，用于细菌、真菌、沙眼衣原体、病毒和阿米巴等的培养；分泌物采集不建议使用麻醉药。对复杂、反复或慢性顽固性中耳炎宜做鼓膜穿刺术；中耳渗出液直接涂片革兰染色对临床很有帮助。

二、标本运送

标本采集后应立即送检，眼部标本应 15 min 内送至实验室，防止干燥，禁止冷藏。

三、标本验收

标本应用专用容器或灭菌容器盛装，不得有渗漏、破裂或污染。标本应标识清晰，有唯一标识码或条码。标注患者基本信息、标本来源、采集时间、送检目的、临床诊断及申请医生等。不合格标本应拒收，侵入性操作等取样难度大的标本与临床医生协商后可按常规处理，但须报告单上注明"标本不合格，结果仅供参考"。

标本拒收情况包括：① 标识不清或标签与申请单不符的标本；② 外漏、容器破损等明显受到污染的标本；③ 标本量少、送检延迟或未按规定保存运送等。

第二节　细菌检验程序与方法

一、检验程序

眼、耳、口腔分泌物细菌检验学程序见图 36 - 1。

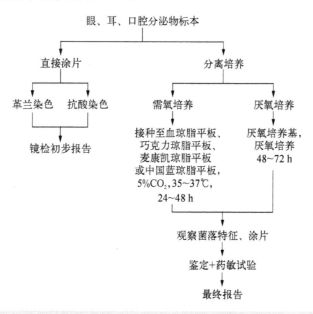

图 36 - 1　眼、耳、口腔分泌物细菌检验学程序

二、检验方法

（一）显微镜检查

取眼、耳、口腔分泌物标本直接涂片，经自然干燥或烘片机烘干，进行革兰染色或抗酸染色后镜检，油镜下观察细菌染色情况及形态。

（二）分离培养与鉴定

1. 一般细菌培养　　将标本接种至血琼脂平板、巧克力琼脂平板、麦康凯琼脂平板等在 35℃、5% 二氧化碳条件下培养 24~48 h,根据菌落特征及生化反应等进行鉴定。

2. 淋病奈瑟菌培养 标本采集后应立即接种至预温的巧克力培养基或 GC 培养基中 35℃保温运送,置于 35~37℃、70%湿度、5%二氧化碳条件下培养 24~48 h,观察菌落形态、涂片染色及生化反应进行鉴定。

3. 厌氧菌培养 将标本分别接种于合适的液体培养基(硫乙醇酸盐增菌培养基、疱肉增菌培养基)及厌氧血琼脂平板,厌氧环境培养 18~24 h。根据菌落特点、染色结果等按程序做细菌鉴定及药敏试验。

4. 真菌培养 将标本接种至两块沙氏培养基,分别置于 37℃及 22℃条件培养,必要时将其接种至显色平板培养 48 h,菌落为绿色的为白念珠菌、灰蓝色的为热带念珠菌,怀疑为侵袭性真菌感染的标本宜同时选择 10% KOH 溶液压片、真菌培养和真菌抗原检验。另外,还可进行乳酚棉蓝染色或荧光染色等。

5. 衣原体培养 衣原体为专性细胞内寄生,不能使用人工培养基培养,需用鸡胚卵黄囊、HeLa - 299、BHK - 21、McCoy 等活体细胞培养。将接种标本细胞管离心促进衣原体黏附进入细胞,或在培养液中加入乙二胺乙基葡萄糖,以增强衣原体的吸附,提高分离培养率。

第三节 报告与解释

一、阳性结果报告

(一)显微镜结果

根据染色及镜下观察进行报告如"查见革兰阳性/阴性球/杆菌""细胞内外查见革兰阴性双球菌""查见真菌""查见革兰阳性球菌、成对排列、疑似肺炎链球菌"等。

(二)培养结果

正常人眼、耳、口腔部存在一定数量与种类的正常菌群,不同来源的标本应当根据临床症状区分正常菌群和致病菌,在机体出现外伤或免疫功能低下时(如癌症、艾滋病、肾病、糖尿病等免疫力低下的患者),尤其注意条件致病菌亦可致病,均应报告"××细菌生长"及相应药敏结果。临床常见眼、耳、口腔分泌物致病菌见表 36 - 1。

表 36 - 1 临床常见眼、耳、口腔分泌物致病菌

眼 部	耳 部	口腔分泌物
金黄色葡萄球菌	金黄色葡萄球菌	β-溶血性链球菌
腔隙莫拉菌	化脓链球菌	流感嗜血杆菌
流感嗜血杆菌	肺炎链球菌	卡他莫拉菌
埃及嗜血杆菌	卡他莫拉菌	肺炎链球菌
淋病奈瑟菌(新生儿眼炎常见)	流感嗜血杆菌	白念珠菌
沙眼衣原体	变形杆菌	
白念珠菌	铜绿假单胞菌	
茄病镰刀菌	厌氧菌	

二、阴性结果报告

(一)显微镜结果

根据镜下结果进行报告,如"未见革兰阴性双球菌""未见真菌""未见抗酸杆菌"。

(二)培养结果

不同来源的标本,根据其部位不同、培养目的不同,当培养足够时间未见目的菌生长时,可进行阴性报告,如"未见致病菌生长""未见真菌生长"等。

本章小结

正常人的眼、耳、口腔部存在一定数量与种类的正常菌群,不同来源的标本应当根据临床症状对正常菌群和致病菌加以区分,尤其应注意耐药菌株、条件致病菌亦可致病。

(余 敏)

第三十七章 临床微生物实验室检测质量控制

及时、准确地判断病原体种类和耐药性,为临床抗感染治疗提供科学的指导依据、协助临床医生对患者的疾病做出正确的诊断和制订正确的治疗方案是临床微生物检验的根本目的。临床微生物实验室检测质量控制涉及检验前、检验中和检验后3个环节,有人员、设备、环境及试剂耗材等众多影响因素,其对保证检测结果的准确性具有十分重要的意义,是检验结果真实、可靠的根本保证。

第一节 检验前质量控制

检验前质量控制是临床实际操作中最容易被忽视的环节,该阶段包括临床医师的检验申请、标本的采集运送与接收。

一、检验申请

检验项目的选择是临床工作与检验工作结合的起点,临床医师应遵循针对性、有效性、时效性及经济性的原则选择检测项目。近年来,检验项目更新升级速度较快,新技术、新项目不断涌现,导致临床医师往往不能灵活应用新型检测手段,从而延误了患者宝贵的诊断时间。因此,为了更好地服务患者,临床检验实验室应主动做好新型检测手段的宣传工作,详尽介绍新项目的主要临床意义、技术方法及标本采集时的注意事项等,为临床医师提供全面的检测技术信息。必要时,应对常用的检验项目进行"组合"以便于申请单的开具,在降低医务人员工作强度的同时降低错开、漏开检验项目的风险。在新型检测项目投入使用后,实验室应建立相应的结果反馈机制,了解临床一线医务人员对于该检测项目的评价,明确该检验项目在临床预期与诊疗中的实际符合程度,对该检测项目的实际应用价值进行评估。

二、标本的采集、运送和验收

(一) 标本的采集

能否正确地采集、处理与运送标本直接关系到致病菌培养率的高低,是临床细菌检验成功的关键。一份合格标本的采集过程离不开患者的密切配合,检验人员应向患者耐心、细致地讲解标本采集的目的和注意事项,主动了解患者的休息、饮食及药物使用情况,避免因患者情绪、生理节律变化或饮食、药物等因素对检测结果产生影响。需要患者本人采集标本时,检验人员需要对标本的留取方法和注意事项进行详细介绍,并敦促患者严格执行以保证采集标本的质量。对于有创伤性的操作,检验人员应提前向患者及家属说明检测目的和注意事项,尽量消除患者的紧张情绪。检验人员在采集标本时应注意无菌操作,在采集血液、脑脊液、胸腔积液、关节液等无菌体液标本时应首先对局部皮肤和组织进行消毒,以免受到皮肤表面正常菌群的污染。采集呼吸道、口腔、肠道和生殖道等明确有正常菌群寄生部位的标本时,应预先明确目的病原菌并使用相应的选择性培养基进行筛选。采集厌氧菌、苛养菌、L型细菌、分枝杆菌和真菌时应选择相对应的特殊采集方式和培养条件以保证致病菌的检出率。

(二) 标本的运送

运送标本时应同时遵循及时性和安全性两个原则。一般情况下,标本采集后应在2 h内由专人运送至医学检验实验室,某些因故不能及时送检的标本可置于4℃条件下保存。但应注意,来自生殖道、眼、内耳、脑脊液及血液的标本,以及采集、运送某些对低温敏感的细菌如脑膜炎奈瑟菌、淋病奈瑟菌及流感嗜血杆菌时,不宜进行冷藏运输或保存。标本在送检过程中应严格执行《可感染人类的高致病性病原微生物菌(毒)种或样本运输管理规定》相关条例,使用标记清楚、包装完整的运输容器并委托专人进行运送。运送过程中应防止标本过度振荡,以免标识脱落而导致标本混淆,甚至容器破损泄漏而造成污染。

(三) 标本的验收

标本的质量会直接影响检验结果的准确性,临床微生物实验室应严格遵守标本接收和拒收标准。接收标本时,实验室工作人员应首先确认标本条码是否清晰可辨,对于条码丢失或模糊无法识别的标本应予以拒收。对于标本保存容器渗漏、标本类型错误、培养基或保存方式不当或者标本的采集日期不合格的标本也一般不予接收,但对于脑脊液、胸腔积液、腹水、胆汁、关节液或鞘膜液等临床不易再次获得的标本应与临床医师沟通协商后再进行处理。

第二节　检验中质量控制

一、提高检验人员的综合能力水平

在临床微生物检验工作中,有许多检验环节需要手工操作和主观判断,操作人员的专业知识、工作经验及操作熟练程度都会影响最终的检验结果,对操作人员的技术性和专业性要求相对较高。因此,必须全面提高操作人员的综合素质,在加强检验人员的日常培训与经验积累的同时不断进行新仪器、新技术的学习,做到对所使用的检测方法原理了如指掌。在具备科学的分析、判断能力的基础上持续追踪从标本留取到检验报告发出的每一个环节,保证良好的临床微生物检验工作水平。

二、加强实验室检测设备的质量控制

实验室的仪器设备对工作环境有一定的要求,使用环境不当或疏于管理维护导致的仪器设备功能损坏将严重影响工作进度和检验的质量。因此,对于仪器设备的及时维护也是质量管理的重要环节。对于检验仪器的购置时间、质量控制、操作规范应进行详细记录,严格依据仪器厂商使用说明进行操作和维护,规范仪器设备的使用流程,确保仪器始终处于最佳的工作状态。随着检验医学的不断发展,越来越多的自动化辅助仪器和微生物鉴定系统相继进入微生物实验室,使检验过程更加标准化和自动化,从而也更需要做好这些仪器的管理和维护工作。

三、加强检验试剂与耗材的质量控制

检验过程中所用试剂耗材的质量会直接影响检测结果,因此,在实际工作中,应建立临床微生物实验室试剂耗材管理制度,各班组人员根据工作需要申报购置试剂、药品及耗材的种类和数量,定期对库存数量进行检查与及时补充。设专人严格执行试剂耗材保管制度,做到试剂、药品、耗材的安全保管和使用领取,严格按照供应商说明书要求妥善保存试剂。诊断血清、诊断类试剂、血清制品类试剂耗材应分类存放于冰箱内;固体试剂和液体试剂及化学性质不同或灭火方法相抵触的化学试剂应分柜存放;受光照易变质、易燃、易爆、易产生有毒气体的化学试剂应存放在阴凉通风处;易燃易爆物应远离火源和电源;剧毒试剂应专柜存放、专人保管,实行双人双锁管理;自配试剂应注明试剂的名称、浓度、配制时间、有效期和配制人。

临床微生物实验室还应特别强调标准菌株的妥善保存。实验室应保存有足够种类和数量的标准菌株以满足临床检验质控的需要,并设专人进行标准菌株的保存工作,对于菌种名称、菌种类型、分离来源、传代日期等信息应建册登记。在进行标准菌株传代时应严格按照菌株的培养要求进行接种,并注意无菌操作,避免菌株出现污染、丢失等情况,数次传代后应对其生化反应、血清学特性等生物学性状进行观察,检查其是否发生污染或变异。

四、加强检验过程质量控制

加强检验人员培训,制订规范的规章制度并完善实验室仪器和设备的管理规程,可根据卫生部颁发的《医疗机构临床实验室管理办法》《全国临床检验操作规程》,以及美国《临床微生物手册》、CLSI 有关文件、ISO15189认可准则及相关法律法规结合本实验室的实际情况制订标准操作程序。程序制订后,应要求检验人员严格依照相关文件执行操作,检验前定期做好紫外线消毒工作,检验过程中应严格遵守无菌操作原则并翔实记录相关实验数据,完成操作后应规范处理废弃物,维护实验室工作环境,为不断提高检验质量提供有力保障。

积极参与室间质评验证活动,科学评估实验室检测技术水平,明确差距和不足。对于室间质评回报结果的不符合项,应充分重视并分析总结失控原因,提出整改与改进措施,不断改进、提高微生物鉴定及药敏试验的检验技能。

第三节 检验后质量控制

检验后阶段又称作检验后程序,包括结果确认、规范报告、授权发布、临床解释及保存检验样品等环节。这一阶段的质量控制工作有:检验结果的审核与报告、检验样本的保存及处理。要做好上述工作,应该从以下几点加强管理。

一、检验结果的审核与报告

(一) 检验结果的审核

对检测结果进行再次核对是检验工作结束后的必要环节。审核工作主要应注意以下几个方面。

1. 基本内容 检查临床医师所开具的检验项目是否全部完成,有无漏检、错检;检验结果是否按照规范的格式书写清楚,所使用的术语是否规范;药敏结果使用的单位是否准确,有无异常的需要复查的结果等。

2. 临床信息 在检验结果发布之前,还应该注意检验结果与患者信息的符合性,检验结果是否符合患者的既往病史和医生的初步诊断,发现难以解释的检测结果时应主动与临床医生沟通。

3. 异常结果 检测结果出现异常时,应查询患者既往微生物检验结果及相关的其他项目检验结果,对整个检验过程进行分析。必要时应进行复检,所有重复或特殊处理均应在备注栏中说明。

(二) 检验结果的报告

检验结果的报告的基本要求具有完整性、准确性、有效性、及时性,并保护患者隐私。完整性是指报告信息的完整,包括患者信息、检测结果、审核者姓名及必要的备注等。准确性是指检验结果与标本实际情况的符合性,室内质控结果处于可控状态时方可判断该批检验结果的可靠性,"失控"时的检验结果暂不宜发出。有效性是指检验结果对于临床诊断、治疗的有效性,应明确标注结果中的正常菌群定植、细菌天然耐药等信息,降低临床医生判读检验结果的工作量。及时性是指在第一时间将检验结果发放给临床医生或患者,以使患者得到及时的诊断和治疗。最后,应注意保护患者的隐私,检验结果不应轻易告知他人。

二、检验样本的保存及处理

(一) 检验样本的保存

临床工作中,每一份检验样本只做一次检测,因此,应对检验后检验样本进行妥善储存以应对必要的复查。大多数检验样本在检测完毕后放入保险盒内置于4℃标本冷库内保存1 d待查。血培养瓶送检的阴性培养结果一般不作保存,阳性结果可放入有盖的保鲜盒内室温保存1个月。抗酸杆菌镜检阳性涂片可置于专用的玻片保存盒内室温保存1年。疑似淋病奈瑟菌或流感嗜血杆菌等苛养菌检验样本可置于保险盒内37℃温箱保存3 d。

(二) 检验样本的处理

保存到期的检验样本、培养基等感染性废物应以尽可能地减少处理者的危险和生物安全的原则进行销毁。污染物应在临床微生物实验室内经高压灭菌后运出。

本章小结

临床微生物实验室检测质量控制涉及检验前、检验中和检验后3个环节,有人员、设备、环境及试剂耗材等众多影响因素,对于保证检测结果的准确性具有十分重要的意义。在检验工作执行之前,首先应对检验申请、标本的采集、运送与接收等环节进行严格把关;检验过程中应提高检验人员综合能力水平,加强实验室检测设备、检验试剂与耗材、检验过程的质量控制;检验后需要核对检验结果无误后方可发布报告结果。

(沈 瀚)

第三十八章　实验室生物安全防护与菌种保存技术及管理

第一节　实验室生物安全防护

一、实验室生物安全防护

实验室生物安全防护是指在科研人员处理致病性微生物时,通过特殊的实验室设计建造、穿着个体防护装置及标准化的工作程序等方面采取的综合措施,保证其不受实验对象的感染,并阻止病原微生物对周围环境产生污染的过程。临床实验室生物安全防护的内容主要由安全设备和个体防护装备(一级防护)及生物安全实验室的特殊设计和建设要求(二级防护)等组成。

(一)安全设备和个体防护装置(一级防护)

生物安全柜是临床微生物实验室的主要生物安全装备,是一种在操作原代培养物、菌(毒)株等具有感染性实验材料时对实验操作者、实验环境和实验材料起保护作用,使其避免暴露于感染性气溶胶的负压过滤排风柜。生物安全柜主要分为Ⅰ、Ⅱ和Ⅲ等3个级别。Ⅰ级生物安全柜无正面遮挡保护,风速较低,对实验人员和环境的保护能力有限;Ⅱ级生物安全柜又被称为层流生物安全柜,使用时柜内维持负压,可同时为人员、环境和样品提供保护,广泛用于细胞组织培养、2~3级危险等级病原体的操作等,是目前应用最为广泛的安全柜种类。Ⅱ级生物安全柜进气口安装有高效空气过滤(high efficiency particulate air,HEPA)的仪器,台面内空气过滤后保持无菌,依照入口气流风速、排气方式和循环方式可再细分出4个种类(A1、A2、B1、B2型),可根据工作类型选择匹配的型号,并且与正压防护服结合使用可升级至4级危险等级传染病的操作。Ⅲ级生物安全柜是完全密闭、不漏气的通风安全柜,适用于生物危险度等级为1、2、3和4的媒质的操作。工作空间内为经高效空气过滤器净化的无涡流的单向流空气。进入气流经数个高效空气过滤器过滤后送入安全柜,排出气流应经双层高效空气过滤器过滤或通过高效空气过滤器过滤和焚烧来处理,对样本、实验人员和环境均有非常可靠的保护作用。

临床微生物实验室个人防护装备主要包括眼镜防护装备(安全眼镜、护目镜)、头面部防护装备(防护帽、口罩、防护面罩等)、呼吸防护装备(呼吸器、正压防护服等)、躯体防护装备(手套、防护衣等)等,它们可覆盖实验人员的眼睛、头面部、躯体、手足等部位,以物理屏障的形式保护临床微生物实验室工作人员免于生物、物理、化学、放射线等形式的伤害。

(二)生物安全实验室的特殊设计和建设要求(二级防护)

生物安全实验室在设计和建造时同时采用了物理隔离分区和负压通风过滤的方式避免有害病原微生物的扩散。安装自动关闭门对实验区和公共走廊区域进行隔离,并通过控制气流速度和方向使实验室内的气压保持一定的压力梯度,从而使空气只能由清洁区流向污染区的单向流动状态。以生物安全防护水平-3(BSL-3)实验室为例,BSL-3实验室应以顶部送风、底部排风,送风口和排风口呈对角线分布以最大限度地减少气流涡旋产生。污染区、半污染区的空气一律经过高效空气过滤器过滤后才能排放,并且高效空气过滤器应安装在排风管道的最前端,以避免排风管出现污染。

二、实验室生物安全防护水平

临床微生物实验室是根据相应的生物安全防护水平要求设计建造的。WHO于2004年发布了《实验室生物安全手册》(第三版),将临床微生物实验室的生物安全防护水平(biological safety level,BSL)分为4个级别,分别是BSL-1、BSL-2、BSL-3、BSL-4。其中BSL-1和BSL-2为基础实验室,BSL-3为生物安全防护实验室,BSL-4为高度生物防护实验室。

1. BSL-1实验室　　主要用于基础性研究或教学,无须特殊选址,配备开放式试验台,允许安装可开启窗户。实验室工作区外应有进食、饮水和休息场所,入口处设置挂衣装置以便于个人服装和工作服的分开挂置,实验室应配备适当的消毒设备。

2. BSL-2 实验室　　主要用于临床微生物检测或危险度为 2 级的病原体研究。在符合 BSL-1 实验室基本条件基础上,实验室外设置休息区,入口处应张贴生物危险标识,并注明生物防护等级、负责人、紧急联系电话等信息。入口处设置门禁系统并安装自动闭门器,实验室内宜划分清洁区、缓冲区和污染区,实验台面应具备防水、耐磨、耐腐蚀的特点,并配备自动感应式洗手池和紧急洗眼/喷淋装置。实验室应设置更衣室,进入实验室前应更换专门的工作服、佩戴乳胶手套,操作具有潜在气溶胶污染的样品时应使用具有独立排风系统的生物安全柜,实验室内配套与微生物风险水平相应的安全设备(如移液器、接种环、样本运送容器、利器盒等)。

3. BSL-3 实验室　　可用于开展我国规定的危害程度为第二类(或个别第一类)病原微生物的相关检测和研究。除满足 BSL-1 实验室和 BSL-2 实验室设施的要求外,还在平面布局、送排风系统等方面有一些特殊要求。BSL-3 实验室可与其他用途房屋设在同一栋建筑物中,但必须自成隔离区。平面布局由清洁区、半污染区和污染区(核心区)组成,其中半污染区应安装供紧急撤离使用的安全门。各区域之间应设缓冲间和传递窗口,传递窗内安装物理消毒装置,其两侧不能同时处于开启状态。放置生物安全柜时应注意远离过道和实验室入口。BSL-3 实验室的送排风要求较为严格,不允许安装与外界连通的窗户,内部窗户应做到密封、防破碎。采用直排送排风方式,经初、中、高级过滤后,保持污染区的静态洁净度达到 7~8 级。实验区应设有独立的负压排风系统,送风口和排风口对角分布,上送下排,最大限度地降低核心区和半污染区内的空气涡流。在污染区和半污染区内不得另外安装分体空调、暖气和电风扇等装置。污染区与生物安全柜等装置内的气压应与室外大气压保持合理的压差,工作时气流依次通过清洁区、半污染区、污染区,并最终经滤过后由专用排风管道排出。排风口应远离送风口并至少高出所在建筑 2 m,应具有防雨、防鼠、防虫的功能。应确保生物安全柜与排风系统的压力平衡以防止生物安全柜内气体倒流,在实验室入口处的显著位置应安装有带报警功能的室内压力显示屏,显示污染区和半污染区的负压状况。高压灭菌装置应置于污染区内,低温高速离心机或其他易产生气溶胶的设备应置于负压罩或其他排风装置中。实验室天花板、地板与墙面间的交角应为弧形且密封,围护结构表面应光滑、防水、耐腐蚀且易于消毒清洁。维护结构外的围墙应有适当的抗震和防火能力。实验室内应安装自动关闭门,实验室出口处应有明显的发光标识。在污染区和半污染区出口处设置感应式洗手池,供水管应安装防回流装置。实验室内严禁设置地漏,污水应直接通往独立的液体消毒系统,经集中消毒后排放。不得将任何未经消毒灭菌的材料带出实验室,实验资料应通过传真机、计算机等通信手段发送至实验室外。

4. BSL-4 实验室　　布局与 BSL-3 实验室基本相同,主要用于对人体具有高度危险、可通过气溶胶途径传播或传播途径不明且目前尚无有效的疫苗或治疗方法的病原微生物或毒素。BSL-4 实验室应与建筑内其他区域完全隔离或设置在独立的建筑物内并对人员的出入进行严格的控制。工作人员必须经过特殊和全面的操作培训并且在有相关工作经验和相关资格的专家的监督下进行工作。所有操作应限制在Ⅲ级生物安全柜中进行,若使用Ⅱ级生物安全柜操作时应穿着具有生命保障系统的连体式正压防护服。

三、消毒灭菌

具有潜在传染性的人或动物来源的血液、体液分泌物或排泄物标本是临床微生物实验室工作的主要研究对象。这些标本中的病原微生物极有可能在试验过程中由离心、振荡、搅拌等实验操作而出现泼洒、溅出或形成气溶胶进而对实验环境产生污染,并通过呼吸道、接触传染等方式感染人或动物,造成传染病的传播。因此,常使用物理和化学方法对实验室内空气、地面、实验器材和实验人员的体表进行消毒灭菌。消毒与灭菌的常用方法可分为化学消毒灭菌法和物理消毒灭菌法。

1. 化学消毒灭菌法　　临床微生物实验室常使用化学消毒剂通过浸泡、擦拭或熏蒸等方式进行消毒灭菌。常用的化学消毒剂种类繁多,不同的化学消毒剂对病原微生物的作用机制也不尽相同。酚类、醇类、醛类、重金属盐类及氧化剂可使病原微生物蛋白质发生变性或沉淀;去垢剂可损伤病原微生物的细胞膜,使其因内容物溢出而呈现杀灭作用。化学消毒剂由于特殊性质,在使用时还应注意其对物品的腐蚀、环境的污染和对人体的伤害。

2. 物理消毒灭菌法

(1)热力消毒灭菌法:通过热力作用对微生物的蛋白质、核酸、细胞壁、细胞膜等结构进行破坏致其死亡,可分为干热法和湿热法。① 干热法：即灼烧和干烤，前者用火焰直接灭菌，适用于临床微生物实验室中的接种环、接种针、试管口和瓶口等耐热材料的灭菌；后者于干烤箱内进行，适用于玻璃器皿或陶瓷制品等高温下不易损坏变形的材料的灭菌。一般加热至160℃干烤2 h即可有效杀灭包括芽孢在内的所有微生物。② 湿热法：包括煮沸消毒和高压蒸汽灭菌，后者为临床上应用最为广泛、效果最为可靠的首选灭菌方法。该方法基于密闭的高压蒸汽灭菌锅的水蒸气无法外溢使锅内压力增高，蒸汽温度也随之增高的原理达到彻底的灭菌效果。一般在103 kPa的压力下(121.6℃)灭菌15~30 min，即可杀灭包括芽孢在内的全部微生物，可用于大多数耐高温、耐湿热物品的灭菌处理。

（2）光照消毒法：常用于空气和物品表面的消毒，主要利用紫外线的杀菌作用使菌体蛋白发生光解、变性，从而导致细菌死亡。紫外线杀菌作用最强的波长范围为250~270 nm，有效消毒时间约30 min。紫外线可干扰细菌DNA正常复制、使细菌蛋白质光解变性，并使空气中的氧分子产生臭氧，从而进一步加强杀菌能力。

第二节　菌种保存技术及管理

一、菌种保存技术

菌种保存是一项重要的基础工作，是进行微生物基础研究和微生物育种工作的重要组成部分。它既是保护微生物资源的一种手段，又为持久而有效地利用微生物资源提供了保证，是临床微生物实验室的一项重要工作内容。

1. 斜面低温保存法　　将待保存菌种接种在适宜的固体斜面培养基上，37℃充分生长后置于2~8℃冰箱中保存，每隔一段时间后再转接至新的斜面培养基，如此反复。保存时间根据微生物的种类不同而不同，一般最少可保存1个月。此方法操作简单，且不需要特殊设备，是目前临床实验室最常用的菌种保存方式。但其保存周期短、需反复传代，因此，具有菌种性质易发生改变的缺点，污染杂菌的机会也相对较多。

2. 液体石蜡保存法　　在无菌条件下，将已灭菌并蒸发水分的液体石蜡倒入已完成培养的斜面培养基上，液体石蜡层高出斜面顶端1 cm，加胶塞后垂直放置于室温或4℃冰箱保存。此法简单实用、无须特殊设备，且不需要经常传代接种。霉菌、放线菌、芽孢细菌依照此法可保存2年以上，普通无芽孢细菌也可保存1年左右。

3. 冷冻真空干燥保存法　　是菌种保存方法中最为有效的方法之一，对各类微生物都有较好的保存效果。适用于细菌的长期保存，有效保存期长达数年至十余年，但需使用昂贵设备，操作也较为复杂。保存时，首先选用适宜培养基对待保存细菌进行纯培养，之后制作菌悬液，按0.2 mL/瓶分装至安瓿中，置于超低温冰箱中(-70℃)冷冻，悬液结冰后置于真空冷冻干燥机中完成冻干步骤。冻干完成后取出安瓿，使用汽油喷灯的细火焰在安瓿管颈中央进行封口。封口后保存于4℃冰箱或室温暗处保存。

4. 液氮超低温保存法　　是一种以甘油、二甲基亚砜作为保护剂，使用液氮的超低温特性(-196℃)对菌种进行保存的方法。该方法在应用时应注意控制降温速度，以每分钟降低1℃为宜。若冷冻速度过快则会导致细胞因内部冰晶的形成而降低存活率。该方法除适宜于一般微生物保存外，还可对一些难以通过冷冻干燥法保存的微生物如支原体、衣原体、噬菌体、藻类及动物细胞进行保存，并且可有效保存15年以上。

二、菌种保存管理

（1）应对被保存菌种的相关信息进行详细记录，内容包括菌种名称、编号、来源、形态特征、培养特性、生化与血清学鉴定结果、菌种传代次数、保存方法、储存条件及保存位置等。

（2）菌种保存冰箱须上锁，进出库的菌种必须进行清点登记。菌种保存应由受过专业培训的专人负责，定期检查菌种的存活率和种株纯度。

（3）医学微生物的各类菌(毒)种及其变异株，必须根据种株对人或动物的致病力、毒性、自然分布及其流行传染对社会的危害程度进行分类，烈性传染病菌种应设有专柜或专库单独保存。

（4）保存的菌种应至少两套，一套供实验用，另一套供保存传代用。传代时应严格核对菌种编号、传代次数、传代日期等信息，传代后再次核对菌株相关特征，检查无误后方可保存。

本章小结

　　临床微生物实验室一般实施两级隔离。一级隔离通过生物安全柜、负压隔离器、正压防护服、手套、眼罩等实现;二级隔离通过实验室的建筑、空调净化和电气控制系统来实现。依据实验室所处理对象的生物危险程度,临床微生物实验室共分为 4 个级别,即 BSL－1 实验室、BSL－2 实验室、BSL－3 实验室、BSL－4 实验室。其中 BSL－1 实验室对生物安全隔离的要求最低,BSL－4 实验室对生物安全隔离的要求最高。菌种保存是临床微生物实验室的一项重要工作内容,可根据实际需要的不同选择保存方式,为持久而有效地利用微生物资源提供了保证。

(刘　畅)

主要参考文献

陈东科,孙长贵.实用临床微生物学检验与图谱.北京:人民卫生出版社,2011.

国家卫生和计划生育委员会.临床微生物实验室血培养操作规范.WS/T 503-2017.[2017-10-17].

国家卫生和计划生育委员会.尿路感染临床微生物实验室诊断.WS/T 489-2016.[2016-07-07].

国家卫生和计划生育委员会.细菌性腹泻临床实验室诊断操作指南.WS/T 498-2017.[2017-02-09].

国家卫生和计划生育委员会.下呼吸道感染细菌培养操作指南.WS/T 499-2017.[2017-02-09].

国家卫生和计划生育委员会.中华人民共和国卫生行业标准-临床微生物学检验样本的采集与转运.WS/T 640-2018.[2018-12-11].

洪秀华,刘运德.临床微生物学检验.北京:中国医药科技出版社,2010.

侯云德.急性呼吸道病毒感染的病原学与防治.北京:中国协和医科大学出版社,2005.

贾文祥.医学微生物学(八年制).北京:人民卫生出版社,2005.

蒋岩.全国艾滋病检测技术规范(2009年修订版).成都:第三届中国病毒性肝炎与艾滋病实验室诊断与临床高峰论谈,2010.

杰伊 A.利维.艾滋病病毒与艾滋病的发病机制.2版.邵一鸣译.北京:科学出版社,2000.

李凡,徐志凯.医学微生物学.8版.北京:人民卫生出版社,2013.

李凡,徐志凯.医学微生物学.9版.北京:人民卫生出版社,2018.

刘文忠,谢勇,陆红,等.第五次全国幽门螺杆菌感染处理共识报告.杭州:幽门螺杆菌感染处理Maastricht-5共识研讨会暨第五次全国幽门螺杆菌感染处理共识会,2017.

刘锡光.现代诊断微生物学.北京:人民卫生出版社,2002.

刘艳芳,张勇健,苏明.临床病毒学检验.北京:军事医学科学出版社,2009.

刘运德,楼永良.临床微生物学检验技术.北京:人民卫生出版社,2015.

卢洪洲,梁晓峰.新发传染病.北京:人民卫生出版社,2018.

吕厚东,赵玉玲.临床微生物学检验.武汉:华中科技大学出版社,2013.

倪语星.临床微生物学与检验.5版.北京:人民卫生出版社,2015.

倪语星,尚红.临床微生物学与检验.4版.北京:人民卫生出版社,2007.

倪语星,尚红.临床微生物学检验.5版.北京:人民卫生出版社,2012.

倪语星,王金良.抗微生物药物敏感性实验规范.上海:上海科学技术出版社,2007.

裴晓芳,于学杰.病毒学检验.北京:人民卫生出版社,2015.

尚红,王毓三,申子瑜.全国临床检验操作规程.4版.北京:人民卫生出版社,2015.

孙燕,孔菁,张泓,等.2005—2014年CHINET流感嗜血杆菌和卡他莫拉菌耐药性监测.中国感染与化疗杂志,2016,16(2):153-159.

童明庆.临床检验病原生物学.北京:高等教育出版社,2006.

王辉,任健康,王明贵.临床微生物学检验.北京:人民卫生出版社,2015.

王珏鑫,余广超,温旺荣.鲍曼不动杆菌对碳青霉烯类抗菌药物耐药机制研究进展.中国抗生素杂志,2016,41(11):824-828.

吴爱武.临床微生物学检验技术(学习指导与习题集).北京:人民卫生出版社,2015.

吴移谋,汪正清,万康林.人类衣原体、螺旋体、立克次体.北京:人民卫生出版社,2009.

闫平平.致病性弧菌PCR-DHPLC检测及霍乱弧菌快速分型方法的建立.大连:辽宁师范大学,2010.

袁小玲,高绍衍,夏秀琼,等.ICU洋葱伯克霍尔德菌医院下呼吸道感染危险因素及临床分析.中华医院感染学杂志,2006,16(12):1356-1358.

张秀珍.当代细菌检验与临床.北京:人民卫生出版社,1999.

周庭银.临床微生物学诊断与图解.3 版.上海：上海科学技术出版社,2012.

周庭银,倪语星.临床微生物检验标准化操作(ISO 15189 认可指导书).上海：上海科学技术出版社,2009.

周庭银,章强强.临床微生物学诊断与图解.4 版.上海：上海科学技术出版社,2017.

周正任.医学微生物学.6 版.北京：人民卫生出版社,2004.

STRAUSS J H, STRAUSS E G.病毒与人类疾病.祁国荣译.北京：科学出版社,2006.

AMIN R,WATERS V. Antibiotic treatment for stenotrophomonas maltophilia in people with cystic fibrosis. Cochrane Database Syst Rev, 2014, (4)：CD009249.

CHAN B K, SISTROM M, WERTZ J E, et al. Phage selection restores antibiotic sensitivity in MDR Pseudomonas aeruginosa. Scientific Reports,2016,6：26717.

CLSI. Performance standards for antimicrobial susceptibility testing. 28th ed. Wayne：Clinical and Laboratory Standards Institute,2018.

COLLIER L,OXFORD J. Human virology：a text for students of medicine, dentistry,and microbiology. 3th ed. Oxford：Oxford university press,2006.

FLINT S J , ENQUIST L W, RACANIELLO V R,et al. Principles of Virology. 3rd ed. Washington D.C.：ASM Press, 2009.

GOLDSMITH C S, MILLER S E. Modern uses of electron microscopy for detection of viruses. Clin Microbiol Rev, 2009, 22(4)：552 - 563.

HUANG C, VIRK S M, SHI J, et al. Isolation, characterization, and application of bacteriophage LPSE1 against salmonella enterica in ready to eat (RTE) foods. Front Microbiol, 2018, 9：1046.

JAMES H J,MICHAEL A P,KAREN C C,et al. Manual of clinical microbiology. 11th ed. Washington D.C.：American Society for Microbiology,2015.

JAMES J H,MICHAEL A P. Manual of clinical microbiology.11th ed.Washington D.C.：ASM Press,2015.

JENNIFER L. Essential human virology. New York：Academic Press, 2016.

KRIEG N R, BRENNER D J, STALEY J T. Bergey's manual of systematic bacteriology. 2rd ed. New York：Springer,2005.

LEUCHS B, FREHTMAN V, RIESE M, et al. A novel scalable, robust downstream process for oncolytic rat parvovirus：isoelectric point-based elimination of empty particles. Appl Microbiol Biotechnol, 2017, 101(8)：3143 - 3152.

LURIA N, SMITH E, REINGOLD V, et al. A new israeli tobamovirus isolate infects tomato plants harboring Tm - 22 resistance genes. PLoS One, 2017, 12(1)：e0170429.

MICHEL B, FOURNIER G, LIEFFRIG F, et al. Cyprinid herpesvirus 3. Emerg Infect Dis, 2010, 16(12)：1835 - 1843.

MURRAY P R. Manual of clinical microbiology. 8th ed. Washington D.C.：ASM Press,2003.

NOGALES A, MÁRQUEZ - JURADO S, GALÁN C, et al. Transmissible gastroenteritis coronavirus RNA - dependent RNA polymerase and nonstructural proteins 2, 3, and 8 are incorporated into viral particles. J Virol, 2012, 86(2)：1261 - 1266.

PICCINOTTI S, KIRCHHAUSEN T, WHELAN S P. Uptake of rabies virus into epithelial cells by clathrin-mediated endocytosis depends upon actin. J Virol, 2013, 87(21)：11637 - 11647.

RICHMAN D,WHITLEY R,HAYDEN F. Clinical virology. 4th ed. Washington D.C.：ASM Press, 2016.

WU A L,YEH L K,MA D H,et al. Clinical characteristics of stenotrophomonas maltophilia keratitis. Cornea,2016, 35(6)：795.